Springer
Milano
Berlin
Heidelberg
New York
Hong Kong
London
Paris
Tokyo

Della stessa Autrice

Passo dopo Passo:
Il trattamento integrato dei pazienti con emiplegia
2a edizione, completamente riveduta e ampliata
ISBN 88-470-0128-5
(titolo disponibile anche in inglese e tedesco)

Right in the Middle - Emiplegia
Nuovi progressi nel trattamento
ISBN 88-470-0099-8
(titolo disponibile anche in inglese e tedesco)

Hemiplegie
Ein umfassendes Behandlungskonzept für Patienten nach Schlaganfall
und anderen Hirnschädigungen
ISBN 3-540-41794-X

Patricia M. Davies

Ricominciare

Primi interventi riabilitativi dopo lesione
cerebrale traumatica o altra grave lesione
cerebrale

Presentazione a cura di David Butler

Con 605 illustrazioni

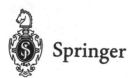

Springer

Patricia M. Davies
Lovinate (VA)

Fotografie:
Rainer Gierig, Weilheim, Germania

Titolo dell'opera originale inglese:
Patricia M. Davies "Starting Again"
© Springer-Verlag Berlin Heidelberg 1994
Tutti i diritti riservati

Traduzione dall'inglese a cura di:
Alessandro Giusti, Hildesheim, Germania

Springer-Verlag fa parte di Springer Science+Business Media

springer.it

© Springer-Verlag Italia, Milano 1997
Ristampa 2004

ISBN 3-540-75034-7

Fotocomposizione e fotolito:
Luca Campanella - Verbocolor, Segrate (MI)

Stampato in Italia:
Staroffset, Cernusco s/N (MI)

Questo libro è dedicato ad Evi Schuster, il cui coraggio e la cui determinazione di fronte alle proprie sofferenze mi hanno ispirato a scrivere, e anche a William Casey, che con il suo infinito valore, la sua gentilezza e il suo senso dell'umorismo nonostante le sue numerose ricadute, mi hanno spronato a completare il manoscritto. È dedicato anche alle famiglie di Evi, di William e di molti altri che come loro hanno avuto la forza di sperare e di non cedere, anche quando il cammino era molto duro. Il loro affetto e la loro premura è una continua fonte d'ispirazione. Cito per tutti loro le belle parole della canzone "La rosa":

Quando la notte è stata troppo solitaria
e la strada troppo lunga,
e tu pensi che l'amore sia soltanto
per i forti e per i fortunati,
allora ricordati che in inverno
sotto la neve profonda e fredda
è sepolto il seme che sotto i raggi del sole
in primavera diventa la rosa.

AMANDA MCBROOM 1977

Presentazione

Cosa può significare *"Ricominciare"* per il pubblico così vario al quale si rivolge? Questo titolo positivo può forse indurre il lettore a chiedersi perché una terapista con un'esperienza professionale così vasta rifletta sul significato di "ricominciare". Forse l'autrice vuole invitare i pazienti a riconsiderare i propri limiti ed i terapisti a rivedere le proprie strategie di trattamento. Si riferisce ad un cambiamento nella vita dei pazienti che hanno subìto una lesione cerebrale ed in quella di chi si prende cura di loro od accenna ad un nuovo modo di affrontare un vecchio problema?

Dopo la pubblicazione di *"Steps to Follow"* e di *"Right in the Middle"* Pat Davies non è rimasta inoperosa: non ha smesso di interessarsi a tutte le nuove e valide applicazioni terapeutiche nel mondo, le ha inserite nella sua vasta esperienza e ne ha raccolto idee, concetti e tecniche per valutarne l'efficacia con i suoi pazienti. Perciò questo libro non è un testo qualunque, ma un'opera traboccante di nuove idee pronte per un'applicazione immediata, e costituisce di per sé un messaggio di speranza per tutti coloro che in qualche modo subiscono le conseguenze di un trauma cerebrale. Il futuro porterà sempre nuove e migliori strategie di trattamento, migliorerà la comprensione della natura e delle conseguenze di una lesione cerebrale così che non ci saranno più limiti a ciò che il paziente potrà raggiungere.

Presentato in modo semplificato e secondo il pensiero attuale, il sistema nervoso è una rete neurale. Esso necessita di un input per fornire un output, possiede tuttavia un delicato e potente sistema di controllo interno che gli permette di procedere in modo ottimale, di verificare, di imparare e di adattarsi. Purtroppo molti terapisti e medici guardano soltanto all'output di questo sistema e dimenticano che il sistema nervoso necessita di continuo feedback. Questo si osserva chiaramente in tutti i trattamenti che mirano prevalentemente al miglioramento del controllo motorio e dell'ampiezza dei movimenti, dimenticando spesso la qualità del movimento ed il raggiungimento degli obiettivi individuali; in questo modo il trattamento si riduce ad essere una semplice gestione delle crisi che di volta in volta subentrano piuttosto che un mezzo di prevenzione.

Pat Davies ha un punto di vista molto equilibrato: non solo apprezza ed insegna il controllo motorio necessario per svolgere un compito specifico, ma mette anche a fuoco l'importanza dell'input da inviare al sistema nervoso, per esempio la qualità del tatto, la riduzione al minimo della paura, l'attenzione alla dignità del paziente durante il trattamento, l'importanza dell'entusiasmo e la necessità di evitare stimoli dolorosi. Ne consegue che questo libro, come tutti gli altri libri di Pat Davies, tiene conto delle particolari esigenze di ogni paziente e delle circostanze in cui viene a trovarsi.

"Ricominciare" è innovativo per il lettore perché sottolinea l'importanza dei tessuti non neurali. Esistono infatti altre strutture che possono necessitare di trattamento e la causa di alcuni segni e sintomi non deve necessariamente aver sede nel capo. Un aspetto peculiare di questo testo è che esso integra l'esame ed il trattamento di meccanismi anormali nei tessuti neurali. L'applicazione clinica di questi concetti in pazienti con lesioni cerebrali è logica e clinicamente valida ed è messa in evidenza da un'eccellente iconografia. Affinché il sistema nervoso possa svolgere le sue funzioni primarie di codificazione, trasmissione e decodificazione degli impulsi, deve essere libero di scorrere liberamente e di allungarsi durante il movimento. Con questo contributo alla terapia del paziente, Pat Davies getta un ponte fra i terapisti di formazione ortopedica e quelli di formazione neurologica. Un altro esempio è il suggerimento di rendere il tratto cervicale mobile e libero da dolori, in modo da ridurre il dolore facciale e migliorare la riabilitazione orofacciale.

"Ricominciare" mira a risolvere i reali problemi quotidiani, spaziando dalle soluzioni meno dispendiose, come le modifiche da apportare alle scarpe del paziente, all'approccio da utilizzare nel trattamento di un paziente trascurato, lasciato in posizione supina per quasi tutto il tempo dopo la lesione cerebrale. Il lettore dovrebbe soffermarsi sulle numerose e chiare immagini fotografiche e prestare particolare attenzione a come il paziente viene trattato dai terapisti. Un buon trattamento e posizionamento del paziente non richiedono molta forza fisica, numerosi assistenti ed anni d'esperienza, bensì una combinazione di pianificazione, di scelta della posizione idonea del paziente e della terapista, di pazienza, di una conoscenza di base dei principali problemi patologici, di capacità di comunicazione e di volontà di porgere aiuto. Non è necessario essere un Pat Davies per eseguire le tecniche, utilizzare la sua ricchezza di esperienza ed esplorare la sua logica. L'autrice si assume la responsabilità di fornire ai suoi lettori le informazioni, la comprensione, le tecniche di trattamento e di posizionamento che dovrebbero essere a disposizione di tutti coloro che hanno subìto una lesione cerebrale e di chi si prende cura di loro. La reale forza del contenuto, delle fotografie e della composizione di *"Ricominciare"* sta nel fatto che può essere letto da tutti coloro che vivono a fianco di una persona che ha subìto un grave danno al sistema nervoso.

Questo testo, significativo ma semplice, supera ogni confine medico, promuove un lavoro di équipe, demistifica le conseguenze delle lesioni cerebrali e dà a tutti nuova speranza.

Adelaide, 1994   DAVID BUTLER

Prefazione

È un fatto triste, ma vero che ogni anno migliaia di persone giovani ed attive subiscono gravi lesioni al capo, mentre altre hanno problemi analoghi in seguito a lesioni cerebrali di origine non traumatica egualmente gravi. Un trauma al capo costituisce da solo la causa del ricovero di circa 150.000 pazienti all'anno negli ospedali inglesi (Jorinet 1976), mentre negli Stati Uniti il numero supera largamente i 400.000, con una frequenza annuale di circa 200 casi ogni 100.000 abitanti (Cope e Hall 1982). Una percentuale significativa delle persone che hanno avuto la sfortuna di subire lesioni cerebrali traumatiche necessita di una riabilitazione intensiva e prolungata per avere la possibilità di ricostruirsi una vita.

Sfortunatamente, però, il trattamento che ricevono i pazienti con una lesione cerebrale sia durante lo stadio acuto sia più tardi, quando non necessitano più di cure intensive, è spesso lontano dall'ideale. Nella mia vita professionale ho avuto modo di osservare moltissimi pazienti in numerosi ospedali e centri di riabilitazione in diversi paesi. Ho anche avuto il privilegio di trattare molte persone venute da me in cerca di aiuto per superare particolari difficoltà in stadi diversi della loro riabilitazione, o di venire consultata per fornire consigli su problemi che tormentavano singoli pazienti ed i loro terapisti. Dalle mie osservazioni è emerso che certi problemi sono ricorrenti e che le cause delle difficoltà sono relativamente omogenee. L'esperienza mi ha mostrato che c'è un bisogno urgente di cambiamento, non soltanto nel trattamento effettivo, ma anche nel modo in cui viene considerato il paziente come individuo.

In un periodo che ha visto enormi progressi in altri campi della medicina e dell'assistenza ci si dovrebbe come minimo aspettare che le vittime di lesioni di origine traumatica, o di altra origine, possano usufruire di un trattamento più efficace. Un trattamento inadeguato nei primi stadi della riabilitazione ostacola gravemente la riabilitazione successiva, e l'insuccesso nella prevenzione di complicanze secondarie può condurre alla completa perdita di funzioni. Le ulteriori sofferenze per il paziente, la spesa necessaria per superare complicanze evitabili e l'allungamento del periodo di riabilitazione complessiva rendono indispensabile un nuovo approccio. Bisognerebbe ricordare che, indipendentemente dalla validità del trattamento, la prematura conclusione della terapia significa che gli obiettivi, altrimenti realizzabili, non verranno mai raggiunti. Continuando invece il trattamento, si è notato che il miglioramento prosegue anche per diversi anni dopo il trauma (Scherzer 1988).

La mia determinazione nel trovare un modo migliore di trattare i pazienti con una lesione cerebrale iniziò molti anni fa, quando mi occupavo principalmente del trattamento di pazienti con lesioni al midollo spinale in un centro per paraplegici. All'ospedale era annessa una sezione per pazienti cronici dove numerosi pazienti con lesioni cerebrali erano ricoverati come lungodegenti o in modo permanente, ricevendo un trattamento fisioterapico limitato. Guardando il corpo terribilmente deformato di un giovane, che aveva subìto una lesione cerebrale per un incidente con i fuochi artificiali, non potei fare a meno di confrontare la sua condizione di paziente trascurato e senza speranza con quella dei pazienti del reparto lesioni del midollo spinale, che venivano invece sottoposti a cure intensive, moderne ed aggiornate. Pensai immediatamente: "Ci deve pur essere un modo migliore di curarli!", ma a quel tempo non ero in grado di porgere alcun aiuto. Persino nei testi specializzati non c'era alcuna menzione di come risolvere o, soprattutto, come prevenire quei problemi.

Da allora ho avuto la grandissima fortuna di conoscere personalmente e collaborare con esperti di fisioterapia, riabilitazione e relative specializzazioni come Maggie Knott, Bertie Bobath, Sir Ludwig Gutmann, Dr. Wilhelm Zinn, Geoff Maitland, Suzanne Klein-Vogelbach, David Butler, Felicie Affolter, Kay Coombes, Margaret Rood, Susanne Naville, Trudy Schoop, Leo Gold e Samy Molcho. Io vorrei far conoscere quanto ho imparato da loro e da molti altri, forse meno noti, che a loro volta mi hanno messo a parte delle loro conoscenze e della loro competenza specifica. Ho scritto perciò questo libro nella speranza che sia di aiuto per tutti coloro che sono coinvolti nel trattamento dei pazienti cerebrolesi. Nei limiti inevitabilmente imposti dalla forma condensata di un libro, ho incluso quelle che considero misure essenziali di trattamento per tutti i pazienti che hanno subìto una lesione cerebrale così grave da causare perdita di coscienza ed incapacità di compiere normali funzioni. Ho anche descritto come si possono superare complicanze secondarie in modo che esse non siano più di ostacolo per il miglioramento del paziente. A prescindere dalle attività terapeutiche e dal concetto di trattamento illustrato nel libro, frutto di 30 anni di lavoro con pazienti affetti da deficit neurologici, mi sono resa conto che il successo di un trattamento dipende anche da altri fondamentali fattori che vorrei presentare qui di seguito.

L'*entusiasmo dell'équipe* che ha in trattamento il paziente è un fattore importante, specialmente se i progressi sono lenti ed il lavoro con lui è colmo di frustranti difficoltà. Molti anni fa trovai per caso il passo seguente, che allora m'infuse coraggio e che ancora oggi mi sembra appropriato:

> *Tutto si può fare se si ha*
> *entusiasmo. L'entusiasmo è il lievito*
> *che fa salire le speranze alle stelle.*
> *L'entusiasmo è lo scintillio negli occhi,*
> *il ritmo del passo, la stretta della mano,*
> *l'impulso irresistibile della volontà e*
> *dell'energia per mettere in atto le idee.*
> *Gli entusiasti combattono. Essi hanno*
> *forza d'animo. Posseggono qualità permanenti.*
> *L'entusiasmo è alla base di tutto*
> *il progresso. Con esso si ottengono risultati,*
> *senza di esso vi sono soltanto alibi.*
>
> Henry Ford

In verità tali alibi possono spesso far sì che il paziente tralasci il trattamento. Si può essere tentati di dire che egli era troppo stanco per compiere gli esercizi, troppo ammalato per venire messo in piedi, o che non si era riusciti a trovare nessuno che aiutasse a sollevarlo dal letto, quando in realtà, per una ragione o per un'altra, ci siamo impegnati troppo poco.

Un approccio positivo fin dall'inizio può largamente contribuire al successo del trattamento. Io trovo utile, quando inizio il trattamento di un paziente, immaginarlo uscire un giorno dall'ospedale senza aiuto, ben vestito ed agitare sorridendo la mano in segno di saluto, anche se la situazione nei primi giorni dopo il ricovero appare tutt'altro che rosea. Ma anche se il paziente non dovesse sopravvivere al trauma iniziale o, purtroppo, non riprendere più conoscenza, nulla sarebbe perso con l'intervento attivo, tanto invece sarebbe conquistato. Troppo spesso mi è stato detto che le cose sono andate così male perché tutti pensavano che il paziente non sarebbe sopravvissuto a lungo. Studi statistici sulla prognosi possono anche indurre atteggiamenti negativi, ma le statistiche non riguardano gli individui e ci sono state molte sorprendenti eccezioni. È stato saggiamente messo in evidenza che l'atteggiamento del clinico può influenzare il recupero del paziente fino al punto che la cessazione del processo di recupero dopo sei mesi, credenza molto diffusa, sia il risultato di una profezia che si compie (Bach-y-Rita 1981).

Il paziente va considerato come una persona, non come "una lesione al capo" e dovrebbe venire trattato con lo stesso rispetto che gli veniva mostrato prima dell'incidente. Egli non dovrebbe in nessun caso venire considerato come un cittadino di seconda categoria, come talvolta purtroppo succede, con effetto negativo sullo standard riabilitativo che riceve; bisognerebbe invece rivolgersi a lui chiamandolo per nome, in un modo conforme alla sua età e condizione sociale e non automaticamente con un nomignolo qualsiasi. Bisognerebbe anche aver cura dell'aspetto esteriore del paziente, perché ciò lo può aiutare a conservare la sua dignità personale e può infondere coraggio alla sua famiglia ed all'équipe che lo cura.

Se i suoi capelli sono lavati e pettinati, le unghie tagliate e pulite ed egli viene vestito con i suoi abiti freschi di lavanderia, anziché lasciato coricato o seduto sul letto con il pigiama dell'ospedale, non solo si sentirà meglio, ma gli altri si rivolgeranno a lui in maniera diversa.

Un approccio da parte di tutta l'équipe è indispensabile per un'organizzazione ottimale ed è importante che tutti i membri dell'équipe siano d'accordo sul tipo di trattamento. L'armonia all'interno dell'équipe è, perciò, di estrema importanza e, per rendere possibile la cooperazione, sono necessarie adeguate istruzioni di servizio. "Predicare senza la *P* maiuscola" (Gold 1990) è la chiave per condividere conoscenze ed insegnare nuovi metodi senza incontrare resistenze o suscitare risentimenti.

Una lesione cerebrale riguarda tutta la famiglia del paziente (Lezac 1988) ed i suoi familiari devono perciò diventare parte integrante dell'équipe. Se l'équipe si trova in difficoltà, è troppo facile incolpare i familiari dei nostri fallimenti, accusandoli di essere difficili, intriganti ed impiccioni (Schmidbauer 1978). In realtà essi sono profondamente interessati e, se adeguatamente istruiti ed incoraggiati, possono essere di inestimabile aiuto nella terapia. Non serve a niente allontanarli dal luogo di trattamento del paziente, con la scusa che egli lavora meglio se sua moglie o sua madre non sono presenti, perché sarà la sua famiglia a prendersi cura di lui, una volta dimesso dall'ospedale. "Un lavoro coronato da successo" con un paziente che ha subìto una lesione cerebrale implica quasi automaticamente un lavoro coronato da successo con la sua famiglia (Johnson ed Higgins 1987).

Un trattamento corretto può realmente portare al successo, ed è irresponsabile dare un suggerimento diverso. È della massima importanza che coloro che lavorano con il paziente siano convinti di ciò, così da non venire scoraggiati da osservazioni scettiche o da pubblicazioni contraddittorie. Solo pochissimi studi relativi alla prognosi hanno riportato il tipo di terapia attiva impiegata o i risultati su come la terapia abbia influito positivamente sui risultati stessi. Tuttavia studi condotti su animali hanno dimostrato che una terapia ed una stimolazione intensive sono state molto importanti. Travis e Woolsey (1956) hanno evidenziato l'importanza della fisioterapia per evitare contratture che maschererebbero il recupero spontaneo in scimmie con lesioni cerebrali, dimostrando così un considerevole recupero funzionale dopo un esteso danno alla corteccia cerebrale. In seguito a tale terapia una scimmia completamente decorticata ha potuto imparare a raddrizzarsi, ad alzarsi senza aiuto, a sedersi, a stare in piedi ed a camminare da sola. Studi di riabilitazione su topi con lesioni cerebrali hanno dimostrato che un ambiente arricchito, paragonabile ad un programma di riabilitazione, favorisce il recupero totale delle funzioni (Schwarz 1964, Rosenzweig 1980). Anche se potevano interagire con l'ambiente arricchito soltanto per dure ore al giorno, l'effetto si è dimostrato egualmente positivo (Rosenzweig ed al. 1969).

Molti studi sull'uomo concludono con il suggerimento che sono necessari esperimenti controllati, prima di provare che la terapia sia veramente utile, ma credo che, da un punto di vista etico, non si possa negare un trattamento fino a quando tali esperimenti non siano stati completati. Esistono già fin troppi gruppi di controllo formati da un gran numero di pazienti non sottoposti a trattamento oppure inadeguatamente trattati.

Come Kesserling (1993) giustamente spiega, sebbene l'efficacia della riabilitazione, diversamente dalle altre forme terapeutiche, non possa venire valutata in doppio studio statistico di controllo, questo fatto non ci dovrebbe impedire di continuare a praticarla. "Dopo tutto", egli fa notare con una vena di umorismo, "non priviamo i nostri figli dell'opportunità dell'educazione scolastica perché non si è ancora provato in un doppio studio statistico di controllo se sia di una qualche utilità!". "L'obiettivo è di ottenere il meglio possibile per il paziente e non scoprire chi abbia ragione" (Gold 1990).

Questo libro è stato concepito come ausilio pratico per tutta l'équipe di riabilitazione, che include anche i familiari del paziente. Sono i familiari coloro che prendono la responsabilità di molte decisioni che riguardano il futuro del paziente e coloro ai quali si chiede di dare l'autorizzazione per tutti gli interventi necessari. È quindi importantissimo che essi vengano bene informati. Ho cercato perciò di adoperare un linguaggio facilmente comprensibile ed ho incluso numerose illustrazioni di pazienti, sia giovani che anziani, in diversi stadi di riabilitazione, dall'unità di terapia intensiva fino alla fase in cui imparano a vestirsi ed a salire le scale. Per favorire l'acquisizione di un bagaglio scientifico di base ho, tuttavia, approfondito i problemi più complessi relativi alle lesioni cerebrali, facendo riferimento ai testi specialistici più recenti. È mio vivissimo desiderio che terapisti, medici ed infermiere possano effettivamente utilizzare questo libro come guida pratica per il loro lavoro e trovarlo utile per il trattamento dei loro pazienti.

Nel testo si è usato il femminile in riferimento alla terapista, all'infermiera o all'assistente ed il maschile in riferimento al paziente. Nelle didascalie si è usato invece il corretto pronome personale corrispondente al sesso delle persone fotografate.

Svizzera   PAT DAVIES

Ringraziamenti

Molte persone provenienti da diverse parti del mondo hanno contribuito a fare di questo libro una realtà. Molti di loro non si sono forse resi conto del fatto che, raccontandomi un caso particolare, fornendomi un argomento o prendendo parte ad una discussione, una nuova idea prendeva forma o una nuova possibilità di trattamento veniva esplorata. Certamente, tutti coloro che hanno preso parte ai corsi, alle conferenze ed ai seminari che ho tenuto hanno svolto un ruolo importante. Il loro interesse ed entusiasmo mi hanno dimostrato che le informazioni fornite da questo libro erano urgentemente necessarie. Io ringrazio tutti coloro che, consapevolmente o no, mi hanno stimolato a sviluppare i miei pensieri e a tradurli in parole. Il mio grazie sincero va a tutti coloro che mi hanno aiutato in modo più concreto e chiedo scusa se mi sono dimenticata di qualcuno di loro.

Poiché può non essere facile vivere con qualcuno che scrive un libro, con le carte sparse dovunque e poco tempo per condividere il fardello delle faccende domestiche, desidero prima di tutto ringraziare la mia amica e partner Gisela Rolf per il suo sostegno senza riserve durante gli anni di scrittura di quest'opera. Ancora più importanti dell'aiuto pratico nella vita di ogni giorno sono state le stimolanti discussioni e lo scambio di idee possibili in virtù delle sue conoscenze specializzate e della sua esperienza clinica, dei pazienti comuni e delle sue scoperte nel campo della fisioterapia.

Non ci sono parole per esprimere la mia gratitudine a Max Schuster, ed il mio apprezzamento per l'incredibile successo della sua clinica nella quale viene offerta ai pazienti con gravi lesioni cerebrali la possibilità di ritornare a una vita degna di essere vissuta. Desidero ringraziarlo per avermi invitato a dare il mio contributo nel suo centro al concetto di trattamento impiegato e per avermi fornito l'occasione di valutarne l'efficacia nella pratica, prima che esso venisse illustrato in un libro. Max è una fonte d'ispirazione per tutti perché ha tradotto in realtà la celebre frase: "Just do it".

Il mio grazie va ancora a Karen Nielsen del centro di riabilitazione di Burgau per avermi dedicato senza riserve tempo ed energia, e per avermi reso partecipe delle sue conoscenze, aiutandomi così nella stesura di questo libro, trovando sempre il paziente adatto da fotografare a dimostrazione di ogni attività o problema. Karen si è sempre assicurata, anche a costo di molta fatica personale, che tutto si svolgesse senza difficoltà e secondo i piani. Io vorrei anche esprimere il mio apprezzamento a tutti i componenti dell'équipe del centro di riabilitazione di Burgau per la loro collaborazione. Un grazie particolare va al Dr. Wolfgang Schlegel per avermi permesso di fotografarlo durante l'applicazione di una PEG e di un'ingessatura seriale e per avermi aiutato nei rapporti con i pazienti per ottenere le radiografie ed i moduli di autorizzazione. Un altro centro che merita una menzione speciale è il centro di riabilitazione SUVA di Bellikon, che mi ha fornito una collaborazione inestimabile. Ho un grosso debito con Violetta Meili per avermi trovato pazienti così eccellenti per le fotografie e per averli convinti ad acconsentire che queste venissero pubblicate nel mio libro. La sua efficiente organizzazione del lavoro mi è stata di grande aiuto, come quella di molti altri dell'équipe che si sono uniti a lei con entusiasmo. Sono anche molto grata al Dr. Christoph Heinz, che con la sua facilità nel risolvere i problemi è riuscito ad ottenere la disponibilità di una stanza per lo sviluppo delle fotografie. Forse, senza che egli se ne accorgesse, la sua gentilezza e la sua fiducia nel mio lavoro sono state per me una continua fonte d'incoraggiamento mentre scrivevo questo libro. Il mio grazie si estende al Dr. Peter Zangger, che ha accettato così di buon grado che i suoi pazienti comparissero in questo libro.

Ringrazio vivamente tutti i pazienti, le fotografie dei quali compaiono in questo libro, rendendolo vivo e reale, anziché una dissertazione teorica. Sono molto grata ai parenti di quei pazienti non in grado di firmare per proprio conto, per avermi concesso l'autorizzazione ad utilizzare le loro fotografie. Un grazie speciale va a tre pazienti, Rien Buren, Dr. Andreas Kasiski e Dr. Fritz-Martin Mueller, che con grande determinazione hanno continuato a lavorare con me per alcuni anni, stimolando così nuove idee per modificare con successo il trattamento riabilitativo durante ogni stadio di progressione. Le fotografie dei pazienti nello stadio acuto iniziale sono state realizzate grazie al Prof. Joachim Eckart, che gentilmente ha dato l'autorizzazione a riprendere i pazienti del suo modernissimo reparto di cure intensive durante il trattamento. Ringrazio anche il suo assistente, Dr. Neeser, per il tempo e l'impegno dedicati al successo di questa iniziativa.

Ringrazio Hans Sönderegger per tutto ciò che ho avuto il privilegio di imparare da lui durante il nostro lavoro in comune, specialmente durante i numerosi corsi che abbiamo tenuto insieme, per avermi permesso di fotografarlo mentre svolgeva il proprio lavoro, ed infine per avere acconsentito a tradurre questo testo in tedesco. Sono particolarmente grata al Dr. Jürgen Kesserling per aver contribuito all'ampliamento delle mie conoscenze tecniche, per avere stimolato in me la formulazione di nuovi concetti e per avermi procurato la letteratura scientifica più aggiornata. In realtà egli è stato la "fonte di tutto il mio sapere". Io lo ringrazio per il suo entusiastico appoggio al mio trattamento dei pazienti con lesioni cerebrali e per aver accettato di rivedere il mio manoscritto.

È stata per me una gioia lavorare con il mio fotografo, Rainer, che è stato un esempio di forza e di pazienza durante le lunghe e spesso stressanti ore di lavoro. Lo ringrazio non solo per le sue eccezionali prestazioni professionali, ma anche per la sua grande gentilezza ed il suo interesse verso i pazienti. Sono molto grata anche ai suoi genitori, Clara e Manfred Gierig, per aver sviluppato con veloce efficienza le fotografie e per il loro impegno ad assicurare l'alta qualità delle illustrazioni.

Ho apprezzato moltissimo l'impegno di Inge Schell, che ha ceduto molte ore del suo prezioso e limitato tempo libero per assistermi nel fotografare i pazienti. Ringrazio anche lei e gli altri istruttori Bobath Nora Kern, Lone Jorgensen, Karen Nielsen e Violetta Mieli, che hanno acconsentito a mostrare il trattamento dei pazienti per le illustrazioni.

Grazie anche a Jonathan e Jane Miall dell'Arcade Bookshop in Chandler's Ford (England) per avere diligentemente rintracciato ed avermi inviato con gentile sollecitudine i molti libri dei quali avevo bisogno. Il loro celere invio mi è stato di grande aiuto.

Io sento un profondo senso di gratitudine per il mio editore, Springer-Verlag, per il suo appoggio ed incoraggiamento a scrivere questo libro e tutti quelli che lo hanno preceduto. Ringrazio Bernard Lewerich per le sue idee molto stimolanti, per aver condiviso con me le ricchezze della sua esperienza e soprattutto per avere acconsentito alla pubblicazione delle molte fotografie che io ritengo di grande aiuto per tutti i lettori. Sono molto grata a Marga Botsch per il suo impegno personale e professionale e per essersi mantenuta sempre in contatto con me nonostante la grande distanza. Ringrazio il mio revisore, Allison Hepper, per i suoi numerosi ed eccellenti suggerimenti e per aver reso la correzione del manoscritto un piacere, anziché un peso. Vorrei anche esprimere il mio apprezzamento a Jaroslav Sydor per l'edizione del libro con le sue numerose illustrazioni ed agli altri membri dell'équipe che hanno contribuito alla sua veste finale.

Infine sono profondamente in debito con Bertie e Karel Bobath, recentemente scomparsi, che furono i primi ad aprirmi gli occhi di fronte alla possibilità di cambiare il tono muscolare e di facilitare il movimento normale, anziché accettare o compensare le funzioni perdute. Forse il più grande messaggio che questi meravigliosi pionieri mi hanno lasciato è la necessità di continuare a cercare delle risposte per potere sviluppare ulteriormente il loro metodo, anziché stare a guardare compiaciuti. Come Bertie Bobath ebbe a spiegare nella sua ultima pubblicazione, che mi inviò tramite Jos Halfens, "senior instructor" Bobath in Olanda, il loro concetto, da quando era stato formulato, era in costante sviluppo e cambiamento. In una rassegna dei cambiamenti che il loro concetto di trattamento subì a partire dall'inizio del 1943, Bertie Bobath descrive come lei stessa e suo marito Karel, sebbene non abbiano mai cambiato il loro concetto di base, abbiano imparato e siano stati influenzati dai fondatori di altri metodi di trattamento e dall'osservazione dei propri errori. Io sarò sempre grata ai Bobath per la loro reazione positiva ai miei primi libri e per il loro incoraggiamento a continuare ad insegnare ed a sviluppare il loro concetto, come io ho cercato fedelmente di fare.

Grazie, David Butler, per avermi insegnato come mobilizzare il sistema nervoso, cosa fondamentale ed innovativa per il miglioramento delle possibilità motorie dei pazienti. Grazie ancora per avermi scritto la premessa al mio libro, nonostante i tuoi molti impegni.

Indice

2. Posizionamento iniziale del paziente a letto e sulla sedia a rotelle

5. Riabilitazione del viso e della bocca 215

6. Superare le limitazioni di movimento, contratture e deformità 300

7 Imparare a camminare in modo indipendente
Preparazione e facilitazione 384

1. Mettersi nuovamente in contatto

Il tatto è stato definito nel *The Shorter Oxford English Dictionary* come "quel senso con il quale un oggetto materiale viene percepito tramite il contatto con una parte del corpo, il più comune dei sensi del corpo, diffuso in tutte le parti della pelle, ma (nell'uomo) particolarmente sviluppato nella punta delle dita della mano e nelle labbra". Tra i diversi significati una citazione illustrativa del 1599 include poetiche parole di saggezza che accentuano l'importanza di questo senso : "Toccando le prime pure qualità, noi impariamo Ciò che anima tutte le cose".

Il tatto è in verità il più affidabile di tutti i sensi, a differenza degli altri, che spesso forniscono informazioni ingannevoli, come, per es., un'illusione ottica. L'informazione tattile è indispensabile affinché il sistema nervoso possa imparare, maturare e rimanere vitale. Le altre modalità sensoriali non sono essenziali per lo sviluppo, ma facilitano l'esecuzione del compito e l'apprendimento e, senza dubbio, contribuiscono molto alla qualità della vita. L'abilità del cieco e del sordo di condurre una vita indipendente, di avere successo in una carriera professionale come musicista ed artista evidenzia chiaramente che l'informazione visiva ed auditiva non sono requisiti indispensabili, né per imparare in senso generale, né per acquisire abilità motorie, come talvolta si pensa.

Nel trattamento dei pazienti con lesioni cerebrali il termine "venire in contatto" è perciò particolarmente significativo. In primo luogo l'équipe che si prende cura del paziente deve mettersi in contatto con lui, sia per cercare di stabilire un dialogo quando è ancora in coma, sia per comunicare nel modo più appropriato quando egli riacquista coscienza. In secondo luogo il paziente dovrà relazionarsi nuovamente con il suo ambiente, affinché avvenga un'interazione che renda ancora una volta possibile l'apprendimento ed un comportamento adattivo.

Poiché il senso del tatto è così diffuso e così intimamente coinvolto nel funzionamento del corpo, esso viene invariabilmente danneggiato o in qualche modo alterato da una lesione cerebrale. Tuttavia, per lo stesso motivo, la sua vasta distribuzione lungo il corpo e il suo coinvolgimento in ogni attività possono essere utilizzati efficacemente in situazioni di trattamento riabilitativo, allo scopo di assicurare un input significativo attraverso una stimolazione adeguata.

Disturbi dell'input tattile

Forse a causa del gran numero di recettori della pelle e del tessuto sottostante che forniscono una grande varietà di informazioni vengono usati molti termini diversi nella pratica clinica per descrivere il senso del "tatto" con la sua più ampia gamma di sensazioni e tutto ciò che rende possibile la loro differenziazione. Il *sistema tattile/cinestesico* si riferisce al tatto ed al movimento. L'informazione relativa al movimento viene fornita dai muscoli e dalle loro variazioni di tensione, dalla posizione delle articolazioni e dallo stiramento dei tessuti sottostanti. *Sensibilità superficiale* si riferisce di solito al tocco leggero, alla puntura di uno spillo od alla discriminazione fra due punti, mentre *sensibilità profonda* descrive l'apprezzamento della pressione ed il riconoscimento e la localizzazione di vibrazioni che richiedono una combinazione dei due requisiti.

Propriocezione è un altro termine usato per l'apprezzamento della posizione e del movimento combinati insieme. A parte le parole che la descrivono, la sensazione riguarda principalmente la conoscenza dell'organismo di dove il corpo e gli arti sono in relazione fra loro e con lo spazio circostante. Perciò il corpo necessita di informazioni fornite da fonti interne all'organismo o da fonti esterne all'organismo, attraverso il contatto diretto con l'ambiente.

Esame della sensibilità

Ogni paziente che ha subito una lesione cerebrale "sentirà" in modo diverso rispetto a prima della lesione, ma in alcuni casi la differenza sarà più marcata che in altri ed i problemi che ne conseguono saranno più evidenti.

Lievi variazioni della sensibilità non verranno rilevate in nessuno dei test attualmente in uso, come mette in evidenza Brodal (1973) riferendosi a osservazioni personali fatte in seguito ad un suo ictus cerebrale. In realtà la sensibilità nell'essere umano è così complessa che ogni tentativo di esaminarla nella sua integrità è virtualmente impossibile ; nel migliore dei casi fornirà solo informazioni limitate riguardo a qualità specifiche in una data situazione e in un tempo determinato. Un paziente che indica correttamente dove viene stimolato, che reagisce ad uno stimolo doloroso e sa precisare se il suo alluce o un suo arto viene mosso verso l'alto o verso il basso non può venire giudicato in possesso di una sensibilità intatta e lo stesso vale per le forme di esame più raffinate.

Infatti troppo spesso si osserva un paziente che ha ottenuto buoni risultati in un test di sensibilità – per es., può aver persino riconosciuto la differenza fra una graffetta da ufficio ed una spilla da balia delle stesse dimensioni che gli sono state poste in mano impedendogli il controllo visivo – uscire dalla stanza con la stessa mano incastrata fra i raggi di una ruota della sua sedia a rotelle, senza accorgersene. Nondimeno , mentre ci si rende conto di tali limitazioni, è consigliabile scegliere una forma di test della sensibilità e ripeterla ad intervalli, trascrivendo accuratamente i risultati, in modo da poterli confrontare fra loro e compilare una verifica statistica dei miglioramenti ottenuti.

Per ciò che riguarda il trattamento, l'unico modo in cui la terapista può comprendere come il paziente cerca e adopera le informazioni tattili è di osservare come si comporta in diverse situazioni della vita quotidiana. Riprese video dei suoi movimenti mettono in grado l'équipe di riabilitazione di analizzare il comportamento motorio del paziente ed i suoi tentativi di risolvere le varie situazioni, rivedendole più tardi in brevi sequenze per un'osservazione più accurata. I racconti che il paziente fa delle proprie esperienze, le osservazioni dei suoi parenti e del personale di assistenza forniscono un contributo notevole alle conoscenze ed alla comprensione dei problemi di sensibilità del paziente da parte della terapista. Moore (1980) sottolinea l'importanza di ascoltare il paziente ed ammonisce che sensazioni decisive possono venire perdute per sempre "se le descrizioni del paziente riguardo a sensazioni anormali o alla mancanza di abilità funzionali non concordano con le aspettative dei riabilitatori o dei ricercatori su come le cose dovrebbero procedere". Interpretazioni cliniche delle capacità funzionali residue "possono venire influenzate da ciò che può venire osservato, tastato od interpretato tramite esami clinici multipli uniti alla conoscenza del sistema nervoso da parte dell'esaminatore". Come Moore spiega, se l'esaminatore, per es., è stato abituato a considerare e ad esaminare principalmente l'aspetto motorio del sistema nervoso, la sua mente sarà predisposta ad udire, sentire ed ascoltare solo ciò che sa ed avrà "la tendenza ad ignorare o tralasciare ciò che è in contrasto con le sue conoscenze o insolito e diverso da queste".

Altri disturbi percettivi

Molti disturbi percettivi relativi a specifiche modalità sono stati riconosciuti, descritti e definiti con denominazioni particolari come aprassie, agnosie, neglect spaziale e visivo, così come disturbi specifici relativi all'attenzione ed alla memoria. Anche l'alterazione nel percepire l'immagine del corpo e le difficoltà di orientamento spaziale hanno ricevuto considerevole attenzione.

Sono stati elaborati test concreti per valutare le funzioni in soggetti normali e in soggetti che hanno subìto una lesione cerebrale; tuttavia, per quanto riguarda l'organizzazione dei movimenti finalizzati, molto rimane ancora irrisolto. Riferendosi al contenuto del suo libro che tratta ampiamente questo argomento, Jeannerod (1990) ammette apertamente nella prefazione che "molte questioni sono state sollevate (pochissime hanno avuto una risposta) riguardo ai meccanismi della motricità ed al loro impiego in azioni finalizzate".

Forse perché più adatta a venire condotta in laboratorio, è stata svolta una ricerca considerevole per acquisire maggiori conoscenze riguardo alla percezione visiva. Il risultato è che la percezione visiva è stata esageratamente enfatizzata, particolarmente per quanto riguarda l'apprendimento motorio, nonostante l'ovvia evidenza che la vista non è di fatto essenziale per l'apprendimento motorio. Basta considerare il normale sviluppo motorio dei bambini non vedenti e la capacità degli adulti ciechi di acquisire nuove abilità motorie. Dennet (1991) riassume il problema in poche parole, nel suo modo inimitabile: " La vista è la modalità sensoriale che noi esseri pensanti consideriamo sempre come la nostra maggiore fonte di conoscenza percettiva, sebbene ricorriamo prontamente al tatto ed all'udito per avere conferma di ciò che i nostri occhi ci hanno detto. Questa nostra abitudine di vedere ogni cosa nella mente attraverso la metafora della vista (un'abitudine che ha mostrato due volte i suoi limiti in questa stessa frase) è, come vedremo, una delle maggiori fonti di distorsione e di confusione. La vista domina così tanto le nostre pratiche intellettuali da crearci grande difficoltà a concepire un'alternativa".

Infatti l'abilità ad adoperare la vista per riconoscere le cose e la loro forma, per giudicare distanze e mirare a obiettivi è possibile soltanto grazie alle precedenti esperienze tattili e cinestesiche durante lo sviluppo. "Ci sono, per usare una vecchia frase, molte cose oltre la vista che colpiscono l'occhio", giustamente afferma Zekir (1992), dopo avere spiegato che, per ottenere la conoscenza di ciò che è visibile, il cervello non può limitarsi ad analizzare le immagini presentate alla retina, ma che "l'interpretazione è un'inestricabile parte della sensazione".

Si può infatti dire che il senso del tatto e quello del movimento sono coinvolti in qualche modo e fino a un certo grado in tutte le forme di processo percettivo, indipendentemente dalla vista, sia nello sviluppo dei processi che nella facilitazione del loro svolgimento ottimale. Persino per lo svolgimento di compiti visivi relativamente semplici come il seguire con gli occhi un obiettivo, sono importanti la posizione ed il movimento del capo e sono necessari i riferimenti dati dalla posizione del collo e del tronco (Jeannerod 1990).

Le informazioni fornite dall'area cervicale sono così importanti che un cambiamento del tono muscolare e della sensibilità su un lato del collo può ostacolare la fissazione visiva. Vibrazioni applicate sui muscoli posteriori di un lato del collo in soggetti normali hanno provocato l'illusione dello spostamento di un obiettivo luminoso in una stanza buia. I soggetti hanno riferito che l'apparente spostamento dell'obiettivo luminoso si verificava generalmente sul piano orizzontale e sul lato opposto a quello in cui le vibrazioni erano state applicate, ma variando il punto di applicazione delle vibrazioni, si provocavano illusioni di movimenti verticali e diagonali (Biquer et al. 1986,1988).

Per il paziente che ha subito una lesione cerebrale, i disturbi della sensibilità, sia superficiale che profonda o propriocettiva, avranno perciò gravi conseguenze, e una efficace riabilitazione richiederà misure specifiche di trattamento per aumentare e migliorare l'input tattile/cinestesico. "Colui che vuole afferrare deve essere in grado di sentire (von Radow, 1991) e l'uso funzionale della mano è indispensabile per l'indipendenza. Senza percezione, non solo afferrare, ma anche molte altre attività specifiche sono impossibili, come quella di lasciare scivolare qualcosa dalle dita in maniera controllata. Von Radow cita l'esempio di un robot così altamente sviluppato da potere suonare l'organo e persino leggere la musica con i suoi occhi provvisti di telecamera, ma che non può voltare le pagine dove sono scritte le note: compito è troppo difficile per le sue mani sprovviste del senso del tatto.

Problemi connessi con input tattile/cinestesico alterato

Comportamento e movimenti incongrui

Esperienze ed osservazioni cliniche hanno dimostrato che ogni comportamento o movimento strano o non conforme a quanto ci si aspetta da un paziente è il risultato di disturbi percettivi ed è collegato direttamente o indirettamente al sistema tattile/cinestetico.

Non è il grado di paralisi motoria o di dipendenza dagli altri che rende il paziente poco simpatico ai membri dell'équipe che lo ha in trattamento e li rende reticenti a prendersi cura di lui. Un paziente con una lesione cervicale alta, sottoposto a respirazione artificiale ed in grado di muovere soltanto il volto, nella sua totale impotenza, avrà molti assistenti volontari disposti a nutrirlo, lavarlo, sollevarlo e girarlo ed il paziente verrà ammirato per il suo coraggio e per il suo comportamento privo di autocommiserazione. Nel caso del paziente che ha subito una lesione cerebrale è la presenza di disturbi percettivi che causa difficoltà e quel senso d'irritazione che porta gli altri ad essere riluttanti a trattarlo o aiutarlo (F. Kraus, comunicazione personale).

Infatti se si sente l'équipe lamentarsi che il paziente è "difficile", è" pigro", "non vuole fare niente per sé", "sarebbe meglio che provasse" o che egli pretende che sua moglie faccia tutto per lui, si scoprirà che quel paziente ha invariabilmente gravi problemi percettivi. Lo stesso si verifica con pazienti che sembrano non motivati o che hanno costantemente bisogno di adoperare la toilette, come per sfuggire alle loro sedute di terapia o che persino diventano offensivi o fisicamente violenti.

Una volta accettato il principio che questi non sono altro che sintomi della lesione del paziente, come lo sono gli altri più ovvii segni di spasticità e paralisi, è molto più facile per l'équipe essere all'altezza del compito. Tutto ciò che il paziente vorrebbe dire con il suo comportamento è in verità: "Io non posso, non posso" o "Io non so come fare", o infine "Io ho tanta paura". Sebbene tale interpretazione di un comportamento anormale possa in teoria venire accettata e compresa, in pratica questo è molto più difficile a causa delle comprensibili reazioni da parte dei membri dell'équipe quando si sentono personalmente offesi o quando la loro capacità professionale sembra essere messa in dubbio. In tale situazione è più saggio tenere a mente la lesione del paziente e riflettere come lo stesso compito potrebbe venire svolto in modo diverso nel futuro per evitare reazioni disperate da parte del paziente.

Spasticità

La spasticità, uno dei sintomi più comuni e più fastidiosi, può causare problemi in tutti gli stadi della riabilitazione del paziente. Essa rende difficile il movimento attivo e può facilitare lo sviluppo di complicazioni secondarie, come contratture, piaghe da decubito ed ossificazione eterotopica se non si prendono adeguate misure terapeutiche per minimizzare od inibire l'ipertono. Con tali variazioni nello sviluppo, nell'intensità e nelle manifestazioni cliniche, la spasticità non è ancora pienamente compresa, ma generalmente si ritiene che disturbi dei meccanismi di azione e reazione (feedforward e feedback) giochino un ruolo importante nel suo sviluppo. Una sensibilità anormale è frequentemente la causa principale dell'ipertonicità.

L'ipertono può comparire anche in individui con un sistema nervoso intatto quando essi per qualche motivo non percepiscono più una parte del corpo. Per riacquistare la percezione di quella parte essi aumenteranno volontariamente la tensione muscolare o porteranno la parte del corpo in posizioni estreme. Un esempio tipico è quando uno si sveglia da un sonno profondo con un braccio ed una mano privi di sensibilità e compie strenui sforzi per rianimare l'arto "morto". Tipicamente egli "fa il pugno", irrigidisce tutto il braccio e lo muove vigorosamente per aria su e giù in tutte le direzioni possibili. Persone con una gamba addormentata, dopo essere state sedute a lungo a gambe incrociate, battono con i piedi sul pavimento, tendono i muscoli delle gambe e piegano e stendono le ginocchia finché la sensibilità non è ritornata. Persino la perdita di sensibilità in un labbro in seguito ad una iniezione del dentista preoccupa il paziente, che passerà l'ora seguente tendendo le labbra, premendole contro i denti e muovendole con forza in tutti i modi possibili. Se il paziente non può percepire i suoi arti, o li percepisce in modo insolito, egli li premerà nello stesso modo contro superfici rigide nelle immediate vicinanze, li muoverà incessantemente oppure avrà un marcato ipertono nei muscoli.

Gli individui svilupperanno ipertono anche in situazioni nelle quali l'input è confuso e non familiare e il terreno sotto i loro piedi non è più stabile. La tensione provata durante i vari "viaggi" sulle montagne russe in una fiera locale, quando si impara il windsurf od a sciare, o quando si è un passeggero nervoso su un aereo che incontra cattivo tempo fornisce un chiaro esempio di tale ipertono. Quando un aereo si inclina, oscilla, perde di volta in volta quota, le nuvole girano vorticosamente davanti ai finestrini ed il motore perde colpi, il passeggero nervoso preme i piedi tesi contro il pavimento, afferra i braccioli del sedile e preme disperatamente contro lo schienale in cerca di informazioni attendibili. Anche il paziente diventerà più spastico in ogni situazione nella quale nessuna informazione è disponibile o quando l'informazione che egli riceve attraverso i vari canali sensori è contraddittoria e non familiare.

La prevenzione di eccessivi aumenti di tono o la riduzione dell'ipertono può tuttavia avere successo soltanto se vengono presi in considerazione altri fattori aggiuntivi e il più possibile eliminati. Gli esseri umani mostrano ipertono anche in certe altre circostanze ed in situazioni simili. Così farà anche il paziente, ma in questo caso, a causa della sua lesione nel sistema nervoso centrale con perdita della inibizione, l'aumento di tono sarà più esagerato e diventerà spasticità con schemi stereotipati.

Ulteriori fattori che contribuiscono all'aumento del tono

Acquisire una nuova abilità motoria

Soggetto normale. Quando qualcuno impara una nuova abilità motoria per lui difficile, compie i movimenti necessari con molto sforzo e tutto il suo corpo si irrigidisce. Per esempio, imparando a guidare una automobile ognuno inizialmente tiene il volante come una morsa e l'azione del piede sull'acceleratore, sulla frizione e sul pedale del freno è forzata e scoordinata. Di fatto tutto il corpo dell'allievo viene mantenuto rigido e persino i muscoli del collo presentano ipertono.

Paziente. Se il paziente cerca di svolgere un'attività troppo difficile per lui, il tono aumenterà in modo marcato. Ma se il paziente sarà preparato ad una graduale progressione dei componenti motori e riceverà il giusto tipo e la corretta quantità di assistenza, il problema può essere evitato. La comparsa di reazioni spastiche associate informerà pertanto la terapista o l'assistente che l'attività dovrà essere modificata oppure che dovrà essere fornita ulteriore assistenza.

Mancanza di equilibrio e timore di cadere.

Soggetto normale. Quando un individuo perde l'equilibrio o rischia di cadere, il tono muscolare aumenta rapidamente. Il corpo si irrigidisce in estensione e le braccia si estendono in alto ed in fuori in conseguenza della primitiva "reazione di allarme" che è stata descritta da K. Bobath (1974), sebbene negli adulti i gomiti tendano a rimanere parzialmente flessi. La reazione può venire osservata per esempio quando uno scivola sul ghiaccio e cade e persino quando una persona che cammina su una tavola stretta alta sopra al suolo, ha il timore di cadere.

Paziente. Poiché gli individui hanno una paura innata di cadere, il paziente che non è capace di mantenere l'equilibrio, mostrerà crescente spasticità in ogni posizione in stazione eretta, se non viene adeguatamente sorretto. Egli può estendere il tronco, ma a causa del timore, l'ipertono flessorio può prevalere e causare la flessione delle braccia e del tronco. Se il paziente sfortunatamente cade, il timore e il conseguente ipertono aumenteranno ulteriormente. Ma il tono si ridurrà immediatamente se ci sarà un aiuto appropriato, come un mobile nelle vicinanze o una persona d'aiuto. Non appena il paziente impara a stare di nuovo in equilibrio, avendo riconquistato con la fisioterapia le reazioni di equilibrio, si ridurrà in proporzione anche la spasticità. Finché il paziente non è capace di mantenersi in equilibrio con sicurezza, egli non deve venire lasciato seduto o in piedi un solo istante, in modo che venga eliminato ogni pericolo di caduta.

Dolore o previsione di dolore

Soggetto normale. Quando un individuo si fa male, per esempio sbattendo un dito contro una portiera dell'auto o il gomito contro un oggetto, la sua reazione immediata è di afferrare la parte dolente con la mano e di stringerla contro il corpo con un aumento di tono in flessione. Una reazione simile si può osservare in una persona che ha mal di testa o crampi di stomaco. In previsione di un dolore acuto il tono di un individuo aumenta rapidamente, come accade quando si è dal dentista, ed egli cerca di localizzare una carie in un dente sensibile.

Paziente. Se il dolore viene procurato dalla terapista, dal medico o dalla infermiera durante la valutazione dello stato del paziente o il trattamento, il tono aumenta sotto forma di spasmo o di riflesso protettivo che può essere per il paziente l'unico comportamento possibile. Una volta che il paziente ha provato dolore in una situazione, ogni volta che quel procedimento viene ripetuto il suo tono aumenterà in previsione del dolore.

Recenti ricerche sul trattamento di lattanti e di bambini piccoli ricoverati in una unità di cure intensive hanno rivelato che un gran numero di procedure che causano dolore viene svolto periodicamente senza somministrare alcun medicamento e che circa il 50% dei piccoli pazienti mostra una reazione di allarme, secondo le annotazioni delle infermiere di turno (The Indipendent, 1993). Le procedure che causano dolore comprendono punture sulla pelle per inserire o togliere tubi di drenaggio, cateteri ecc ... Un lattante fu sottoposto durante un anno di permanenza in ospedale a 159 procedimenti che gli hanno causato dolore. Il professore pediatra che ha condotto la ricerca spiega il problema dei lattanti e dei bambini al di sotto dei cinque anni incapaci di esprimere il dolore come gli adulti o come i bambini più grandi che sono in grado di dire: "Basta".

Il paziente in coma o quasi incosciente ricoverato in una unità di cure intensive si trova nello stesso dilemma poiché anch'egli non è in grado di protestare verbalmente, né di muoversi attivamente per evitare il dolore; per es., dopo un trauma al capo potrà subire molti altri stimoli dolorosi, come quelli durante le prove della Glasgow Coma Scale (GCS) che viene lergamente impiegata periodicamente per saggiare il livello di incoscienza del paziente (Tesdale e Jennet 1974). Per esaminare la possibilità di apertura dell'occhio in risposta al dolore vengono applicati stimoli dolorosi al torace od agli arti, mentre le risposte motorie del paziente vengono giudicate quasi esclusivamente secondo le sue reazioni a stimoli dolorosi generalmente applicati al letto ungueale o secondo i movimenti che egli compie per evitarli. Alcune risposte vengono differenziate notando se i movimenti effettuati dal paziente per sottrarsi agli stimoli dolorosi si verificano in uno schema stereotipato di flessione oppure di totale estensione. Perciò non solo il tono muscolare è soggetto a venire aumentato a intervalli regolari a causa del dolore o dell'aspettativa del dolore, ma in casi più gravi la spasticità viene ripetutamente sollecitata ed in questo modo rinforzata. Lo stesso si può dire delle "risposte generalizzate" a stimoli dolorosi parzialmente inclusi nella Rancho Los Amigos Scale (Hagen et al. 1972).

Per evitare il progressivo aumento dell'ipertono, è ovvio che gli stimoli dannosi o dolorosi devono essere evitati per quanto possibile nel quadro delle cure mediche e che in nessun caso vengano effettuati dai terapisti nel modo raccomandato da Giles e Clark-Wilson (1993) perché sarebbe certamente controproducente : "Quando il paziente non risponde adeguatamente a stimoli uditivi e a leggeri stimoli tattili, il terapista dovrebbe sollecitare delle risposte per mezzo di una stimolazione tattile più intensa. Ogni parte del corpo può venire esaminata per determinare la capacità del paziente a localizzare stimoli dannosi. Come stimoli dannosi potrebbero venire adoperati : pressione sopraorbitale, pressione sul letto ungueale (provocata con la gomma posta ad un'estremità di un lapis), strofinamenti sullo sterno o punture di spillo". Tali esami non forniranno alcuna nuova informazione utile, poiché saranno già stati effettuati dal team medico e debitamente annotati, ma tenderanno invece ad aumentare la spasticità e procureranno al paziente un'ulteriore esperienza spiacevole. Anzi, se il paziente sarà in grado di riconoscere la terapista che compie tali esami, egli potrà comprensibilmente essere meno disposto a collaborare con lei nelle successive sedute di fisioterapia. Poiché il dolore causa un aumento del tono muscolare, occorre usare grande attenzione durante la mobilizzazione passiva ed il posizionamento del paziente evitando di fargli male, ed è controindicato ogni impiego di forza o di tecniche di stiramento.

Controtensione meccanica del sistema nervoso

Soggetto normale. L'intero sistema nervoso ha la proprietà di adattarsi in lunghezza in modo da permettere la libera conduzione degli impulsi in tutte le posture del corpo e durante ogni movimento e combinazione di movimenti(Butler 1991). Dopo una lesione alle strutture neurali si sviluppa una controtensione all'interno del sistema nervoso che limita la sua piena mobilità ed interferisce con la sua capacità di adattarsi in lunghezza in diverse parti del corpo, non solo nel sito della lesione ma in tutti i nervi strettamente connessi e nei tessuti circostanti.

Diversi individui mostrano una predisposizione verso un'elevata controtensione. Gli schemi di limitazione dei movimenti sono molto simili a quelli causati nei muscoli da un aumento di tono muscolare o da ipertono.

Paziente. Il paziente con una lesione cerebrale è particolarmente sensibile ad un marcato aumento della controtensione nel sistema nervoso, poiché tale tensione viene ulteriormente accresciuta dall'immobilità o dalla ridotta mobilità che di solito segue l'incidente o la malattia. Con le strutture neurali in tensione gli arti ed il tronco del paziente vengono mantenuti in posture molto simili a quelle attribuibili alla spasticità ed i movimenti attivi contro la resistenza di strutture nervose rigide vengono compiuti secondo schemi simili a quelli di sinergie di massa di solito associate all'ipertono. La controtensione non solo causa una perdita dell'ampiezza di movimento ma aumenta anche il tono della muscolatura. Perciò la mobilizzazione del sistema nervoso deve essere parte integrante del trattamento per prevenire o ridurre l'ipertono, e dovrebbe venire inclusa fin dall'inizio nei modi descritti nei capp. 3 e 4.

Rumori forti e improvvisi o comandi ad alta voce

Soggetto normale. L'improvviso sbattere di una porta farà sussultare chiunque si trovi nelle immediate vicinanze, con un immediato aumento del tono estensorio. Lo stesso accade con ogni colpo o fracasso improvviso, sia che esploda un petardo, si spari un colpo di fucile, o che un vaso di porcellana che si frantumi sul pavimento. Una persona, alla quale è stata rivolta improvvisamente la parola con voce alta e imperativa, sussulterà aumentando il tono muscolare, il che a sua volta la porterà a irrigidire involontariamente tutto il corpo. Anche un comando ad alta voce viene seguito da una reazione di tensione, come quando il sergente maggiore ordina ai soldati di mettersi sull'attenti. Knott e Voss durante il trattamento usavano comandi ad alta voce per provocare una situazione di stress che stimolasse al massimo il paziente e lo incitasse quindi a compiere il massimo sforzo.

Paziente. Bisogna fare attenzione a non far sussultare il paziente con rumori improvvisi o da persone che urtino il suo letto, perché ciò potrebbe suscitare in lui una reazione spastica. Per lo stesso motivo i componenti del team che lo ha in cura non dovrebbero gridare per attrarre la sua attenzione nel caso che egli non riesca a riconoscere altri stimoli, né parlare ad alta voce per incoraggiarlo ad eseguire con maggior impegno una determinata attività. Bisognerebbe rivolgersi al paziente con tono di voce normale; infatti usare una voce normale e calma può contribuire persino a far diminuire il tono muscolare.

Lunghe istruzioni o spiegazioni verbali

Soggetto normale. Quando un viaggiatore chiede informazioni sul percorso da fare in una città straniera, diventerà confuso ed agitato, con un conseguente aumento del tono muscolare, se la persona interpellata userà frasi lunghe senza interrompersi per riprendere fiato, prima di dare la successiva spiegazione. Lo stesso succede quando un tecnico fornisce al nuovo acquirente di un videoregistratore lunghe spiegazioni su come i diversi programmi possono venire preselezionati ad ore diverse senza lasciargli il tempo di prendere appunti.

Paziente. Terapiste ed infermiere tendono a fornire al paziente lunghe spiegazioni verbali prima di fargli svolgere determinate attività o sequenze, così che egli spesso non è in grado di seguire quelle che sembrano essere semplici istruzioni. Perciò il tono muscolare del paziente aumenta in previsione dello sforzo che deve compiere, perché non sa cosa ci si aspetta da lui o cosa sta per accadere. Le spiegazioni verbali spesso non sono necessarie e possono venire omesse, poiché l'attività può venire compiuta insieme al paziente stesso, oppure suddivisa in brevi istruzioni separate che si possono applicare solo al passo successivo del movimento o della sequenza.

Cercare di compiere qualcosa in fretta

Soggetto normale. Cercare di portare a termine un compito sotto l'urgenza del tempo è per l'esecutore fonte di tensione e i suoi movimenti diventano meno accurati, particolarmente quando un'altra persona lo sollecita ad affrettarsi, per es., per timore di arrivare in ritardo ad un appuntamento o di perdere il treno. Se cerchiamo disperatamente le chiavi di casa o dell'auto, pieghiamo le braccia e contemporaneamente aumentiamo il nostro tono muscolare.

Paziente. Spesso sollecitiamo il paziente ad affrettarsi, per adattarsi al ritmo dell'ospedale o per arrivare puntuale alle sue diverse terapie. Egli deve essere vestito e rasato per la visita del medico, fare colazione in fretta per essere puntuale per la fisioterapia, e l'andata alla toilette si risolve spesso in un disastro perché l'infermiera guarda continuamente l'orologio e gli chiede più volte se ha finito. Tutte queste esperienze possono aumentare il tono muscolare anche se all'interno di un programma riabilitativo il cui obiettivo è di migliorare il movimento attivo e l'indipendenza del paziente. Un'accurata organizzazione del programma del paziente ed una stretta collaborazione tra i diversi membri del team riabilitativo può eliminare questa necessità di affrettarsi e ridurre quindi considerevolmente la spasticità.

Stati emozionali

Soggetto normale. Forti emozioni, sia spiacevoli che piacevoli, tendono ad aumentare il tono muscolare, come mostrano chiaramente alcuni modi di dire, come "saltare dalla gioia", "in un accesso di riso", "irrigidito dalla paura", "singhiozzando convulsamente", "impietrito dal dolore" e molti altri. Ira e frustrazione sono strettamente associate all'aumento del tono muscolare, come quando si agita il pugno e si colpisce il tavolo con molta più forza di quanto si intenda o si prende a calci una macchina che non vuole funzionare, fino a farsi male al piede.

Paziente. Il paziente che deve lottare contro difficoltà motorie e sensoriali può sentirsi facilmente frustrato, perché anche il più semplice dei compiti richiede un dispendio di tempo e di energie e può facilmente non riuscire. Egli non dovrebbe, perciò, venire lasciato solo a combattere invano a combattere con attività della vita quotidiana, nella speranza che possa imparare dai propri errori. Egli diventerà invece sempre più spastico e ciò che imparerà dalle proprie esperienze sarà che egli sta facendo qualcosa in modo errato, ma non imparerà come farlo in modo corretto. Il timore di cadere dovrebbe venire ridotto fornendo al paziente sufficiente appoggio in ogni momento e bisognerà evitare cadute dal letto applicando al letto delle spalliere, finché il pericolo non sarà passato. Si deve però tenere presente che molti pazienti si sentiranno disorientati di notte, anche se di giorno sembrano ben sicuri.

Sfortunatamente se un paziente ride di cuore, particolarmente quando allo stesso tempo respira, come inizialmente fanno molti pazienti, si produce un marcato ipertono in tutto il corpo. Il team di riabilitazione ed i parenti del paziente possono essere così felici di sentirlo ridere che ripetono lo stesso scherzo diverse volte o inscenano di nuovo la stessa situazione comica per farlo ridere di nuovo. Bisogna invece fare attenzione che il riso del paziente rimanga nei limiti di una risposta appropriata ad un umorismo genuino e ad avvenimenti reali e non a situazioni create artificialmente, come fargli il solletico o il prendersi gioco dei suoi errori.

Costante preoccupazione di costipazione o di possibile incontinenza possono essere la causa inconscia dell'aumento di tono muscolare nel paziente. Ambedue i problemi devono venire trattati con misure adeguate per alleviare le preoccupazioni del paziente (v. *incontinenza fecale e/o costipazione* in questo capitolo).

Incontrare persone estranee e prendere contatto con loro

Soggetto normale. Molte persone si sentono piuttosto rigide quando incontrano qualcuno per la prima volta, gli si avvicinano e gli stringono la mano, particolarmente se l'avvenimento è molto importante per loro. La visita al nuovo medico, il colloquio per un impiego importante, la prima lezione di musica con un maestro famoso saranno tutte accompagnate da un aumento di tono. Così come il primo giorno di scuola nell'infanzia ha causato ipertono, anche una terapista che frequenta un corso di specializzazione si sentirà tesa quando entrerà nella stanza dove si tiene il corso, quando verrà presentata all'insegnante, vedrà gli altri partecipanti e cercherà un posto libero a sedere. Con il tempo la sensazione di far parte del gruppo permetterà alla nuova venuta di rilassarsi, processo che in ambedue i casi avvieni ben più rapidamente durante le attività svolte o concordate in comune, come quando il bambino gioca con gli altri durante le pause nelle lezioni e la terapista fa pratica di tecniche manuali insieme agli altri partecipanti al corso.

Paziente. Nei primi stadi il paziente passa costantemente dalle mani di uno specialista all'altro, ognuno dei quali è per lui un estraneo, a partire dai componenti del team che gli presta assistenza fino ai diversi specialisti, come i tecnici di laboratorio e di respirazione, e le varie terapiste di guardia. Ognuno di loro ha compiti da svolgere che richiedono sempre di toccare il paziente in qualche modo. È facile comprendere come la somma di tutti questi stimoli conduca ad un continuo aumento di tono nel paziente. Appena possibile e senza pregiudicare l'efficacia del trattamento, il paziente dovrebbe avere sempre la stessa infermiera, lo stesso medico e la stessa terapista, mentre il numero dei componenti del team dovrebbe venire ridotto. Come ho già avuto modo di esporre per quanto riguarda il personale diverso che usa stimoli dolorosi per superare i test relativi al livello di coscienza del paziente, c'è una considerevole sovrapposizione e ridondanza anche in altri procedimenti di routine che possono causare spasticità. Un esempio tipico è il test per il segno positivo di Babinski che ogni medico esegue quando visita il paziente, sebbene il risultato sia già noto e annotato. In questo modo viene rinforzata continuamente la spasticità flessoria dell'arto inferiore perché "in presenza di ipertono di natura spastica, vi sarà anche dorsiflessione di tutto il piede, accompagnata da flessione del ginocchio e dell'anca" (Atkinson 1986).

Quando il paziente non necessita più di cure intensive, è consigliabile che venga trattato per un certo periodo di tempo dalle stesse terapiste per evitare che si debba adattare troppo spesso a personale nuovo e debba sottostare a nuovi e ripetuti accertamenti. Così l'ipertono sarà sempre meno un problema e la terapista sarà in grado di sapere quali attività meglio normalizzano il tono e facilitano i movimenti di quel particolare paziente. D'altra parte è estremamente importante che le terapiste vengano cambiate ad intervalli di tempo per evitare ogni pericolo di possessività e di trasformazione in routine dell'intero trattamento, e per gli effetti benefici prodotti da una nuova terapista che potrà osservare da un punto di vista nuovo le difficoltà del paziente ed introdurre altre strategie di trattamento.

Situazioni non familiari ed apparecchiature sconosciute

Soggetto normale. È il momento di ricordare che il passeggero dell'aereo diventò ipertonico quando l'aereo incontrò tempo brutto, ma lo steward a bordo sarà quasi certamente rimasto calmo e tranquillo perché quella situazione era per lui familiare. Tutto quanto è sconosciuto ed inesplicabile tende a causare un senso d'inquietudine accompagnato da un aumento di un tono, per es. quando uno viene invitato a passare una serata con nuovi amici, e arrivando alla loro abitazione la trova immersa nell'oscurità, non vede nessuno, nonostante la porta sia aperta, gira l'interruttore della luce, ma esso non funziona. Oppure quando uno visita una miniera di carbone e discende in un pozzo su un veloce ascensore che sferraglia e si scuote. Il senso d'inquietudine aumenta attraversando i tunnel umidi e sentendo la terra rombare.

Apparecchiature sconosciute o non familiari produrranno un aumento di tono non solo in situazioni nelle quali esse verranno usate direttamente sul corpo della persona, come per es. nella cobalto-terapia, ma anche quando uno cerca di adoperare una nuova complicata apparecchiatura. Così il tentativo di cuocere un normale pranzo in una moderna cucina elettronica può diventare una esperienza snervante.

Paziente. Gli ospedali e le unità di cura intensiva in particolare sono non solo un'esperienza insolita per molti pazienti, ma contengono una grande varietà di apparecchiature sconosciute che suscitano timore. Giacere nudi e spaventati di fronte a persone sconosciute per venire sottoposti a procedimenti spiacevoli e sconosciuti basterebbe di per sé ad aumentare il tono senza l'aggiunta della vista insolita, del rumore e della molteplicità delle apparecchiature della moderna tecnologia medica. La terapista sotto forma di movimento, porta qualcosa di più familiare e quanti più compiti della vita quotidiana introduce nel trattamento tanto più sarà in grado di ridurre l'ipertono e di facilitare il ritorno di movimenti attivi. Persino nel ristretto ambiente dell'unità di cure intensive, attività specifiche, con oggetti noti al paziente stimoleranno la sua attenzione senza aumentare il tono e lo aiuteranno a comprendere cosa gli chiediamo di fare. Per lo stesso motivo la terapista dovrebbe muovere il paziente nello stesso modo in cui egli si muoveva precedentemente per conto proprio per metterlo in grado di ripetere l'esperienza e di imparare di nuovo i normali schemi di movimento che gli erano così familiari. Speciali metodi per muovere il paziente alleggeriscono il carico di lavoro del team, ma possono anche confondere il paziente che può opporre resistenza ai cambiamenti od alle restrizioni che gli vengono imposte, oppure mostrare un aumento di ipertono. Se si usa una tavola inclinabile per portare il paziente in stazione eretta, egli può portare, per es., i piedi in una flessione plantare così marcata che diventerà impossibile fargli toccare la superficie di appoggio con i talloni. È una sensazione molto strana passare direttamente dalla posizione supina a quella eretta senza portare il tronco in avanti; infatti le terapiste che hanno provato a fare questo movimento per conto proprio hanno riferito ed osservato come le loro dita si flettessero con forza quando la tavola inclinabile veniva portata rapidamente in posizione verticale.

Atassia o tremore

L'atassia viene strettamente associata con feedback afferente inadeguato ed anche con l'ipertonia. "Ipotonia ed atassia sono così strettamente collegate che possono venire considerate insieme, "come dice Atkinson (1986) che in aggiunta all'anormale tono posturale pone in evidenza il problema del feedback inadeguato. "L'importanza dell'informazione afferente viene ancora meno apprezzata. Se la posizione nello spazio non può venire precisata correttamente, non si possono fare i passi necessari per cambiarla. Inoltre, se durante questa attività arrivano informazioni insufficienti, essa può venire svolta solo in maniera rozza e lontana dall'obiettivo, poiché non si può adottare nessuna strategia correttiva. "Sebbene alcuni suggeriscano l'uso della vista per compensare la mancanza di sensazioni, ciò è possibile solo per movimenti non precisi e per movimenti singoli delle articolazioni che non richiedono un contratto preciso. Riguardo alla funzione della mano Jeannerod (1990) ha trovato che il senso della posizione "è un aspetto essenziale delle azioni che sono orientate visivamente" e che i segnali visivi riferiti alla forma dell'oggetto da afferrare non possono venire usati per correggere i comandi relativi ai movimenti delle dita della mano."

È stato saggiamente messo in evidenza che sebbene normalmente le sensazioni visive e cinestesiche collaborino per il controllo del movimento, le informazioni visive non possono sostituire quelle cinestesiche "semplicemente perché noi non abbiamo mai osservato i movimenti delle dita... ma sempre il risultato che volevamo raggiungere. Di conseguenza non disponiamo di alcuna associazione fra la sensazione visiva delle dita che si muovono e l'impulso per muovere i muscoli in maniera coordinata" (Woodworth 1899).

Molcho (1983) spiega che, utilizzando una telecamera elettronica che riprende ogni fase del movimento, si può osservare come, quando qualcuno cerca di afferrare un oggetto, per es. un bicchiere, la mano corregga continuamente il corso del suo movimento compiendo piccoli movimenti di aggiustamento, fino a quando il bicchiere non viene effettivamente afferrato. L'autore ritiene che questi movimenti sono dovuti all'informazione visiva che dice all'individuo se la mano deve venire mossa più verso destra o verso sinistra per raggiungere l'oggetto e che ogni aggiustamento si verifica solo dopo aver osservato il movimento errato. Un'altra spiegazione per i movimenti deviati durante il percorso è che essi forniscono informazioni cambiando la quantità di tensione o di stiramento delle strutture. Il paziente con limitata sensibilità tattile/cinestesica farà pertanto le principali e ovvie correzioni descritte dal termine atassia o tremore perché, in presenza di ipotonia e di minore sensibilità, i segnali forniti da movimenti più piccoli non verrebbero apprezzati. Quando un paziente cerca di guidare un movimento, adoperando un'informazione visiva, si osserverà un ritardo nella correzione perché egli avrà difficoltà a cambiare velocemente la direzione, mancherà così il bersaglio perché lo supererà e poi dovrà ritornare verso di esso.

Spesso saranno necessari diversi movimenti in avanti ed indietro, di lunghezza decrescente. Per es., se il paziente cerca di posare il piede su un gradino di una scala o sul predellino della sua sedia a rotelle, egli solleverà il piede troppo in alto, noterà l'errore e lo abbasserà di nuovo e così di nuovo finché non lo avrà sollevato all'altezza giusta.

Tali pazienti cercano di aumentare il tono stirando tutto il corpo o fissando certe parti del corpo, come per es. elevando con forza il cingolo scapolare. Altri possono premere fortemente contro una superficie o aggrapparsi ad un oggetto fissato al suolo, mentre cercano di muoversi in maniera più controllata.

In alcuni disturbi tattili si può osservare che il paziente solleva le dita da una superficie rigida e le tiene così rigidamente estese da piegarle quasi verso l'indietro. Lo stesso paziente può anche alzare i piedi dal pavimento quando sta seduto, o sollevarli dal letto quando giace supino.

È come se egli cercasse di evitare un contatto spiacevole o irritante, adoperando posizioni estreme delle articolazioni delle dita per ricevere maggiori informazioni. Egli presenta di solito schemi di movimento atassici perché gli arti in movimento possono venire percepiti meglio rispetto a quando vengono tenuti fermi per aria.

Attività eseguite lentamente e con molto sforzo

Mentre normalmente ogni compito viene eseguito con il minimo sforzo necessario ed alla velocità più economica possibile, il paziente che non può avere adeguate informazioni si muove spesso con deliberata lentezza e con sforzo eccessivo rispetto al compito da eseguire. Egli solleva ogni oggetto, p. es. una palla da ginnastica, come se pesasse una tonnellata e spesso lo si può osservare premere con forza mani o piedi contro ogni superficie vicina anche se il compito da svolgere è relativamente facile. Egli può impiegare un'ora per svestirsi e persino sudare per lo sforzo, mentre consumare un pasto diventa una specie di maratona. Gli effetti dei disturbi tattili/cinestesici possono venire chiaramente osservati quando il paziente parla, poiché egli si esprime lentamente, mentre azioni associate compaiono in diverse parti del corpo. I disturbi percettivi si manifestano particolarmente mentre il paziente mangia o parla, perché queste due attività necessitano di movimenti veloci e coordinati e di feedback tattile, mentre non è possibile alcuna altra forma di sensibilità sostitutiva.

Vertigini e nausea

La capacità di controllare la postura ed i movimenti del corpo in relazione all'ambiente circostante si ottiene per mezzo di riflessi e di sistemi di controllo volontario, le cui risposte si basano su informazioni sensoriali ricevute dagli organi vestibolari da afferenze visive e da percezioni somatosensoriali. Questi tre sistemi sensoriali sono la base della percezione del sistema dell'equilibrio corporeo (Pfalz 1987). Informazioni sensoriali contraddittorie che sono il risultato di una lesione di questi sistemi, per es. a causa di una ferita o di una malattia, possono causare sintomi di vertigini, nausea o vomito e sudore, simili a quelli di una sindrome vertiginosa, che si ritengono dovuti ad una "discordanza fra i diversi canali neurali" (Reason 1978). "Tuttavia bisogna mettere in rilievo che il conflitto non è precisamente fra segnali provenienti dall'apparato vestibolare, dagli occhi o da altri recettori stimolati da forze che agiscono nel corpo, ma che questi segnali sono anche in contrasto con quelli che il sistema nervoso *si aspetta* di ricevere" (Benson 1984). Tali sintomi sono di solito meno marcati quando il paziente esegue un compito in uno spazio ristretto che quando egli sta in piedi o cammina in uno spazio libero.

Incontinenza persistente

La continenza è una abilità appresa talmente complessa che un bambino normale necessita di circa 5 anni di costante istruzione ed incoraggiamento per impararla. Non deve perciò destare meraviglia che il paziente con problemi percettivi abbia considerevoli difficoltà a svolgere per conto proprio tutto ciò che la continenza richiede, sia dal punto di vista fisico che da quello cognitivo, poiché egli non solo deve pianificare in anticipo, attendere il momento favorevole, trovare il luogo giusto, riuscire a spogliarsi, saper contrarre ed inibire i muscoli in perfetta sequenza, ma risolvere spesso un ulteriore problema, in quanto può aver necessità dell'aiuto di un'altra persona. Vestirsi rappresenta un compito ugualmente complesso così che dal punto di vista percettivo, sarebbe insolito trovare un paziente capace di vestirsi da solo senza alcun aiuto dal principio alla fine, ma ancora incontinente.

Disordini della memoria

Perdita della memoria od incapacità a conservare informazioni apprese di recente sono abbastanza comuni e possono porre il paziente di fronte a grosse difficoltà durante la riabilitazione nella quale gli viene richiesto di imparare o di rimparare come svolgere determinati compiti per metterlo in grado di muoversi in modo ottimale non soltanto durante il trattamento, ma anche dopo la sua dimissione dall'ospedale o dal centro di riabilitazione. Non essere in grado di ricordare è molto demoralizzante per il paziente che spesso diventerà frustrato o persino aggressivo se messo di fronte al fatto di avere dimenticato qualcosa, mentre altri dissimuleranno la cosa raccontando continuamente barzellette, facendo osservazioni spiritose od inventando ragioni inverosimili per i propri insuccessi. Poiché i problemi di memoria sono così diversi e spesso si riferiscono solo a campi specifici, essi sono difficili a comprendere e non è ancora certo come le informazioni vengono immagazzinate o come l'informazione immagazzinata può venire richiamata per utilizzarla in uno stadio successivo. È noto da tempo che la memoria e l'apprendimento non sono localizzati in specifiche regioni del cervello, ma che le proprietà responsabili per queste due funzioni sono distribuite in molte aree (Franz 1902). Persino Giles e Clark-Wilson (1993) ammettono che "data la frequente natura diffusa del danno cerebrale in seguito a un trauma, non deve sorprendere che i deficit di memoria di un particolare individuo non si possano predire in base al tipo o alla localizzazione della lesione".

Ciò che è spesso sconcertante e incomprensibile per il team di riabilitazione e per i parenti è la capacità del paziente di ricordare ben e alcune cose, come nomi, numeri telefonici e avvenimenti chiaramente trascurabili, mentre non si ricorda di aver fatto una pizza o di essere salito in groppa a un cavallo il giorno precedente per la prima volta. Questa diversità è semplice da comprendere e da modificare per mezzo del trattamento se si prendono in considerazione le scoperte di Damasio (1992), cioè che "ciò che conta è come il cervello acquisce la conoscenza. Il cervello pone la conoscenza negli stessi sistemi che sono coinvolti con le interazioni". Per esempio la memoria di un mestolo da cucina viene posta in quella parte della corteccia che originariamente ha elaborato la sensazione del mestolo e i movimenti della mano per afferrarla, attivando in tal modo le aree che regolano la sensibilità ed il movimento.

Il paziente che non è in grado di muovere, manipolare gli oggetti e/o percepirli adeguatamente avrà difficoltà a ricordarsi eventi che hanno richiesto esperienza tattile/cinestesica, mentre quelli che sono stati percepiti visivamente o mediante l'udito possono venire ricordati. Il miglioramento della memoria non verrà quindi ottenuto facendo esercitare il paziente a ricordare fatti percepiti visivamente o con l'udito, ma aiutandolo a cercare e ricevere maggiori informazioni tattili/cinestesiche. "Insieme alla rappresentazione interna dell'obiettivo e del programma motorio che avvia i comandi neurali ai muscoli, il senso della posizione ha mostrato di far parte di un meccanismo più proattivo che retroattivo, che agisce non solo a breve termine per regolare i movimenti, ma anche a lungo termine in processi come l'apprendimento motorio e la memoria dei movimenti". (Janneroad 1990)

Problemi di comportamento

Secondo la letteratura scientifica, di tutti i problemi che sorgono in seguito a un danno cerebrale quelli che incidono sul comportamento del paziente sono quelli che causano le maggiori difficoltà per i parenti e per il team di riabilitazione. Nonostante i loro sforzi per aiutarlo, il paziente rifiuta di cooperare; egli grida e lancia insulti, li attacca fisicamente cercando di morderli, di colpirli, di tirare loro i capelli oppure lancia oggetti contro di loro. Le sue inopportune profferte sessuali sono un vero imbarazzo così come ogni osservazione volgare ed oscena che proviene da una persona che prima non le avrebbe mai pronunciate. Il rifiuto del paziente di svolgere attività della vita quotidiana, che egli dal punto di vista fisico sarebbe in grado di effettuare, è difficile da accettare se non si comprendono i disturbi percettivi che sono alla base del suo comportamento. Trattando tali problemi, troppo spesso, anche se si afferma il contrario, il corpo umano viene visto come "una cosa a sé" e l'ambiente come una zona geometrica astratta, ambedue in opposizione fra loro, ma senza influenza reciproca (Kesserling 1993).

L'autore prosegue spiegando che l'uomo e il suo ambiente sono, invece, un sistema integrato di scambio di informazioni, così che il comportamento può venire realmente compreso soltanto se lo si considera come una interazione fra organismo ed ambiente. Sfortunatamente viene spesso dimenticato il ruolo importante che l'ambiente svolge, mentre si usano programmi per modificare il comportamento del paziente e la sua disponibilità a collaborare, con il risultato che egli impara soltanto ciò che piace o dispiace al team di riabilitazione, dal quale riceve ricompensa o punizione, ma non viene scoperta o eliminata la reale causa del suo comportamento indesiderato, anziché tentare di modificare il comportamento del paziente. In un trattamento ospedaliero il "buon comportamento" del paziente rende più facile la vita di coloro che sono responsabili del suo trattamento, ma, a meno che non vengano riconosciuti e trattati i problemi alla base del suo comportamento, egli non sarà in grado di fare fronte alle sempre nuove e complesse esigenze della vita fuori dai confini protetti dell'ospedale o del centro di riabilitazione. Jacobs (1988) offre un consiglio meditato che dovrebbe venire preso in considerazione prima di introdurre nel trattamento qualunque sistema che implichi punizione e ricompensa: "Programmi e procedure devono essere scelti per il bene del paziente e non per la comodità del programma stesso. È sempre necessario prendere in considerazione se è il caso di modificare il comportamento del paziente o le procedure del programma. In molti casi ambiguità o problemi all'interno del programma di riabilitazione possono essere responsabili di anomalie o deviazioni nel comportamento del paziente. In tali situazioni ogni intervento deve essere indirizzato verso la modificazione del programma piuttosto che verso la modificazione del comportamento del paziente che si dovrà adattare ad un programma scadente.

Il comportamento inopportuno del paziente è quasi invariabilmente il risultato dei suoi disturbi percettivi che lo rendono pauroso, ansioso e confuso. Banister (1974) descrive tale stato come "la più sconvolgente esperienza che possa fare un essere umano" poiché vivere in un mondo inesplicabile è già di per sé spaventoso, ma essere inesplicabile a sé stesso lo è ancora di più. Perciò è comprensibile che il paziente reagisca spesso con violenza, così come un uomo in procinto di annegare assale il suo salvatore. Grossvater e Stern descrivono efficacemente questa situazione (1989): "Il paziente è sconvolto dal punto di vista fisico, emotivo e cognitivo. La sola reazione possibile a questa situazione è l'estrema, aperta aggressione suscitata dalla paura".

La reazione del team di riabilitazione ai fallimenti del paziente a causa delle sue difficoltà percettive possono influenzare il suo comportamento in maniera sfavorevole. Egli può per esempio udire la parola "no" infinite volte al giorno in risposta a tutto ciò che egli compie od accorgersi di segni non verbali come sospiri, occhi rivolti al cielo o sguardi significativi scambiati fra i componenti del team. Ma se il trattamento è efficace ed il paziente sperimenta successi anziché continui fallimenti, il suo comportamento migliorerà insieme alle sue altre abilità motorie (v. Cap. 7 "Un caso esemplare").

Disattenzione o scarsa attenzione

Per poter valutare realisticamente l'incapacità del paziente a prestare attenzione occorre prendere in considerazione due fatti importanti. Il primo è che non esiste nel cervello un "centro" responsabile dell'attenzione e neppure, come dice Wall (1987), quando si riferisce al dolore ed al suo meccanismo, "può venire considerata come un sistema separato, applicato all'esterno del vero cervello", ma piuttosto "un'integrazione della sensazione e della percezione". In secondo luogo la normale attenzione dipende da diversi fattori, fra i quali rivestono particolare importanza il tipo di attività o la cosa verso la quale l'attenzione viene diretta e le favorevoli condizioni dell'ambiente circostante in quel momento od in quel periodo di tempo. I partecipanti a un incontro politico incominceranno ben presto a parlare ed a ridere fra loro se l'oratore continua a raccontare chiacchiere prive di senso che essi hanno già ascoltato innumerevoli volte. Analogamente un gruppo di casalinghe non presterà attenzione a lungo durante una dotta conferenza riguardante un nuovo tipo di dischetto a doppia faccia ad alta densità per computer commerciali, ma inizierà a scribacchiare appunti relativi a ciò che deve ancora venire fatto quel giorno.

Nel primo caso il pubblico era annoiato perché l'argomento era già troppo familiare e non c'era niente da imparare, mentre nel secondo caso il gruppo veniva sovraccaricato di informazioni molto superiori al suo livello di conoscenze. Lo stesso vale per attività motorie dalle quali un bambino od un adulto "si ritirerà" ben presto se il compito è al di sopra delle sue capacità e la possibilità di successo fuori portata. La capacità a prestare attenzione è seriamente compromessa se l'ambiente circostante non favorisce l'attenzione. P. es. una donna che parla continuamente con la

sua vicina durante la conferenza sul dischetto per computer farà diminuire ulteriormente la durata dell'attenzione prestata dalla persona che siede di fronte a lei, mentre forti rumori esterni rendono molto difficile la concentrazione su un compito
molto complicato. Moltissime persone hanno fatto l'esperienza dell'effetto negativo
del caldo o del dolore fisico sull'attenzione o sofferto la frustrazione di venire interrotti da un amico che chiedeva cosa avrebbero preferito a cena mentre stavano
scrivendo una lettera importante.

È interessante notare che soggetti normali spesso non riescono a ricordare il proprio numero telefonico od altre informazioni familiari mentre si sforzano di mantenere l'equilibrio in condizioni estremamente instabili durante lo svolgimento di test
sperimentali. Un paziente presterà attenzione per periodi più lunghi se il compito è
per lui significativo e presenta possibilità di successo. Non si deve dimenticare che
egli di solito avrà molti altri problemi da risolvere nello stesso tempo, come mantenere la stazione eretta, non perdere l'equilibrio ed adoperare parti del corpo che presentano disturbi di sensibilità.

Luria (1978) distingue tra "forme di attenzione elementare ed involontaria" e
"forme di attenzione superiore e volontaria". Tale distinzione rende più facile la
comprensione di alcuni deficit che di solito compaiono nei pazienti. L'attenzione involontaria, stimolata da un oggetto visibile o da un suono, può venire osservata ad uno stadio molto precoce nel normale sviluppo. Un bambino nei primi mesi di vita volge gli occhi verso uno stimolo visivo od uditivo, ed interrompe automaticamente altre forme di attività. Però soltanto all'età di 5 anni il bambino è in grado di eliminare con facilità l'influenza di tutti i fattori irrilevanti e
causa di distrazione, sebbene i segni d'instabilità di forme più alte di attenzione,
evocata da istruzioni verbali, possono continuare ad apparire per un tempo considerevolmente più lungo. Luria ha trovato che l'attenzione volontaria più alta,
come dimostrano i cambiamenti fisiologici formatisi gradualmente, compare in
forma precisa e stabile solo all'età di 12-15 anni. Egli postula che di fatto "a differenza delle elementari reazioni di orientamento, l'attenzione volontaria non ha
origine biologica, ma è un atto sociale. Essa può venire interpretata come l'introduzione di fattori che sono il prodotto, non della maturazione biologica del-
l'organismo, ma di forme di attività create nel bambino durante le sue relazioni
con l'adulto.

Un'abilità appresa od un comportamento, così complesso da richiedere anni per
diventare stabile, verrà, come molti altri comportamenti sociali, sicuramente molto
danneggiata da disturbi percettivi. Mentre uno studente continuerà a prestare attenzione nonostante le manchevolezze dell'insegnate e l'inadeguatezza del compito a
lui richiesto, reprimendo la sua irritazione e la sua frustrazione per rimanere social-
mente accettabile nell'ambito del gruppo, il paziente non avrà la stessa capacità d'i-
nibizione e si lascerà facilmente distrarre da altri stimoli del compito che stava ese-
guendo.

L'attenzione contrariamente a quanto è stato suggerito, non richiede sforzo se
l'argomento è affascinante per lo studente e l'apprendimento si svolge ad un livello
giusto per le sue capacità individuali. Ciò significa che quanto gli viene presentato
o richiesto di compiere non è né troppo facile, o a lui già noto, né così difficile da
rendergli impossibile la comprensione e l'esecuzione.

Mancanza di motivazione

Come nel caso dell'attenzione, la mancanza di motivazione non è causata da qualche danno ad un ipotetico centro nel cervello, come talvolta si è supposto.

La motivazione è prima di tutto un prodotto dell'ambiente del paziente e del modo in cui egli viene aiutato a raggiungere obbiettivi realistici. La motivazione dipende direttamente dallo sforzo necessario per raggiungere uno scopo e dalla ricompensa o dalla soddisfazione connessa al suo raggiungimento. Alcuni esempi possono essere di aiuto ad illustrare questo punto. In un pomeriggio molto afoso una persona desidera ardentemente un gelato alla crema, ma la gelateria più vicina dista 5 km. e nessun mezzo di trasporto è disponibile. Poiché non vale la pena di percorrere a piedi tutta quella distanza sotto il sole rovente, quella persona rimane sdraiata all'ombra e fa a meno del gelato. Un'altra persona desidera imparare il windsurf, ma dopo essere caduto in acqua innumerevoli volte ed essere risalito ogni volta sull'imbarcazione per rizzare di nuovo la pesante vela, l'aspirante surfista è sempre meno motivato finché, dopo una settimana di tali frustranti tentativi, decide invece di rimanere sdraiato sulla spiagge a leggere.

Per la medesima ragione un paziente con percezione tattile/cinestetica fortemente disturbata non può che essere restio a vestirsi da solo se gli occorre un'ora per farlo, anziché i normali 5 minuti e vorrà rimanere in pigiama o chiedere che un'infermiera od un parente lo vestano. Similmente, un paziente con problemi di sensibilità che può camminare solo lentamente e con grande sforzo continuerà ad usare la sedia a rotelle per i suoi spostamenti e potrebbe venire accusato di non essere motivato a camminare.

Gli esseri umani hanno un desiderio profondo di imparare e di collaborare con altri del loro gruppo, caratteristica questa che non scompare improvvisamente in conseguenza di una condizione disabilitante, ma che può venire repressa e portare alla rinuncia finale in caso di continui insuccessi.

Se però si cambia l'ambiente, in questo caso l'impostazione del trattamento, per mettere in grado il paziente d'imparare attraverso il conseguimento di successi, ogni evidente mancanza di motivazione ben presto scomparirà.

Migliorare l'apprendimento nel programma di trattamento

Lo scopo principale di ogni programma di trattamento è di mettere in grado il paziente di imparare in maniera ottimale. Ciò include automaticamente il suo benessere fisico. Provvedere ad un nutrimento adeguato, mantenere pieno raggio di movimento degli arti, evitare ed alleviare il dolore e stimolare l'attività motoria sono perciò aree molto importanti per l'assistenza complessiva del paziente. Le misure di trattamento per assicurare il raggiungimento di questi obbiettivi sono descritte nei capitoli che seguono, ma la terapia specifica per facilitare l'apprendimento è necessaria, affinché la riabilitazione abbia veramente successo.

Allo scopo di fornire al paziente maggiori opportunità per imparare occorre comprendere come le persone normalmente apprendono, sia nel corso dello sviluppo, sia più tardi nel corso della vita adulta, non solo perché il paziente deve riacquistare funzioni perdute acquisite durante lo sviluppo, ma anche perché sembrano esistere stretti legami fra i due tipi di apprendimento.

Si è scoperto che "la guarigione da un danno cerebrale può essere un lungo e tedioso processo che in qualche modo somiglia alla nostra crescita, sviluppo e maturazione" (Moore 1980), ed ancora più recentemente, che una delle ragioni per un nuovo interesse nell'apprendimento e nella memoria è che "appare sempre più evidente che i meccanismi coinvolti nel cambiamento strutturale del sistema nervoso che accompagnano l'*apprendimento* sono molto simili a certe tappe nello *sviluppo* del sistema nervoso. In altre parole, il tipo di aggiustamenti fra sinapsi che sono responsabili dell'apprendimento può essere il medesimo 'fine tuning' che si verifica quando il sistema in via di maturazione assume la sua particolare forma elaborata" (Ackermann 1992). Spiegando come l'essere umano, che alla nascita è la creatura vivente più inerme, sia da adulto capace di tali complesse prestazioni, Affolter e Stricker (1980) affermano che "l'acquisizione, l'apprendimento, lo sviluppo sembrano evolvere come risultato di una continua interazione fra ambiente ed individuo" e pongono l'accento sul fatto che tale interazione richiede un contatto, parola che letteralmente significa "essere in contatto con" e che può venire compresa solo per mezzo del sistema tattile/cinestesico.

Molti fattori e influenze complesse sono coinvolti nell'apprendimento, ma soprattutto "il sistema nervoso impara attraverso l'azione", come spiega Moore, aggiungendo che, sebbene l'apprendimento sia possibile per mezzo dell'osservazione, "questo non è stato mai così efficiente come l'apprendimento attivo. L'organismo necessita per così dire di agire e di passare attraverso l'esperienza di un'attività, prima che vengano fissati engrammi durevoli. Sarebbe per esempio impossibile imparare a nuotare, a guidare un'automobile o a giocare a tennis semplicemente guardando gli altri o ascoltando istruzioni verbali. La vista non sembra essere una modalità essenziale per l'apprendimento, come si è spesso supposto. Damasio e Damasio (1992) credono che "non ci siano rappresentazioni 'pittoriche' di persone o di oggetti che vengono fissate permanentemente, come tradizionalmente si pensava. Invece il cervello trattiene in effetti una traccia dell'attività neurale che si verifica nelle regioni corticali sensoriali e motorie durante l'interazione con un dato oggetto. Le tracce sono schemi di connessioni sinaptiche che possono ricreare le serie separate di attività che definiscono un oggetto od un evento; ogni traccia può anche stimolare quelle ad essa connesse" e "il cervello non rappresenta semplicemente aspetti della realtà esterna; esso conserva traccia di come il corpo esplora il mondo e ad esso reagisce". Come si può osservare durante il corso dello sviluppo, un bambino impara toccando, afferrando e muovendo gli oggetti e più tardi "quando il bambino interagisce con il suo ambiente, si fa un'idea delle cause e degli effetti che si manifestano quando egli muta le relazioni che coinvolgono gli oggetti nel loro ambiente, il suo corpo ed il reciproco supporto" (Affolter 1991). L'apprendimento motorio nell'adulto e nel bambino potrebbe venire visto come il risultato di una crescente conoscenza dell'ambiente o delle condizioni nelle quali il movimento si svolge, mentre la rappresentazione del movimento viene concepita come somma di "unità di conoscenze" di interazioni fra il soggetto e l'ambiente in "schemi percettivi e motori" (Arbib 1981).

L'apprendimento richiede anche ripetizione e, per imparare un'attività, il processo deve venire ripetuto continuamente, come nel caso del bambino durante lo sviluppo, non nello stesso identico modo, ma in modo sempre diverso ed in una varietà di situazioni. Una ripetizione infinita, sarebbe non solo troppo noiosa, ma l'abilità acquisita sarebbe semplicemente un'abitudine e non avrebbe l'adattabilità necessaria per un uso funzionale. "Il sistema nervoso si adatta e si abitua a ciò che è troppo ripetitivo o che rimane invariato. Esso incomincia ad ignorare od ad inibire gli stimoli, specialmente quando essi sono sempre uguali, devianti o senza significato " (Moore 1980). Kesserling (1993), riferendosi al trattamento dei pazienti con un danno cerebrale, descrive il fenomeno come "abitudine all'input", dove la ripetizione stereotipata di schemi percettivi con piccole variazioni inibisce ed estingue l'attenzione".

In aggiunta Moore presenta due importanti considerazioni per il trattamento: "Affinché nel sistema nervoso l'apprendimento abbia luogo, ciò che viene appreso deve avere qualche significato o grado d'importanza per l'organismo che effettua l'apprendimento" e "ha scarsa importanza che il paziente fletta, estenda o ruoti continuamente una parte isolata di un'estremità del corpo nel tentativo di recuperare la funzione, perché il sistema nervoso non è organizzato in questa maniera". Per facilitare l'apprendimento, il compito deve includere uno scopo o un fine che possa venire chiaramente identificato dal paziente nella sua condizione del momento e che è ugualmente importante anche nel trattamento iniziale, poiché "è evidente che anche i più elementari processi motori possono venire influenzati (o determinati) da stati cognitivi specifici come aspettativa, scopo o conoscenza dei risultati" (Jeannerod 1990). Il tipo di compito orientato verso uno scopo, selezionato ad ogni stadio del trattamento è anche importante per evitare la spasticità e facilitare il movimento. Studi elettromiografici hanno mostrato improvvisi accessi di attività antagonista con cambiamenti di ampiezza e di fase in dipendenza da movimenti volontari diversi, dal compito stesso e dal modo in cui il compito viene presentato. Questi risultati portano alla conclusione che la comparsa di accessi di attività antagonista non fa parte di una subroutine motoria invariabile, ma dipende dal compito da eseguire (Meinck et al. 1984).

Infine i compiti da svolgere devono venire tratti dalla vita di ogni giorno, poiché essi implicano la soluzione di problemi con un maggiore o minore grado di complessità. Normalmente la giornata di una persona dal momento del risveglio fino al momento di andare a letto è una continua serie di decisioni da prendere e di problemi di risolvere, per cui non sarebbe ragionevole per la riabilitazione tentare di eliminare i problemi dalla vita del paziente, perché essi sono indiscutibilmente una parte della vita reale.

Scelta dell'intervento terapeutico

Se tutti i fattori sopracitati riferiti all'apprendimento vengono presi in considerazione come principi, è chiaro che per il paziente che ha subito una lesione cerebrale nessuna terapia che si basi su risposte riflesse può essere di giovamento per l'apprendimento o il riapprendimento di funzioni adeguate ed indipendenti, perché non viene soddisfatto nessuno dei criteri per l'apprendimento. Durante il normale sviluppo anche i riflessi dei lattanti mostrano adattamento e quindi un apprendimento, poiché diventano sempre più organizzati e diretti verso uno scopo, per esempio nella maturazione della funzione da riflessa ad attiva (Piaget 1969). Concetti come quello sviluppato da Vojta e Peters (1992) o la schematizzazione sensomotoria del trattamento Doman-Delacato (American Academy of Pediatrics 1983; Maisel 1964) che non prevedono azioni volontarie o attuazione di compiti reali non sono perciò consigliabili perché, sebbene in certi casi possano verificarsi alcuni miglioramenti nei movimenti evocati come risposte riflesse, l'abilità funzionale del paziente rimarrà invariata senza un reale apprendimento. Normalmente, come spiega Searle (1984), le azioni motorie sono il risultato di intenzionalità, nel senso che un movimento si verifica perché qualcuno ha l'intenzione di compierlo.

La stimolazione elettrica neuromuscolare (NEMS) e la stimolazione elettrica funzionale (FES) sono divenute popolari nel trattamento dei pazienti che hanno subito un danno cerebrale (Baker et al. 1983), ma, mentre la stimolazione elettrica ha mostrato di poter cambiare le fibre muscolari veloci in fibre muscolari lente, o persino rinforzare i muscoli se la tensione è adeguata (Lieber 1992), essa non può insegnare ad un paziente ad usare questi muscoli per attività funzionali. La mancanza di forza muscolare è in ogni caso raramente la ragione per la quale un paziente non è in grado di svolgere un compito.

La terapia musicale può essere piacevole per il paziente, fornisce stimolazione uditiva e lo incoraggia ad una partecipazione attiva, ma non può insegnargli a risolvere problemi della vita quotidiana. Una stimolazione durante il coma, nel quale stimoli isolati vengono indirizzati alle diverse modalità sensoriali senza essere collegati ad un compito o evento reale, non avrà alcun effetto sull'apprendimento perché "normalmente noi percepiamo avvenimenti e non uno stillicidio di elementi e caratteristiche percettive" (Dennet 1991).

In combinazione con il trattamento dei sintomi fisici del paziente sono necessarie misure specifiche per l'apprendimento. Per soddisfare i criteri di un apprendimento ottimale occorre provvedere a quanto indicato nei seguenti punti:

- Interazione con l'ambiente per mezzo del contatto
- Aiuto a cercare, ottenere ed organizzare informazioni tattili/cinestesiche in situazioni di vita reale
- Svolgimento con successo di compiti finalizzati alla soluzione di problemi
- Ripetizione con variazioni
- Attività significative orientate al raggiungimento di un obiettivo

Nel trattamento di bambini e di adulti che hanno subito un danno cerebrale, la guida delle mani e del corpo del paziente durante lo svolgimento di compiti reali ha portato a successi sorprendenti. Questo metodo particolare scoperto, descritto e sviluppato da Affolter nel corso di molti anni è adatto in ogni stadio di trattamento e mette in grado il paziente di migliorare le sue capacità fisiche e mentali (Affolter 1981, 1991; Affolter e Bischofberger 1993; Affolter e Stricker 1980). Usato insieme al trattamento descritto nei capitoli seguenti, il concetto di *guida terapeutica* di

Affolter cambia decisamente il corso della riabilitazione del paziente dallo stadio di cura intensiva fino al momento della dimissione dal centro di riabilitazione e lo aiuta a conseguire migliori risultati finali.

La guida terapeutica

Non è possibile trattare un'aprassia od un'agnosia come tali, perché ognuna è un sintomo e non la causa di un problema. Proprio come massaggiare la parte dolorante della gamba di una persona non può curare la sua sciatica di origine spinale. Così la memoria di un paziente non migliorerà facendo esercizi di memorizzazione, né la sua sensibilità potrà venirgli restituita applicando ripetutamente stimoli isolati alle sue estremità distali. Il trattamento deve mirare alla radice delle sue difficoltà se si vuole raggiungere un durevole miglioramento funzionale e venire considerato come dice Mitland (1986) in relazione al suo concetto di trattamento: "poiché l'intero trattamento si basa su 'causa ed effetto' bisogna comprendere pienamente l'importanza e l'influenza delle parti che lo integrano".

Poiché il paziente non è in grado di apprendere attraverso l'interazione con il suo ambiente, non potendo muoversi né percepire normalmente, la terapista cerca di rendere possibile la necessaria interazione guidando le mani ed il corpo delpaziente nello svolgimento di un compito reale ed assicurando in tal modo l'input tattile/cinestesico. Il seguente esempio di sequenza guidata illustra i principi di base e la loro applicazione pratica.

Spremere il succo di un'arancia

- Il paziente siede di fronte ad un tavolo sul quale è stato posto tutto il necessario. La terapista è in piedi dietro a lui in modo da potersi nuovamente muovere da un lato all'altro mantenendo il corpo in contatto con quello del paziente.
- Sul tavolo sono stati posto un'arancia, un coltello, uno spremiagrumi, un bicchiere ed uno straccio umido. Gli oggetti stessi rendono il compito chiaro senza che siano necessarie istruzioni verbali.
- La terapista aiuta il paziente a cercare informazioni sicure prima di guidare il movimento della sua mano. Ella gli sposta con il proprio corpo il tronco in avanti fino a fargli toccare con la gabbia toracica il tavolo di fronte. La terapista pone la propria mano sopra quella del paziente e l'adatta alla sua partendo dalla punta delle dita, come se volesse attraverso questa sentire il tavolo e saggiarne la stabilità. La terapista ripete lo stesso gesto con il proprio polso ed avambraccio, partendo dall'avambraccio del paziente fino al gomito, senza premere con forza, ma assicurandogli un fermo contatto con il tavolo. Il braccio della terapista, che è in posizione più elevata, è appoggiato su quello del paziente mentre, con la parte anteriore del corpo e con la spalla, gli spinge il tronco contro il braccio sostenuto dalla superficie del tavolo, stando bene attenta a mantenere il contatto fra la gabbia toracica del paziente e l'orlo del tavolo. La terapista muove il piede intorno allo sgabello sul quale egli sie-

de in modo da essere in stretto contatto fino all'anca con l'intero lato del paziente.

- Ora è possibile muovere facilmente l'altra mano del paziente e la terapista la guida con la sua mano libera per afferrare l'arancia (Fig. 1.1a), circondarla con le dita e tirarla verso di lui senza sollevarla per aria. Con l'arancia ancora nella stessa mano, la terapista si sposta verso l'altro lato del paziente per aiutarlo e cercare informazioni sicuro nello stesso modo come per l'altro braccio, partendo distalmente e procedendo verso l'alto lungo il tronco.

- La terapista guida l'altra mano del paziente verso l'arancia in modo che egli l'afferri e le dita siano in contatto con la sua superficie. Le dita della terapista non toccano direttamente l'arancia, ma sono sul dorso della mano del paziente in modo da assicurargli un fermo contatto con l'arancia attraverso la sua mano.

- La terapista si sposta ancora una volta verso l'altro lato per iniziare la ricerca, in modo che l'altra mano del paziente possa venire guidata a prendere il coltello e tagliare l'arancia in due parti (Fig. 1.1b). Il coltello non viene sollevato sopra la parte superiore dell'arancia, ma la lama viene invece spostata sul tavolo, messa in contatto con l'arancia e condotta lungo l'arancia nella posizione corretta per tagliarla senza perderne il contatto.

- Lo stesso procedimento viene ripetuto passo per passo, adoperando alternativamente un braccio per cercare informazioni, mentre l'altro viene spostato per adoperare il coltello o per portare lo spremiagrumi contro il petto del paziente per maggiore stabilità.

- Adoperando le informazioni fornite dal lato del corpo sul quale è tenuto lo spremiagrumi, la terapista guida l'altra mano del paziente per prendere la prima metà dell'arancia e per spremerla (Fig. 1.1c) e quindi cambia di nuovo il lato in modo che la seconda metà dell'arancia venga spremuta con l'altra mano del paziente.

- Poiché i movimenti sono stati svolti lentamente con una nuova ricerca d'informazioni prima di iniziare il passo successivo, la terapista dovrebbe introdurre una breve pausa dopo il completamento di ogni sequenza, cioè dopo aver raggiunto un obiettivo parziale. La terapista dovrebbe lasciare libero il paziente, mettersi in stazione eretta per alleviare gli sforzi compiuti con la schiena e fare un commento come "Era veramente un'arancia succosa!" (Fig. 1.1d). Ambedue, terapista e paziente, si sono concentrati intensamente e necessitano di una breve pausa prima di continuare.

- Seguendo i medesimi principi, il paziente tiene con una mano il bicchiere e vi versa il succo contenuto nello spremiagrumi (Fig. 1.1e).

- Se il paziente non ha difficoltà di deglutizione, la terapista lo guida a portare alla bocca il bicchiere e a berne il contenuto (Fig. 1.1f).

- Se il paziente non è ancora in grado di bere con sicurezza, la terapista lo può guidare per offrire il succo d'arancia ad un'altra persona (Fig. 1.2). L'atto di bere, sia che venga compiuto dal paziente stesso o da un'altra persona, conclude il compito in modo soddisfacente e lo rende ancora più significativo.

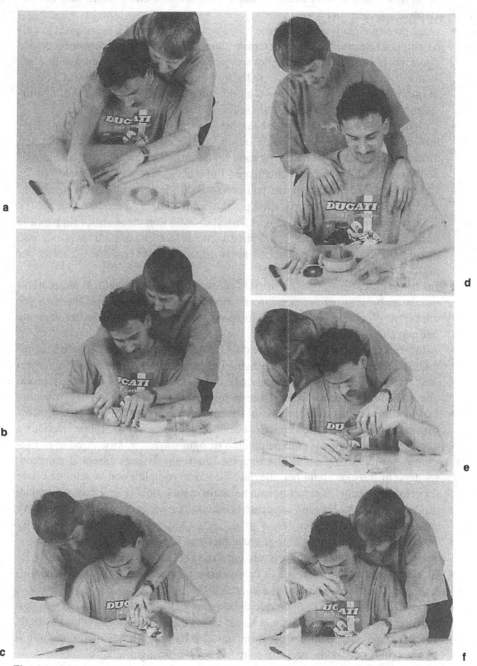

Fig. 1.1a-f. Un paziente con una marcata aprassia viene guidato mentre spreme un'arancia. **a** Adeguate informazioni tattili al suo lato sinistro lo mettono in grado di muovere liberamente la mano destra. **b** Solo le dita del paziente sono in contatto con l'arancia ed il coltello. **c** Lo spremiagrumi viene tenuto fermamente contro il suo petto. **d** Pausa. **e** Lo spremiagrumi è in contatto con il bicchiere. **f** Bere un sorso di spremuta

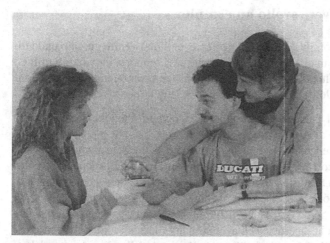

Fig. 1.2. Offrire il succo di arancia ad un'amica

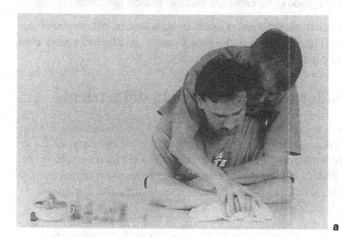

a

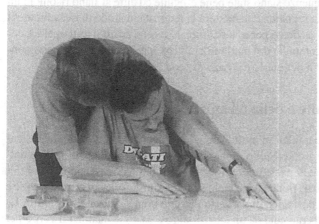

b

Fig. 1.3a-b. Cercare informazioni alternativamente da un alto o dall'altro del corpo mentre si pulisce il tavolo

Riordinare dopo avere svolto un compito

Qualunque sia stato il compito svolto dal paziente, egli può venire guidato dalla terapista a rimettere tutto in ordine, non solo perché ciò comporta movimenti utili ed attività orientate alla soluzione di problemi, ma anche perché viene intensificato il riferimento alla vita reale.

- La terapista guida il paziente a raccogliere gli oggetti adoperati nello svolgimento del compito e a pulire il tavolo (Fig. 1.3a,b).
- Le bucce di arancia vengono messe in un cestino che deve essere a portata di mano prima dell'inizio del compito e non deve essere preso dalla terapista dopo che il compito è stato svolto. La terapista guida la mano del paziente mantenendola in contatto con il tavolo. La mano del paziente si sposta lungo la gamba del tavolo o della sedia finché non incontra il bordo del cestino, mentre l'altra mano viene aiutata a rimanere in fermo contatto con la superficie del tavolo. Le informazioni fornite dal bordo del cestino e dalla superficie del tavolo faciliteranno l'apertura della mano da parte del paziente e lo metteranno in grado di far cadere le bucce di arancia nel cestino.

Se il paziente è in grado di camminare, sia pure con assistenza, può venire aiutato a mettere su un vassoio tutti gli oggetti che ha adoperato, ad alzarsi in piedi e ad andare verso un carrello per i vassoi usati o un lavello.

Importanti considerazioni per la guida del paziente

La guida del paziente non solo è di inestimabile valore per il suo trattamento, ma fornisce anche importanti informazioni per valutare continuamente le sue capacità. La terapista può anche percepire con precisione i suoi cambiamenti nel tono muscolare, nel comportamento e nella partecipazione attiva, mentre una attenta osservazione rivelerà i suoi miglioramenti, ma anche quali fattori causano ancora difficoltà. Per queste osservazioni dettagliate è di grandissimo valore disporre di una videoregistrazione di tutti i compiti guidati poiché essa permette alla terapista di analizzare in un tempo successivo il perché certe sequenze siano state bene eseguite ed altre si siano risolte in un fallimento. Lo studio della registrazione metterà la terapista in grado di riesaminare il modo in cui ha guidato il paziente per poter cambiare o migliorare il trattamento, come pure per cambiare il compito ed il modo in cui viene presentato. Le seguenti considerazioni sono importanti per guidare il paziente con successo.

Posizione del paziente e della terapista

I compiti possono venire guidati in molte situazioni diverse, con il paziente coricato, seduto od in stazione eretta. Molto dipende però dalla natura del compito e dalle possibilità di assicurare al paziente il migliore input tattile/cinestesico.

Un solido tavolo posto di fronte al paziente seduto fornisce una superficie stabile e può essere una realistica posizione di partenza per una grande varietà di compiti. La terapista può muoversi liberamente da un lato all'altro e usare le mani ed il corpo per una guida ottimale senza che il paziente sia in pericolo di perdere l'equilibrio.

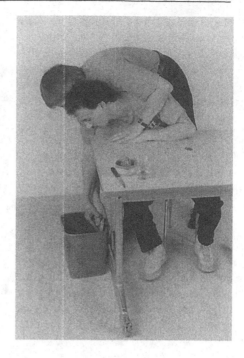

Fig. 1.4. Il paziente mantiene il contatto con il tavolo mentre si china per mettere le bucce di arancia nel cestino

Se il paziente è seduto su una sedia a rotelle la persona che lo guida avrà difficoltà a sporgersi in avanti e a raggiungere le sue mani o a mantenere il tronco del paziente in contatto con il tavolo e il proprio corpo contro il suo lato (Fig. 1.5a).

Una sedia a rotelle provvista di uno schienale rimovibile può essere di aiuto, particolarmente quando il paziente necessita di assistenza nell'attività di routine della vita quotidiana. Tuttavia, anche quando la sedia a rotelle è priva di schienale i movimenti dell'assistente sono ancora limitati, sebbene sia possibile guidare i movimenti delle mani del paziente sul tavolo di fronte a lui (Fig. 1.5c).

Se si trasferisce il paziente dalla sedia a rotelle a una sedia normale si facilita il contatto fra il corpo della terapista ed il tronco del paziente, ma lo schienale della sedia rende difficile la guida dei movimenti del paziente in avanti ed affatica la terapista costretta a muoversi con la schiena piegata (Fig. 1.6).

La posizione ideale del paziente è quando egli siede su un solido sgabello di legno che permette alla terapista di muoversi liberamente senza perdere il contatto con il paziente. Quando lo aiuta a cercare informazioni verso un lato, la terapista può muoversi liberamente in quel lato in modo da tenere la gamba contro l'anca del paziente e il proprio tronco contro il suo tronco e coprire l'arto superiore con la mano e il braccio (Fig. 1.7a). Quando il ruolo delle due mani cambia, la terapista si sposta con i piedi al lato opposto del paziente, in modo da essere nella posizione corretta per guidare il passo successivo (Fig. 1.7b).

Gli stessi principi sono validi anche quando si adottano altre posizioni di partenza, ma la terapista avrà maggiori difficoltà a stabilire un contatto sufficiente fra il paziente e le cose che gli stanno attorno. Per esempio, se il paziente è in stazione eretta, anche se ha di fronte a sé un tavolo, ci sarà sempre uno spazio vuoto di fronte alle sue

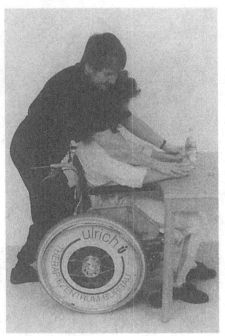

a

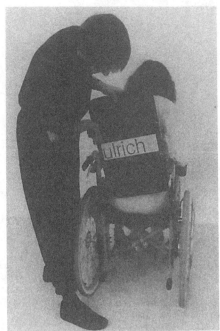

b

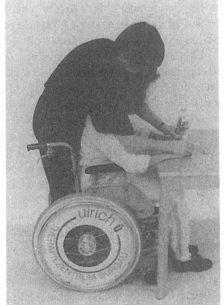

Fig. 1.5a-c. Guidare il paziente in sedia a rotelle. **a** La spalliera causa difficoltà. **b** Una spalliera rimovibile. **c** Il contatto della terapista
con il tronco del paziente è ora possibile

c

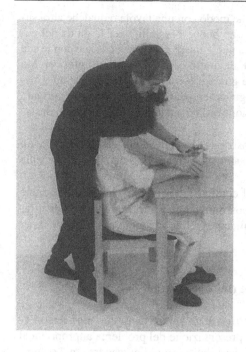

Fig. 1.6. Guidare il paziente seduto su una sedia normale

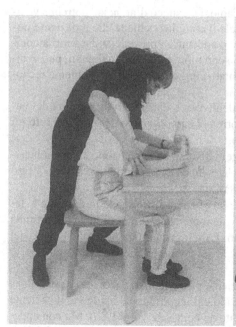

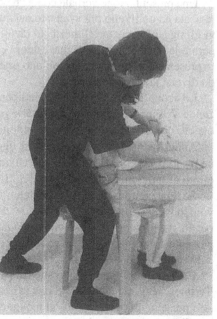

a

b

Fig. 1.7a-b. Per la guida terapeutica del paziente il sedile ideale è uno sgabello di legno. **a** La terapista si può
muovere liberamente da un lato all'altro. La terapista può mantenere il contatto con tutto il corpo del paziente

gambe che dovrà venire riempito in qualche modo con una tavola o qualche altra superficie stabile. Le cucine ad incasso offrono buone possibilità per la guida del paziente in stazione eretta, perché la terapista può guidare con le sue cosce e con le sue ginocchia quelli del paziente, spingendoli da dietro contro i mobiletti inferiori. Ma solo le mani del paziente possono venire guidate con facilità per cercare informazioni e non le braccia e il tronco. Per la guida terapeutica la terapista può pertanto preferire lavorare con il paziente in posizione seduta, anche se egli è in grado di stare in stazione eretta senza sforzo.

Dal punto di vista percettivo questa posizione permette al paziente di ricevere un maggiore input che a sua volta ha un'influenza positiva sulla stazione eretta e sulla deambulazione.

Inoltre, se il paziente, per svolgere il compito assegnatogli, lavora in stazione eretta, le pareti e gli angoli della stanza possono venire utilizzati insieme agli stipiti delle porte ed ai mobili alti come stabili superfici di appoggio per il tronco e per le braccia.

Comprensione dello scopo finale del compito

Il paziente deve comprendere quale obiettivo deve venire raggiunto attraverso l'esecuzione del compito. Ciò richiede una presentazione del problema appropriata al suo livello di capacità del momento. Nel caso dell'esempio precedente, nel quale è stata spremuta un'arancia, gli oggetti posti sul tavolo rendevano chiaro lo scopo da raggiungere.

Una presentazione verbale come "beviamoci un succo d'arancia" potrebbe venire usata ad un livello più avanzato nel quale il compito richiede che il paziente trovi gli oggetti necessari, li porti sul tavolo, o addirittura prevede andar fuori a comperare le arance. Fra questi due estremi ci sono molti altri modi nei quali, può venire presentato al paziente, un compito orientato alla soluzione di un problema secondo diversi gradi di complessità.

Lo scopo deve essere chiaro, indipendentemente dal livello di capacità del paziente. All'inizio è di solito necessario porre nel campo visivo del paziente tutti gli oggetti occorrenti per svolgere il compito.

Addestrarsi ad afferrare e spostare oggetti diversi, che non hanno alcuna relazione fra loro, semplicemente per esercitare le componenti motorie non avrà lo stesso effetti ai fini dell'apprendimento (Fig. 1.8a).

Se il paziente si è seduto od è stato messo a sedere sullo sgabello di fronte al tavolo, dover aggiustare la posizione del tavolo rappresenta un'eccellente opportunità per lo svolgimento di un compito guidato. La terapista guida prima una mano del paziente e poi l'altra attraverso la superficie del tavolo finché viene afferrato l'orlo del tavolo.

Così è possibile tirare più vicino al paziente prima un lato del tavolo e poi l'altro. Tuttavia, se non c'è niente sul tavolo che indichi il compito da svolgere, il paziente non presterà quasi attenzione al movimento da compiere (Fig. 1.8b). Ma non appena gli oggetti necessari vengono posti sul tavolo, la situazione cambia, poiché diventa ovvia la ragione per tirare più vicino a sé il tavolo (Fig. 1.8c).

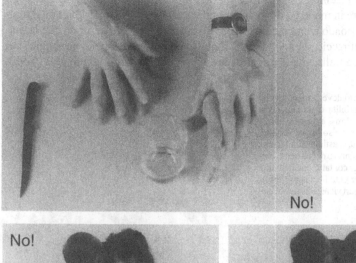

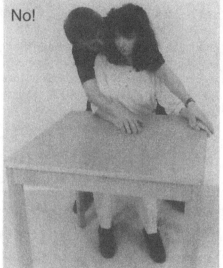

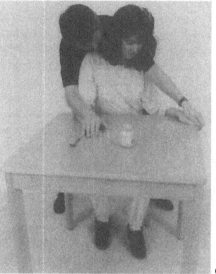

Fig. 1.8a-c. Lo scopo del compito deve essere chiaro fin dall'inizio. **a** Due oggetti senza relazione fra loro non forniscono alcuna indicazione sullo scopo del compito. **b** In mancanza di un compito significativo il paziente non presta alcuna attenzione a mettere il tavolo nella posizione corretta. **c** Immediata attenzione quanto il compito diventa chiaro

Una mano fornisce sempre informazioni sulla stabilità della superficie di appoggio

Sia che il problema del paziente riguardi la spasticità o la atassia, la terapista non dovrebbe mai sollevare contemporaneamente le mani del paziente dalla superficie di appoggio per manipolare gli oggetti in aria, poiché a causa dell'inadeguata informazione dell'ambiente circostante verrebbero solo aggravati i problemi di spasticità e quelli di atassia. Perciò la terapista prima guida il paziente a cercare una superficie stabile di appoggio e poi lo assiste a muovere la seconda mano per svolgere il passo successivo del compito. P. es. se il paziente deve versare dello yogurt dal suo contenitore in un bicchiere, la terapista non lo aiuta a versare il liquido mentre egli tiene il contenitore in mano ed il bicchiere nell'altra (Fig. 1.9a), ma si prende il tempo per guidare il tronco e un braccio del paziente verso il tavolo in modo che la mano e tutto l'avambraccio siano in diretto contatto con la superficie di appoggio, poi lo aiuta a muovere l'altra mano per afferrare il contenitore dello yogurt (Fig. 1.9b).

Fig. 1.9a-c. Un braccio deve sempre fornire informazioni sulla stabilità della superficie di appoggio mentre l'altro è in movimento. **a** Se ambedue le mani sono sollevate simultaneamente, l'atassia o la spasticità aumentano. Il tronco ed il braccio sinistro del paziente vengono guidati a prender contatto con il tavolo. **c** Il lato destro del paziente fornisce le informazioni mentre lo yogurt viene versato nel bicchiere

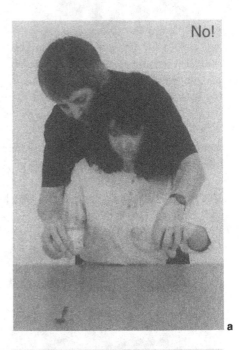

a

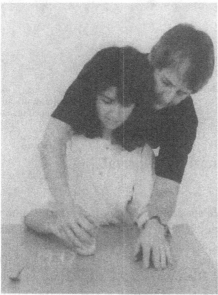

b

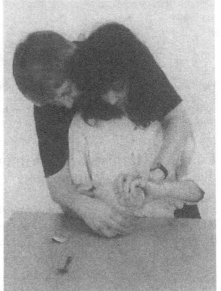

c

Soltanto quando ambedue gli oggetti sono stati avvicinati al paziente in questo modo il liquido viene versato nel bicchiere, mentre la mano che tiene fermo il bicchiere ed il braccio sono ambedue in contatto con il tavolo (Fig. 1.9c). Sonderegger
(1993) paragona le sequenze di movimento a quelle di un alpinista che scala una parete a picco e che non muove una mano o un piede se non è certo di essere saldamente ancorato alla parete stessa. Bisogna ricordare che la mano che cerca ed acquisisce le informazioni dall'ambiente è per il paziente molto più importante per la
sua percezione tattile di quella che si muove liberamente nell'aria per prendere o
portare un oggetto.

La terapista è spesso così intenta a portare a termine il compito, che tende a fo-
calizzare la sua attenzione sulla mano che si muove attivamente anziché su quella
che riceve informazioni dall'ambiente.

Uno strumento diventa necessario solo dopo che ne è stata verificata l'esigenza

L'ordine secondo il quale la terapista guida il paziente a prendere gli oggetti ha la
sua importanza e non dipende solo dal fatto che un oggetto sia più a portata di mano di un altro. Durante lo svolgimento del compito di spremere un'arancia, per
esempio, il coltello non viene preso subito all'inizio, ma solo quando è veramente
necessario (Fig. 1.10). Prima di allungare la mano per prenderlo, la terapista guida
la mano paziente a prendere l'arancia. Essa viene esaminata, il paziente cerca di
aprirla e di dividerle in due parti senza successo. Solo allora diviene evidente la necessità di uno strumento affilato per risolvere il problema di come tagliarla a metà.
In altre parole ogni strategia tesa a risolvere un problema segue sempre l'analisi
del problema stesso, così che guidare il paziente ad aprire una porta non deve essere un esercizio ripetitivo di aprire e chiudere, ma deve essere necessario passar-
ci attraverso per andare a prendere qualcosa o per andare in qualche luogo per
qualche motivo.

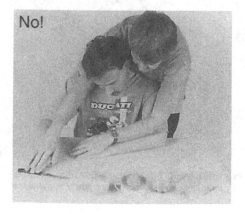

Fig. 1.10. Il coltello dovrebbe venire inserito dopo che l'arancia è stata esaminata ed è
stata stabilita la necessità di uno strumento per
tagliarla

Il ruolo svolto dalla punta delle dita

Poiché le dita sono particolarmente sensibili sui polpastrelli dove posseggono un gran numero di ricettori, esse rivestono un ruolo importante quando si toccano gli oggetti e perciò bisogna aver cura che esse prendano parte ad ogni attività guidata, per assicurare il massimo input tattile. Si può spesso osservare che le dita del paziente non vengono messe in contatto con la superficie del tavolo o con gli oggetti sia perché non è stato ritenuto importante sia a causa di fattori meccanici come le misure del paziente o la lunghezza del braccio della terapista (Fig. 1.11a). In molti casi esse rimangono estese o si muovono per aria anziché adattarsi alla forma degli oggetti. È necessario, invece, che la terapista copra la punta delle dita del paziente con le sue e le guidi sulla superficie o lungo i contorni degli oggetti da manipolare. La terapista deve evitare di tenere il polso del paziente, di lasciargli prendere gli oggetti in maniera errata e deve trovare un modo per superare gli ostacoli meccanici, di solito cambiando ogni volta la sua posizione rispetto al paziente. Un breve ma intenso periodo di input è più efficace per il trattamento che un'intera sequenza guidata in modo scorretto. Per ciò che riguarda la guida, le due mani sono egualmente importanti, perché l'input ha luogo attraverso ambedue e le difficoltà non si riferiscono a un solo lato, come si verifica invece con l'azione muscolare. Un'informazione ricevuta da un lato influenza positivamente anche l'altro ed avrà un effetto benefico su tutto il senso del tatto.

La mano del paziente dovrebbe sentirsi leggera ed essere facile a muovere

Quando la ricerca guidata d'informazioni su un lato è adeguata e rivela che la superficie di appoggio è stabile, sarà facile per la terapista muovere la mano od il piede del paziente verso il lato opposto. Se questi sono sempre tesi, la spasticità aumenta o i movimenti sono atassici, la terapista deve concentrare la sua attenzione

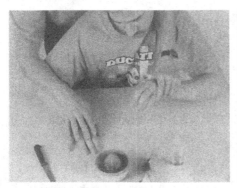
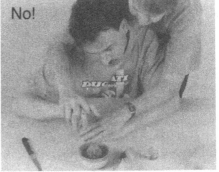

a   b

Fig. 1.11a. La terapista deve guidare ambedue le mani del paziente fino alla punta delle dita sia per cercare informazioni che per prendere un oggetto. **b** La terapista non dovrebbe intrecciare le sue dita con quelle del paziente per sollevare la sua mano

sulla fonte di informazioni e non sforzarsi di controllare o di guidare i movimenti del paziente, né tentare di intrecciare le proprie dita con le sue per poter alzare la sua mano contro una resistenza (Fig. 1.11b), perché la mano e le dita non avrebbero la possibilità di prendere diretto contatto con gli oggetti o con la superficie del tavolo.

Di fatto la terapista non dovrebbe toccare direttamente gli oggetti ma solo sentirli attraverso le dita del paziente. Una volta che è stata compiuta con successo una nuova ed intensa ricerca di informazioni, la mano del paziente si sentirà leggera e pronta all'azione e la terapista potrà muoverla con facilità. Bisogna ricordare che dopo breve tempo la percezione di una superficie incomincia a svanire e che la terapista non può continuare un movimento con una mano per lungo tempo, ma avrà bisogno, prima di continuare, di cambiare lato e di modificare la posizione, anche se leggermente.

Il paziente, guidato dalla terapista, deve svolgere da solo ogni passo del compito

Mentre il paziente svolge un compito teso alla soluzione di un problema, è importante che egli non riceva alcun aiuto da una terza persona o segretamente dalla terapista, quando diventa difficile procedere o diventa necessario un ulteriore accorgimento. Quando si presentano problemi minori, anch'essi devono venire risolti insieme con il paziente e non "per" lui, in modo che l'intero compito venga completato in maniera significativa. È difficile per un osservatore servizievole non fare un passo per spingere più vicino al paziente uno strumento necessario, raccogliere dal pavimento un oggetto che è caduto, o tener fermo un oggetto in posizione instabile. La soluzione a tali problemi secondari costituisce una parte dell'intero compito. Anche qui la terapista guida il paziente a risolvere qualunque problema che potrebbe sorgere. Se per es. nel precedente compito di spremere un'arancia, questa dovesse cadere dal tavolo, la terapista dovrebbe guidare il paziente a cercarla ed a recuperarla in qualche modo. Se lo spremiagrumi fosse fuori portata, egli dovrebbe o sporgersi lungo il tavolo per afferrarlo, o tirare il tavolo più vicino a sé, o alzarsi in piedi per poterlo prendere.

La terapista deve a sua volta resistere alla tentazione di aiutare il paziente manipolando di nascosto gli oggetti, perché in tal modo cambia l'input del loro peso o il modo di rigirarli e di inclinarli o quello di adoperarli. Un esempio comune è che versando un liquido da una bottiglia piena, la terapista la solleva leggermente con il dito mignolo per togliere un po' del suo peso poiché non è sicura di poterla alzare con la mano del paziente sotto la sua. Un altro esempio è dato dall'infermiera che tiene l'arancia mettendo l'indice di fronte a quello del paziente perché teme che egli si possa tagliare.

Se un estraneo avvicina al paziente una tazza o un bicchiere, qualcosa che è caduto a terra riappare improvvisamente sul tavolo o una bottiglia pesante diviene estremamente leggera; tali "avvenimenti magici" impediranno l'apprendimento del paziente creando vuoti nella risoluzione del compito perché nella esperienza immagazzinata (memoria) della sua azione mancano alcuni legami tattili.

Occorre evitare l'input verbale durante un'attività guidata

Come succede nella vita normale, molti compiti presentati al paziente saranno di per sé stessi esplicativi, a causa della situazione rappresentata e della disposizione degli oggetti fornita.

Nel caso che il compito da svolgere debba per sua natura richiedere una spiegazione verbale, la terapista la fornirà in maniera chiara e coincisa. Tuttavia durante lo svolgimento del compito la terapista non dovrebbe parlare al paziente perché o egli non la sentirà, perché molto assorbito da ciò che sta facendo, o dovrà interrompere lo svolgimento per ascoltare ciò che gli viene detto. Come molte persone sanno per esperienza propria, è molto fastidioso e crea molta confusione avere qualcuno che parla durante lo svolgimento di un compito difficile che richiede assoluta concentrazione. Nei brevi intervalli dopo l'effettuazione di una parte del compito la terapista può fare un commento ma poi, quando il compito procede, la terapista deve di nuovo tacere.

La terapista deve invece parlare per rassicurarlo quando l'esecuzione del compito finisce in un completo fallimento, particolarmente se il paziente diviene agitato od in preda al panico. Anche in una situazione meno critica nella quale per qualche motivo il compito non può venire eseguito e deve essere lasciato incompiuto, la terapista dovrà spiegare con le parole più adatte perché il compito è stato interrotto, come per esempio: "Questa panna non è fresca e non può montare più. Abbiamo bisogno di un altro vasetto" oppure: "Proveremo con uno sbattitore elettrico, porterò il mio da casa domani".

La terapista o l'aiutante devono essere rilassate e calme

Lo stato emozionale della terapista può essere molto importante nella guida terapeutica, per cui deve cercare di essere calma e rilassata. Se è preoccupata che il compito scelto non riesca bene, che l'esercizio prenda troppo tempo e la farà arrivare in ritardo per la riunione del team di riabilitazione, oppure se quel giorno è semplicemente stanca od irritata, ciò può riflettersi sfavorevolmente sul paziente che potrebbe mostrare segni di inquietudine, diventare teso o non essere in grado di eseguire il compito così bene come la volta precedente.

Questi fattori devono essere tenuti in considerazione se le prestazioni del paziente verranno usate a scopi di valutazione o se la terapista sta scegliendo un compito adatto per lui.

La tensione è spesso il risultato dello sforzo congiunto della terapista e del paziente per completare il compito in un solo tentativo, ma ambedue devono comprendere che è pienamente accettabile riuscire a svolgerne solo una parte e continuare il resto il giorno successivo.

Per esempio, prendere l'arancia ed esaminare la possibilità di aprirla può essere per alcuni pazienti tutto ciò che riescono a fare in una sessione di terapia, mentre l'uso dello spremiagrumi viene rimandato al giorno successivo perché il processo non dovrebbe venire affrettato per alcun motivo.

Percepire tramite uno strumento, un oggetto o una sostanza

Ad un certo stadio del suo sviluppo il lattante scopre che la manipolazione di un oggetto può avere effetti su altri oggetti. Egli adopera in seguito questa scoperta per approfondire le sue conoscenze sulle cause e gli effetti (Affolter e Stricker 1980). La capacità di percepire chiaramente anche quando si adoperano degli strumenti permette di svolgere infiniti compiti specializzati che vanno dal mangiare con coltello e forchetta fino all'effettuare complicate operazioni al cervello. Gibson (1966) spiega così questo fatto notevole: "Quando uno tocca qualcosa con un bastone, si sente alla fine del bastone e non nella mano che lo regge". Nello stesso modo un automobilista percepisce attraverso il volante quando la ruota della macchina tocca un marciapiede, e un pedone attraverso la spessa suola delle sue scarpe cosa ha sotto il piede. L'abilità che Dennet (1991) chiama fenomeno "bacchetta" ed Affolter "il fenomeno bastone" è resa possibile dalle qualità uniche del sistema tattile/cinestesico. Il fenomeno "bacchetta" si produce in un modo così raffinato che quando, per esempio, si inizia a tagliare una banana viene esercitata esattamente la stessa pressione per tagliare la buccia (Fig. 1.12a), e si produce un adattamento automatico mentre viene tagliata la sostanza soffice, che termina nel momento in cui il coltello tocca il piatto, il quale infine fornisce l'informazione che l'azione di taglio è terminata (Fig. 1.12b).

Il fenomeno "bacchetta" è importante per la guida di parecchie persone. Come nel normale sviluppo, l'uso di uno strumento che fa da intermediario costituisce uno stadio più avanzato rispetto al contatto diretto con gli oggetti, così la terapista può, negli stadi iniziali, scegliere per il paziente compiti che possono venire svolti con le mani ed il corpo e non richiedono la manipolazione di un oggetto con l'aiuto di un altro. L'uso di un coltello, di una forchetta o di un cucchiaio dipende dal fenomeno "bacchetta", così come l'uso di un martello o di un paio di pinze, ma anche l'atto più semplice quale aggiustare la posizione di un piattino per mezzo di una tazza o disegnare una croce con una matita.

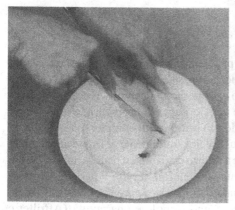
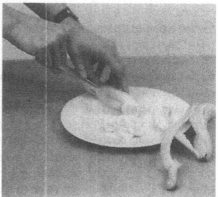

a   b

Fig. 1.12a,b. Il fenomeno "bacchetta". **a** Persino attraverso un coltello si può apprezzare la consistenza di una banana. **b** La totale resistenza del piatto viene registrata come indicazione che il taglio della banana è stato completato

Grazie al fenomeno "bacchetta" o "bastone" è possibile anche guidare un paziente che è stato ingessato per stabilizzare una frattura o per correggere una contrattura, poiché attraverso il materiale duro è possibile percepire i cambiamenti di resistenza e la consistenza del materiale e ricevere in tal modo un input tattile/cinestesico significativo.

Scelta di un compito adatto

Dato il numero infinito e la grande varietà di compiti e il loro molteplice grado di complessità, la scelta di un compito adatto per il singolo paziente nel suo stato attuale richiede un'attenzione particolare.

Fattori meccanici

Fattori di fondamentale importanza come la forma degli oggetti e la possibilità di comprimerli non devono venire trascurati. Se il paziente è molto spastico e non è in grado di partecipare, è molto più facile lavorare con un cetriolo che con una banana e si avrà più successo nel guidare le sue mani per prendere dello yogurt contenuto in un vasetto di vetro piuttosto che in uno di plastica morbida.

Per un paziente che non è in grado di inghiottire sono più significativi i compiti che non includono mangiare o bere, a meno che egli non abbia raggiunto lo stadio in cui è in grado di provare gioia ad offrire ciò che ha preparato ad un'altra persona.

Stare in posizione eretta può venire incluso nella sequenza guidata con risultati positivi, ma se il paziente necessita di stecche per poter stare in piedi, allora è meglio che egli sia in posizione eretta con le stecche già fasciate prime che la guida della terapista abbia inizio (v. Fig. 4.12). Per altri pazienti, l'alzarsi dalla sedia è spesso facilitato dalle esigenze del compito stesso.

Grado di complessità

Un compito teso allo svolgimento di un problema diventa più complesso a seconda di quanti oggetti comprende, dal numero di passi successivi in cui deve venire svolto, se tutti gli oggetti necessari sono all'interno del campo visivo del paziente o soltanto una parte di essi, oppure se ulteriori oggetti necessari devono venire cercati in altri posti. Per esempio, il grado più semplice di complessità sarebbe un bicchiere ed una bottiglia d'acqua posti sul tavolo direttamente di fronte al paziente, mentre l'opposto estremo sarebbe invitare a pranzo degli amici, pianificando il menù, comprare gli ingredienti necessari, poi cuocerli e infine servire il pasto. L'apprendimento e l'attenzione sono ottimali quando colui che apprende lavora al limite delle sue capacità, e il compito costituisce uno stimolo e una novità (Affolter e Stricker, 1980).

È opportuno ricordare che il livello di capacità di una persona non è sempre identico, tanto che persino un campione di tennis a Wimbledon ha giornate "buone" e giornate "negative". La complessità di un compito può venire accresciuta da fattori estrinseci come un forte rumore proveniente da una casa nelle vicinanze o da una sedia che dondola o da fattori intrinseci come la mancanza di sonno, costipazione o dolore. Nel caso del paziente con un danno cerebrale, già l'enorme sforzo di concentrazione che gli serve per superare un giorno di routine influenza negativamente il suo livello di capacità.

Giudicare l'adeguatezza di un compito

L'adeguatezza di un compito può venire realmente giudicata soltanto osservando il paziente mentre lo sta svolgendo, proprio come, durante l'apprendimento, il comportamento dello studente mostra se l'argomento ed il metodo d'insegnamento sono ideali.

L'attenzione da parte di chi apprende è un requisito di base per un efficace apprendimento che implica la sua comprensibilità, poiché ciò che non viene compreso non può venire immagazzinato ed appreso (Affolter 1991). Il giudizio sull'attenzione del paziente, mentre viene guidato a svolgere un compito, si basa sulle osservazioni seguenti:

- Egli è quieto e non parla.
- I suoi occhi sono rivolti verso il compito e non guardano altra gente od oggetti nelle sue vicinanze. Talvolta forse guarda nel vuoto come se riflettesse o chiuesse gli occhi per eliminare l'input visivo.
- L'attività motoria irrilevante cessa od è ridotta al minimo, compresi i movimenti involontari.
- Il tono si normalizza così che l'ipertono diminuisce, oppure se c'era ipertono prima di iniziare il compito si sente una certa tensione.
- La terapista può sentire movimenti anticipatori nella giusta direzione o notare che il paziente gira lievemente il capo verso gli oggetti necessari per il passo successivo del compito.

Se il compito o la sua presentazione sono *troppo complessi* per il paziente, si osserverà di solito uno dei seguenti comportamenti oppure alcuni di essi si verificheranno in combinazione fra loro:

- Il paziente parla di una cosa del tutto irrilevante o fornisce alcune ragioni per cui egli non può eseguire il compito. Per esempio, se il compito ha a che fare con la preparazione del cibo, egli può spiegare che sua moglie si occupa di tutte le faccende culinarie e che lui non entra mai in cucina.
- Spesso si lamenta di sentirsi troppo stanco per continuare.
- Può esprimere un'improvvisa urgenza di recarsi alla toilette.
- Può allontanare la sua sedia dal tavolo e rifiutarsi di proseguire.
- Diventa violento e getta gli oggetti dal tavolo.
- Diventa aggressivo e colpisce la terapista o grida e impreca.
- Egli può strillare o piangere o diventare molto spastico.

Se il compito è *troppo facile* e familiare è più probabile il seguente comportamento:

- Il paziente chiacchiera e scherza con la terapista o qualcun altro nelle vicinanze.

- Guarda continuamente intorno a sé e saluta gli altri pazienti e fa dei commenti insieme a loro.
- Si muove senza posa e si trastulla con i vestiti o si strofina il volto.

Quando la terapista si prepara a guidare il paziente per la prima volta, deve valutare quale compito è adatto per lui e poi variarlo in conseguenza di come reagisce. Per scoprire quali sono le difficoltà del paziente sarà necessario provare a fargli eseguire un compito al limite delle sue capacità perché, se egli sembra svolgere facilmente un compito relativamente semplice, è facile sovrastimare le sue capacità e non si evidenziano i suoi problemi.

Interpretazione dei segnali di comportamento

Non è possibile una interpretazione conclusiva sulla base di un'osservazione fatta in una sola situazione. Può venire interpretato il comportamento del paziente e possono essere valutate le sue difficoltà soltanto dopo numerose osservazioni fatte in situazioni diverse. Una tipica valutazione errata, fatta sulla base di una sola osservazione, è che il paziente è pigro e non vuole lavorare. Un buon esempio è il caso di una giovane paziente che rifiutava di vestirsi ed aspettava sempre che qualcuno venisse ad aiutarla, cosa che la fece ben presto considerare pigra. Tuttavia la paziente era stata un'atleta medaglia d'oro prima della lesione per cui sembrava molto improbabile che si trattasse di una persona pigra per natura. Una spiegazione più logica per il suo rifiuto fu trovata più tardi, quando si capì che non era capace di eseguire il complesso compito di vestirsi, sebbene le sue funzioni motorie sembrassero adeguate. Un altro errore causato da una sola osservazione o da osservazioni fatte in situazioni simili è che al paziente non piace fare alcuna attività. Ci sarà invariabilmente un motivo reale che giustifichi la sua mancanza di condiscendenza, che verrà scoperto negli esami successivi. Per una valutazione accurata ed un conseguente trattamento adeguato, bisogna aver cura di distinguere fra un'interpretazione ed un'osservazione. "Il paziente sembra infelice" è un'interpretazione. "Il paziente siede su una sedia a rotelle in posizione flessa a testa bassa e faccia immobile" è un'osservazione. Più di un paziente afasico viene considerato in grado di leggere il giornale perché è stato visto tenere il foglio davanti a sé ogni mattina con gli occhi diretti verso di esso e girar le pagine di tanto in tanto.

Diverse possibilità di guidare il paziente

Guida terapeutica

Un compito specifico può venire selezionato per il paziente, accuratamente preparato e poi guidato terapeuticamente durante ogni seduta di terapia. In base alle condizioni del paziente egli può venire guidato quando è ancora nell'unità di cure intensive, nelreparto, in terapia occupazionale o nel dipartimento di fisioterapia. Per rendere la situazione più realistica possibile, il compito dovrebbe venire svolto nel luogo e nel momento giusto. La preparazione di un'insalata dovrebbe perciò svolgersi nella cucina del reparto o in quella attigua alla terapia occupazionale e non con il paziente seduto nel mezzo della palestra. Se egli è stato aiutato a vestirsi poco prima, sarebbe strano per lui venire guidato dall'ergoterapista a spogliarsi e a vestirsi di nuovo. La sua seduta di ergoterapia dovrebbe piuttosto venire pianificata in modo da coincidere con quando egli si alza dal letto o va a coricarsi. Per lo stesso motivo sarebbe poco sensato guidarlo a preparare un sandwich dopo che ha appena pranzato.

Guida spontanea come forma di assistenza

Nella vita del paziente in ospedale o nel centro di riabilitazione quotidiana ci saranno momenti nei quali egli avrà necessità di assistenza in qualche attività e chiunque sia con lui potrà guidarlo, anziché subentrare e completare il compito per lui. Il paziente necessiterà più frequentemente di aiuto in attività riguardanti i suoi spostamenti da e sulla sedia a rotelle, l'igiene personale, il vestirsi, mangiare e muoversi per l'ospedale, ognuna delle quali può fornire opportunità ideale per guidarlo. Tale estensione della terapia in situazioni di vita reale, dove il paziente viene con grande naturalezza messo a confronto con compiti tesi alla soluzione di problemi, sarà per lui di grande beneficio e favorirà il trasferimento delle attività dalla seduta di terapia alla vita quotidiana. Tutti i membri del team di riabilitazione, inclusi i parenti del paziente, dovrebbero prestare attenzione ed essere preparati ad intervenire spontaneamente per guidarlo. Per esempio, un paziente può tentare senza successo di chiamare l'ascensore e qualcuno nelle sue vicinanze gli prende automaticamente le mani, usa le pareti circostanti e lo stipite della porta come fonti di informazioni e guida l'attività verso una felice conclusione, o, per esempio, durante il pranzo il tovagliolo del paziente cade sul pavimento e la persona che lo assiste guida l'azione necessaria per riprenderlo; o, mentre si pulisce i denti, il paziente necessita di ulteriore pasta dentifricia e, invece di metterla sullo spazzolino, l'assistente guida la sequenza con lui, mentre il lavandino, le pareti vicine e l'armadietto soprastante si prestano bene a fornire superfici stabili per le informazioni.

Insegnare ai parenti come guidare il paziente

Tutti i membri del team di riabilitazione dovrebbero conoscere bene il concetto di guida e, dopo un'istruzione teorica e pratica, essere in grado di impiegare questi principi nel loro lavoro con il paziente. È ugualmente importante che alla sua famiglia ed ai suoi amici che passano molto tempo con lui venga insegnato a guidare il paziente altrettanto bene, così che anche loro possano aiutarlo e possano comunicare con lui in modo più significativo ed utile dal punto di vista terapeutico. Attraverso la guida essi acquisteranno anche una migliore comprensione delle difficoltà e della natura dei problemi non visibili che le causano. Accurate istruzioni sulla manualità necessaria sono essenziali perché non è possibile imparare come guidare il paziente in modo ottimale semplicemente osservando qualcun altro al lavoro o seguendo istruzioni verbali.

- La terapista guida i parenti esattamente come guiderebbe il paziente stesso così che la persona che viene guidata sente su di sé la velocità dei movimenti, il contatto con le diverse superfici e la vicinanza costante della terapista (Fig. 1.13a). Molti compiti dovrebbero venire condotti in questo modo, così che la persona interessata possa percepire per conto suo come varia l'input quando differenti oggetti vengono manipolati sopra superfici diverse.

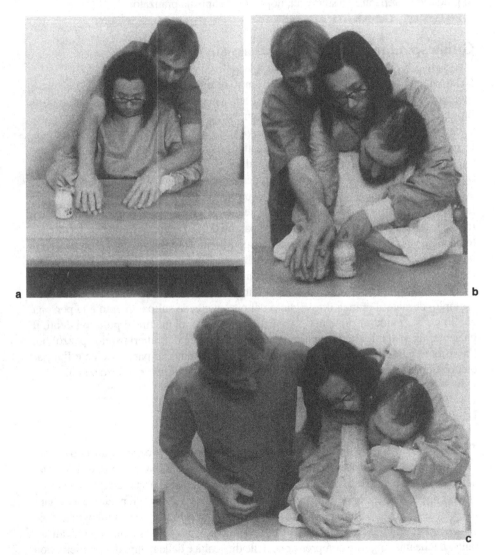

Fig. 1.13a-c. Insegnare ad un membro della famiglia a guidare il paziente. **a** Il terapista guida la moglie del paziente per metterla in grado di comprendere i principi. **b** Il paziente ancora privo di conoscenza viene guidato da sua moglie, mentre il terapista fornisce l'input tattile. **c** La moglie del paziente continua per conto proprio mentre il terapista rimane vicino pronto ad aiutarla

- Il parente guida il paziente a svolgere esattamente lo stesso compito che ha appena appreso. La terapista può porre la sua mano sopra quella del parente per regolare il contatto, la pressione ed i movimenti senza interruzioni verbali che sarebbero fonte di distrazione e per rendere possibile l'apprendimento per mezzo della percezione (Fig. 1.13b).
- Il parente continua a guidare il paziente per conto proprio mentre la terapista rimane vicina per intervenire se necessario (Fig. 1.13c).

Guida del paziente in situazioni cliniche differenti

Guida del paziente nell'unità di cure intensive

La terapista dovrà usare la sua fantasia per scegliere compiti che siano significativi ed adatti all'interno dell'ambiente irreale e certamente poco familiare dell'unità di cure intensive. Attività spontanee come spazzolare i capelli del paziente, applicare della crema al viso, lavarsi o togliersi il sudore con un asciugamano offrono opportunità per guidare il paziente. Si possono anche scegliere alcuni compiti specifici che offrono un maggiore cambiamento in resistenza e quindi informazioni tattili più facili da percepire. Anche se il compito è molto semplice, esso deve sempre rispettare i criteri di essere orientato verso uno scopo, di tendere alla risoluzione di un problema e di fornire un input tattile/cinestesico nella cornice di un evento reale.

Anche il paziente che è privo di conoscenza e che mostra solo lievi segni di ripresa di conoscenza inizialmente può venire guidato per brevissimi periodi ad eseguire dei compiti anche se giace a letto o siede su una sedia a rotelle e, così aiutato, a stare di nuovo in contatto con il mondo attraverso una stimolazione tattile significativa. M'unica difficoltà è trovare un compito adatto alla situazione. La presenza di un'ingessatura non dovrebbe impedire alla terapista di guidare il paziente perché l'input tattile è possibile attraverso il gesso per mezzo del fenomeno "bacchetta" come già spiegato. Ci sono indicazioni che i pazienti riprendono conoscenza in minor tempo e sono meno spastici, se già nei primi stadi vengono guidati ad eseguire compiti significativi. I seguenti compiti guidati illustrano le diverse possibilità:

Con il paziente ancora a letto

Esempio 1. Il paziente accende la radio.

- Una radio è posta sul letto di fronte al paziente che giace su di un fianco.
- La terapista mette un braccio sotto il collo del paziente per guidarlo nella sua ricerca di informazioni sul lato sottostante, mentre l'altra mano rimane libera di muovere quella del paziente.
- La mano del paziente viene guidata ad afferrare la radio ed a spostarla fino a quando essa non è vicina al suo corpo (Fig. 1.14a).
- Dopo aver effettuato un opportuno scambio fra il lato del movimento e quello dell'informazione, la terapista muove la mano del paziente lungo la parte superiore della radio per trovare l'interruttore di accensione (Fig. 1.14b).

- Una volta che le dita del paziente hanno individuato l'interruttore giusto, esso viene premuto e la radio viene accesa mentre l'altro braccio del paziente continua a tenere la radio a stretto contatto con il corpo (Fig. 1.14c).
- La musica incomincia a suonare ed il compito è stato svolto con successo. In questa fase non è raro che il paziente mostri alcune reazioni che potrebbero venire interpretate come riconoscimento o soddisfazione, sia aprendo gli occhi che cambiando l'espressione del viso, o forse solo alterando il ritmo del polso o della respirazione (Fig. 1.14d).

Esempio 2. Il paziente si profuma prima dell'arrivo della sua amica.

- Mentre il paziente giace su un fianco, la bottiglietta di acqua da toilette per uomo viene posta sul letto, a portata di mano. La terapista guida la parte superiore del braccio del paziente per avere informazioni dal contatto contro il corpo, mentre la mano rimane sulla superficie del letto (Fig. 1.15a).

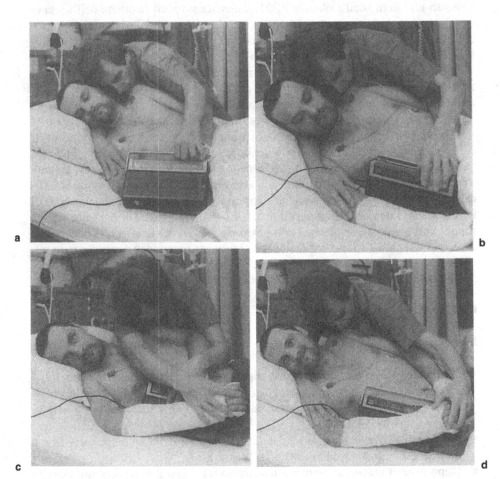

a   b   c   d

Fig. 1.14a-d. Guidare un paziente privo di conoscenza in un'unità di cure intensive. **a** Ricerca di informazioni sul lato destro mentre la radio viene tirata verso il corpo. **b** Tastare la parte superiore della radio per trovare l'interruttore di accensione. **c** Il paziente apre gli occhi quando l'interruttore è stato individuato e premuto. **d** Il suono della musica indica che il compito è stato svolto con successo ed il paziente reagisce con un sorriso

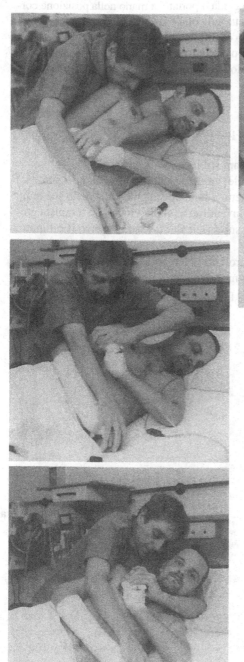

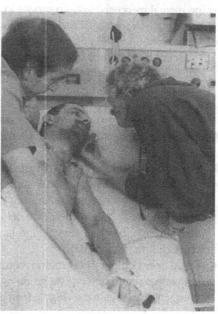

Fig. 1.15a-d. Un altro compito guidato nell'unità di cure intensive. **a** La mano destra del paziente cerca informazioni, la mano sinistra si allunga per afferrare la bottiglietta d'acqua da toilette. **b** La bottiglietta viene messa a posto e l'indice trova il tasto dello spray. **c** Il paziente si spruzza l'acqua da toilette. **d** La sua amica lo saluta e l'evento si conclude con successo

- La terapista guida l'altra mano del paziente per afferrare la bottiglietta e portarla verso il collo (Fig. 1.15b).
- La terapista facilita il paziente a mettere il suo dito indice in cima alla bottiglietta per

premere il meccanismo dello spray e lo guida a portare la mano nella posizione corretta prima di spruzzarsi l'acqua da toilette sul collo e sotto l'orecchio (Fig. 1.15c).
* Quando le mani del paziente ritornano di nuovo sul letto e la bottiglietta è stata rilasciata, secondo quanto stabilito in precedenza, la sua amica si porta sul lato del letto per salutarlo, portando così lo svolgimento del compito ad una felice conclusione (Fig. 1.15d).

Quando il paziente siede fuori dal letto per un breve periodo

Esempio. Il paziente si lava il viso e le mani sul lavandino.
* Il paziente, seduto su una sedia a rotelle, viene portato il più vicino possibile ad un lavandino nelle vicinanze del suo letto e la terapista guida una delle sue mani per verificare la stabilità dell'orlo del lavandino a lui più vicino. La terapista guida l'altra mano del paziente lungo la superficie del lavandino verso il rubinetto che egli gira (Fig. 1.16a).
* Dopo aver riempito il lavandino, controllato la temperatura dell'acqua ed essersi lavato, mentre la terapista guida ogni movimento, il paziente è aiutato a raggiungere l'asciugamano (Fig. 1.16b) e poi ad asciugarsi.

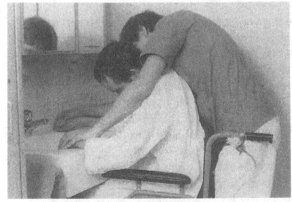

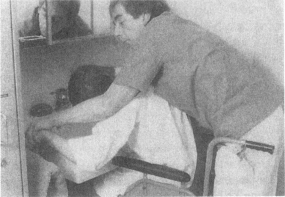

Fig. 1.16a,b. Guidare il paziente privo di conoscenza suuna sedia a rotelle. **a** Usare il lavandino come fonte d'informazioni tattili mentre ci si muove per arrivare con la mano al rubinetto. **b** Prendere l'asciugamano dopo essersi lavati mani e viso

Guidare il paziente a superare difficoltà quando è in posizione seduta

Molti pazienti avranno inizialmente difficoltà a sedere con la schiena diritta su una sedia a rotelle o tenderanno a stare troppo flessi o troppo estesi. I modi nei quali può venire adattata una sedia a rotelle od il paziente sorretto per ottenere una postura migliore sono descritti nel Cap. 2. Non serve a niente cercare di fissare il paziente in una posizione corretta in qualche modo, perché ogni fissazione meccanica peggiorerà di solito la situazione. Nel caso che il capo e il tronco del paziente siano troppo flessi, una cinghia intorno al capo per tenerlo su servirà soltanto a fornire una resistenza contro la quale egli spingerà ancora più forte il capo. E se egli, quando è seduto, spinge in estensione, egli spingerà inesorabilmente il capo contro ogni forma di poggiatesta fissato alla sua sedia a rotelle. Ambedue le posture indicano che il paziente, attraverso le posizioni estreme del collo e del tronco, cerca disperatamente di acquisire più informazioni sulla sua posizione rispetto al suo ambiente. Qui la guida lo può aiutare a risolvere il suo problema di base. Per il paziente che spinge indietro in estensione bisogna trovare compiti nei quali egli deve venire in avanti. Per il paziente che siede continuamente in flessione bisogna trovare compiti nei quali egli deve guardare in alto e raddrizzare il tronco. Impedire lo sviluppo di posture scorrette è una priorità nel trattamento e la loro prevenzione è molto più facile e meno angosciosa per tutti gli interessati piuttosto che l'arduo lavoro necessario per risolvere il problema più tardi. Ci si deve però ricordare che tali problemi compaiono raramente in pazienti che sono stati mossi correttamente, messi a sedere e in piedi con appoggio durante la fase iniziale che segue la lesione traumatica o di altro tipo.

L'esempio che segue dimostra come si possa risolvere un problema di estensione estrema.

- Un paziente che è stato lasciato giacere supino a letto per molti mesi non è più capace di flettere attivamente né il collo, né il tronco. Una flessione passiva non è d'altronde possibile. Egli ha una così scarsa capacità di flettere la colonna vertebrale cervicale che l'infermiera non può alzargli il capo per mettergli sotto un cuscino. Non sono possibili attività terapeutiche e funzionali perché egli non è in grado di chinarsi in avanti per usare le mani su una superficie di fronte a lui (Fig. 1.17a).
- La bocca del paziente è sempre completamente aperta, in combinazione con un'estrema estensione cervicale ed egli non è in grado di assumere cibo per bocca.
- Nonostante la sua cooperazione, il tronco del paziente non può venire portato in avanti verso un tavolo di fronte ed egli spinge indietro anche più forte quando la terapista cerca di vincere l'enorme resistenza fisica (1.17b).
- L'altezza notevole del paziente presenta un ulteriore problema oltre alla flessione del collo e del tronco, perché egli è alto più di 2 m.

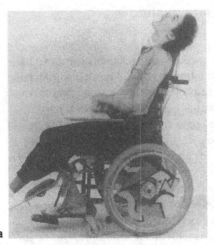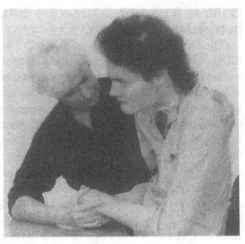

a   b

Fig. 1.17a,b. Iperestensione del tronco e del collo. **a** Postura anormale nella posizione seduta. **b** La terapista non riesce a correggere manualmente la postura del paziente.

L'effetto di un compito guidato sulla postura seduta di un paziente

Esempio. Il paziente si spazzola i capelli:

- Il paziente viene trasferito dalla sua sedia a rotelle su uno sgabello con un tavolo di fronte a lui. La terapista sta vicino a lui per tenerlo nella posizione corretta.
- Una borsa a mano per uomo, che contiene fra altri oggetti una spazzola per capelli, è posta sopra il tavolo e al paziente non viene data alcuna istruzione verbale, ed egli non sa qual è lo scopo del compito.
- Senza dire una parola, la terapista inizia immediatamente a guidare il paziente, in modo che un braccio prenda contatto con la superficie superiore del tavolo e l'altro si muova per esplorare la borsa a mano (Fig. 1.18a).
- Seguendo i principi di guida del paziente precedentemente descritti, le sue mani si muovono per cercare informazioni, alternandosi l'una all'altra finché la borsa non viene aperta. Nel frattempo l'estensione del collo e del tronco diminuisce e la bocca si chiude (Fig. 1.18b).
- La terapista guida i movimenti necessari per prendere la spazzola dalla borsa muovendo il paziente lentamente e con cura, mantenendo stretto contatto fra il proprio corpo e quello del paziente e fra il corpo di quest'ultimo ed il tavolo (Fig. 1.18c).
- Il paziente si spazzola i capelli mentre la terapista guida i suoi movimenti e l'ipertono estensorio diminuisce ulteriormente (Fig. 1.18d).
- Dopo essere stato riportato nella sua sedia a rotelle, la postura del paziente seduto è notevolmente migliorata con il tronco ed il collo molto più rilassati (Fig. 1.19).

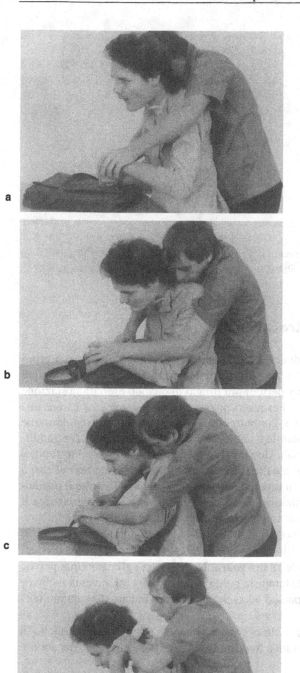

Fig. 1.18a-d. Un compito guidato per correggere la postura nella posizione seduta. **a** Guidare un paziente alto 2 m ad esplorare dentro una borsa a mano per uomo. **b** Scoprire come aprire la borsa. **c** Trovare la spazzola per capelli e tirarla fuori dalla borsa. **d** La flessione del tronco e del collo vengono ottenute quando il paziente si spazzola i capelli

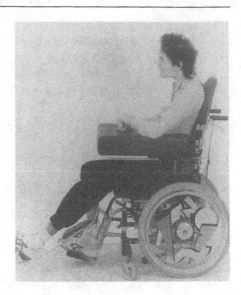

Fig. 1.19. Immediatamente dopo aver eseguito il compito guidato la postura del paziente sulla sedia a rotelle è sensibilmente migliorata (paragonare con Fig. 1.17a)

Guidare il paziente mentre cammina

Nel Cap. 4 sono illustrati i modi nei quali il paziente può venire guidato nei primi tempi mentre è in stazione eretta. Lo scopo è di metterlo in grado di stare in piedi in una posizione più diritta e per periodi più lunghi di quando esercita la stazione eretta come attività a sé stante. Per molti pazienti il camminare può essere una esperienza terrorizzante poiché il contatto con l'ambiente non fornisce né molte informazioni, né un supporto stabile e ci possono essere informazioni contraddittorie fra i diversi canali sensoriali. Con un solo piede in contatto con il terreno, il paziente è totalmente dipendente dalle informazioni fornite all'interno del corpo che sono spesso disturbate o non lavorano all'unisono fra loro. Ciò che il paziente vede può essere in contraddizione con ciò che egli percepisce mentre tocca il terreno con il piede ed egli dà un'impressione d'insicurezza che ricorda qualcuno che barcolla su uno strato di ghiaccio molto sottile ed ha una gran paura che gli si rompa sotto i piedi (Fig. 1.20a,b). Il fatto che la terapista lo sorregga e lo rassicuri costantemente non diminuisce la sua paura. Non appena egli cammina, perché ciò fa parte del suo compito e la terapista guida i suoi movimenti, diventa meno timoroso, non resta in preda al panico e lo schema del movimento diventa più normale e rilassato.

Un esempio di un compito per cui occorre camminare potrebbe essere quello di caricare un vassoio di té con bevande fredde e bicchieri e poi camminare per servire le bevande agli altri. Per portare le bevande alle persone è necessario che il paziente stia in piedi e spinga il carrello verso di loro (Fig. 1.21a). Poiché il paziente ha uno scopo da raggiungere e poiché sta tenendo il carrello che spinge davanti a sé, egli è in grado di camminare con sicurezza e pochissimo aiuto da parte della terapista che forse ha solo bisogno di aiutare il paziente a tenere le mani sul carrello in maniera corretta (Fig. 1.21b). Il paziente che alcuni momenti prima era terrorizzato di fare anche un piccolo passo ed al quale la terapista poteva appena fornire sostegno può ora camminare con sicurezza senza aiuto e portare a termine il compito (Fig. 1.21c).

Guidare il paziente che riacquista indipendenza nelle attività della vita quotidiana

La rapidità con la quale il paziente diviene indipendente nelle attività della vita quotidiana dipende in gran parte da quale tipo di assistenza egli riceve per vestirsi, farsi la doccia, radersi o lavarsi.

Fin dall'inizio queste attività dovrebbero venire condotte in modo tale che egli cominciando a partecipare attivamente esegua gradualmente per conto proprio

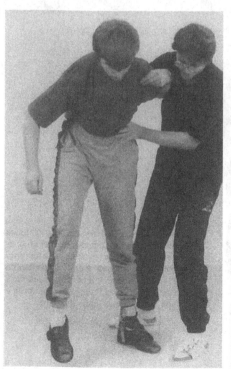
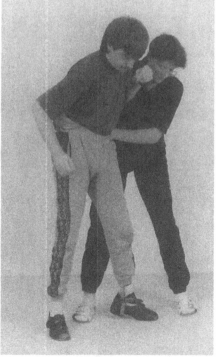

a

b

Fig. 1.20a,b. Il paziente M.C., con marcati disturbi di percezione tattile, è terrorizzato di fronte alla prospettiva di dover camminare. **a** Fare un passo con il piede destro, mentre la terapista riesce a stento a sorreggerlo. **b** Cercando di muovere il piede sinistro (v. "Un caso esemplare" nel cap. 7)

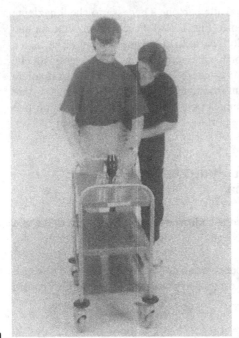

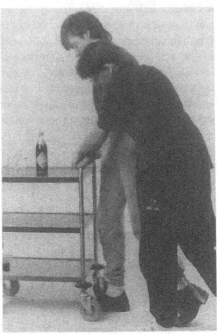

a

b

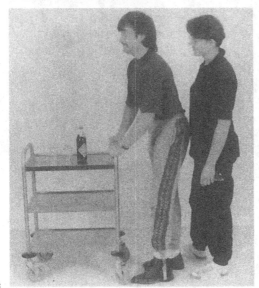

c

Fig. 1.21a-c. Il paziente M.C. che cammina mentre svolge un compito reale. **a** Egli spinge un carrello per bevande. **b** La terapista con il proprio corpo vicino al suo facilita i suoi movimenti. **c** Il paziente continua a camminare senza l'aiuto della terapista e non mostra alcun segno di paura

sempre maggiori sequenze di movimenti, senza dovere imparare una procedura completamente nuova.

Prima che il paziente mostri segni di avere ripreso conoscenza, la terapista, o chiunque sia con lui, dovrà completare per lui i compiti dall'inizio sino alla fine, ma anche allora ci saranno molte opportunità per guidarlo come è mostrato in Fig. 1.16. Non appena il paziente può collaborare in certi movimenti egli deve venire incoraggiato anche se la terapista o l'infermiera deve svolgere il compito per lui.

Per esempio, quando qualcuno gli mette i pantaloni a letto, gli si può chiedere di tenere sollevate le gambe in modo che la terapista gli faccia scivolare i pantaloni sui piedi. Per mettergli i pantaloni la terapista mette i piedi del paziente sul letto con i ginocchi ben flessi e gli chiede di sollevare le natiche. La terapista tiene le gambe del paziente flesse contro il proprio corpo e gli tira i pantaloni sopra le natiche (Fig. 1.22). Se il paziente può adoperare le mani, egli dovrebbe aiutare la terapista afferrando la cintola dei pantaloni e tirandola insieme a lei.

Guidare il paziente mentre si veste

Nella fase iniziale, sebbene debba ancora vestire il paziente, la terapista lo può guidare in quelle attività che sono realizzabili dal punto di vista fisico e possibili senza sciupare tutto il tempo disponibile.

- *Esempio 1. Mettersi scarpe e calzini.* Se il paziente non è ancora in grado di stare seduto con la schiena diritta, neppure con il sostegno della sua sedia a rotelle, la terapista lo fa sedere sul letto. Sorreggendo con il proprio corpo il tronco del paziente, la terapista guida la mano di quest'ultimo a mettersi un calzino,

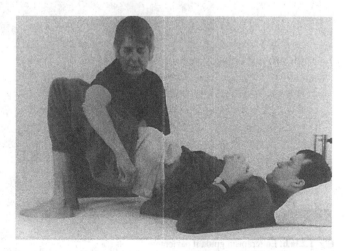

Fig. 1.22. Un paziente con marcata atassia alza le anche perché i pantaloni possano venir tirati su fino alle natiche

dopo averlo aiutato a trovare una superficie di appoggio stabile sull'altro lato (Fig. 1.23a).

* *Esempio 2. Mettersi la giacca della tuta sportiva.* Dopo avere trasferito il paziente sulla sua sedia a rotelle, la terapista mette la giacca della sua tuta da ginnastica sul tavolo di fronte a lui. Mentre i braccioli della sedia a rotelle ed il tavolo forniscono stabili superfici di appoggio, la terapista guida il paziente a indossare la giacca (Fig. 1.23b).

Mentre l'equilibrio del paziente migliora ed egli riesce a sedere sulla sedia a rotelle con sicurezza, egli può fare progressi vestendosi da seduto ed in stazione eretta, compiendo un maggior numero di movimenti. Egli dovrebbe anche venire guidato a sceglliersi gli abiti nell'armadio ed a porli sopra un tavolo vicino prima di incominciare a vestirsi.

* *Esempio 1. Stare in stazione eretta per tirarsi su un paio di pantaloni.* Dopo che il paziente è stato aiutato a infilare i piedi nei pantaloni, mentre sta seduto sulla sedia a rotelle, egli può alzarsi in piedi con l'assistenza della terapista per tirarli su

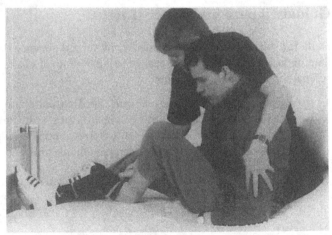

a

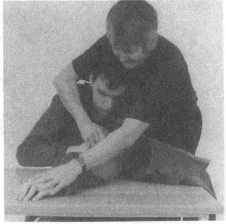

Fig. 1.23a,b. La terapista guida il paziente e lo aiuta a mettersi i calzini. **b** Egli siede nella sua sedia a rotelle per mettere la gaccia della sua tuta sportiva, mentre la terapista guida terapeuticamente lo svolgimento del compito

b

fino alle natiche. Il tavolo di fronte a lui gli renderà più facile alzarsi dalla sedia a rotelle e gli fornirà un punto di riferimento mentre egli si deve mantenere in equilibrio in stazione eretta per terminare il compito (Fig. 1.24). La terapista lo aiuta ad aggiustare la sua posizione in modo che il peso del suo corpo sia distribuito equamente sulle gambe.

- *Esempio 2. Mettersi le scarpe e le calze stando in posizione seduta.* Per potersi mettere le scarpe e le calze il paziente dovrà prima di tutto incrociare le gambe perché molto probabilmente non sarà in grado di sollevare attivamente il piede. La terapista aiuta il paziente ad alzare una gamba ed a metterla sopra l'altra e poi, standogli vicino, sposta il suo peso verso di sé e gli guida la mano per tirare la calza (Fig. 1.25a).

- *Esempio 3. Allacciarsi le scarpe.* Fare il nodo ai lacci delle scarpe è un compito molto complesso che un bambino normale riesce a svolgere correttamente soltanto quando ha raggiunto l'età di circa 6 anni. È quasi impossibile per la terapista guidare il paziente a fare il nodo ed il cappio con i lacci delle scarpe. I ripetuti inutili tentativi del paziente di legare le stringhe da solo possono essere molto frustranti. Strisce di velcro per allacciare le scarpe od una cinghia con fibbia sono più semplici da adoperare e la terapista può guidare i movimenti delle mani del paziente. Le strisce di velcro possono venire cucite su una normale scarpa a lacci per evitare la spesa di comperare un altro paio di scarpe che ha già un'allacciatura tipo velcro.

Stando vicino alla sedia a rotelle, la terapista fa scivolare un po' per volta la mano del paziente lungo la gamba finché non raggiunge il piede. Tenendo una delle mani del paziente contro la gamba di quest'ultimo, la terapista guida l'altra sua ma-

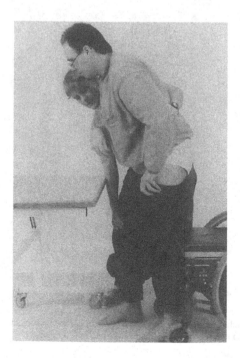

Fig. 1.24. Un paziente con emipleglia destra sia in stazione eretta per tirarsi su i pantaloni con l'aiuto della terapista. Il tavolo di fronte facilita l'equilibrio

no ad afferrare la striscia di velcro ed a premerla fortemente nella nuova posizione (Fig. 1.25b).

Migliorare le informazioni tattili per mantenere la posizione coricata

Pazienti che hanno input sensoriali molto disturbati sono spesso estremamente inquieti perché cercano disperatamente una superficie stabile che fornisca loro un orientamento nel mondo inesplicabile nel quale si trovano, un mondo strano e spaventoso di sensazioni distorte od assenti (Fig. 1.26a). Molte persone che camminano nel sonno e si svegliano nell'oscurità in un luogo diverso dal loro letto, mostrano una reazione simile di fronte alla situazione inquietante nella quale si trovano e non sanno dove sono e perché.

Anch'essi muovono istintivamente le braccia e le gambe nel tentativo di prendere contatto con gli oggetti nelle loro vicinanze che, se sono loro familiari, forniscono informazioni esatte su dove si trovano e dov'è il più vicino interruttore della luce.

Il paziente "vive in uno stato di caos nel quale ogni cosa è mescolata senza ordine o logica. Il paziente si sente totalmente esposto al suo ambiente e non protetto di fronte ad un mondo senza cuore" (Grossvater e Stern, 1989). È facile comprendere perché alcuni pazienti, mentre giacciono sopra un materasso morbido, nell'apparente vastità del loro letto non rimarranno sempre tranquilli nella posizione nella quale le infermiere li hanno posti con cura, ma saranno in costante movimento (Fig. 1.26b). Può essere difficile per il team di riabilitazione fare fronte ad un paziente

a
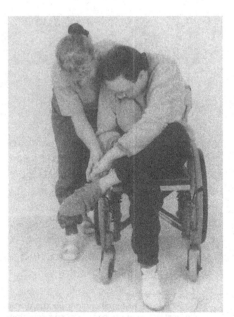 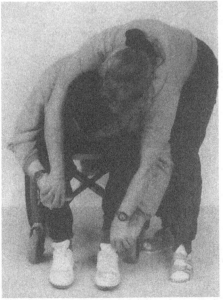
b

Fig. 1.25a,b. Mettersi calze e scarpe in posizione seduta. **a** Mettersi un calzino con una gamba incrociata sull'altra. **b** Mentre il paziente si china per allacciarsi una scarpa, le sue mani scivolano lungo le gambe

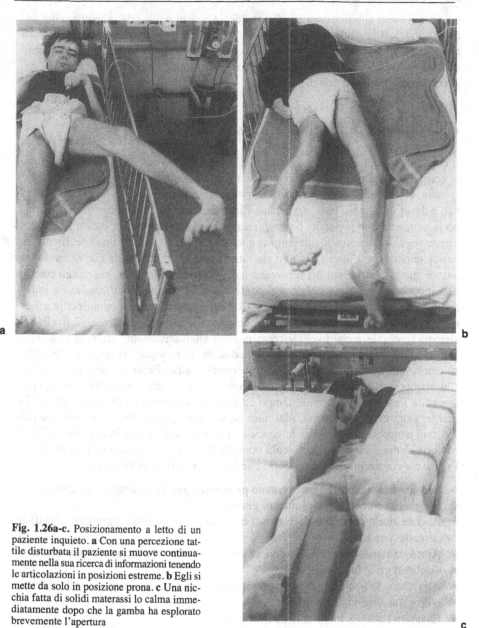

Fig. 1.26a-c. Posizionamento a letto di un paziente inquieto. **a** Con una percezione tattile disturbata il paziente si muove continuamente nella sua ricerca di informazioni tenendo le articolazioni in posizioni estreme. **b** Egli si mette da solo in posizione prona. **c** Una nicchia fatta di solidi materassi lo calma immediatamente dopo che la gamba ha esplorato brevemente l'apertura

che è sempre in pericolo di cadere dal letto o di farsi male durante i suoi movimenti incontrollati. Ma egli non dovrebbe venire legato al letto poiché ciò lo renderebbe ancora più inquieto e tenderebbe a lottare contro le legature che limitano i suoi movimenti. Circondandolo, invece, con solidi cuscini in modo che egli giaccia in ciò che Affolter chiama "nicchia", si stabilisce un immediato contatto fra lui ed il suo ambiente. Poiché egli non ha più bisogno di cercare informazioni, di solito si calma e si mette subito a dormire (Fig. 1.26c). La sostituzione della spalliera del letto con una tavola tenderà a produrre lo stesso effetto. Bisognerà invece aver cura che il paziente non venga lasciato a letto con stimolazione troppo scarsa, in quanto che, essendo per tutti un tale sollievo poter tenere finalmente il paziente quieto, essi potrebbero preferire non disturbarlo.

Il problema dell'incontinenza

Il controllo volontario della vescica e dell'intestino è un meccanismo estremamente complesso che non è stato ancora pienamente compreso. I segmenti del midollo spinale, come pure i nervi periferici responsabili della minzione sono stati localizzati e descritti in molti testi, ma rimane l'incertezza su quali aree cerebrali governino la continenza in generale. La rappresentazione diagrammatica indica semplicemente segnali afferente ed efferenti da e verso "centri superiori" non specificati. In verità sembra che l'intero cervello sia interessato, se si considera che secondo un autore questi centri superiori si trovano nella corteccia cerebrale, nei gangli basali, nell'ipotalamo, nel mesencefalo, nel ponte e nel cervelletto con funzione sia inibitoria che facilitatoria. Ruth e Patton (1970) danno un'idea della complessità affermando che il "riflesso di minzione è influenzato tonicamente da almeno 3 livelli del sistema cerebrale, e che livelli successivi sono alternativamente inibitori e facilitatori. Il riflesso viene anche influenzato da due strutture soprasegmentarie, l'emisfero cerebellare e quello cerebrale". Ad un livello fisico, l'essere continenti implica l'inibizione della contrazione del muscolo detrusore e l'attivazione degli sfinteri per impedire l'escrezione finché il tempo ed il luogo non sono adatti e solo allora, in maniera altamente coordinata, rilasciare gli sfinteri e permettere la contrazione dei muscoli interessati per vuotare la vescica o l'intestino. Tuttavia, in aggiunta all'atto motorio, è necessario svolgere molti compiti cognitivi di natura molto complessa. Per essere continenti di orina occorre che le persone siano in grado di:

- Pensare in anticipo che essi avranno presto bisogno di svuotare la vescica.
- Scegliere ed attendere il momento giusto.
- Andare alla toilette, il che, se non si trovano in un ambiente familiare, significa cercarne una idonea.
- Aprire la porta, entrare nel bagno, chiudere la porta e fare scattare la serratura.
- Togliersi gli indumenti necessari.
- Aggiustare la posizione del corpo in modo che l'orina cada nell'apposito ricettacolo e mantenersi in equilibrio.
- Eseguire l'attività motoria della minzione.
- Pulirsi con la carta igienica.
- Tirare l'acqua del water.
- Lavarsi le mani.
- Sbloccare la serratura, aprire la porta e chiuderla dietro di sé al momento di andarsene.

È importante ricordare che la continenza è una capacità acquisita, per imparare la quale con certezza assoluta il bambino impiega circa cinque anni e che è influenzato da fattori psichici e sociali. "L'umiliazione di un'involontaria o prematura escrezione è stata così instillata in noi da anni di zelante addestramento che per evitarla abbiamo acquisito un controllo assoluto, un controllo ferreo, un controllo così rigido che né la vescica, né lo sfintere anale osano rilassarsi neppure quando siamo a letto" (Friday 1981). Poiché la continenza è una prestazione così complessa, è facile comprendere che il paziente con una grave lesione cerebrale spesso soffra d'incontinenza specialmente negli stadi iniziali della riabilitazione. Vestirsi in modo indipendente è un compito approssimativamente dello stesso livello di complessità così che il paziente che riesce a scegliere e mettersi i suoi abiti senza assistenza possederà probabilmente anche il controllo volontario dell'orina e delle feci.

La persistente incontinenza può essere demoralizzante per il paziente e molto penosa per i suoi parenti. Il passaggio di orina e di feci in un momento inappropriato può contribuire alla formazione di rotture dell'epidermide o di infezioni tali che parte del trattamento fisioterapico del paziente viene perduto se egli necessita di frequente pulizia del corpo e di cambio di indumenti. È pertanto essenziale una gestione adeguata del problema fin dall'inizio.

Incontinenza urinaria

Poiché la minzione nelle 24 ore si verifica più frequentemente che la defecazione, la perdita del controllo della vescica è un problema molto più grave. I problemi urinari sono aggravati dal fatto che il paziente deve avere un catetere per il drenaggio durante i periodi di coma per permettere la misura accurata dell'assunzione e dell'espulsione dei fluidi. Appena il paziente ha ripreso conoscenza egli probabilmente ha già piccole infezioni dei tessuti ed irritazioni della pelle che affrettano la minzione.

Considerazioni per il trattamento

1. Il paziente non ha una vescica neurogena come quella che risulta in seguito ad una lesione del midollo spinale, ma piuttosto una vescica che può venire paragonata a quella di un bambino che si sviluppa e che non ha ancora imparato a controllare o a inibire lo spontaneo svuotamento della vescica. Così come il lattante che orina in ogni momento, in seguito a qualche stimolo, anche se la vescica non è necessariamente piena, il paziente orina ad intervalli irregolari in risposta ad una varietà di stimoli, come pressione e movimento, tensione o rilassamento. Poiché la sua incontinenza è il risultato di disturbi percettivi e di una disorganizzazione della percezione, un trattamento mirato al superamento della percezione disordinata del paziente migliorerà automaticamente anche le sue capacità di controllare la vescica. Il concetto di guida del paziente dovrebbe essere inserito in molte situazioni per ottenere risultati ottimali e non venire concentrato soltanto nell'uso della toilette per evitare frustrazioni. In ogni caso il paziente non dovrebbe venire rimproverato se si verificano "incidenti", così come il bambino in tenera età non viene rimproverato per aver bagnato i suoi pannolini, né accusato di essere "cattivo" o sconsiderato. La sua incontinenza non è una

forma di trascuratezza, né di disobbedienza, né una rappresaglia volontaria, ma un sintomo della sua lesione cerebrale come la sua spasticità o la sua paralisi ad un braccio. Egli non ha semplicemente ancora raggiunto, l'alto livello di capacità cognitiva necessario per la continenza, mentre un'attenta analisi rivelerà che egli fallisce anche in altri compiti di uguale complessità.

2. Non appena il paziente recupera la conoscenza o non appena egli non ha più bisogno di cure intensive il catetere deve venire rimosso e non lasciato in sito al solo scopo di mantenere il paziente asciutto. Le uniche ragioni per il continuo drenaggio del catetere sono la misurazione dell'equilibrio tra i fluidi nello stadio acuto e il drenaggio della vescica, nel caso di ritenzione acuta di orina, problema che difficilmente si presenta in seguito ad una lesione cerebrale (Schlaegel, 1993). Mentre il paziente è coricato nel letto, si può usare un pappagallo per raccogliere l'orina mentre durante il giorno si possono adoperare pannolini assorbenti e cambiarli regolarmente quando sono bagnati. Un condom urinario insieme ad una borsa da fissare alla gamba, come viene raccomandato per i paraplegici (Bromley, 1976) può venire indossato soltanto se il paziente non è in uno stadio in cui cerca costantemente di strapparlo; egli dovrebbe però venire incoraggiato ad orinare ad intervalli regolari e a non cullarsi in quel senso di sicurezza che procura loro questa applicazione. I pazienti donne non hanno altra alternativa che adoperare i pannolini assorbenti fino a quando non hanno acquisito il grado di controllo necessario.

3. La complessità del compito si riduce se al paziente viene offerto un pappagallo o se viene portato alla toilette a intervalli regolari, per es. ogni 2-3 ore, ed aiutato a spogliarsi ed a recarsi sul posto. È interessante notare che il paziente a casa viene spesso mantenuto continente, perché i suoi parenti stretti sono in grado di notare ogni segno che indica la prima necessità di orinare ed essi reagiscono immediatamente, mentre lo stesso paziente può ridiventare incontinente durante un nuovo ricovero in ospedale. Tutto ciò si verifica, perché il personale infermieristico che si prende cura dei diversi pazienti non può fornire loro la stessa attenzione che essi ricevevano a casa propria.

4. Riguardo ai fattori psicologici, se il paziente viene vestito con i propri abiti e non lasciato seduto con indosso la sola camicia da notte dell'ospedale, egli è meno indotto ad essere incontinente. Il modo nel quale il paziente viene aiutato, come è stato già fatto notare, produce una differenza significativa, così che tutti coloro che lavorano con lui dovrebbero essere pronti ad assisterlo in modo amichevole ed incoraggiante, nonostante il loro carico di lavoro e lo scarso tempo a disposizione.

5. Per evitare incidenti imbarazzanti, il paziente dovrebbe recarsi alla toilette o adoperare il pappagallo prima di avere la sua seduta di terapia. Nel caso che durante la terapia egli manifesti la necessità di orinare, ciò non deve venire considerato un'irritante interruzione, ma un'occasione per guidarlo dal punto di vista terapeutico. Una riserva di pannolini puliti dovrebbe venire sempre tenuta nel reparto di fisioterapia, in modo che, in caso d'incidente, il paziente possa venire cambiato senza dovere tornare in corsia o nella sua stanza. Se il paziente è soggetto a bagnarsi mentre si trova in uno dei vari reparti è consigliabile che egli porti con sé nella sua sedia a rotelle un paio di pantaloni puliti.

6. Un addestramento per la vescica come si fa con i pazienti che hanno una lesione del midollo spinale, con i quali la vescica viene svuotata ad intervalli regolari

usando una compressione o stimoli che provocano un riflesso di svuotamento della vescica, non è adatto ai pazienti con un danno cerebrale. Differentemente dai pazienti con una lesione al midollo spinale, il paziente che ha subito una lesione cerebrale ha il midollo spinale intatto e le sue difficoltà dipendono da una perdita di cognizioni e non da un'alterazione dell'attività e della tonicità dei muscoli della vescica e del suo sfintere o da una perdita di sensibilità periferica. Per facilitare lo svuotamento della vescica il paziente deve perciò essere calmo e rilassato e non avere fretta. Anche rumori che calmano, come quello dell'acqua che scorre, lo aiutano ad incominciare ad orinare, come la diretta manipolazione della vescica o una stimolazione delle zone circostanti.

7. Ogni infezione del tratto urinario deve essere quindi curata per eliminare la minzione frequente associata all'orina infetta. Infezioni possono verificarsi con facilità se il paziente ha una disfagia neurogena ed ha difficoltà a bere a sufficienza. Un trattamento intensivo dei prblemi sensomotori del viso e della bocca dovrebbe incominciare in uno stadio iniziale e continuare finché il paziente non è in grado di deglutire fluidi con facilità (v. Cap. 5). Sarebbe ideale che il paziente bevesse circa 2 l. al giorno e, se egli non riceve alcun nutrimento di supporto, è dovere del team di riabilitazione incoraggiarlo e aiutarlo a bere piccole quantità ad intervalli frequenti durante il giorno per assicurare un'assunzione adeguata dei fluidi. Purtroppo erroneamente qualche volta si pensa che il paziente dovrebbe bere di meno in modo da non dovere orinare tanto spesso, ma il pericolo rappresentato da questa strategia deve essere ben spiegato a tutti coloro che lavorano con il paziente. Infatti tale strategia fa aumentare il rischio d'infezioni e può condurre anche ad un danno per i reni del paziente.

Incontinenza fecale e/o costipazione

Lo svuotamento prematuro dell'intestino può essere molto spiacevole sia per il paziente che per chi lavora con lui, ma fortunatamente è possibile stabilire un routine tale che l'intestino del paziente venga svuotato in momenti stabiliti una volta al giorno o ogni due giorni, eliminando in tal modo ogni pericolo d'incidenti. Quasi tutti i pazienti soffriranno di costipazione a causa della loro immobilità, dalla mancanza di fibre nella loro dieta e della difficoltà di deglutire. Fattori psicologici hanno inoltre un ruolo significativo nello sviluppo della costipazione e anche molte persone senza danni neurologici hanno le stesse difficoltà. Esempi di tali fattori psicologici sono:

- Una toilette poco familiare, particolarmente se la porta non può venire chiusa a chiave.
- Cambiamento dell'ora di alzarsi e di fare colazione.
- Un tipo diverso di colazione, senza abbastanza té o caffè o forse senza lo stesso succo di frutta.
- La presenza di un'altra persona.
- Il tentativo di usare una padella in posizione coricata dopo un'operazione chirurgica.

Il paziente dovrà combattere con tutti o alcuni di questi fattori finché non si sarà ristabilito a sufficienza per farcela da solo, a causa della routine dell'ospedale, della sua difficoltà di deglutire liquidi e dell'equilibrio insufficiente. Egli non potrà essere lasciato solo nella toilette, o chiudere a chiave la porta, perché potrebbe cadere e farsi male.

La costipazione deve venire evitata insieme al ritardo del ritorno della continenza a causa dei suoi effetti collaterali negativi. Per esempio:

- Particolarmente nei primi stadi, ma anche durante la successiva riabilitazione il paziente può soffrire di nausea, vomito ed anche avere un blocco intestinale con serie conseguenze.
- Lo sconforto e la pressione di un sovraccarico intestinale aumentano la spasticità.
- Un alito cattivo causato dalla costipazione può essere estremamente sgradevole per la famiglia del paziente che si trova già in una situazione molto delicata.
- Il drenaggio della vescica per mezzo di un catetere può divenire impossibile.
- Il paziente privo di catetere può avere bisogno di orinare più spesso, poiché l'intestino rigonfio riduce la capacità della vescica. Egli può anche avere difficoltà ad iniziare la minzione.
- Poiché è preoccupato per la costipazione, il paziente sarà meno in grado di concentrarsi durante le sessioni di terapia. Egli può chiedere continuamente di venire portato alla toilette e rimanervi per lunghi periodi senza successo, la qual cosa può essere per lui molto deprimente.
- Può comparire una diarrea apparente, nella quale delle feci fluide accanto a quelle indurite percorrono l'intestino e sporcano continuamente la biancheria e gli abiti. Poiché il paziente deve essere sempre lavato e cambiato di abito, verrà sciupato del tempo prezioso per la terapia. Ma se la causa della diarrea viene fraintesa, la situazione può peggiorare per la somministrazione di medicamente che induriscono le feci.
- Se al paziente vengono somministrati lassativi, in vari dosaggi ad intervalli irregolari per mitigare la grave costipazione, il risultato può essere così forte che il paziente continua a defecare e deve rimanere tutto il giorno nella sua stanza. D'altro lato, se la dose di un lassativo è insufficiente, il paziente non sarà in grado di prestare la massima attenzione alla terapista, perché ha sempre paura di sporcarsi.

Considerazioni per il trattamento

1. Prevenire la costipazione
   - Mentre il paziente è ancora privo di conoscenza il problema della costipazione deve venire previsto e devono venire prese le misure necessarie. Occorre somministrare un lassativo non chimico non appena ci si accorge che le feci non sono passate e 12 ore più tardi si praticano compressione addominale, espirazione assistita e movimenti passivi del tronco per facilitare l'attività dell'intestino. Se queste misure non ottengono alcun risultato, si pratica un'e-

vacuazione manuale e si aumenta la dose del lassativo per un altro tentativo. Il lassativo dovrebbe venire somministrato la sera e l'operazione per svuotare l'intestino dovrebbe venire condotta nel primo mattino del giorno seguente per stabilire una routine valida per il futuro, quando il paziente avrà recuperato conoscenza e potrà partecipare attivamente ad un programma di riabilitazione.

- Non appena il paziente può sedere fuori del letto, egli dovrebbe essere trasferito su una sedia da notte e aiutato a svuotare l'intestino ogni mattina dopo aver mangiato o essere stato nutrito con una sonda. La terapista o l'infermiera gli piega in avanti il tronco e lo aiuta a respirare profondamente comprimendogli il torace. Il paziente se è in grado di prender parte al movimento, viene incoraggiato a premere attivamente.

- Se il tentativo non ha successo, occorre somministrare al paziente una supposta di glicerina che molto spesso fornirà lo stimolo necessario per iniziare a defecare. Nel caso che non si abbia alcun passaggio di feci, occorre praticare un'evacuazione manuale o un clistere. La quantità di lassativo non deve venir aumentata ogni giorno senza che l'intestino sia stato svuotato. Tuttavia, con il tentativo successivo sarà necessaria una dose maggiore di lassativo e dopo alcuni tentativi si riuscirà a trovare la dose giusta, da ripetere ogni volta, per produrre ad ogni seduta delle feci soffici e ben formate.

- La fisioterapista dovrebbe adoperare il metodo più semplice per trasferire il paziente dal letto alla sua sedia a rotelle e mostrarlo alle infermiere perché possano usarlo a loro volta. Non appena il paziente può venire trasferito ad una toilette normale sarà per lui più semplice avere uno spontaneo svuotamento dell'intestino, anche se qualcuno deve rimanere con lui per motivi di sicurezza. Chi assiste il paziente deve avere sufficiente tempo a disposizione per non fargli fretta e non guardare sempre l'orologio chiedendogli continuamente se ha finito, perché ciò avrebbe un effetto molto inibente su di lui.

- Imparare a stare in equilibrio in posizione seduta durante le sessioni di terapia permetterà al paziente di avere un po' di privacy quando si trova alla toilette, anche se la porta non è chiusa a chiave, in quanto egli presto non avrà più necessità che qualcuno gli stia sempre accanto.

- Come in precedenza, il trattamento del viso e della bocca è importantissimo perché una volta che il paziente può mangiare con facilità cibi solidi e deglutire fluidi ha minore tendenza ad essere costipato.

- Quanto più il paziente si muove e sta in piedi, tanto meno egli soffrirà di costipazione causata da immobilità.

- Se il paziente mangia, beve, sta in piedi, si può muovere con assistenza e può premere attivamente per smuovere l'intestino, la dose del lassativo deve venire gradualmente ridotta ed infine eliminata. Tuttavia è necessario vigilare, perché a ogni cambiamento della routine, come la sospensione dell'alimentazione con la sonda, il trasferirsi da un reparto ad un altro od ad un centro di riabilitazione, il problema può ripresentarsi e passare inosservato.

2. Superare una costipazione già esistente:
   Un paziente può venire ammesso in un periodo successivo in un centro di riabi-

litazione e già soffrire da tempo di costipazione per mancanza di trattamento adeguato. Inoltre, allo scopo di non sporcarsi più volte, alcuni pazienti, i loro parenti ed il personale infermieristico mal consigliati adottano una routine nella quale il paziente svuota l'intestino solo una volta alla settimana, di solito il sabato, con un clistere o manualmente, mentre per il resto della settimana rimane costipato. Una routine normale dovrebbe venire ristabilita il più presto possibile per evitare effetti collaterali indesiderati. Ma prima di adottare misure per regolarizzare di nuovo l'intestino, è importante che l'intestino del paziente venga svuotato completamente mediante un clistere o manualmente se necessario.

- La sera, dopo l'usuale svuotamento assistito dell'intestino, si deve somministrare al paziente una dose di lassativo vegetale. La quantità della dose dipende da quanto tempo è rimasto costipato il paziente, dalla durezza delle feci e da quali medicamenti egli ha assunto in passato.
- Il mattino seguente dopo aver preso una bevanda calda o essere stato nutrito con la sonda, se non è ancora in grado di deglutire, il paziente viene portato in una toilette normale e sorretto per sicurezza.
- Egli viene incoraggiato a respirare profondamente, se necessario con assistenza, e gli viene chiesto di spingere. Può anche essere necessario mettergli una supposta per aiutarlo ad iniziare la defecazione.
- A causa del tempo che potrebbe essere impiegato, dovuto all'incertezza sulla dose corretta di lassativo, occorre cancellare in precedenza la sessione di terapia di quel giorno oppure svolgerla nel reparto.
- Se il paziente non riesce a defecare, occorre praticargli un clistere o ricorrere all'evacuazione manuale ed alla somministrazione di una dose maggiore di lassativo, seguita dalla stessa procedura il giorno seguente finché egli non produce feci soffici e ben formate ad ogni seduta nella toilette senza che ulteriori misure siano necessarie.
- Se la dose è stata troppo elevata, il paziente dovrà rimanere per quel giorno nel reparto e il personale infermieristico dovrà vedersela con le frequenti scariche del suo intestino.
- Le conseguenze spiacevoli di una diarrea sono molto frustranti per il paziente. Egli avrà bisogno di molto incoraggiamento e comprensione da parte del team di riabilitazione, se ci si aspetta che egli continui senza arrendersi nella ricerca della giusta dose di lassativo. Il paziente, la sua famiglia e le infermiere debbono convincersi dell'importanza di cambiare la routine precedente e comprenderne le ragioni..
- La dieta del paziente ha un ruolo significativo nel mantenere la regolarità della funzione intestinale. Una volta ancora il trattamento della bocca del paziente dovrebbe venire intensificato se la disfagia è un problema e una delle cause della costipazione. Nello stesso modo, se la frequente diarrea è un problema, allora è indispensabile consigliare la dieta. Il paziente che viene nutrito con la sonda soffre spesso di diarrea e può avere bisogno di medicine per raggiungere la continenza. Insieme al trattamento orofacciale egli dovrebbe essere aiutato ad assumere cibo per bocca non appena possibile in modo che la sua dieta possa venire normalizzata ed il problema risolto.

Evitare l'atteggiamento negativo associato all'epilessia post-traumatica

Alcuni pazienti dovranno purtroppo combattere contro l'ulteriore complicazione di un'epilessia conseguente a una lesione cerebrale traumatica o altre forme di lesioni cerebrali. Gli attacchi si sviluppano di solito entro i primi 12 mesi dall'incidente, spesso dopo la prima settimana. Tali attacchi, conosciuti con il nome di epilessia post-traumatica (EPT) sono molto stressanti per il paziente, al quale causano difficoltà oltre quelle che già lo affliggono. Per ottenere una riabilitazione coronata da successo e, più tardi, il reinserimento nella vita al di fuori dei ristretti confini protetti dell'ospedale è della massima importanza che l'EPT venga curata nel miglior modo possibile.

Il numero dei pazienti che soffrono di EPT è controverso e le ragioni della sua comparsa non sono state chiarite. Alcuni studi hanno stabilito che questa forma di epilessia compare in circa il 5% dei pazienti con lesioni al capo ammessi in ospedale, che circa un quarto di loro continuerà ad avere attacchi e che l'epilessia compare di preferenza in pazienti con ferite al capo aperte (Shorvon 1988). Anche Jennet (1979) era già arrivato alle stesse conclusioni. D'altra parte Armstrong et al. (1990) in uno studio che comprendeva un gran numero di pazienti che erano stati inviati alla riabilitazione in una "unità di adulti con trauma cranico", stabilì che il 37% dei pazienti aveva sviluppato una EPT. Quest'elevata percentuale si spiega certamente con il fatto che "il gruppo oggetto dello studio comprendeva pazienti con ferite al capo più gravi e quindi con più elevati fattori per l'EPT".

Si è stabilito che certi fattori aumentano il rischio dell'EPT, mentre il tipo di lesione e la sua localizzazione sembrano avere un ruolo importante (Karbowski 1985). Per esempio "un ascesso cerebrale può causare EPT in circa tre quarti dei sopravvissuti" (Shorvon 1988). Altri fattori di rischio comprendono amnesia post-traumatica che dura più di 24 ore, fratture della scatola cranica ed emorragia intracranica, come pure ferite aperte profonde ed un interessamento bilaterale.

Spesso, durante i primi anni dalla lesione cerebrale, vengono somministrati ai pazienti, come routine, farmaci il cui valore preventivo non è mai stato verificato. Nonostante i farmaci l'incidenza dell'EPT appare invariata.

Problemi relativi all'EPT

Poiché non è ancora possibile impedire lo sviluppo dell'EPT, diventa ancora più importante che i problemi ad essa associati vengano evitati o minimizzati nel modo più efficace possibile. Se il trattamento non è ottimale, il paziente che ha già difficoltà derivanti dalla lesione cerebrale iniziale, sarà difficilmente in grado di affrontare i problemi relativi agli attacchi stessi di EPT, i farmaci anticonvulsivi e l'atteggiamento degli altri verso di lui.

Gli attacchi di EPT

L'epilessia come tale, con i suoi attacchi isolati non sembra causare alcun peggioramento delle capacità cognitive del paziente. Burgeois et al. (1983) non riscontrarono un peggioramento del quoziente d'intelligenza (IQ) in un gruppo numeroso di bambini affetti da epilessia, esclusi quelli con attacchi insufficientemente controllati, mentre è stato notato che un controllo degli attacchi era associato ad un IQ stabile o aumentato per pazienti in remissione, ma ad un IQ diminuito in pazienti la cui epilessia era controllata in modo inadeguato (Rodin et al. 1984). È probabile che la frequenza degli attacchi giochi direttamente od indirettamente un ruolo anche nei disordini di memoria.

"Direttamente, perché gli attacchi con perdita di coscienza alterano i processi mentali, non solo durante, ma anche dopo l'attacco stesso, talvolta per diversi giorni. Quando si effettua un test immediatamente dopo un attacco, il punteggio è più basso rispetto a quando lo si fa molti giorni dopo l'attacco e se gli attacchi sono frequenti molto dopo non è mai troppo lontano nel tempo" (Loiseau et al. 1988).

Indirettamente, frequenti attacchi epilettici possono causare danni cerebrali e condurre a prestazioni scadenti. Mouritzen Dam (1980) descrive, per esempio, la perdita di cellule nervose nell'ippocampo, struttura associata strettamente con i problemi della memoria. Gli attacchi epilettici possono anche essere molto demoralizzanti per il paziente che sta gradualmente riguadagnando indipendenza. La subitaneità di un attacco che lo lascia inaspettatamente a giacere inerme per terra può condurre al risultato che egli si azzarda malvolentieri ed avventurarsi in un ambiente non familiare, particolarmente se egli è stato incontinente durante un attacco. Più tardi, se l'EPT non viene controllata adeguatamente, le sue possibilità di indipendenza vengono limitate dalla sua incapacità di guidare un auto, mentre i pericoli insiti nel fare il bagno o nel vivere per conto proprio impongono ulteriori limitazioni.

Terapia farmacologica anticonvulsiva

Per evitare le complicazioni che sorgono dalla ripetizione di attacchi epilettici, è necessaria una terapia farmacologica anticonvulsiva, ma la difficoltà è che la maggior parte dei farmaci prescritti presenta effetti collaterali di modificazione del comportamento ed un'influsso dannoso sulle funzioni cognitive, compresa la memoria. Loiseau (1988) riferisce che i sedativi antiepilettici hanno un influsso negativo sulla memoria e spiega che i medicamenti antiepilettici sono in realtà sedativi. Individui normali e sani che hanno assunto volontariamente determinati medicamenti hanno mostrato tempi di reazione più lunghi (Ideström et al. 1972, MacPhee et al. 1986) ed hanno riferito di sentirsi più torpidi e meno capaci di concentrarsi. In altri studi i soggetti hanno riferito di sentirsi più stanchi, più ansiosi e più depressi, soprattutto molto stanchi (Trimble 1988).

Mueller, che è neurologo, dopo una lesione cerebrale che gli causò un'emiplegia prese per un anno degli anticonvulsivi a scopo profilattico. Egli fa un'osservazione interessante riguardo alla stanchezza sperimentata. Riferisce infatti che, nonostante la sua conoscenza sui possibili effetti collaterali, non era consapevole di essere stanco finché il farmaco non fu sospeso e soltanto allora comprese in paragone quanto in realtà fosse stato stanco (F.M. Mueller, comunicazione personale). L'osservazione rivela che, anche se un paziente nega di essere stanco, la sua risposta non fornisce necessariamente la prova che egli non soffra di effetti collaterali che possono influire negativamente sulla sua riabilitazione.

Alcuni pazienti vengono curati con una combinazione di farmaci. Trimble (1988) mette in evidenza che "sebbene singoli farmaci possano avere un effetto diverso per quanto riguarda le funzioni cognitive, una terapia combinata può essere una variazione importante". Un miglioramento dello stato mentale in epilettici cronici, la terapia dei quali fu ridotta a monoterapia, è stata notata da Shorvon e Reinolds (1979) con particolare riferimento a prontezza, concentrazione, motricità, umori e socievolezza. Disturbi come nistagmo, atassia e disturbi di articolazione delle parole possono essere l'espressione di un'intossicazione da farmaci con necessità di ridurre la dose o di cambiare il farmaco stesso (Karboski 1985).

A causa dei differenti effetti dei vari medicamenti, come pure delle diverse reazioni dei pazienti individuali di fronte ad anticonvulsivi specifici, la scelta dei farmaci può svolgere un ruolo importante nella riabilitazione. Ripetuti esami e rapporti di osservazioni da parte di tutti i membri del team di riabilitazione forniranno preziose informazioni per il medico responsabile. Poiché tre quarti dei pazienti cesserà di avere attacchi dopo un certo tempo (Shorvon 1988) occorrerebbe provare a ridurre lentamente i medicamenti, ma non prima che siano trascorso sei mesi (Schlaegel 1993).

L'atteggiamento degli altri verso i pazienti con EPT

Certi studi hanno indicato che pazienti con EPT hanno risultati meno soddisfacenti di quelli senza EPT (Armstrong et al. 1990; Dikmen e Reitan, 1978). Sfortunatamente questi risultati hanno la tendenza ad essere autorealizzanti, nel senso che il team di riabilitazione può avere un atteggiamento meno favorevole verso i pazienti che sviluppano attacchi nei primi stadi. Long e Moore (1979), per esempio, trovarono che i genitori di figli epilettici hanno aspettative inferiore riguardo ai loro risultati scolastici così che "la diminuzione del IQ potrebbe non essere legata all'epilessia, ma alle conseguenze psicologiche della malattia" (Ossetin 1988).

È importantissimo che coloro che sono impegnati nella cura del paziente si concentrino sulle sue possibilità di miglioramento anziché sulle difficoltà che potrebbero sorgere a causa dell'EPT. Innanzitutto bisognerebbe ricordare che le serie di test riguardanti funzioni cognitive spesso non sono riferite a reali attività funzionali della vita quotidiana e secondariamente che le statistiche non si riferiscono agli individui; molti pazienti con EPT hanno addirittura mostrato straordinari progressi nella riabilitazione.

Nonostante i risultati statistici tendenzialmente negativi dello studio di Armstrong gli autori mettono in evidenza che i pazienti dei due gruppi (con EPT e senza EPT), hanno mostrato "significativi miglioramenti per ciò che riguarda la fisioterapia, la terapia occupazionale, la terapia del linguaggio, la psicologia, il tempo libero e l'assistenza infermieristica" e mettono l'accento sul fatto che "i pazienti dei due gruppi sono stati in grado di partecipare al programma di riabilitazione e di fare significativi progressi funzionali cosicché essi alla loro dimissione erano chiaramente più autosufficienti" (Armstrong et al. 1990).

I pazienti con EPT dovrebbero venire curati come quelli senza EPT in modo da offrire loro un'eguale possibilità di risultati coronati da successo. Il modo in cui il paziente viene trattato durante e dopo un attacco epilettico può contribuire a rendere questa esperienza meno traumatica e gli effetti successivi meno scoraggianti.

Durante un attacco
La terapista, l'infermiera ed i parenti del paziente dovrebbero venire accuratamente istruiti su come comportarsi in caso di un attacco mentre sono insieme al paziente. Può essere molto inquietante e persine fonte di paura per qualcuno, per esempio, per la terapista, affrontare la situazione di un paziente che ha un grave attacco durante una seduta di trattamento, se non si sa cosa fare e come reagire. La terapista dovrebbe adagiare il paziente sul pavimento, altrimenti egli potrebbe cadere dal lettino e farsi male. Dopo aver messo dei guanciali in posizione strategica per impedire al paziente di farsi male urtando contro il pavimento o contro i mobili vicini, la terapista deve provvedere a chiamare il medico responsabile del paziente o chiedere ad un'altra persona di chiamarlo.

Se ci sono altri pazienti nelle vicinanze occorre provvedere a mettere uno schermo per nascondere il paziente alla loro vista e evitare così che essi vengano turbati e che dopo l'attacco si comportino con lui in modo diverso. Le terapiste che si trovano con gli altri pazienti dovrebbero spiegare loro con calma che non è accaduto niente di grave e che tutto si sistemerà in poco tempo, perché il paziente ha avuto un leggero attacco epilettico.

La terapista rimane vicino al paziente, possibilmente in contatto con lui, e, quando egli inizia a riaversi, gli parla con calma e fiducia in tono di voce normale, spiegandogli cosa è successo e dicendogli che ora è tutto a posto.

Se il paziente non recupera conoscenza subito dopo l'attacco, egli deve venire posizionato su un fianco per evitare il pericolo di soffocamento per aspirazione. Una volta che l'attacco è finito ed il medico ha esaminato il paziente, è consigliabile che quest'ultimo non venga trasportato al reparto su una barella di emergenza perché è importante che il paziente non si allarmi e creda che sia accaduto qualcosa di molto grave, perché altrimenti sarà terrorizzato dal timore di un altro attacco.

Dopo un attacco
Dopo un grave attacco il paziente si sentirà spesso stanco e piuttosto disorientato e bisognerebbe ricordare che certe prestazioni cognitive, come la memoria e l'attenzione, potrebbero essere ridotte per un certo tempo. Perciò la terapista dovrebbe cambiare i compiti del paziente in modo che egli non sia deluso o frustrato se non è in grado di terminare un compito che il giorno precedente era invece in grado di completare.

Conclusioni

I disordini percettivi sono strettamente legati ai molti e diversi problemi che sorgono dopo una lesione cerebrale di qualunque origine. Si potrebbe infatti affermare che i disturbi percettivi sono alla radice di tutte le difficoltà del paziente, compresa la perdita di capacità motorie. Sebbene insegnare al paziente a camminare di nuovo sia sempre stato l'obiettivo principale della riabilitazione, non bisognerebbe mai dimenticare che questa capacità sarebbe di poca utilità per lui se egli fosse incapace di esprimere i suoi desideri una volta arrivato a destinazione o di assolvere il compito che era la ragione del suo cammino. Certamente i disturbi di percezione e la loro manifestazione sono i più difficili da trattare e da accettare per coloro che si occupano di lui perché a loro il paziente appare come se avesse cambiato la sua mente e quindi la personalità. Il paziente resta tuttavia sempre la stessa persona con le stesse esperienze e con gli stessi tratti del carattere, solo che egli ora cerca disperatamente di affrontare "un mondo inesplicabile" e il proprio posto in esso, senza però potere disporre dei processi necessari per esplorarlo, adattarsi ed organizzarsi.

Poiché il cervello funziona come un tutto e non come un mosaico composto di parti separate che funzionano isolatamente, il danno di un'area influenza in misura maggiore o minore il lavoro fine ed efficiente delle altre aree. Il paziente non avrà perciò mai difficoltà con un compito solo, ma rivelerà difficoltà simili con altri compiti di eguale complessità. Nello stesso modo il trattamento teso a migliorare alcune funzioni influenzerà anche altre funzioni cosicché, per esempio, l'input attraverso la mano del paziente, mentre egli è seduto può avere come risultato un equilibrio migliore quando è in piedi o la capacità di articolare più chiaramente le parole mentre parla.

Le possibilità di trattamento sono perciò infinite e sebbene si possa dire che ogni input o stimolazione è meglio che niente, più diretto è l'input, più coronato da successo sarà il trattamento. Nessuna modalità sensoriale è così diretta come quella del tatto ed è la sola modalità che può venire manipolata direttamente. La terapista non può muovere gli occhi del paziente in modo da assicurare un input visivo, né può essere certa che il paziente riceva un input auditivo semplicemente perché ha diretto le sue orecchie verso un suono. Se però le mani ed il corpo del paziente vengono guidate in contatto con il suo ambiente e con oggetti reali, viene assicurato un certo input tattile.

Soprattutto, sia che il paziente si trovi ancora in coma sia che egli si sia riavuto a sufficienza per svolgere semplici compiti della vita quotidiana, egli rimane un essere umano, e non importa quanto egli possa essere inerme in quel momento. Egli deve pertanto venire trattato con gentilezza e rispetto, perché le parole di Bentham (1789) sono egualmente applicabili a tutti i pazienti che hanno sofferto una lesione cerebrale: "La domanda non è: Possono pensare? Essa non è neppure: Possono parlare? Ma piuttosto: possono soffrire?".

2. Posizionamento iniziale del paziente a letto e sulla sedia a rotelle

Per il paziente che ha perso conoscenza, o che non è ancora in grado di muoversi autonomamente, è essenziale venire posizionato sempre in modo corretto e che la sua posizione venga modificata ad intervalli regolari. Occorrerebbe stabilire una routine in modo che la sua posizione venisse modificata ogni 2-3 ore negli stadi iniziali, come Bromley (1976) descrive per il trattamento della paraplegia e della tetraplegia di origine spinale. L'abitudine di modificare la posizione del paziente deve venire mantenuta finché egli non abbia ripreso conoscenza e non sia in grado di girarsi da solo.

Posizionamento e cambiamento di posizione a letto

Posizione supina

La posizione supina dovrebbe venire evitata il più possibile, perché è quella che presenta più pericoli per il paziente. Quando il collo è in estensione l'ipertono estensorio tende ad aumentare in tutto il corpo, sebbene le braccia del paziente si contraggano frequentemente in flessione. Se il paziente viene assistito esclusivamente in posizione supina c'è pericolo che il collo s'irrigidisca completamente, senza alcuna possibilità di piegarsi e che le braccia sviluppino contratture con flessione marcata (Fig. 2.1). Se il paziente vomita mentre è in posizione supina, aumenta il rischio di contrarre una polmonite da aspirazione. Piaghe da decubito si possono facilmente sviluppare in corrispondenza dell'osso sacro e dei talloni. Una prolungata estensione del collo può causare grave cefalea ed in seguito dolore facciale, particolarmente se il paziente ha subito una lesione cerebrale di origine traumatica, perché, in tal caso, la colonna vertebrale cervicale avrà invariabilmente subito qualche danno in conseguenza del forte trauma al capo (Schulz e Semmers 1950). Un collo fissato in estensione è associato alla difficoltà di chiudere la bocca, a mangiare, a bere, a stare seduto su una sedia a rotelle (Fig. 2.2), come pure a mantenere l'equilibrio in tutte le posizioni.

Se il paziente viene tenuto a lungo immobile a letto in posizione supina, la colonna vertebrale toracica s'irrigidisce in estensione. Inoltre si può verificare una deformazione della gabbia toracica, che si appiattisce tipicamente verso la parte posteriore. Ne consegue una funzione respiratoria ridotta.

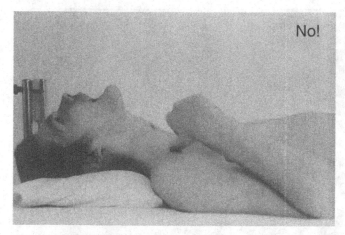

Fig. 2.1. Un paziente assistito esclusivamente in posizione supina mostra una rigida iperestensione del collo e del tronco con i gomiti contratti in flessione

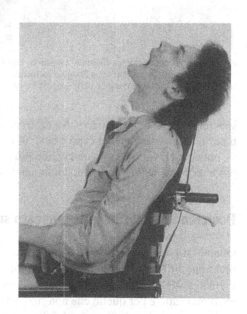

Fig. 2.2. L'iperestensione del tronco e del collo causa problemi in posizione seduta e rende difficile chiudere la bocca, inghiottire e parlare

La concomitante retrazione della scapola e la perdita della rotazione della parte superiore del tronco sono difficili da curare in seguito e possono ritardare il pieno uso funzionale delle mani davanti al corpo (Fig. 2.3a,b).

Assistenza infermieristica e procedure mediche richiedono che a volte il paziente rimanga in posizione supina, ma i periodi possono venire ridotti il più possibile ed il paziente deve venire girato nuovamente sul fianco, quando le procedure necessarie sono state completate.

In alcune unità di cura intensiva è pratica comune che il paziente venga assistito in posizione supina, con il capo sorretto solo da un piccolo cuscino di modesto

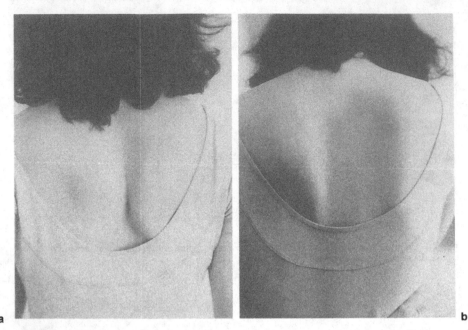

a

b

Fig. 2.3a,b. Colonna toracica fissata in estensione con retrazione della scapola, dopo prolungata immobilizzazione in posizione supina. **a** Scapole incrociate in posizione seduta con il busto eretto. **b** La marcata limitazione della protrazione delle scapole rappresenta un problema 3 anni dopo la lesione

spessore (Fig. 2.4a). Quando egli è costretto a rimanere in posizione supina per certi periodi, la posizione del capo e del collo del paziente dovrebbe venire ottimizzata, ponendogli sotto il capo un cuscino più grande in modo che il collo non rimanga più in estensione ed i problemi conseguenti vengano evitati.

Posizione con il paziente coricato su un fianco

Quando il paziente è coricato su un fianco la spasticità è ridotta e non c'è alcuna pressione sull'osso sacro. Stare coricato prima su un lato e poi sull'altro agevola il drenaggio delle secrezioni polmonari, cosa molto importante per il paziente tracheotomizzato e per quello che non riesce a tossire in maniera adeguata. La fisioterapia per agevolare la rimozione delle secrezioni dovrebbe venire effettuata prima ed immediatamente dopo aver girato il paziente sul fianco.

Girare il paziente su un fianco

All'inizio il paziente, quando è completamente privo di conoscenza, deve venire girato passivamente da due assistenti del personale infermieristico o da una terapista e da un'infermiera. Non appena egli sembra reagire agli stimoli, non importa quanto debole sia la reazione, la terapista gli offre l'opportunità di partecipare attivamente in qualche modo. Il grado di partecipazione viene gradualmente aumentato fino a quando il paziente non riesce a girarsi per conto proprio, utilizzando un normale schema di movimento.

Rotolare avanti ed indietro sul fianco è un'attività importante per il paziente, poiché coinvolge molti movimenti attivi necessari per camminare e per stare in equilibrio. Se consideriamo lo sviluppo normale, è la prima forma indipendente di locomozione del bambino, quando si muove per raggiungere un oggetto, e costituisce la base per poter successivamente camminare. Per il paziente rotolare è una sequenza motoria relativamente semplice che, se insegnata fin dall'inizio, gli semplificherà altre attività funzionali, come passare dalla posizione supina a quella seduta e deambulare.

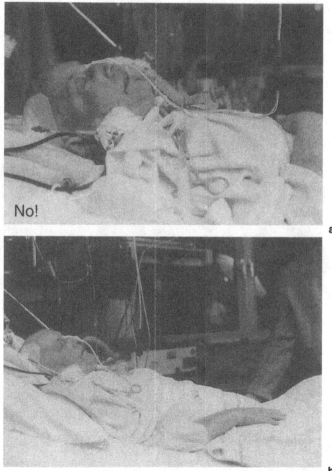

Fig. 2.4a. Con solo un piccolo guanciale sotto il capo, il collo del paziente è iperesteso. **b** Un guanciale più grande corregge la posizione

Girare un paziente privo di conoscenza

Il capo del paziente viene ruotato verso il lato sul quale egli dovrà venire girato, rimanendo adagiato su un guanciale. Le sue ginocchia sono in posizione flessa ed un'assistente le gira di lato, mentre l'altra gli gira le spalle e la parte superiore del tronco (Fig. 2.5). Il paziente viene quindi spostato indietro verso l'orlo del letto ed i cuscini necessari vengono messi nella posizione corretta.

Se è difficile sollevare il capo del paziente a causa di fratture, ferite aperte, incisioni chirurgiche o rimozione di frammenti ossei, si può mettergli sotto il capo un asciugamano. L'assistente può allora tenerne i due capi, uno per ciascun lato della testa del paziente ed usarli come benda di sospensione quando lo gira sul fianco (Fig. 2.6).

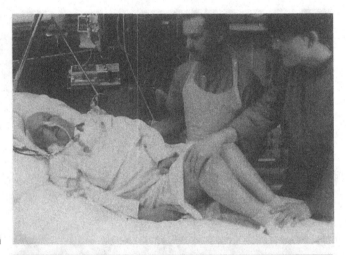

a

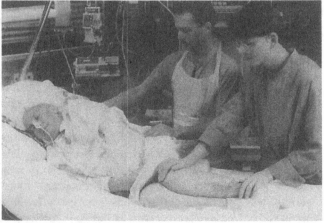

b

Fig. 2.5a,b. Girare un paziente privo di conoscenza su un fianco. **a** Il movimento viene preparato flettendo le ginocchia e girando il capo del paziente. **b** Sono necessari due assistenti: uno per gli arti inferiori ed uno per le spalle del paziente

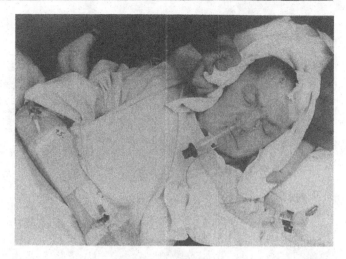

Fig. 2.6. Uso di un asciugamano per girare il capo traumatizzato di un paziente

Stimolare una prima partecipazione attiva da parte del paziente
Non appena il paziente mostra segni di riprende conoscenza, anche se, p. es., riesce soltanto a aprire gli occhi o muovere un arto, la terapista può cercare di stimolare qualche movimento attivo quando lo gira sul fianco. Ella gli pone gli arti in una posizione ottimale per facilitare il movimento, dopo aver ridotto ogni evidente ipertono (Fig. 2.7a) e gli tiene le gambe in una posizione tale da non ostacolare il movimento; quindi gli chiede di girarsi verso di lei, mentre gli guida il braccio esterno in avanti (Fig. 2.7b,c). Può darsi che il paziente non riesca a girare subito il capo, ma il movimento diviene possibile se la terapista gli lascia un po' di tempo ed aspetta la sua reazione.

Bisognerebbe ricordare che modificare velocemente la posizione del paziente può essere più facile per gli assistenti, ma non lascia al paziente alcuna possibilità di partecipare attivamente al movimento.

Girare il paziente stimolandone una più attiva partecipazione
La terapista può incoraggiare il paziente a ruotare la testa e le spalle di lato, come per incominciare a girarsi. Ella facilita il movimento ponendo un braccio dietro il capo e la parte superiore del tronco del paziente per agevolare la flessione per mezzo della rotazione. Con l'altra mano gli tira in avanti il braccio esterno e le spalle (Fig. 2.8a). Non appena il movimento di rotazione svolge con facilità, la terapista chiede al paziente di provare a rimanere nella posizione, con il capo e le spalle girate di lato, mentre ella diminuisce il grado di assistenza che sta fornendo (Fig. 2.8b). La terapista porta le gambe del paziente in avanti e, mentre le sposta, gli chiede di girare attivamente il capo e le spalle (Fig. 2.8c).

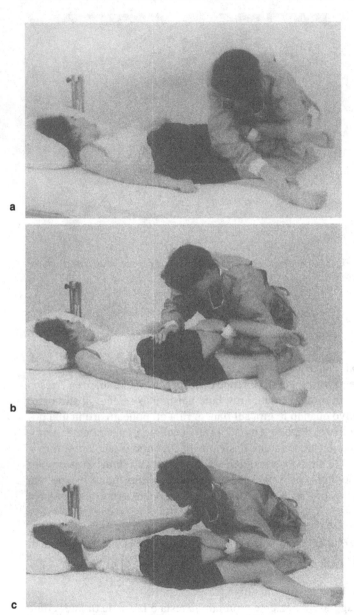

Fig. 2.7a-c. Facilitare una prima attiva partecipazione mentre il paziente viene girato. **a** Gambe in posizione dopo l'inibizione della spasticità. **b** Spostamento in avanti del bacino sostenendo il peso delle gambe. **c** Guida del braccio in avanti per incoraggiare il paziente e girare la testa

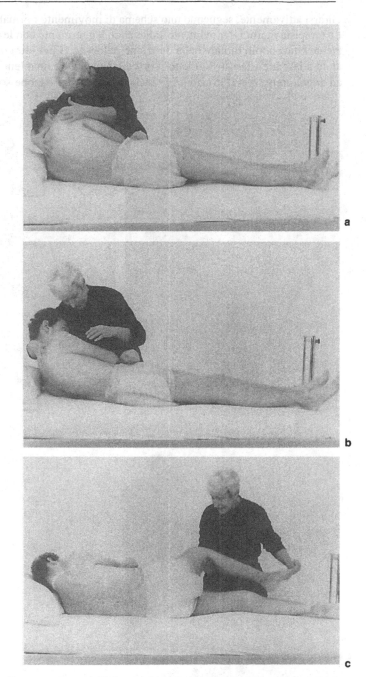

Fig. 2.8a-c. Stimolazione di una maggiore attività da parte del paziente quando lo si gira. **a** Aiutare il paziente a ruotare la parte superiore del tronco. **b** Insegnargli a mantenere la posizione. **c** Facilitare il movimento in avanti della gamba in posizione più elevata

Girarsi attivamente, seguendo uno schema di movimento normale

La terapista facilita il movimento sollevando leggermente con le dita il capo del paziente e facendolo ruotare nella direzione richiesta. Con l'altra mano la terapista lo aiuta a lasciare rilassato sul letto il braccio sottostante, mantenendolo in posizione ad angolo retto con il tronco (Fig. 2.9a). Il paziente dovrebbe sollevare dal letto la

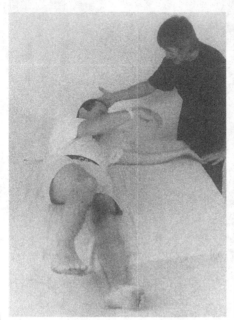

a

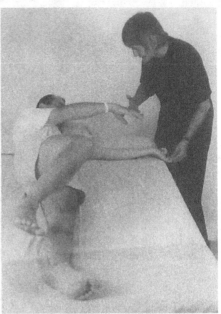

b

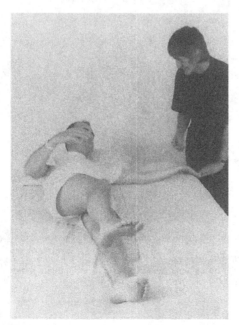

c

Fig. 2.9a-c. Facilitazione a girarsi attivamente in uno schema normale. **a** Guida del movimento del capo. **b** Tirare in avanti il braccio in posizione più elevata. **c** Ritorno in posizione supina con il braccio che rimane in abduzione

gamba che è in posizione esterna senza spingere indietro il piede. La terapista guida in avanti il braccio del paziente, che si trova in posizione esterna, mentre egli porta in avanti la gamba con una leggera flessione del ginocchio e l'abbassa sul letto con movimento controllato (Fig. 2.9b). Quando ritorna in posizione supina, il paziente solleva nuovamente la gamba e allo stesso tempo ruota il tronco indietro, tenendo il capo in flessione finché la gamba non si è abbassata lentamente per riposare distesa sul letto (Fig. 2.9c). Successivamente egli ripete il movimento, senza l'assistenza della terapista.

Posizionare il paziente su un fianco

Posizione A

Per la maggior parte dei pazienti la posizione più comoda è quella sul fianco, con le ginocchia flesse ed un largo cuscino posto fra di essere (Fig. 2.10). Con le ginocchia e le anche flesse le gambe del paziente hanno minore possibilità di spingere continuamente in estensione, cosa che spesso lo farebbe rotolare indietro in posizione supina.

Il capo del paziente deve venire sorretto da un largo cuscino che lo mantenga in posizione leggermente più elevata rispetto al tronco. In questo modo si mantiene la flessione laterale del collo su entrambi i lati, movimento che, altrimenti, potrebbe facilmente diventare limitato.

Un cuscino deve venire sistemato in modo stabile dietro la schiena del paziente per tenere il tronco in posizione corretta, cioè per farlo riposare formando un angolo di 90° con la superficie del letto, parallelamente all'orlo del letto medesimo e con la colonna vertebrale né troppo flessa, né eccessivamente estesa. Uno o due cuscini devono venire posti fra le ginocchia del paziente per impedire ogni pressione nei lati interni e per mantenere alcuni gradi di abduzione delle anche; ciò contribuirà ad impedire che si verifichi un aumento del tono estensorio delle gambe. Un cuscino posto sopra il tronco del paziente sostiene il braccio in posizione più esterna, mentre l'altro riposa comodamente sul letto, di fianco al corpo, con qualche grado di flessione.

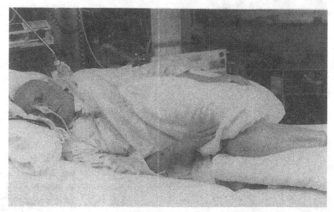

Fig. 2.10. Posizione con il paziente coricato sul fianco: le ginocchia sono flesse, le braccia in leggera flessione, la testa adagiata su un largo cuscino

Posizione B

Se il braccio del paziente mostra la tendenza a flettersi, può venire sostenuto in modo tale che rimanga in estensione (Fig. 2.11a). La terapista o l'infermiera riduce prima di tutto la spasticità flessoria premendo delicatamente, ma decisamente con una mano sullo sterno del paziente, mentre gli mette l'altra mano sotto la scapola e la tira bene in avanti (Fig. 2.11b).

Il peso stesso del paziente manterrà la scapola in protrazione ed il gomito non si fletterà più. Molti letti di ospedale sono provvisti di una pedana mobile che può venire adoperata per sostenere il braccio esteso. L'infermiera pone un'estremità della pedana sotto il materasso all'altezza delle spalle del paziente (Fig. 2.12a). Il braccio del paziente può allora riposare in posizione ad angolo retto con il tronco, sostenuto da un cuscino arrotolato, posto sulla pedana per raggiungere l'altezza necessaria (Fig. 2.12a-c).

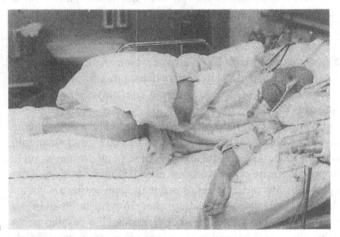

a

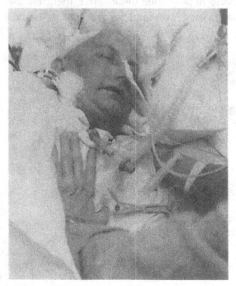

b

Fig. 2.11a,b. Paziente coricato sul fianco con un braccio in estensione. **a** Protrazione della scapola: il braccio forma un angolo retto con il tronco, il polso è esteso oltre il bordo del letto. **b** Pressione sopra lo sterno per facilitare la protrazione della scapola

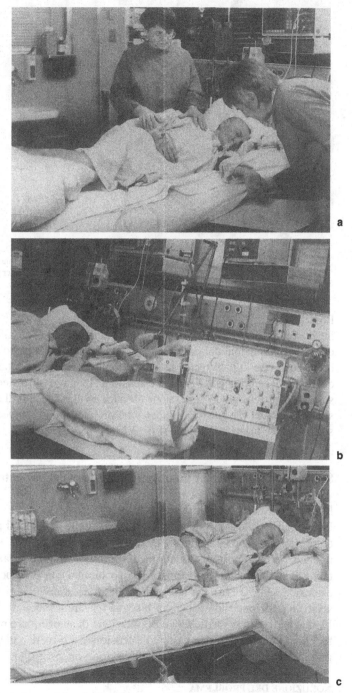

Fig. 2.12a-c. Sostenere il braccio teso del paziente coricato su un fianco. **a** Un'estremità della pedana è posta sotto il materasso. **b** Un cuscino arrotolato sostiene il braccio teso. **c** Il braccio è ben sostenuto in posizione corretta

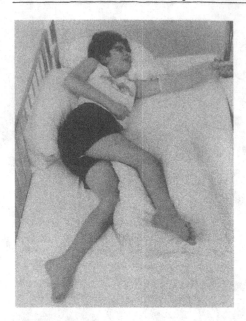

Fig. 2.13. Posizione coricata con una gamba davanti all'altra per il paziente con meno spasticità estensoria

Posizione C

Se la spasticità estensoria non costituisce un problema, né all'inizio né più tardi, quando le condizioni del paziente sono migliorate è opportuno mettere le sue gambe in posizione di passo, cioè la gamba a più immediato contatto con la superficie del letto, viene posta con l'anca in estensione, mentre l'altra viene posta su di un cuscino con qualche grado di flessione all'anca ed al ginocchio. Il cuscino non solo sostiene la gamba che si trova in posizione più elevata, ma impedisce anche a quella sottostante di tirare la flessione (Fig. 2.13).

Superare le difficoltà per mantenere la postura del paziente

Marcata spasticità estensoria

L'ipertono dei muscoli estensori del tronco e delle gambe del paziente causa difficoltà a infermiere e terapiste, sia quando lo girano sul fianco, sia quando cercano di mantenerlo nella postura sul lato medesimo. Le gambe del paziente spingono così tanto in estensione che egli finisce spesso supino, con il corpo in schema di totale estensione (Fig. 2.14a). Per tali pazienti è particolarmente importante non venire lasciati in posizione supina, per cui bisogna trovare il modo di risolvere questo problema, altrimenti si verificherà una situazione di autorinforzo per la quale il paziente, che presenta una forte spasticità estensione, si troverà a giacere sempre supino, proprio nella posizione che aumenta l'ipertono estensorio.

Soluzione del problema

Quando il paziente riposa su un fianco, il capo ed il collo sono flessi e le braccia sono piegate sul petto. Le anche e le ginocchia sono flesse e due o tre larghi guancia-

Fig. 2.14a-c. Riposare sul fianco quando la marcata spasticità estensoria costituisce un problema. **a** L'ambiente non è in grado di flettere né il tronco, né gli arti. **b** La flessione del collo e delle braccia inibisce l'estensione globale per mezzo di due larghi cuscini posti fra le gambe per aumentarne l'abduziione. **c** Il paziente rimane nella posizione corretta

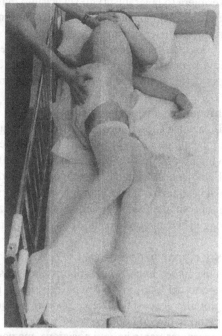

a

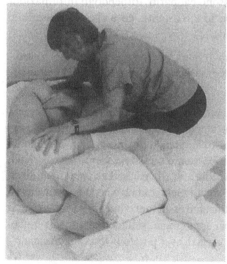

b

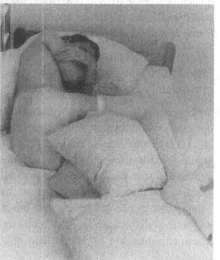

c

li sono posti fra le sue gambe. L'ampia abduzione delle anche diminuirà la spinta estensoria degli arti inferiori (Fig. 2.14b,c). È più facile raggiungere la posizione di flessione completa, se la terapista inibisce in primo luogo la spasticità, flettendo e ruotando il tronco e gli arti (vedi figg. 3.7 e 3.28). In alcuni casi, se il paziente viene prima girato su un fianco, la terapista può soltanto flettere il collo e gli arti.

Quando si gira il paziente di lato e poi si corregge la posizione, si procede con calma e lentezza ed, una volta che il paziente si trova nella posizione corretta, l'infermiera (o la terapista) gli sta accanto mantenendo con le loro mani il contatto con il tronco del paziente. Soltanto quando sente che il paziente si è di nuovo rilassato, si allontana lentamente e cautamente.

Le coperte del letto dovrebbero già essere state messe a posto prima che essa sollevi le mani dal corpo del paziente, perché, se vengono improvvisamente tirate sopra di lui, lo stimolo può risvegliare ancora una volta una forte reazione estensoria.

Irrequietezza ed iperattività

Il paziente che si muove eccessivamente sul letto girandosi di continuo da una posizione all'altra è un grosso problema per l'équipe che lo cura (Fig. 2.15a-c). Tali movimenti possono venire interpretati come una disperata ricerca d'informazioni dell'ambiente circostante. Il comportamento di soggetti normali che si trovino in un locale estraneo quando improvvisamente si spegne la luce, oppure se sono bendati, è molto simile. Essi si girano in tutte le direzioni e cercano informazioni toccando gli oggetti vicini con le mani e con i piedi per cercare di comprendere dove si trovano.

SOLUZIONE DEL PROBLEMA

Cuscini ben imbottiti possono venire messi intorno al paziente per ridurre lo spazio aperto del letto, in modo che egli riposi, per così dire, in una nicchia. Nella maggioranza dei casi il paziente riposerà tranquillo, poiché molte parti del suo corpo saranno in diretto contatto con l'ambiente circostante. I cuscini non possono fissarlo meccanicamente in ogni posizione, ma possono calmarlo, fornendogli informazioni relative alla sua posizione rispetto allo spazio circostante, cosa che il materasso e l'area aperta del letto non fanno (Fig. 2.15d).

Il paziente non dovrebbe mai venir legato al letto, perché egli lotterebbe contro tale limitazione e, così facendo, ostacolerebbe la circolazione del sangue e si procurerebbe escoriazioni alla pelle

Un punto che viene spesso trascurato nella fase acuta del paziente è che egli diventa irrequieto e si muove costantemente, se viene tenuto a letto senza alcuna forma di esercizio o di distrazione. Al paziente, che è iperattivo quando è coricato, non dovrebbero venire somministrati sedativi, ma egli dovrebbe venire messo a sedere fuori dal letto, aiutato a stare in piedi e portato in giro sulla sedia a rotelle per vedere un altro ambiente. Chiunque diventerebbe irrequieto se fosse tenuto a letto giorno e notte senza avere assolutamente niente da fare! È molto più gratificante osservare come un paziente, che si è esercitato duramente svolgendo una terapia appropriata, si addormenti quasi immediatamente quando è riportato a letto, quasi prima di aver posato la testa sul guanciale!

Stare coricati in posizione prona

È un grande beneficio per il paziente stare coricato in posizione prona per alcuni periodi del giorno. Egli dovrebbe venire posizionato con cura sul ventre non appena non gli viene più praticata la respirazione artificiale e le eventuali fratture si sono stabilizzate. Una tracheotomia non presenta controindicazioni nei confronti della posizione prona, poiché si possono sistemare dei cuscini in modo che il paziente re-

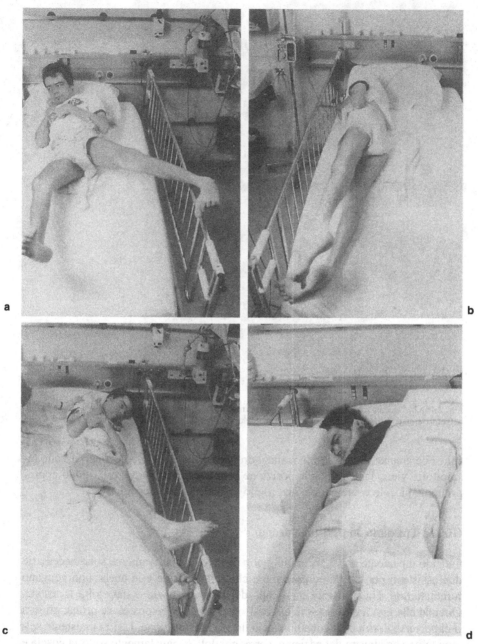

Fig. 2.15a-d. Posizionamento di un paziente molto irrequieto. **a** Le gambe del paziente sono tenute in posizioni estreme. **b** Il paziente si gira continuamente. **c** I piedi si muovono continuamente verso e sopra le sponde del lettino. **d** Il paziente, circondato da cuscini ben imbottiti, si calma e dorme

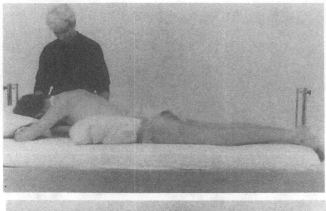

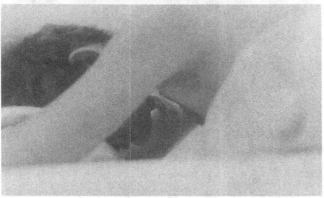

Fig. 2.16a,b. Paziente tracheostomizzato che riposa in posizione prona. **a** I guanciali sotto il torace e sotto la fronte lasciano libere le vie respiratorie. **b** Tracheotomia libera e limitazione del movimento delle spalle

spiri liberamente (Fig. 2.16). In realtà il drenaggio delle secrezioni lungo il tratto respiratorio viene facilitato dalla posizione prona e si può disporre in modo appropriato un piccolo contenitore od un foglio assorbente per raccoglierlo.

Girare il paziente in posizione prona

Quando il paziente non è ancora in grado di muoversi attivamente sono necessarie due assistenti per girarlo ed assicurarsi che le sue spalle e le anche non vengano traumatizzate. Un'assistente sta a capo del letto dal quale è stata tolta la testata. Quando ella gira il paziente sul lato destro per metterlo in posizione prona, gli gira il capo verso destra e gli pone il braccio destro in elevazione. L'altra assistente solleva la gamba sinistra del paziente, sorreggendola adeguatamente sotto la coscia e sotto il ginocchio (Fig. 2.17a). Appena ella sposta la gamba in avanti, la prima assistente sposta in avanti la spalla ed il braccio sinistro e porta l'interno arto in elevazione, mentre gira il paziente completamente sul ventre (Fig. 2.17b). Quindi le due assistenti aggiustano la posizione delle anche e delle spalle del paziente per assicurarsi che riposino in posizione rilassata (Fig. 2.17c).

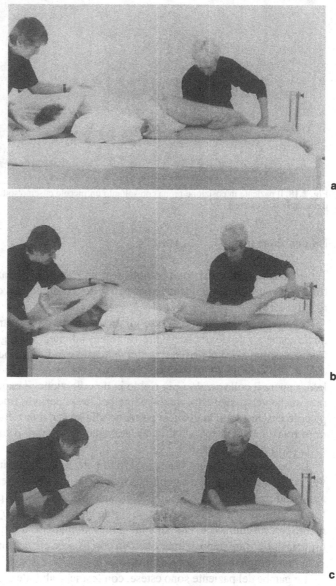

Fig. 2.17a-c. Girare il paziente in posizione prona. **a** Stando ad un'estremità del letto un'assistente si prende cura delle spalle del paziente. **b** Una seconda assistente gli solleva una gamba e la pone in posizione prona accanto all'altra. **c** Aggiustare la posizione del torace e delle gambe del paziente con i piedi appoggiati sull'orlo inferiore del letto

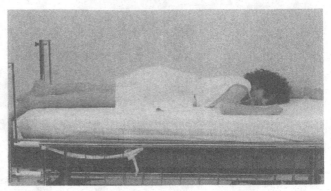

Fig. 2.18. Il paziente in posizione prona con soltanto un piccolo cuscino sotto l'addome per permettere il drenaggio del catetere

La posizione prona

Teoricamente, se non esistono complicazioni secondarie, il paziente riposa sul ventre con un cuscino sotto il tronco per permettere il drenaggio dell'eventuale catetere (Fig. 2.18).

Il capo del paziente può venire girato a sinistra od a destra, ma il lato verso il quale viene girato dovrebbe venire cambiato ad intervalli regolari per evitare l'influenza asimmetrica dei riflessi tonici del collo e la fissazione della colonna cervicale in una determinata posizione. Se il paziente mostra di avere preferenza per un lato, oppure il collo sembra più rigido in una direzione, il capo dovrebbe venire girato anche verso quel lato, inizialmente per brevi periodi, finché non si rilassa. Un piccolo cuscino sotto la guancia permette alla testa del paziente di riposare con minore rotazione cervicale verso quel lato, finché non può rimanere senza difficoltà nella posizione corretta.

Le braccia del paziente vengono posizionate con le spalle in elevazione ed in lieve abduzione. Esse non dovrebbero riposare ai lati del paziente, perché tale posizione rinforza la rotazione mediale delle spalle ed aumenta la posizione cifotica della colonna toracica. Se le spalle sono rigide ed hanno perduto in ampiezza di movimento, un cuscino, od eventualmente due, sistemati sotto il tronco permettono alle braccia di riposare in posizione rilassata con minore elevazione, finché non recuperano una completa escursione di movimento (v. Fig. 2.16a).

Le gambe del paziente sono estese, con le anche abdotte e poste in modo tale che i piedi riposino sul margine inferiore del letto, con qualche grado di dorsiflessione, mentre la spalliera inferiore del letto è stata appositamente rimossa.

Soluzione del problema

Anche se a un paziente manca la piena escursione di movimento degli arti, è importantissimo che egli riposi in posizione prona, particolarmente se si sono già sviluppate contratture all'anca ed al ginocchio (Fig. 2.19). Sarà tuttavia necessario sistemare diversi cuscini in modo da rendere la posizione possibile fin dall'inizio (Fig. 2.20). Secondo il grado di gravità e la localizzazione delle contratture, la tera-

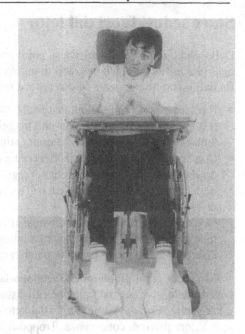

Fig. 2.19. Per un paziente con gravi contratture è importante sedere fuori dal letto e riposare in posizione prona

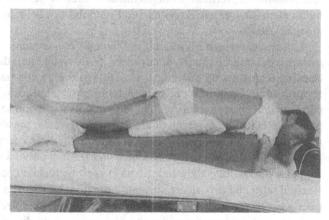

Fig. 2.20. Nonostante le gravi contratture, lo stesso paziente riesce a riposare prono con l'aiuto di diversi cuscini

pista e l'infermiera usano la loro abilità per mettere in grado il paziente di coricarsi nella posizione prona e per rimuovere gradualmente i cuscini di supporto, mano a mano che la sua mobilità aumenta, fino a quando egli è in grado di riposare completamente disteso. Gli sforzi dell'équipe valgono certamente la pena, poiché molte contratture possono risolversi in maniera veramente straordinaria, semplicemente ponendo il paziente ogni giorno in posizione prona ed aumentando gradualmente il tempo che egli trascorre nella posizione corretta.

Stare seduti fuori dal letto

Dallo stadio delle cure intensive in poi il paziente deve stare seduto fuori dal letto ogni giorno finché non è in grado di muoversi in modo indipendente. Il trasferirlo fin dall'inizio direttamente su una sedia a rotelle presenta molti vantaggi:

- Il paziente può venire allontanato dal letto, cosa che mette in grado i suoi parenti e la terapista di guidarlo in una maggiore varietà di situazioni. Il cambio di ambiente da solo fornirà un'ulteriore stimolazione.
- Con la sedia a rotelle si può ottenere una postura migliore in posizione seduta, poiché essa offre tante possibilità di regolare l'altezza e l'inclinazione della spalliera, i braccioli, l'appoggiapiedi e di usare numerosi adattamenti come, p. es., un tavolo regolabile.
- Non appena il paziente può muoversi attivamente in qualche modo, la sedia a rotelle gli permette di incominciare a muoversi per conto proprio da un luogo all'altro, di solito molto prima di poter camminare da solo.

Molti dei gravi problemi che rendono la riabilitazione successiva del paziente così difficile, sorgono dal fatto che egli è stato tenuto troppo a lungo a letto in posizione supina. Egli deve venire tolto dal letto e posizionato sulla sedia a rotelle anche se è ancora privo di conoscenza. Troppo frequentemente il paziente viene assistito soltanto a letto per settimane, se non per mesi, dopo l'incidente. Aumento dell'ipertono, contratture, formazione di piaghe da decubito e persino sviluppo del riflesso di mordere possono essere il risultato dell'immobilità e della mancanza di stimolazioni significative.

La comunicazione all'interno dell'équipe è essenziale, se si vuole evitare lo sviluppo del quadro clinico di cui sopra. Si dovrebbe quindi considerare con cura se esiste realmente un motivo per il quale il paziente non può stare fuori dal letto. Proprio come i pazienti, che hanno subito altre gravi lesioni od estesi interventi chirurgici, vengono fatti alzare dal letto in uno stadio molto precoce, così anche i pazienti con lesioni cerebrali dovrebbero venire messi preso a sedere fuori dal letto con adeguato supporto. In realtà ci sono pochissime controindicazioni allo stare seduti. Un'allarmante ipotensione o una frattura pelvica bilaterale renderebbero, p. es. impossibile stare seduti, ma la ragione fornita comunemente per giustificare il fatto che il paziente sia stato lasciato a letto così a lungo è che era privo di conoscenza, o collegato ad un apparecchio per la respirazione artificiale. Se il paziente viene mosso e posizionato con cura, queste due ragioni cadono ed ogni difficoltà residua può venire superata con un piccolo sforzo e con spirito d'iniziativa. In questa fase l'intero futuro del paziente può dipendere dall'impegno e dalla buona volontà dell'équipe.

Trasferire il paziente dal letto alla sedia a rotelle

Portarlo dalla posizione coricata a quella seduta

Quando il paziente è ancora privo di conoscenza o incapace di muoversi, la terapista lo porta passivamente in posizione seduta

Il paziente viene girato di fianco con le anche e le ginocchia flesse. Stando accanto al letto la terapista circonda con un braccio le ginocchia del paziente ponendogli l'altro braccio dietro il collo e la mano sulla colonna vertebrale toracica (Fig. 2.21a).

La terapista sposta le gambe del paziente sul bordo del letto e, trasferendo il peso del proprio corpo di lato, porta il tronco del paziente in posizione eretta (Fig. 2.21b,c).

Con le proprie gambe premute contro le ginocchia del paziente, la terapista può impedire che quest'ultimo scivoli dal letto e gli può sostenere il capo con la propria spalla. Le mani della terapista poste sulla schiena del paziente mantengono la posizione del tronco di quest'ultimo (Fig. 2.21d).

Spostare il paziente verso il bordo del letto

Prima di trasferire il paziente su una sedia a rotelle, la terapista deve spostare il paziente in avanti verso il bordo del letto in modo che egli possa appoggiare la pianta dei piedi sul pavimento. La terapista svolge questi movimenti portando prima in avanti una natica del paziente e poi l'altra, spostando ogni volta il peso del paziente sul lato opposto.

La terapista sta di fronte al paziente, il cui capo appoggia su una delle sue spalle. Ella a sua volta appoggia un braccio sulle spalle del paziente e la mano sulla sua colonna vertebrale toracica. Il tronco del paziente è sostenuto dal braccio della terapista che pone l'altra mano sotto il trocantere del paziente per sollevarne una natica verso il lato opposto e tirarla in avanti (Fig. 2.22a). La terapista cambia la posizione delle mani in modo appropriato per muovere nello stesso modo l'altra natica del paziente, come se egli "camminasse" sulle sue natiche (Fig. 2.22b).

Suggerimenti per il trasferimento del paziente

Il trasferimento del paziente sulla sedia a rotelle viene eseguito lentamente e con calma per non allarmarlo inutilmente. Alcuni assistenti dicono che preferiscono compiere il trasferimento velocemente per diminuire lo sforzo della schiena, ma l'improvviso movimento nello spazio può spaventare molto il paziente. Sono stati riferiti incidenti nei quali un paziente ha morso un assistente. Essi possono essere stati causati dal terrore del paziente di cadere mentre veniva trasportato improvvisamente per aria.

Fig. 2.21a-d.

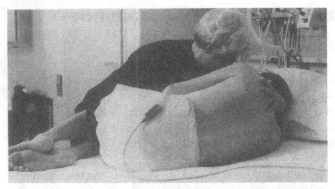

a

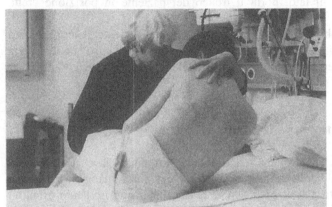

b

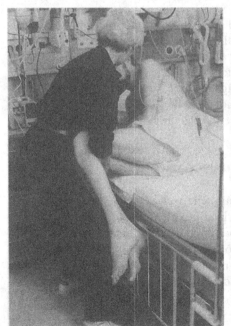

c

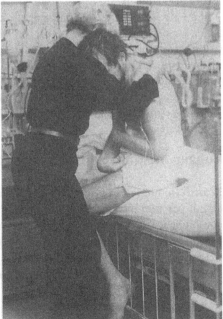

d

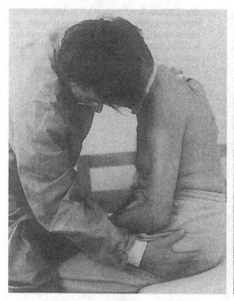
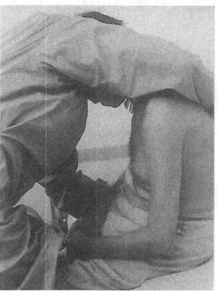

a

b

Fig. 2.22a,b. Spostare il paziente verso il bordo del letto. **a** La terapista porta in avanti una delle natiche del paziente. **b** Il braccio della terapista intorno alle spalle del paziente impedisce che egli perda l'equilibrio

Metodo 1. Con le braccia del paziente appoggiate sulle spalle della terapista

Il paziente privo di conoscenza o gravemente colpito può venire trasferito dal letto dalla sola terapista senza troppe difficoltà. Se, tuttavia, la terapista per qualche ragione non si sente sicura di poter trasferire il paziente da sola, necessità di un'assistente che stia nella "V" formata dalla sedia a rotelle e dal bordo del letto e che ponga una mano sotto ciascuno dei trocanteri del paziente.

La sedia a rotelle, alla quale è stato tolto il bracciolo sul lato vicino al letto, è messa parallela al letto e più vicina possibile al paziente. Gli appoggiapiedi devono venire sempre girati ad angolo retto o rimossi per impedire che il paziente o l'assistente li urtino con le caviglie (Fig. 2.23a).

La terapista preme le ginocchia contro quelle del paziente che a sua volta appoggia le braccia sulle sue spalle. La terapista premere verso il basso le scapole del paziente ed usa le proprie ginocchia per estendere quelle del paziente finché il sedere di quest'ultimo non si solleva dal letto. Il capo del paziente è appoggiato su una spalla della terapista. Mentre quest'ultima fa inclinare il paziente in avanti, l'assistente aiuta ad alzare il sedere del paziente dal letto e a girarlo verso la sedia a rotelle (Fig. 2.23b).

La terapista gira il paziente facendo perno sui piedi di quest'ultimo e lo adagia sulla sedia a rotelle con il sedere bene indietro (Fig. 2.23c).

◄ **Fig. 2.21a-d.** Portare il paziente dalla posizione coricata a quella seduta. **a** Il braccio della terapista intorno alle ginocchia flesse del paziente. **b** Le gambe del paziente sul lato del letto. **c** Alzare il tronco del paziente lungo la verticale. **d** Impedire che le ginocchia del paziente scivolino in avanti mentre la terapista gli sostiene il capo ed il tronco

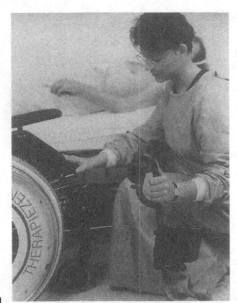

Fig. 2.23a-c. Trasferimento di un paziente gravemente colpito. **a** La sedia a rotelle viene posta vicino al letto ed il poggiapiedi viene rimosso. **b** Un'assistente aiuta a sollevare il sedere del paziente. **c** Il sedere del paziente viene girato e posto bene indietro sulla sedia a rotelle

a

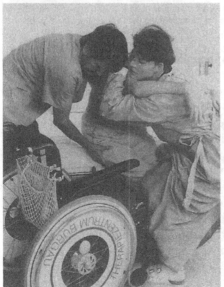

b

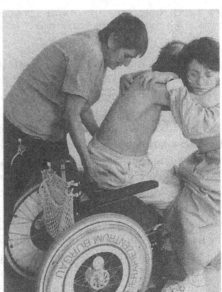

c

Metodo 2. Con le braccia del paziente lungo il corpo

Se le spalle del paziente sono molto rigide ed hanno una marcata limitazione di movimento la terapista lascia che egli abbandoni le braccia lungo il corpo. Come nel metodo 1 la terapista porta il paziente in avanti sollevando prima un trocantere e po l'altro finché egli non appoggia sul pavimento la pianta dei piedi (Fig. 2.24).

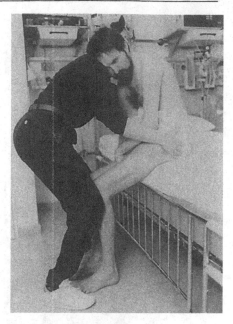

Fig. 2.24. Muovere il paziente in modo tale che egli appoggi la pianta dei piedi sul pavimento

Stando di fronte a lui la terapista preme le ginocchia contro e leggermente di lato a quelle del paziente. Un braccio della terapista è posto intorno e dietro la schiena del paziente, così che una delle sue mani è sopra la colonna vertebrale toracica di questi (Fig. 2.25a). L'altra mano della terapista spinge in avanti e verso il basso la scapola del paziente, mentre usa le proprie ginocchia per estendere quelle del paziente, in modo che il peso di quest'ultimo gravi sulle sue gambe (Fig. 2.25b).

La terapista gira il paziente e lo mette a sedere sulla sedia a rotelle con le natiche bene indietro (Fig. 2.25c).

Metodo 3. Con il tronco del paziente flesso

Un altro modo utile e sicuro per trasferire il paziente è di farlo piegare in avanti ed usare le mani della terapista sui trocanteri del paziente per alzargli il sedere, mentre ella preme le ginocchia contro quelle del paziente (Fig. 2.26a,b). Il capo del paziente è sorretto dal tronco o dall'anca della terapista, mentre ella gira il paziente verso la sedia a rotelle o il letto.

Metodo 4. Usando una tavola di legno per lo scivolamento

Quando un paziente è molto pesante, la terapista e l'assistente possono usare per lo scivolamento, mentre viene trasferito, una tavola di solido legno levigato che regga il peso del paziente. Il letto viene abbassato alla stessa altezza della sedia a rotelle e la tavola è messa in modo da coprire la distanza fra loro. Il sedere del paziente è posto sul bordo della tavola in modo che egli possa scivolare lungo di essa verso la sedia a rotelle (Fig. 2.27a). La terapista sta di fronte al paziente e gli tiene il tronco fles-

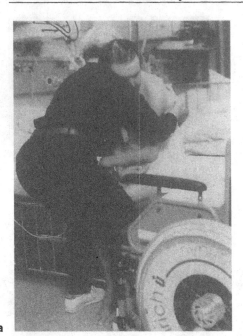

a

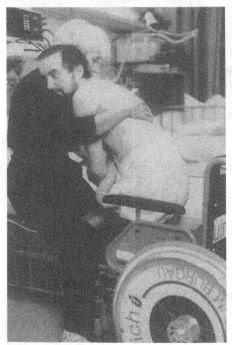

b

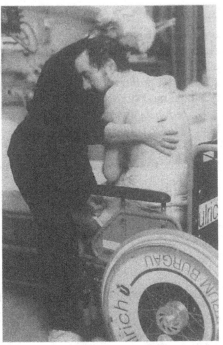

c

Fig. 2.25a-c. Trasferire il paziente privo di conoscenza e con le spalle rigide. **a** Il tronco del paziente è portato in avanti, il capo viene sorretto e le braccia vengono lasciate lungo il tronco. **b** La terapista estende le ginocchia del paziente con le proprie ginocchia e con le mani preme il suo torace in avanti. **c** Porre il sedere del paziente bene indietro sulla sedia a rotelle

Fig. 2.26a-c. Trasferire il paziente con il tronco flesso in avanti. **a** La terapista flette il tronco del paziente e ne sorregge il capo con il fianco. **b** La terapista pone una mano sotto ciascun trocantere del paziente. **c** Premendo le ginocchia contro quelle del paziente la terapista gli alza e gira sul letto il sedere

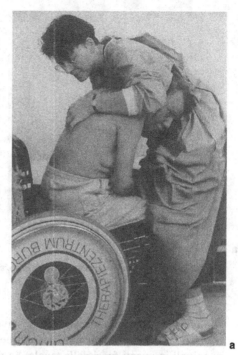

a

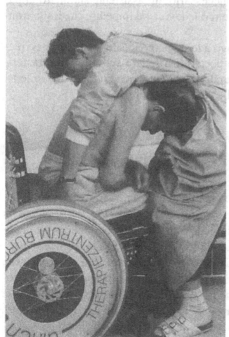

b

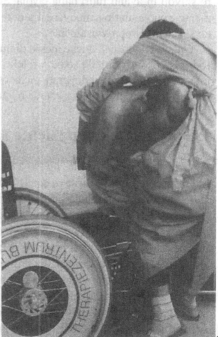

c

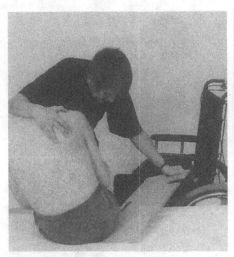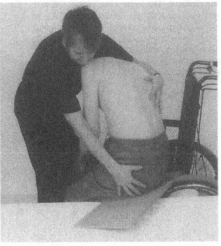

a   b

Fig. 2.27a,b. Usare una tavola per lo scivolamento. a Un'estremità della tavola viene messa sotto le natiche del paziente. b Scivolare lungo la tavola

so in avanti, usando le mani per farlo scivolare lungo la tavola (Fig. 2.27b). Le ginocchia della terapista premute contro quelle del paziente impediscono che il sedere scivoli in avanti fuori dalla tavola. Se necessario, un'assistente sta dietro al paziente e può aiutarlo a muovere il sedere lungo la tavola od impedire che il suo tronco si estenda improvvisamente.

Quando il paziente viene messo di nuovo a letto vengono adoperati gli stessi metodi per trasferirlo dalla sedia a rotelle e portargli il sedere sul letto. Tali trasferi-
menti possono venire adoperati anche quando il paziente viene portato alla toilette,
trasferito su un'altra sedia a rotelle o anche su un'automobile.

La posizione del paziente sulla sedia a rotelle

Il paziente dovrebbe venire messo a sedere sulla sedia a rotelle con il sedere bene
indietro, con il tronco diritto e con le braccia appoggiate su un tavolo di fronte a lui.
Il tavolo fornisce continue informazioni al paziente e fa diminuire anche le probabilità che egli scivoli in avanti con il sedere e fuori della sedia (Fig. 2.28a). Quando
egli deve essere trasferito da un luogo ad un altro con la sedia a rotelle, si può adoperare una tavola fissata ai braccioli (Fig. 2.28b). Con le braccia appoggiate su questa tavola, la postura del tronco del paziente viene migliorata. Dal punto di vista
ideale, il suo tronco dovrebbe essere il più diritto possibile ed il capo libero di muoversi. L'altezza della tavola fissata sulla sedia a rotelle dovrebbe essere tale che sue
braccia possano riposare sopra di essa senza che il cingolo scapolare venga elevato,
ma sufficiente da permettere che il tronco del paziente rimanga diritto.

Il paziente siede con le anche che formano un angolo di 90° con il tronco e le cosce sorrette dal sedile per tutta la loro lunghezza. Le cosce dovrebbero essere paral-
lele fra loro e non dovrebbero premere in adduzione verso l'interno, né in abduzio-

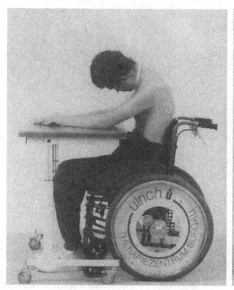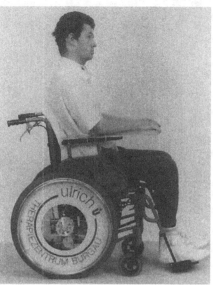

a   b

Fig. 2.28a,b. Posizione seduta sulla sedia a rotelle. **a** Con una tavola posta di fronte al paziente. **b** Con una tavola fissata sui braccioli

ne contro i lati della sedia. Gli appoggiapiedi vengono regolati in modo che le ginocchia del paziente formino in flessione un angolo di circa 90° o poco più. I piedi del paziente sono sorretti dagli appoggiapiedi con le caviglie in dorsiflessione.

La posizione ideale sulla sedia a rotelle può essere difficile da raggiungere quando il paziente è portato per la prima volta fuori dal letto, tanto più se egli è stato lasciato a letto per lungo tempo ed ha sviluppato complicanze secondarie. È essenziale che l'infermiera insieme alla terapista si sforzi di risolvere il problema con entusiasmo ed immaginazione, osservando il paziente, e guidata da prove ed errori.

Se la postura del paziente è evidentemente anormale, cercare di nutrirlo o di praticare su di lui dell'igiene orale finirà certamente in un fallimento come ogni procedura terapeutica intesa a migliorare la sua abilità a parlare (Fig. 2.29). È dannosissimo che il paziente venga lasciato seduto per lunghi periodi in una postura anormale (Fig. 2.30). Maggiore spasticità e sviluppo di concomitanti contratture nelle braccia e nelle gambe sono quasi inevitabili. Deformità della colonna vertebrale causate dal prolungato sedere in posizione asimmetrica o cifotica possono essere più tardi difficili da correggere. La prolungata posizione del capo con il collo in flessione estensione o flessione laterale può causare grave cefalea di origine cervicale o intenso dolore alla radice dei nervi, per cui si pensa spesso erroneamente che siano sintomi causati dalla stessa lesione cerebrale.

Bisogna comprendere che se il paziente tende a scivolare fuori dalla sedia non può venire legato o fissato con un cuneo fra le gambe. Tali soluzioni condurranno in breve a danni della pelle e ad ecchimosi ed il paziente combatterà contro le penose restrizioni di questo tipo. Nello stesso modo, se il suo capo è fortemente flesso, un collare rigido non risolve il problema, ma può solo causargli piaghe sotto il mento.

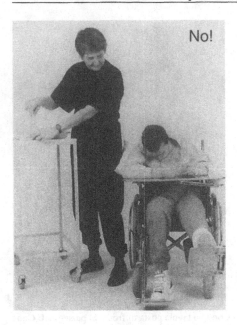

Fig. 2.29. Una postura seduta scorretta rende impossibile l'igiene orale o la nutrizione del paziente

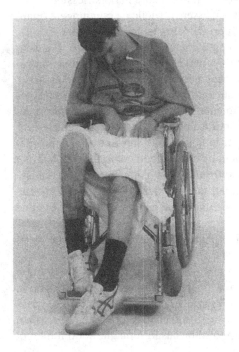

Fig. 2.30. Una postura anormale su una sedia a rotelle aumenta la spasticità e può condurre allo sviluppo di contratture

Se il capo del paziente spinge indietro, fissare un poggiatesta sulla sedia a rotelle aumenterà la tendenza all'estensione del collo, poiché egli spingerà ancora più indietro il capo contro il supporto solido.

Scelta di una sedia a rotelle idonea

Se si desidera migliorare la postura seduta del paziente occorre in primo luogo scegliere una sedia idonea per lui. Ci sono molti modelli in commercio e la terapista deve scegliere i più adatti. È importante provare diversi tipi prima di fare la scelta finale e sia i produttori che i rappresentanti sono di grande aiuto al riguardo.

Punti da considerare

- Le capacità motorie del paziente tenderanno con il tempo a migliorare così che la scelta della sedia a rotelle adatta per le sue necessità di uno stadio di riabilitazione deve essere riveduta ad intervalli regolari ed adattata o cambiata con un altro modello secondo le necessità.
- La maggior parte dei pazienti imparerà a camminare di nuovo, così che la sedia a rotelle dovrebbe essere quella giusta per il presente e non scelta con un occhio rivolto verso il lontano futuro. Per esempio, la terapista può pensare che il paziente siede bene su una certa sedia a rotelle, ma si decide contro di essa, perché sarebbe troppo ingombrante per il baule dell'automobile. Però il paziente potrebbe non essere arrivato al livello di potersi permettere di fare un giro in automobile. Un esempio potrebbe essere un paziente che è stato a giacere sul letto per mesi e che ha gravi contratture agli arti superiori ed inferiori. Mentre questi proble-

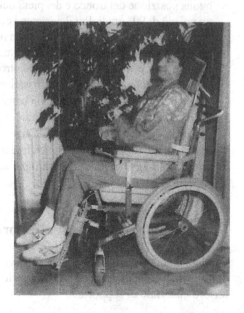

Fig. 2.31. In una sedia a rotelle più adatta lo stesso paziente siede correttamente (v. Fig. 2.30)

mi vengono superati, la terapista può scegliere un tipo speciale di sedia per permettergli di iniziare a stare seduto fuori dal letto per alcuni periodi (Fig. 2.31) e poi, mentre le sue condizioni migliorano, scegliere una sedia più leggera e più mobile così che egli possa venire portato in giro.

- La sedia a rotelle dovrebbe essere il più leggera possibile senza perdere in stabilità, così che i pazienti e chi li aiuta possano spingerla con più facilità.
- Uno schienale che può venire reclinato indietro è particolarmente utile se il paziente ha difficoltà a tenere il capo eretto. Un poggiatesta allungabile dovrebbe essere a disposizione di un paziente molto alto di statura.
- Per guidare il paziente quando mangia o si lava, è utile uno schienale che possa venire facilmente rimosso (vedi Fig. 1.5b,c).
- I braccioli della sedia a rotelle devono essere facilmente amovibili in modo che il paziente possa venire trasferite al/dal letto o alla toilette senza difficoltà. È un grande vantaggio se anche l'altezza o i braccioli sono regolabili per fornire al paziente il supporto ottimale degli arti superiori con o senza l'ausilio di una tavola.
- La tavola fissata alla sedia a rotelle dovrebbe essere stabile e lunga abbastanza da sorreggere adeguatamente le braccia del paziente quando egli piega in avanti il tronco. È importante che il giunto, che fissa la tavola alla sedia a rotelle, sia non solo stabile, ma permetta anche una rapida rimozione e un facile fissaggio.
- Il sedile della sedia a rotelle deve essere abbastanza fermo da non incurvarsi nel mezzo facendo addurre meccanicamente le gambe. Una tavola di legno sottile, può venire tagliata nella misura idonea, coperta di gommapiuma ed adattata, se necessario, al sedile.
- Molte sedie a rotelle sono troppo corte e non sorreggono a sufficienza i glutei del paziente.
- L'altezza e l'angolo dei poggiapiedi devono essere regolabili per avere una posizione soddisfacente delle gambe del paziente. Ciò servirà spesso a mantenere una buona posizione del tronco e dei piedi del paziente se le sue ginocchia sono estese un po' più di 90° gradi. Per il paziente i cui piedi tendono a tirarsi indietro fuori del poggiapiedi ed a infilarsi sotto la sedia a rotelle, gli appoggia-polpacci imbottiti sono utili accessori. Non è consigliabile usare una striscia dietro le gambe del paziente per impedire loro di tirarsi indietro, perché potrebbe provocare abrasioni ai calcagni. Anche ferma-calcagni fissati ai poggiapiedi non sono raccomandabili perché i piedi tenderanno a flettersi plantarmente sull'orlo anteriore della pedana.
- Le piccole ruote anteriori della sedia a rotelle non dovrebbero essere a camera d'aria del tipo "balloon" poiché la rendono più pesante da spingere e più difficile da girare e da manovrare, specialmente su pavimenti coperti da tappeti. L'unico loro vantaggio è un movimento più scorrevole quando si muovono lungo una superficie ruvida.

Suggerimenti per l'uso di ulteriore materiale di supporto

Guidata dalle proprie osservazioni relative al paziente che è rimasto seduto per un certo tempo in una posizione corretta, la terapista può adoperare, se necessario, ulteriore materiale di supporto.

1. Per il paziente il cui tronco è costantemente troppo flesso e che tende anche a cadere di lato (Fig. 2.32a), un largo, solido blocco di gommapiuma posto sulla tavola della sedia a rotelle sotto le sue braccia faciliterà una maggiore estensione del tronco e lo aiuterà a controllare il capo (Fig. 2.32b). Il paziente può anche riposare il capo sul blocco quando si sente stanco, girando il capo prima su un lato e poi sull'altro (Fig. 2.32c).

2. Se il capo ed il tronco del paziente spingono indietro in estensione, posizione spesso associata con i piedi che si tirano indietro sotto la sedia a rotelle

Fig. 2.32a-c. Supporto ulteriore per il tronco del paziente in posizione seduta. **a** Il tronco del paziente è troppo flesso ed egli cade di lato. **b** Un blocco imbottito sulla tavola fissata alla sedia migliora l'estensione del tronco. **c** Quando il paziente è stanco, il suo capo viene sorretto

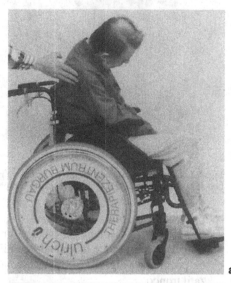

a

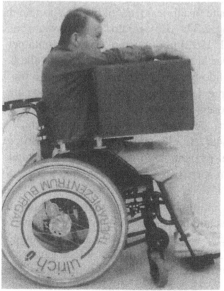

b

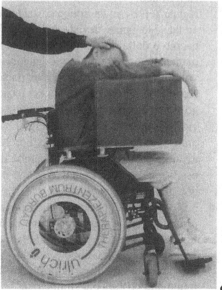

c

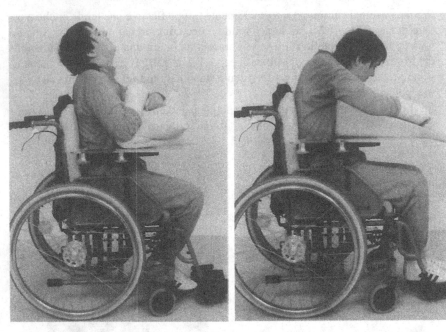

Fig. 2.33a. Il paziente estende il collo ed il tronco e ritrae i piedi sotto la sedia a rotelle. **b** Un solido cuneo di gommapiuma di fronte al torace risolve il problema

(Fig. 2.33a), un solido cuneo di gommapiuma, posto sulla tavola della sedia sotto le sue braccia e in contatto con il torace, lo aiuterà a mantenere una buona posizione (Fig. 2.33b). Una tavola imbottita dietro la schiena gli stabilizza il tronco.

3. Nel paziente con un tronco costantemente disallineato, con il bacino spostato da un lato e le gambe deviate dall'altro (Fig. 2.34a), l'esagerato "colpo di vento" del bacino e delle gambe (Goldsmith et al. 1992) può divenire una deformità permanente ed essere più tardi dannosa per la deambulazione. In aggiunta alla tavola fissata sulla sedia a rotelle, un solido blocco imbottito viene inserito fra il bracciolo della sedia e il lato del paziente. Una tavola imbottita viene posta lungo il lato esterno della natica e della coscia del paziente, tenuta ferma dal bracciolo della sedia medesima (Fig. 2.34b). Un'altra tavola rinforza lo schienale e aiuta l'estensione del tronco (Fig. 2.34c). Se gli appoggiapiedi sono posti più avanti è meno facile che le gambe del paziente assumano lo schema di totale estensione, poiché i piedi vengono ben sorretti dal basso e sono più a contatto con gli appoggiapiedi stessi.

4. Se le gambe del paziente sono sempre molto abdotte e premono verso i lati interni della sedia con supinazione delle caviglie (Fig. 2.35a), tavole solidamente imbottite poste fra i braccioli della sedia ed i lati esterni delle natiche, correggono la posizione del modo più soddisfacente (Fig. 2.35b). Non solo le gambe del paziente rimarranno nella posizione corretta, ma il bacino ed il tronco assumeranno una postura più simmetrica.

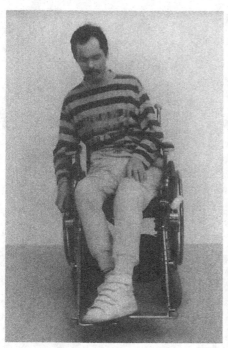

a

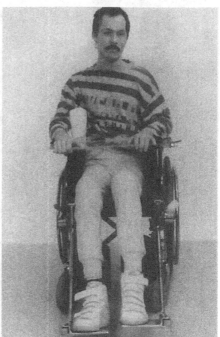

b

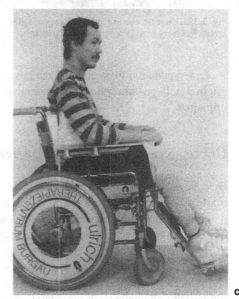

c

Fig. 2.34a. Paziente con spostamento laterale del tronco e del bacino. **b** Posizione corretta con tavola fissata sulla sedia a rotelle, blocco imbottito e tavolo. **c** Schienale e blocco laterale sorreggono il tronco del paziente

a 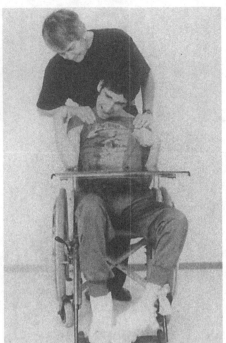 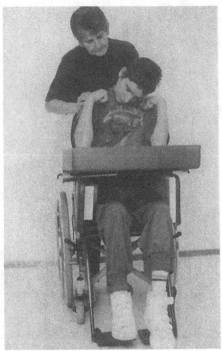 b

Fig. 2.35a. Paziente con le gambe abdotte ed il piede in supinazione. **b** Tavole lungo il lato esterno delle natiche correggono la postura degli arti inferiori

La terapista motivata che utilizza la sua ingegnosità troverà molti altri modi per migliorare la postura seduta del paziente e il tempo che utilizzerà sarà sempre bene impiegato.

Correggere la posizione del paziente nella sedia a rotelle

Bisognerebbe ricordarsi sempre che nessuna posizione, per quanto buona possa sembrare, può venire mantenuta per ore. Il paziente si muoverà, sposterà il peso del corpo o scivolerà in avanti nella sedia già dopo breve tempo e perciò deve essere aiutato ogni volta a correggere la sua posizione sulla sedia senza irritazione da parte del team di riabilitazione. È normale che una persona cambi frequentemente la propria posizione quando è seduta, anche se soltanto per mezzo di piccoli spostamenti della postura del corpo. Per il team di riabilitazione può essere di aiuto prestare attenzione al numero di volte nelle quali loro stessi od altri presenti modificano la loro posizione, per esempio durante una riunione del team stesso, e constatare come sia assolutamente impossibile rimanere perfettamente fermi per qualunque periodo di tempo.

Se il paziente, come spesso succede, scivola lungo la sedia muovendo in avanti il sedere, la terapista o l'infermiera devono correggere subito la sua posizione per impedire che egli scivoli fuori dalla sedia e cada sul pavimento (Fig. 2.36a).

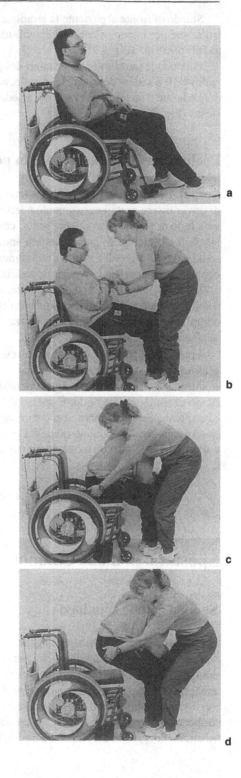

Fig. 2.36a-d. Rimettere il paziente in posizione corretta sulla sedia a rotelle. **a** Posizione del paziente dopo essere scivolato lungo la sedia. **b** Un'assistente impedisce con le sue ginocchia che il paziente scivoli ulteriormente. **c** Il tronco del paziente viene flesso il più avanti possibile. **d** Sollevare il sedere del paziente per metterlo nuovamente sulla sedia

Stando di fronte al paziente la terapista o l'infermiera premono le ginocchia contro le sue per impedire che egli scivoli ulteriormente e gli flettono il tronco più in avanti possibile (Fig. 2.36b,c).

Ponendo le mani sotto i trocanteri del paziente la terapista si sposta indietro per sollevargli il sedere della sedia a rotelle, adoperando le proprie ginocchia per estendergli le sue e metterlo nuovamente a sedere con le natiche bene indietro sulla sedia stessa (Fig. 2.36d).

Prolungare il tempo passato in posizione seduta

Nei primi giorni molti pazienti potranno rimanere seduti soltanto un'ora circa prima di dover essere portati nuovamente a letto. È certamente preferibile portarli di nuovo a letto dopo che sono rimasti seduti correttamente per un breve periodo, anziché lasciarli seduti a lungo in una postura anormale. Il tempo che il paziente passa sulla sedia a rotelle dovrebbe venire gradualmente aumentato ogni giorno in base alle sue capacità di sopportare la posizione seduta.

La lunghezza del tempo che il paziente è in grado di trascorrere sulla sedia a rotelle dipende anche dalle stimolazioni che riceve, poiché passare due ore da solo, completamente in silenzio in una stanza, senza avere assolutamente niente da fare, sembrerebbe a chiunque un'eternità.

I parenti del paziente, se guidati con cura, possono essere di valore inestimabile se gli forniscono stimolazioni appropriate. Alcuni troveranno automaticamente il modo di intrattenere il paziente e mantenere desta la sua attenzione, altri invece necessiteranno di aiuto e di consiglio. È spesso difficile parlare con qualcuno che è incapace di rispondere e che sembra non capire ciò che gli viene detto. Attività come quelle descritte nel cap. 1, dove le mani del paziente vengono guidate mentre egli esegue compiti diversi, sono un modo sensato nel quale i suoi parenti possono aiutarlo.

In nessun caso il paziente dovrebbe venire lasciato seduto completamente solo se c'è il minimo pericolo che cada dalla sedia a rotelle o svenga quando è in posizione eretta.

Spostarsi in modo autonomo sulla sedia a rotelle

Sedia a rotelle standard

Non appena il paziente ha ripreso conoscenza ed è in grado di stare seduto con il busto eretto sulla sedia a rotelle scelta per lui, la terapista può iniziare ad insegnargli a spingerla da solo. Il metodo di propulsione che la terapista sceglie dipenderà dalle funzioni motorie del singolo paziente, cioè da quale dei suoi arti è più in grado di muoversi attivamente. È raro che un paziente riesca a spingere la sedia a rotelle usando ambedue le mani come fa un paziente paraplegico. Molti, particolarmente coloro che rientrano nel gruppo dei pazienti atassici, in realtà non useranno affatto le mani, ma i piedi per muovere la sedia a rotelle in tutte le direzioni come se camminassero. Altri, i sintomi dei quali sono di natura emiplegica, possono usare la mano e la gamba del lato meno colpito per spingere e guidare la sedia a rotelle. In realtà il paziente può tranquillamente adoperare la sedia a rotelle usando una sola gamba se l'altra non ha recuperato sufficiente attività e controllo. La terapista cerca insieme al paziente le migliori possibilità guidando i movimenti dei suoi arti nel modo necessario per spingere la sedia a rotelle in avanti e girarla nelle diverse direzioni. Quando la terapista sente che il paziente sta subentrando attivamente, riduce gradualmente l'assistenza che sta fornendo. La terapista non solo guida il paziente mentre impara a spingere la sedia rotelle, ma guida anche le sue mani quando gli insegna ad usare i freni, a rimuovere i braccioli e ad alzare i poggiapiedi prima di ritornare a letto o recarsi alla toilette.

Per il paziente è un grande passo in avanti poter usare la sedia ed andare in qualche luogo per conto proprio, anche se inizialmente soltanto lungo il corridoio dell'ospedale. Il paziente dovrebbe venire incoraggiato a spingere la sedia a rotelle e a usarla per le varie attività di cura personale, perché con ogni probabilità egli sarà indipendente nella sedia a rotelle per lungo tempo prima di poter camminare da solo con sicurezza. Alcuni pazienti sono riluttanti ad adoperare la sedia a rotelle perché sono stati indotti a credere che, se l'adoperano, non impareranno mai a camminare di nuovo, credenza del tutto infondata e certamente falsa.

Sedia a rotelle elettrica

Quando il paziente riprende conoscenza e non è ancora indipendente nello svolgimento delle attività della vita quotidiana, è improbabile che sia in grado di far funzionare con sicurezza una sedia a rotelle a propulsione elettrica. Tuttavia occorre-

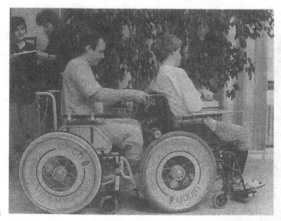
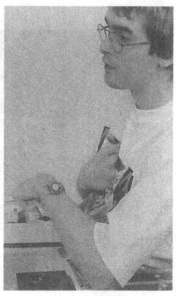

a

b

Fig. 2.37a,b. Una sedia a rotelle elettrica. **a** Un paziente gravemente colpito è felice di poter spingere un amico in panne. **b** Poter guidare la sedia a rotelle elettrica nonostante le gravi contratture

rebbe prendere in considerazione alcuni tipi di carrozzine a motore per un paziente che non può spingere una sedia a rotelle standard, non a causa di difficoltà percettive, ma perché ha gravi contratture alle braccia ed alle gambe che rendono ciò impossibile. Pazienti che non sono in grado di camminare senza assistenza a causa di una marcata atassia che impedisce loro di spingere una sedia a rotelle, ma che forniscono prestazioni ad alto livello quando svolgono altri compiti complessi possono anche trarre profitto dalla loro capacità di muoversi per conto proprio su una sedia a rotelle elettrica (Fig. 2.37a). In commercio vi sono molti tipi di meccanismi di guida e devono essere scelti secondo le necessità individuali del paziente (Fig. 2.37b).

Sedia a rotelle con meccanismo a monoguida

L'uso di una sedia a rotelle con ambedue le ruote controllate da cerchi separati, ma fissati su un solo lato, è estremamente difficile per un paziente con marcati disturbi di percezione. La maggioranza dei pazienti non sarà in grado di adoperare i complessi meccanismi, però in alcuni casi questo tipo di sedia può essere utile. Un paziente che ha una paralisi totale di un braccio e che a causa di complicanze secondarie non è in grado di usare le gambe per guidare, può riuscire ad usare questo tipo di sedia (Fig. 2.38). Anche se è incapace di percorrere lunghe distanze o di trovare il cammino da solo, il solo fatto di potersi spostare nei confini della sua stanza e nelle immediate vicinanze è di per sé positivo, come pure il fatto che egli possa seguire la persona che gli indica il percorso da seguire. Può anche essere di grande aiuto per la persona che spinge la sedia a rotelle il fatto che il paziente possa subentrare temporaneamente, permettendole così di avere le mani libere per qualche altro compito; ad esempio quando il paziente va a casa per il fine settimana sua

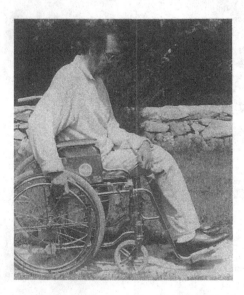

Fig. 2.38. Usare una sedia a rotelle con un meccanismo di monoguida. Paziente con la gamba destra amputata e con emiplegia sinistra

moglie porta i suoi effetti personali o gli tiene la porta aperta mentre egli entra in casa da solo.

La sedia a rotelle dovrebbe venire considerata un utile veicolo che permette al paziente di recarsi da un luogo a un altro in modo da non rimanere sempre confinato nelle vicinanze del suo letto. Essa è utile anche perché permette una correzione più facile della posizione seduta del paziente con tutti gli adattamenti e supporti che sono stati descritti. Tuttavia non appena le sue condizioni sono sufficientemente migliorate, egli dovrebbe venire messo a sedere su una sedia normale per i pasti o quando qualcuno lavora con lui. Quando il paziente è in grado di camminare senza troppa assistenza, membri del team di riabilitazione o i suoi parenti dovrebbero stare e camminare con lui il più a lungo possibile durante il giorno. La terapista dovrebbe istruire tutti coloro che si prendono cura del paziente su come possono aiutarlo a sviluppare un buono schema di cammino, come pure ad alzarsi da una sedia, dal letto o dalla toilette e come sedersi di nuovo in maniera corretta. La terapista dovrebbe fare degli esercizi pratici con loro finché non si sentono sicuri.

L'importanza di girare e posizionare il paziente

Nella maggior parte dei testi di infermieristica e di fisioterapia si raccomanda di girare il paziente privo di conoscenza o paralizzato a intervalli regolari e di posizionarlo accuratamente. Sebbene questa necessità venga in teoria riconosciuta, non sempre la procedura relativamente semplice viene eseguita. Girare il paziente e posizionarlo in modo corretto costituiscono una parte essenziale del trattamento complessivo che deve venire messo coscientemente in pratica per i seguenti motivi.

Prevenire contratture e deformità

La maggior parte delle persone ha fatto l'esperienza di dormire profondamente ed a lungo nella medesima posizione e di risvegliarsi con un'articolazione rigida e dolorante. Per esempio, il gomito può far male se lo si estende dopo che è rimasto flesso sotto il corpo per alcune ore, ma dopo alcuni movimenti attivi e veloci i sintomi scompaiono.

Invece il paziente che viene lasciato coricato sul letto nella stessa posizione per ore non può muoversi attivamente, la dolorosa rigidità rimane e lo fissa in una determinata posizione. Poiché una certa articolazione gli fa male, egli si opporrà ad ogni tentativo da parte dell'infermiera e della terapista di muoverlo passivamente. Ne deriva un circolo vizioso poiché quanto più a lungo l'articolazione rimane fissa in una posizione, tanto più farà male a muoverla e la limitazione di movimento aumenterà sempre di più. Girando il paziente e cambiando la posizione degli arti ogni 2-3 ore, si evita questo pericolo e si previene lo sviluppo di contratture e le loro gravi conseguenze.

La spasticità in schemi stereotipati può facilmente condurre all'accorciamento dei muscoli poiché gli arti vengono tenuti costantemente nella stessa posizione dai gruppi muscolari dominanti. Posizionare correttamente il paziente e girarlo in posi-

zioni diverse aiuterà a ridurre l'ipertono. Il paziente i cui muscoli sono flaccidi e con
scarsa attività riflessa si fisserà nella posizione nella quale viene lasciato coricato
per lungo tempo. Riferendosi alle lesioni del midollo spinale, Hobson (1956) pone
in forte evidenza questo punto: "mantenere la posizione corretta è della massima
importanza, specialmente *nei primi stadi* dopo la lesione, per prevenire lo sviluppo
di contratture e di piaghe da decubito".

Evitare lo sviluppo di piaghe da decubito

La pressione prolungata sulla pelle e sui tessuti sottostanti causerà necrosi ischemi-
ca con formazione di piaghe da decubito (Fig. 2.39). Ogni parte del corpo è vulnerabile, ma quelle parti del corpo che hanno scarsa o nessuna "imbottitura" sono le
più facili ad ulcerarsi. Le aree di solito colpite sono il sacro, i trocanteri, le ginocchia, il perone, i malleoli ed i calcagni. L'occipite ed i gomiti sono aree vulnerabili
quando il paziente rimane troppo a lungo in posizione supina. Pazienti che già siedono in sedia a rotelle tenderanno a sviluppare piaghe nelle loro tuberosità ischiati-
che se non diminuiscono regolarmente la pressione su di esse, oppure nell'area fra
le due natiche se siedono con le anche troppo estese. Il paziente che viene lasciato
troppo a lungo in posizione semi-coricata sul letto, con la parte alta del letto elevata, anziché seduto su una sedia, svilupperà frequentemente una ferita aperta nel coc-
cige, che può richiedere un periodo di tempo considerevole per guarire. È interessante notare che nell'Oxford Dictionary" "decubitus" viene definito "il modo o la
postura di giacere a letto" e "decubital" "relativo o risultante dal modo o postura di
giacere a letto". Le piaghe da decubito non dovrebbero mai venire considerate come
il risultato inevitabile di una lesione cerebrale, perché sono una complicanza che
può essere evitata. "Bisogna mettere in evidenza che la formazione di piaghe da decubito non dovrebbe mai verificarsi se il paziente viene girato frequentemente durante i primi stadi dopo la lesione" (Hobson 1956).

Il trattamento delle piaghe da decubito è stato descritto in molte occasioni da

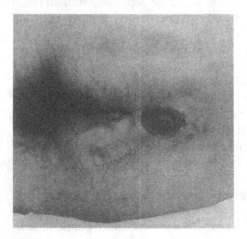

Fig. 2.39. Piaga sul sacro causata da prolungato decubito supino, che ora guarisce, perché il paziente viene girato regolarmente

Sir Ludwig Guttmann come pure da molti che hanno avuto il privilegio di studiare sotto di lui. "Non importa cosa voi mettete sulle piaghe da decubito fino a che c'è il peso del paziente!" (Guttmann 1962). Il paziente viene posizionato con cura in modo che l'area interessata non sia in contatto con il letto, per esempio mettendo il paziente in posizione coricata di lato o in posizione prona se la piaga è sul sacro e girandolo a intervalli regolari. Pazienti che già sedevano fuori del letto quando la piaga si è formata non dovrebbero venire lasciati seduti per lungo tempo. Guttmann stesso (1973) consiglia un periodo di totale riposo a letto finché la piaga non è completamente guarita. Tuttavia per il paziente con una lesione cerebrale gli effetti dannosi di venire tenuto a letto sono così grandi che la terapista dovrebbe adattare il cuscino del sedile o la spalliera in modo tale che egli possa stare seduto per brevi periodi senza esercitare alcun peso sulla piaga. Mentre è di solito sufficiente togliere la pressione a meno che non si siano già prodotte lacerazioni dell'epidermide, esistono altre possibilità di trattamento che possono accelerare il processo di guarigione. In caso di grave infezione, è necessaria una pomata antibiotica, altrimenti è sufficiente una pomata non stick od una soluzione con una fasciatura. È importante che la piaga aperta venga mantenuta scrupolosamente pulita e che la fasciatura rimanga umida cambiandola regolarmente. Ma soprattutto vale la regola "se non si toglie la pressione della piaga tutte le altre misure non serviranno a niente" (Bromley 1978).

Un intervento di chirurgia plastica può essere necessario per una piaga molto grande o molto profonda nella quale la quantità dei tessuti molli distrutti è così grande che la guarigione per mezzo di misure conservative richiederebbe molto tempo e si produrrebbe una tale cicatrice che nel futuro rimarrebbe sempre il pericolo di ulcerazioni dell'epidermide e dei tessuti sottostanti.

Migliorare la circolazione

Girare il paziente servirà anche a migliorare la circolazione del sangue in generale a causa dei movimenti che ciò comporta e perché il cambiamento di posizione impedirà la stasi del sangue dovuta alla prolungata pressione sulle aree che sopportano il peso. La perdita di ogni attività muscolare negli arti paralizzati insieme alla ridotta vasocostrizione dei vasi sanguigni conduce inevitabilmente a una ridotta circolazione del sangue. Ogni misura che migliora la circolazione contribuirà a ridurre il rischio di trombosi, embolia polmonare, piaghe da decubito o edema e ad accelerare la guarigione di ferite aperte o piaghe da decubito.

Mantenere la mobilità della spina dorsale

Quando il paziente riposa supino, la sua spina dorsale è estesa e, quando è coricato su un lato del corpo, c'è una leggera flessione, rotazione e persino flessione laterale così che qualche movimento articolatorio viene assicurato semplicemente dal cambiamento di posizione. Durante le procedure per girare il paziente, anche la colonna vertebrale si muove, cosicché c'è meno pericolo che essa perda in ampiezza di movimento. Se nella fase iniziale dopo la lesione si mette il paziente a sedere fuori del letto, si contribuirà certamente a mantenere la mobilità e a impedire la perdita di flessione. Se un paziente è stato curato a lungo soltanto in posizione supina è normale che la sua spina dorsale sia diventata rigida ed inestensibile. Di conseguenza si ha una perdita in rotazione (Davies 1990) le cui conseguenze possono essere di vasta portata negli stadi successivi. La posizione estesa della sua spina vertebrale lombare e toracica rende difficile attivare nuovamente i muscoli addominali e può diventare un problema per il team di riabilitazione portare passivamente il paziente dalla posizione supina a quella seduta. Certamente i tentativi personali del paziente di portarsi attivamente dalla posizione supina a quella seduta saranno fortemente pregiudicati se egli non può flettere il tronco. Se egli è stato accudito in una posizione semi-coricata sulla schiena, come frequentemente succede, allora la posizione del suo tronco fissato in flessione renderà difficile al paziente raggiungere una posizione eretta del tronco quale egli è seduto o in piedi.

I recettori nella spina cervicale svolgono un ruolo primario nel mantenere l'equilibrio, tanto che pazienti con dolori ortopedici, che per questo motivo devono portare un collare, hanno un maggiore rischio di cadere e di fratturarsi il polso. Se il paziente viene posizionato correttamente su un fianco, la spina cervicale rimane mobile e lo mette in grado di rimanere in equilibrio quando egli incomincia a muoversi di nuovo contro gravità. Il paziente che è stato accudito solo in posizione supina avrà spesso il collo rigido, come se egli portasse un collare perché avrà grande difficoltà quando ricomincerà a muoversi contro gravità.

Migliorare la funzione respiratoria

Insieme alla posizione fissa del tronco del paziente, si ha una perdita di escursione della gabbia toracica. La cassa toracica rimane fissata in posizione di inspirazione con le coste sollevate anteriormente, come effetto dell'estensione delle vertebre toraciche alle quali esse sono saldamente attaccate e della perdita di tono e di attività nei muscoli addominali. Frequentemente si può osservare un'altra deformità tipica del torace con diminuzione del diametro anteroposteriore. La cassa toracica si è appiattita ed appare lateralmente a forma di cuneo con dentellature anteriormente circa a livello dell'angolo sternale. Durante la fase d'inspirazione le cavità diventano più profonde e le coste inferiori si allargano. Per una funzione respiratoria ottimale e per un'efficiente attività dei muscoli che partecipazione alla respirazione, in particolare il diaframma e gli intercostali, le coste necessitano di potersi muovere liberamente con la spina toracica eretta, ma non iperestesa. Posizionando il paziente su ambedue i lati l'intrinseca flessibilità delle coste stesse viene mantenuta attraverso il peso del corpo che preme le coste verso il basso e medialmente sul lato sottostante. Le articolazioni sternocostali, costovertebrali e costotrasversali rimangono più mobili attraverso il cambiamento regolare della loro posizione. L'iperestensione della spina così spesso associata alla posizione supina viene inibita dalla posizione prona e da quella su un lato del corpo.

Un'adeguata funzione respiratoria è essenziale prima che il paziente possa nuovamente imparare a parlare, abilità di primaria importanza per lui e per i suoi parenti. Girare il paziente e posizionarlo, particolarmente se egli ha una tracheotomia o non è in grado di tossire adeguatamente per conto proprio, è importantissimo perché facilita il drenaggio delle secrezioni polmonari. Prima e dopo aver girato il paziente bisognerebbe svolgere una fisioterapia di routine per le vie respiratorie, aiutando il paziente a tossire o aspirandogli le secrezioni. Una volta che l'edema cerebrale non rappresenta più un problema si può sollevare la parte inferiore del letto affinché il drenaggio posturale sia più efficace. Quando il paziente è in grado di stare in posizione prona, questa postura sarà utile anche per il drenaggio posturale.

Prevenire il dolore di origine cervicale

Il paziente che rimane coricato supino per lunghi periodi con il collo in estensione corre il pericolo di sviluppare intensi dolori nell'area dove sono distribuiti i nervi cervicali. La probabilità sarà maggiore se il suo capo sarà ruotato di lato, postura usuale per i pazienti ai quali viene somministrato ossigeno. L'intensa cefalea, il dolore al viso o lungo il braccio e nella mano che ne derivano vengono spesso erroneamente interpretati come diretta conseguenza della lesione cerebrale, mentre di fatto essi sono egualmente comuni in pazienti che non hanno alcuna lesione cerebrale, ma solo problemi ortopedici alla spina cervicale (Maitland 1986; Magarey 1986). Quando si considera il meccanismo del trauma iniziale, sufficiente a causare una lesione al capo di tale grandezza, è facile comprendere che la spina cervicale molto probabilmente può aver sofferto un trauma con effetto di "colpo di frusta" (Bower 1986; Jull 1986). Pazienti, compresi coloro con una lesione di origine non traumatica, che sono stati sottoposti ad un lungo intervento chirurgico possono essere stati tenuti in una posizione che causa dolore cervicale al tempo dell'operazione, con il collo esteso e ruotato di lato.

Un corretto posizionamento sul letto, sia in posizione supina con un guanciale che sorregga il capo con qualche grado di flessione sia in posizione di fianco con il capo sorretto adeguatamente, impedirà che i sintomi si sviluppino od aumentino. Se il paziente si dovesse lamentare di un dolore in queste aree, occorrerebbe svolgere un accurato esame e una valutazione, seguita da un adeguato trattamento per curare i disturbi accertati (Maitland 1986).

> Prima di mobilizzare il collo del paziente in qualche modo, occorre prendere in considerazione la possibilità di una frattura o di una lussazione cervicale.

Ridurre l'ipertono

Si ritiene che l'attività riflessa dovuta ai riflessi tonici del collo come descritto da Magnus (1926) svolga un ruolo significativo nello sviluppo della spasticità. La loro influenza aumenta quando il paziente è in posizione supina con il collo in estensione (Bobath 1974). In posizione prona i riflessi labirintici fanno diminuire il tono estensorio lungo tutto il corpo, mentre nella posizione, in cui il paziente è coricato su un fianco, nella quale la spina cervicale è meno estesa e ruotata, l'influenza dei riflessi tonici del collo e dei riflessi labirintici è molto minore. I disturbi di percezione, particolarmente quelli tattili/cinestetici possono avere un effetto ancora maggiore sul tono muscolare. Il paziente è in uno stato permanente di "dove sono?", poiché egli riceve troppo poche o solo confuse informazioni dai suoi processi percettivi interni. In tali condizioni di totale disorientamento, egli cerca disperatamente nuove informazioni come è stato descritto nel cap. 1; cioè aumentando la tensione nei muscoli stessi, estendendo le articolazioni in posizioni estreme finché non incontra una resistenza totale, muovendo costantemente e vigorosamente parti del corpo o premendo con forza contro oggetti o superfici nelle sue immediate vicinanze. Quando un paziente è in posizione supina o siede su una sedia a rotelle senza un tavolo di fronte a sé, il tono estensorio aumenterà perché egli cerca un maggiore contatto con l'ambiente circostante e premerà contro l'unica superficie che ha a disposizione, il letto o la spalliera della sedia a rotelle, che sono ambedue dietro di lui.

Se il paziente viene girato regolarmente in posizione prona o coricato su un fianco, entra in contatto con il suo ambiente con diverse parti del corpo e questo impedisce che l'ipertono si sviluppi in una sola direzione. Nello stesso tempo egli riceve ulteriori informazioni mentre il suo corpo viene girato.

Il letto, con il suo speciale materasso antidecubito, fornisce una superficie poco solida contro la quale premere e perciò il tono del paziente aumenta ed il tronco e le sue estremità si estendono o premono al limite delle loro possibilità di movimento, finché non incontrano una totale resistenza. Tale resistenza compare quando un'articolazione del paziente è completamente estesa o completamente flessa o una parte del corpo in contatto con un'altra. Le gambe (o le braccia) del paziente, per esempio, si possono estendere in totale sinergia estensoria ed egli potrebbe venire classificato fra i pazienti che hanno "marcata spasticità estensoria". Lo stesso fenomeno si può osservare in relazione al suo tronco e coinvolge le articolazioni della colonna vertebrale lombare, toracica e cervicale.

Una totale resistenza si incontra anche se gli arti sono flessi al massimo, postura tipica delle braccia e delle mani che si rileva nei pazienti classificati con "marcata spasticità flessoria". Nella sinergia flessoria, l'articolazione della spalla non è nella posizione di massima adduzione, ma la parte superiore del braccio che è in contatto con il tronco fornisce la resistenza totale. Nell'articolazione gleno-omerale sarebbe possibile una maggiore rotazione mediale, ma le mani del paziente che premono contro il suo petto impediscono un ulteriore movimento in quella direzione. Senza un adeguato trattamento tale spasticità flessoria può facilmente condurre alla perdita dell'elevazione, dell'abduzione e della rotazione esterna della spalla, dell'estensione del gomito e dell'estensione del polso e delle dita. Quando gli arti inferiori del paziente rimangono continuamente in posizione flessa, si producono contratture delle anche e delle ginocchia se non si prendono adeguate misure di trattamento, una delle quali è mettere il paziente in posizione prona. Per mezzo di un posizionamento corretto gli effetti delle sinergie flessorie ed estensorie possono venire contrastate e, se il paziente viene girato regolarmente, i suoi arti non rimangono in una posizione stereotipata.

Il paziente che a letto si muove continuamente riceve ulteriori informazioni cinestesiche e di solito non mostra marcato ipertono. Egli è, perciò, meno soggetto a sviluppare contratture.

Impedire danni ai nervi periferici

Il pericolo di danneggiare i nervi periferici attraverso una compressione prolungata viene eliminato girando il paziente ogni 2-3 ore durante i primi stadi dopo l'incidente. Il nervo popliteale laterale, specialmente nell'area intorno al capo della fibula, è particolarmente vulnerabile se il paziente è coricato supino con la gamba ruotata lateralmente. Il nervo ulnare potrebbe venire compromesso nell'area dove attraversa il gomito, se il braccio viene flesso e ruotato verso l'interno. Il paziente che siede sulla sedia a rotelle e viene lasciato seduto a lungo senza sorveglianza può subire una paralisi del nervo radiale causata dal fatto che le sue braccia possono scivolare, senza essere notate, lungo i lati esterni e premere contro i braccioli. Danni al nervo ulnare sono stati descritti in casi nei quali i gomiti flessi del paziente avevano premuto a lungo contro l'orlo della tavola fissata alla sedia a rotelle, mentre il paziente, con il suo tronco flesso, esercitava un peso ulteriore sui gomiti.

Sarebbe veramente peccato che un paziente che ha ripreso conoscenza e riacquistato funzione negli arti, debba far fronte ad ulteriori problemi causati dalla lesione di un nervo periferico che poteva venire evitata impiegando un po' di tempo e di attenzione.

Abituare il paziente al movimento

Se il paziente già nei primi giorni dopo l'incidente viene girato regolarmente, posizionato, messo a sedere fuori del letto, egli avrà meno timore di venire mosso o di muoversi negli stadi successivi della sua riabilitazione. Pazienti che hanno passato mesi a letto, coricati in una posizione di totale sostegno, sono in seguito spesso terrorizzati dalla prospettiva di doversi muovere o di venire messi in posizione seduta od in stazione eretta. Tale timore è per il paziente causa di angoscia ed estremamente difficile da superare. Conseguentemente la sua riabilitazione può richiedere molto più tempo.

Considerando il tempo, gli sforzi e il danaro impiegati per curare il paziente nello stadio di trattamento intensivo dopo una grave lesione cerebrale, sarebbe illogico tralasciare le procedure relativamente semplici per posizionare, girare e mettere a sedere fuori del letto il paziente. Esse sono di grandissimo beneficio per lui e sono un mezzo per evitare molte gravi complicanze secondarie.

Un caso esemplare

T.B. aveva 18 anni quando fu coinvolto in un incidente stradale mentre stava recandosi a scuola, poco prima di sostenere gli esami finali. Egli riportò una grave lesione cerebrale. Fu un terribile shock per tutti coloro che conoscevano questo giovane di bell'aspetto, intelligente, diligente e gentile che era sul punto di iniziare una carriera. Mentre in ospedale il livello di conoscenza di T.B. migliorava gradualmente, per qualche motivo inesplicabile si permise che le sue condizioni fisiche peggiorassero in maniera molto grave. Estese piaghe da decubito si svilupparono

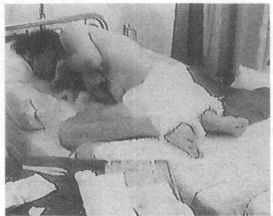

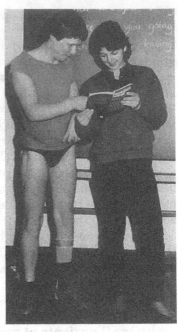

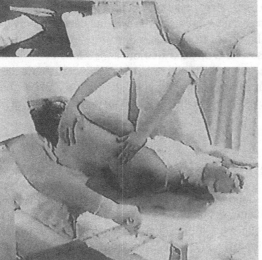

Fig. 2.40a-c. T.B. con gli arti contratti 9 mesi dopo l'incidente. **b** Estese piaghe da decubito. **c** Imparare l'inglese con una graziosa insegnante (Foto di archivio ricavate da video-film)

sul suo sacro e nei suoi trocanteri, le anche e le ginocchia si contrassero progressivamente in flessione e le spalle, i gomiti e le mani mostrarono marcate contratture in flessione (Fig. 2.40a,b). Inoltre il nervo peroniero fu danneggiato per compressione, danno che più tardi si rivelò purtroppo di natura permanente. Incontinente nelle feci e nell'orina, egli rimase a letto per mesi, piangendo penosamente di fronte ad ogni tentativo di muoverlo e pregando le terapiste di lasciarlo solo. I suoi genitori disperati fecero ogni sforzo possibile per ricoverarlo in un centro di riabilitazione ed alla fine ci riuscirono 9 mesi dopo l'incidente. Una volta che egli fu nelle mani dell'entusiasta ed esperto team di riabilitazione del centro, T.B. fece rapidi progressi. Egli fu messo a sedere fuori dal letto, le sue contratture furono corrette con successo per mezzo di ingessature di serie e terapia attiva (Fig. 2.40c). L'unico intervento chirurgico necessario fu un'operazione di chirurgia plastica per le sue piaghe da decubito, che sebbene molto migliorate non erano guarite completamente ed ostacolavano la sua riabilitazione. Successivamente T.B. fu sottoposto ad un'altra operazione chirurgica per liberare alcuni tendini che erano rimasti imprigionati in una frattura dell'avambraccio mal curata.

   Egli fu dimesso dall'ospedale completamente indipendente ed in grado di camminare con un bastone per distanze considerevoli (vedi Fig. 6.63c) ed anche di usare i mezzi di trasporto pubblici. Purtroppo non poté proseguire nella carriera che aveva scelto, ma iniziò a studiare per una professione alternativa.

   T.B. soffrì molto in ospedale, fu demoralizzato e rassegnato per molti lunghi mesi, che gli potevano venire risparmiati se fosse stato regolarmente girato, posizionato e messo a sedere fuori dal letto ed in stazione eretta nei primi stadi dopo l'incidente. La sua riabilitazione richiese molto più tempo e fu più difficile a causa delle misure necessarie successivamente per risolvere le complicanze secondarie che potevano essere evitate.

3. Muoversi e venire mosso in posizione coricata e seduta

"Muoversi è tutto ciò che l'essere umano può fare ed i soli esecutori sono, sia nel sussurrare una sillaba che nell'abbattere una foresta, sempre i muscoli" (Sherrington 1947). Di fatto, quando siamo svegli, noi muoviamo continuamente una parte od alcune parti del corpo, e persino durante il sonno i muscoli della respirazione e di altre funzioni vitali continuano a contrarsi ritmicamente per mantenerci in vita. Se rimaniamo immobili per un certo tempo ci sentiamo rigidi ed a disagio, così che la prima cosa che facciamo quando ci svegliamo dopo avere dormito profondamente od avere guardato a lungo un interessante programma televisivo è muoverci e stirarci. Ma il paziente che è privo di conoscenza e non può muoversi da solo dovrà venire mosso da altri per evitare che il suo tronco ed i suoi arti si irrigidiscano in una determinata posizione ed egli non solo si sentirà a disagio, ma proverà dolore se viene mosso. Se egli non è completamente mobile sarà per lui ancora più difficile imparare a muoversi attivamente quando incomincerà a riprendersi.

Un'azione, una reazione ed un'interazione con l'ambiente sono possibili solo se un muscolo si contrae. Come spiega Kesserling (1992), "il sistema nervoso centrale traduce in azioni informazioni dal mondo interiore dello stesso organismo o dal mondo esterno che passano attraverso canali molto diversi; c'è tuttavia un solo esecutore o un sistema per l'output: cioè la muscolatura con la sua organizzazione di controllo nel sistema nervoso centrale". È come se i sistemi motori fossero "i servitori" del resto del sistema nervoso, nel senso che essi possono reagire o non reagire secondo l'integrità o meno dei diversi sistemi sensori e dell'azione integrativa del sistema come un tutt'uno (Tuchmann-Duplessis et al. 1975).

Requisiti per un'azione muscolare efficiente

Affinché i muscoli possano eseguire i loro compiti efficacemente, essi devono essere in grado di allungarsi ed accorciarsi con resistenza minima in tutte le escursioni di movimento. Tali contrazioni muscolari economiche e finemente graduate, a parte i circuiti di azione e reazione del sistema nervoso centrale, dipendono anche da:
1. L'elasticità e la completa estensibilità dei muscoli stessi. Ogni accorciamento muscolare o aumento di tono disturberà il sottile equilibrio fra muscoli agonisti ed antagonisti necessario al normale movimento.

2. Piena ed indolore escursione di movimento nelle articolazioni interessate. Se la mobilità articolare è limitata o dolorosa, lo schema di movimento verrà alterato e l'inibizione del dolore causerà una perdita di attività muscolare o una diminuzione di forza muscolare. Un esempio adatto di tale inibizione è la perdita di attività nel muscolo serrato anteriore con scapola "alata" che compare in associazione con la spalla "congelata" di origine ortopedica o l'incapacità di attivare il quadricipite in seguito ad una meniscotomia.

3. Un sistema nervoso liberamente mobile ed estensibile.

La capacità del sistema nervoso di accorciarsi ed allungarsi secondo le necessità è essenziale affinché le diverse parti del corpo possano muoversi senza limitazioni o resistenza. Fino ad ora la maggior parte dei concetti di trattamento si sono concentrati sulla normalizzazione del tono muscolare e sulla prevenzione delle contratture muscolari ed articolari, ma, come Butler e Gifford (1989) e Butler (1991 a, b) hanno segnalato all'attenzione dei terapisti, quando una parte del corpo si muove, anche i nervi devono muoversi, così che l'integrazione della mobilizzazione del sistema nervoso durante il trattamento è ugualmente importante.

La necessità di un sistema nervoso mobile appare logica ed ovvia quando si considera il percorso seguito da vari nervi periferici in relazione alla direzione di movimento di alcuni muscoli nelle immediate vicinanze. Per esempio, quando il gomito si flette, il nervo ulnare deve allungarsi, mentre quello mediano e quello radiale devono accorciarsi e viceversa. È stato calcolato che il nervo mediano si allunga del 20% quando il gomito ed il polso sono estesi rispetto a quando essi sono flessi (Millesi 1986).

Il test "straight leg raise" (SRL) cioè "del sollevamento della gamba tesa", nel quale il paziente è coricato supino e la sua gamba estesa viene sollevata dall'esaminatore per accertare quanto dolore o resistenza incontra quando si flette l'anca, è stato usato a lungo nell'esame e nella diagnosi dei problemi della schiena. Di fatto l'-SRL mette in tensione il sistema nervoso dal piede e lungo il neurasse fino al cervello (Breig 1978). È stato anche dimostrato che la dorsiflessione della caviglia nella posizione SLR poteva mettere in tensione il sistema nervoso fino ad includere il cervelletto (Smith 1956). Nel passato la limitazione di un SLR veniva erroneamente considerata come causata dal "gruppo muscolare ischiocrurale troppo corto" perché l'esaminatore pensava solo in termini di muscoli. L'enorme differenza in escursione di movimento creata dalla dorsiflessione del piede non può venire spiegata in termini di accorciamento muscolare perché nessun muscolo si estende dalle dita del piede fino al bacino.

Le sole strutture che vengono messe in maggiore tensione sono i nervi e i tessuti connettivi adiacenti. "I test di tensione, come anche molti movimenti del corpo, non solo producono un aumento di tensione nel nervo, ma muovono anche il nervo in relazione al tessuto circostante" (Butler e Gifford 1989).

Non solo i nervi periferici, ma anche la colonna vertebrale si deve allungare di conseguenza. "Il canale vertebrale subisce sostanziali variazioni in lunghezza durante il movimento" secondo Breig (1978) e Louis (1981), poiché si deve allungare da 5 a 9 cm quando la colonna vertebrale viene flessa dopo essere stata estesa. Nella flessione laterale da un lato all'altro il canale vertebrale varia in lunghezza del

15%. È stato dimostrato che la flessione passiva del collo muove il midollo spinale e mette le meningi in tensione fino al tratto del nervo sciatico (Breig 1978).

Poiché il compito principale del sistema nervoso è la conduzione degli impulsi è evidente che l'allungamento del sistema nervoso, sia centrale che periferico, è essenziale per l'enorme varietà di movimenti e posture del corpo necessari per la vita quotidiana.

Possibili meccanismi di allungamento

I meccanismi di adattamento al movimento sono complessi, ma si è postulato che il sistema nervoso si adatti all'allungamento nei seguenti modi (Butler 1991):

- I corrugamenti degli assoni si stendono e si raddrizzano, e gli assoni si svolgono.
- Il nervo si muove in relazione ai tessuti che lo circondano o si trovano nel nervo stesso, e gli elementi del tessuto neurale si muovono rispetto al tessuto connettivo. Per esempio, un fascicolo può scorrere rispetto ad un altro fascicolo nei nervi periferici e nelle radici dei nervi, il midollo spinale può muoversi rispetto alla dura madre.
- Il sistema nervoso può anche adattarsi all'allungamento sviluppando tensione od aumentando la pressione all'interno del nervo stesso, all'interno della guaina durale o, di fatto, all'interno dell'intero sistema nervoso.

L'importanza della mobilizzazione del sistema nervoso

Mantenere o ripristinare il meccanismo di allungamento di adattamento del sistema nervoso

Dopo una lesione al sistema nervoso, i normali meccanismi di adattamento sono spesso disturbati o interrotti, fatto che potrebbe essere responsabile di alcuni problemi generalmente osservati o aumentarne la gravità, come segue:

- Accorciamento muscolare o contratture
- Tono muscolare anormale, compresi spasticità e clono
- Limitazione della mobilità articolare
- Perdita o disturbi di sensibilità, con parestesia od anestesia
- Diminuita attività muscolare a causa di danneggiamento di nervi periferici
- Dolore, compresi cefalea e nevralgia facciale
- Disturbi circolatori ed altri segni del sistema nervoso autonomo, come aumento della sudorazione.

Si dovrebbero includere perciò fin dall'inizio nel trattamento tecniche profilattiche tese al mantenimento della mobilità del sistema nervoso e, nel caso che tali problemi fossero già presenti, occorrerebbe recuperare con cura e determinazione la mobilità perduta.

I test di tensione

Sebbene ognuno dei test raccomandati da Butler (1991b) possa rivelare tensione anormale e gli stessi test possano venire adoperati anche come tecniche di trattamento, l'esperienza ha dimostrato che i test che seguono sono utilissimi per differenziare ed alleviare i sintomi che normalmente compaiono dopo una lesione cerebrale.

Per chiarezza, nella descrizione dei test che seguono si fornisce solo la posizione finale di massima tensione. In ogni test bisogna adoperare una progressione lenta e graduale quando si aggiungono o si tolgono varie componenti prima di raggiungere la piena escursione di movimento. Una descrizione completa dei test per l'arto superiore e per quello inferiore con le sequenze per aggiungere le diverse componenti viene presentata con chiarezza nel libro di Butler (1991b). Si consiglia alla terapista di studiare i test con cura e di esercitarsi con un soggetto normale prima di adoperarli nel trattamento.

Test di tensione 1 per l'arto superiore (ULTT1) "Upper Limb Tension Test 1"). Depressione del cingolo scapolare, abduzione del braccio con rotazione laterale e supinazione, estensione del gomito, estensione del polso, estensione delle dita, abduzione/estensione del pollice.

Test di tensione 2 per l'arto superiore con deviazione del nervo mediano (ULTT2 "'Upper Limb Tension Test 2 with Median Nerve Bias"). Depressione del cingolo scapolare, rotazione laterale ed abduzione della spalla, estensione del gomito, supinazione dell'avambraccio, estensione dorsale del polso e delle dita, estensione/abduzione del pollice.

Test di tensione 2 per l'arto superiore con deviazione del nervo radiale (ULTT2 "Upper Limb Tension Test 2 with Radial Nerve Bias"). Depressione del cingolo scapolare, rotazione mediale ed abduzione della spalla, estensione del gomito, pronazione dell'avambraccio, flessione del polso con deviazione ulnare, flessione delle dita e del pollice.

Test di tensione 3 per l'arto superiore (ULTT3 "Upper Limb Tension Test 3"). Depressione della spalla, abduzione della spalla con rotazione laterale, flessione del gomito, supinazione dell'avambraccio, estensione dorsale del polso, delle dita e del pollice. La pronazione dell'avambraccio può rivelare un aumento di tensione più chiaramente che la supinazione e può essere utile in tali casi per la valutazione ed il trattamento.

> Se il cingolo scapolare durante l'ULTT viene depresso, la piena abduzione della spalla non è più possibile meccanicamente.
> L'aggiunta della flessione laterale del collo verso il lato controlaterale aumenterà in modo marcato la tensione.

Test di tensione 1 per l'arto inferiore (LLTT1 "Lower Limb Tension Test 1"). Tronco in posizione supina, flessione dell'anca, estensione del ginocchio, flessione dorsale del piede. A scopo di valutazione e di trattamento possono essere molto utili varie aggiunte e variazioni, cioè l'adduzione o l'abduzione dell'anca, l'inversione plantare del piede o l'esecuzione simultanea dell'ULTT1.

"Slump" test (Slump, caduta). Posizione seduta con cosce in appoggio e ginocchia unite, flessione del collo e del tronco, estensione del ginocchio, dorsiflessione del piede. L'abduzione dell'anca è un'utile aggiunta nel trattamento.

Ginocchio flesso in posizione prona (PKB "Prone Knee Bend"). Posizione prona, capo girato verso la terapista, flessione del ginocchio. L'estensione dell'anca può venire eventualmente aggiunta.

> *Attenzione!* Il test "ginocchio flesso in posizione prona" dovrebbe venire eseguito soltanto se il paziente è cosciente ed è in grado di protestare vocalmente, in caso sentisse dolore.

L'estrema variazione delle normali possibilità di estensione del muscolo retto femorale unito alla potente leva che viene fornita dalla flessione della gamba potrebbe portare a un danneggiamento dei tessuti molli e a una concomitante formazione di ossificazione eterotopica (v. Cap. 6). Poiché il paziente è in posizione prona, è difficile per la terapista osservare i primi segni non verbali di dolore e la posizione rende impossibile al paziente impedire i movimenti del test per mezzo di attività muscolare volontaria. Se eseguito con cura il PKB è, tuttavia, particolarmente negli stadi successivi di riabilitazione, una tecnica di trattamento utile per ridurre l'ipertono estensorio negli arti inferiori e per facilitare l'avvio della fase oscillazione del cammino del paziente.

Il sistema nervoso è un continuo

"Il sistema nervoso centrale e quello periferico devono venire considerati come un'unità, poiché essi formano un tratto tissutale continuo" raccomanda Butler (1991b) e prosegue descrivendo il sistema come un continuo, poiché anche i tessuti connettivi sono continui. Per questo motivo diventa più facile comprendere perché un cambiamento in una parte del sistema avrà ripercussioni nell'intero sistema. Poiché il sistema nervoso ha una struttura reticolare con connessioni orizzontali, cioè da una parte del corpo all'altra, e verticali, cioè dal capo fino ai piedi, se un braccio viene portato in una posizione per la quale le strutture neurali vengono poste in tensione, ciò causa un aumento di tensione nell'altro braccio o addirittura nella gamba controlaterale. Come nella posizione SLR, il tronco encefalico può essere messo in tensione quando il piede è dorsiflesso, oppure sollevando la gamba tesa ed abducendo contemporaneamente il braccio si può impedire la piena estensione del gomito (Fig. 3.1).

Perciò la terapista non può trattare una parte del corpo del paziente isolatamente, ma deve fare in modo che tutte le parti vengano incluse nel programma di trattamento. Può sembrare, per esempio, che le gambe del paziente siano meno colpite delle braccia e di conseguenza potrebbero ricevere meno attenzione nel trattamento complessivo. Un controllo potrebbe però rivelare che l'SLR del paziente è molto ridotta e che la controtensione neurale influenza negativamente il ritorno di utili funzioni nelle sue mani.

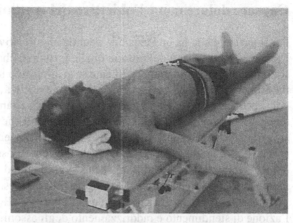

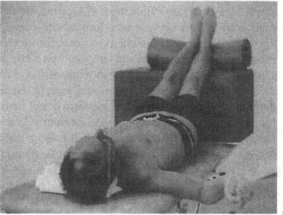

Fig. 3.1a,b. Un paziente con emiplegia destra. **a** Il suo braccio abdotto riposa rilassato in estensione. **b** Quando le sue gambe vengono sollevate, il braccio è teso in flessione

Nel concetto di trattamento Bobath è stata da lungo tempo riconosciuta e messa in luce l'importanza di muovere il paziente prossimalmente per ridurre la spasticità distale perché l'efficacia di questa strategia è evidente, anche se la ragione, in realtà, non è mai stata spiegata in modo persuasivo.

Dopo aver dedicato 50 anni della sua vita a svelare i misteri della spasticità ed a cercare modi migliori per curarla, Bertie Bobath stessa ammise "Io non so ancora perché la rotazione del tronco inibisca la spasticità negli arti, so soltanto che è così" (B. Bobath, comunicazione personale). La spiegazione potrebbe essere che la rotazione del tronco e gli altri modi scoperti da B; Bobath per inibire la spasticità erano di fatto la mobilizzazione della controtensione nel sistema nervoso. Un'analisi degli efficaci schemi inibitori contenuti nel suo insegnamento non sarebbe stato certo incompatibile con tale ipotesi. Nel concetto Bobath, ci sono già molte attività che di fatto mobilizzano il sistema nervoso e che sarebbero ancora più efficaci se venissero aggiunte determinate componenti di movimento o venissero modificate alcune posture.

Causare dolore non è l'obiettivo del trattamento

Per il paziente che ha una tensione neurale significativamente aumentata, la mobilizzazione passiva sarà dolorosa in quelle posizioni che mettono il sistema nervoso sotto maggiore tensione, specialmente se si applicano tecniche di "stiramento". Come Butler (1991 b) ha giustamente messo in evidenza, "causare dolore al paziente, voi sapete, non può essere affatto l'obiettivo del trattamento!" In effetti causare dolore sarebbe controproducente, perché nei muscoli che si oppongono al movimento si verificherebbe un aumento riflesso di tono, ed il paziente opporrebbe una resistenza attiva, se è in grado di farlo. La terapista dovrebbe possibilmente evitare di causare dolore, mobilizzando le strutture secondo graduali ed indolori escursioni di movimento, anziché stirarle fino a raggiungere posizioni estreme. Dovrebbe tenere sempre presenti i meccanismi secondo i quali i nervi si allungano e cercare di facilitare l'azione di stendimento e raddrizzamento degli assoni. Il suo scopo dovrebbe essere quello di riattivare l'agile moto di scorrimento fra il nervo ed i suoi tessuti circostanti o tra le fibre nervose ed il loro tessuto connettivo usando leggeri movimenti ripetitivi. Le informazioni che il paziente fornisce riguardo all'intensità del dolore che prova devono indicare alla terapista fino a che punto ed in quanto tempo è possibile aumentare l'escursione dei movimenti di mobilizzazione passiva. Se il paziente indica che qualcosa gli sta causando dolore, la terapista reagisce immediatamente o diminuendo l'escursione del movimento o, nel caso di controtensione neurale, tralasciando una componente in modo da ridurre la tensione; per esempio, quando la terapista abduce il braccio esteso con il polso e le dita del paziente dorsoflessi, egli può dire di sentire un dolore nella spalla. Se però la componente distale della flessione dorsale viene tralasciata, è possibile muovere l'articolazione gleno-omerale in modo completamente indolore.

Avvertimento: Bisogna stare particolarmente attenti quando si tratta un paziente non in grado di segnalare, verbalmente o non verbalmente, che un movimento sta causando dolore, per esempio, nel caso di un paziente ancora privo di conoscenza, o sottoposto a respirazione artificiale, o al quale sia stato somministrato un forte sedativo o troppo paralizzato. Senza la protezione fornita dalla reazione al dolore del paziente, possono venire facilmente danneggiati tessuti sensibili e strutture vulnerabili intorno alle articolazioni con possibilità di gravi conseguenze.

Qualunque forte resistenza che la terapista sente quando muove un'estremità dovrebbe venire rispettata e non vinta con la forza. Un'improvvisa retrazione riflessa di una parte del corpo potrebbe essere una reazione al dolore e dovrebbe venire considerata come tale. Anche altri segnali di avvertimento, come cambiamenti del ritmo cardiaco o respiratorio e sudorazione abbondante, dovrebbero venire osservati e il trattamento dovrebbe venire modificato di conseguenza.

Dato che ogni persona ha escursioni di movimento nelle articolazioni e nei muscoli molto diverse, non è sufficiente per la terapista lasciarsi guidare dai valori medi per ogni parte del corpo come indicato in molti testi.

Dolore persistente di origine non diagnosticata

Una tensione anormale nel sistema nervoso può causare dolore distribuito in maniera così varia che non sembra accordarsi con alcuna diagnosi conosciuta. Un paziente che si lamenta di dolori persistenti in aree non compatibili con rigidità articolare o sintomi di origine neurale può venire ingiustamente etichettato come un individuo con una scarsa tolleranza del dolore o che si agita per niente. D'altra parte gli può venire diagnosticato scorrettamente "dolore talamico", termine spesso applicato in maniera approssimativa ad ogni condizione di dolore che non viene chiaramente compresa dal team di riabilitazione o per la quale non si riesce a trovare alcuna origine chiara. Di fatto, "le lesioni al sistema nervoso centrale causano raramente dolore in individui che non hanno mai sofferto di dolori prima della lesione" (Fields 1987) e circa la metà dei pazienti ai quali è stato diagnosticato un dolore talamico in seguito a una lesione cerebrovascolare, non hanno alcuna lesione che interessi il talamo (Boivie e Leijon 1991). Wall (1991), nel descrivere le difficoltà a trovare una spiegazione soddisfacente per i dolori neuropatici, afferma: "Ci troviamo inoltre di fronte ad un fatto egualmente difficile da spiegare, cioè che nel 100% dei casi, con una patologia alla quale il dolore viene di solito attribuito, non è mai presente dolore cronico." In uno studio di 27 pazienti con dolore intermittente o persistente in seguito a colpo apoplettico soltanto in 3 pazienti furono trovate emorragie che interessavano il talamo (Boivie e Leijon 1991). Dato che i risultati mostrano che soltanto una minoranza di pazienti aveva lesioni al talamo, gli autori sono dell'opinione che il termine "dolore talamico" sia in molti casi non appropriato. Poiché la tomografia assiale computerizzata ha rivelato che in tanti casi la lesione non è nel talamo (Agnew et al. 1983; Bowsher et al. 1984) questa condizione viene ora chiamata *central post-stroke pain* (CPSP) (Bowsher 1991), ("dolore centrale dopo colpo apoplettico", sia da infarto o da emorragia, ma anche dopo un'emorragia subaracnoidale trattata chirurgicamente, dopo rimozione di un tumore e persino dopo una lesione cerebrale.

Il termine "sympathetically maintained pain" ("dolore mediato dai nervi simpatici") sembrerebbe il più adatto (McMahon 1991). Certamente "la corteccia non è il centro del dolore e neppure lo è il talamo. Le aree coinvolte nell'esperienza del dolore e nel comportamento di fronte al dolore sono molto estese" (Melzack 1991). Nella letteratura medica recente ci sono casi ben documentati che mostrano che lesioni localizzate in una qualunque delle parti rostrocaudali del neurasse possono dar luogo a CPSP (Boivie e Leijon 1991).

Disturbi della sensibilità devono essere collegati strettamente con lo sviluppo di questo dolore persistente mediato dai nervi simpatici, poiché esso compare indipendentemente dagli altri sintomi neurologici comuni a tutti i pazienti, ad eccezione delle anormalità sensoriali che sono sempre presenti, particolarmente per ciò che riguarda il dolore e la temperatura. I pazienti "descrivono in maniera caratteristica il dolore neuropatico come una sensazione sconosciuta o strana" (Fields 1987) e il dolore viene percepito sempre in una regione del corpo con deficit sensori. L'intensità del dolore varia considerevolmente nel corso della giornata in tutti i pazienti ed il dolore può essere suscitato od aumentato da una varietà di fattori come movimento, cammino o sensazioni tattili e persino da emozioni, come una gioia od una paura improvvisa, o da forti rumori (Garcin 1968; Riddoch 1938).

È forse difficile comprendere come il dolore compaia per la prima volta a intervalli così diversi dal verificarsi della lesione cerebrale. "L'intervallo di tempo fra il colpo apoplettico e l'inizio del dolore varia fra subito e 34 mesi" (Boivie e Leijon 1991), mentre l'inizio del dolore coincide talvolta con il miglioramento delle anormalità sensorie percepite. Ambedue queste scoperte potrebbero, tuttavia, indicare che non appena il paziente diviene più consapevole del suo corpo e dei suoi arti, le "sensazioni strane" diventano più intense e, poiché esse sono così spiacevoli, il paziente le interpreta come "dolore". Basmajian (1980) definì una volta il dolore come "una sensazione di grande disagio basato sull'esperienza individuale".

Qualunque sia l'origine, la spiacevole sensazione di dolore disturba molto il paziente e può ritardare i suoi progressi in tutte le aree della riabilitazione. Il suo sviluppo dovrebbe possibilmente venire impedito perché è di natura autorinforzante a causa di ripetute anormali sensazioni e di anormali input afferenti (McMahon 1991). "La capacità delle afferenze nocicettive di indurre uno stato di sensibilizzazione a livello centrale ha importanti conseguenze per il trattamento del dolore. In effetti ciò significa che la comparsa di sensibilizzazione a livello centrale deve venire impedita non appena possibile. Perciò il migliore trattamento per il dolore è iniziare il trattamento prima che il dolore compaia" (Woolf 1991).

Lo sviluppo di sindromi di dolori neurogeni persistenti può venire del tutto impedito se si muove il paziente fin dall'inizio, assicurandogli un input più normale ed evitandogli rigidità dolorosa o stiramento eccessivo. Similmente, se il dolore è già presente, occorrerebbe iniziare un graduale programma di movimenti e di attività. "Poiché il disuso e la perdita di normali funzioni sembra avere un ruolo importante nella genesi del problema clinico, ne consegue che la ripresa dell'attività è essenziale per alleviare il dolore e promuovere una soluzione definitiva" (Charlton 1991).

Pazienti che erano stati diagnosticati come sofferenti di "dolore talamico", "sindrome talamica" o "CPSP" (Bowsher 1991) hanno di fatto reagito così bene alla mobilizzazione del loro sistema nervoso che i sintomi sono completamente scomparsi, quando la mobilizzazione è stata eseguita insieme ad un attivo e positivo programma di trattamento. Dovrebbe venire anche preso in considerazione il fatto che "timore, ansietà e stress contribuiscono a tutte le esperienze dolorose e che tutte le misure tese a ridurle dovrebbero far parte di un piano di trattamento complessivo" (Goldman e Lloyd-Thomas 1991).

Importanti sequenze di movimenti

Trattando pazienti in posizione coricata o seduta, occorrerebbe includere le seguenti sequenze di movimenti per mantenere piena elasticità ed estensibilità muscolare, escursione di movimento e la capacità del sistema nervoso, di allungarsi come pure per migliorare la circolazione e la respirazione. Le attività aiuteranno a mantenere il paziente nelle migliori condizioni possibili finché egli non riprende conoscenza ed è in grado di muoversi di nuovo attivamente. Molti dei movimenti serviranno a mobilizzare fino ad un certo grado il sistema nervoso, ma richiedono alcune aggiunte e modifiche nella postura se si vuole mantenere o recuperare la piena escursione di movimento, perché il sistema nervoso forma una rete fitta e completa attraverso tutto il corpo. In aggiunta ai movimenti descritti in seguito, la terapista può ovviamente includere ogni altra attività o sequenza di movimenti che ritiene utili per il paziente fino a quando essi rispettano i criteri di mantenere l'ampiezza del movimento, normalizzare il tono, facilitare i normali movimenti e non causare dolori o possibili lesioni. Tutti i test di tensione possono venire adoperati come tecniche aggiuntive di trattamento nello stadio riabilitativo successivo per risolvere eventuali ulteriori problemi.

Muovere il capo

Il collo ha un ruolo chiave nel mantenere l'equilibrio per mezzo delle informazioni fornite dai recettori nella regione cervicale ed i riflessi tonici del collo influenzano il tono muscolare attraverso tutto il corpo. "In sintesi l'area cervicale del corpo appare come il perno dal quale dipendono molte delle fini e delle grossolane funzioni sensomotorie dell'uomo." (Moore 1980). È perciò importantissimo che il collo venga mantenuto pienamente mobile già dall'inizio tramite un posizionamento corretto e movimenti passivi. Gli effetti della controtensione nel sistema nervoso, diretta conseguenza della lesione stessa o dovuti a lesioni secondarie o ad immobilità, possono venire osservati già negli stadi iniziali. Il capo è spesso inclinato verso un lato del corpo e il cingolo scapolare viene elevato, mentre la distanza fra la spalla e il collo è marcatamente accorciata (Fig. 3.2). La posizione tesa può anche essere bilaterale con i muscoli e le articolazioni rigidi al tatto.

Il capo viene mosso delicatamente in tutte le direzioni, ma particolarmente importante è la flessione laterale del collo. La terapista tiene abbassato il cingolo scapolare con una mano, mentre con l'altra muove il capo del paziente verso il lato opposto (Fig. 3.3).

È molto più facile sorreggere il capo del paziente e muovere il suo collo se la testata del letto viene rimossa e la terapista sta in piedi a capo del letto (Fig. 3.4a). Di

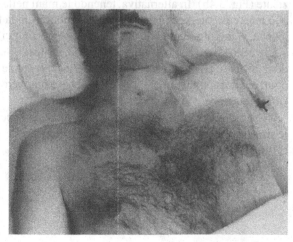

Fig. 3.2 Posizione del capo e della spalla dovuta a controtensione nel sistema nervoso in seguito a lesione cerebrale

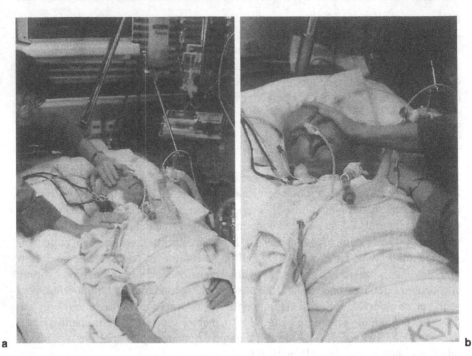

a   b

fig. 3.3a, b. Mobilizzazione della tensione nel collo di un paziente privo di coscienza. **a** Depressione del cingolo scapolare. **b** Mobilizzazione del capo tenendo la spalla abbassata

fatto la testata del letto non è affatto necessaria. Rimuoverla e metterla da parte fin dall'inizio faciliterà anche molte altre procedure.

Dalla sua posizione a capo del letto la terapista può mobilizzare meglio la flessione laterale del collo, mentre impedisce l'elevazione del cingolo scapolare del paziente (Fig. 3.4b). In alternativa, tenendo le mani nella stessa posizione, la terapista può tenere fermo il capo del paziente e mobilizzare la tensione, tenendo abbassato, invece, il cingolo scapolare, usando movimenti ritmici e delicati.

Se nello stadio acuto, fratture del cranio, ferite aperte od incisioni chirurgiche rendono difficile alla terapista tenere fermo il capo con le mani, può alzare il guanciale sul quale è appoggiato il capo del paziente e muovere il collo passivamente in flessione, rotazione e flessione laterale (Fig. 3.5).

Bisogna avere cura che la flessione della parte superiore della colonna vertebrale rimanga libera e che tutto il movimento non si ripercuota a livello delle vertebre cervicali inferiori.

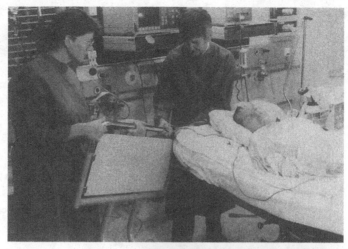

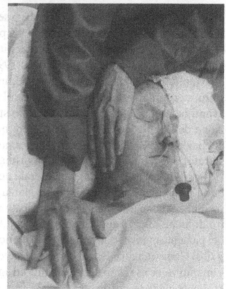

Fig. 3.4a. Rimuovere la testata del letto facilita le procedure terapeutiche. **b** Flessione laterale del collo con depressione del cingolo scapolare

Muovere la gabbia toracica

Con le loro numerose articolazioni ed inserzioni muscolari, le coste possono facilmente irrigidirsi in una posizione fissa se la parete toracica non viene mossa passivamente. Non solo le articolazioni perdono la loro escursione di movimento, ma l'intrinseca flessibilità delle coste stesse diminuisce. Normalmente l'ampiezza di escursione della gabbia toracica viene mantenuta dai movimenti respiratori, come pure dai molti movimenti fatti dalla colonna vertebrale toracica, poiché essa si flette, si estende e ruota durante la vita quotidiana. Il respiro poco profondo del paziente a letto, forse assistito da un apparato di respirazione artificiale, e da attività scarsa o

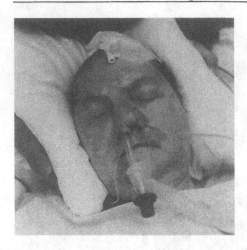

Fig. 3.5 Muovere il capo del paziente su un cuscino

nulla del tronco quando egli è coricato o seduto, rende indispensabile che la terapista mantenga la mobilità delle coste. Una posizione fissa della gabbia toracica riduce la funzione respiratoria e causa in seguito difficoltà nel recupero delle attività selettive dei muscoli addominali (Davies 1990).

Mentre il paziente è in posizione supina la terapista pone le mani sovrapposte sullo sterno del paziente sotto le articolazioni sternoclavicolari. Inclinandosi in avanti la terapista preme fermamente lo sterno dove sono inserite le coste in direzione dell'ombelico facendo coincidere questo movimento con quello espiratorio del paziente (Fig. 3.6a). La terapista permette che, durante il successivo periodo inspiratorio la parete toracica si elevi, prima di premere nuovamente verso il basso.

Per mantenere il movimento laterale della parete toracica, come pure per facilitare l'espirazione completa del paziente la terapista muove le coste verso il basso e medialmente mentre il paziente è coricato su un fianco. La terapista sta in piedi dietro di lui all'altezza delle sue spalle e con le mani poste sul lato della cassa toracica del paziente muove le coste verso l'ombelico spostando il proprio peso in avanti (Fig. 3.6b). Come in precedenza le mani della terapista sono l'una sopra l'altra ed il movimento viene eseguito delicatamente ed agevolmente, con il peso della terapista che si sposta lungo le sue braccia tese. Se la terapista estende e flette il gomito per muovere le coste o lo sterno del paziente, il movimento è meno fluido, perché tende ad incominciare e a finire improvvisamente e a essere, perciò, piuttosto brusco. La piena escursione espiratoria spesso muove le secrezioni dei polmoni sufficientemente da causare un riflesso di tosse e la terapista può cambiare immediatamente la posizione delle mani ed aiutare il paziente a tossire in modo che le secrezioni vengano espulse attivamente o possano venire più agevolmente aspirate. Per aiutare il paziente a tossire, la terapista pone una mano a destra ed una a sinistra sui lati del torace del paziente e, non appena questi inizia a tossire, la terapista preme le mani l'una contro l'altra, imitando l'attività dei muscoli addominali durante il normale atto di tossire (Fig. 3.6 c). I movimenti delle pareti laterali della gabbia toracica e l'aiuto a tossire sono di grande valore per tenere puliti i polmoni del paziente e dovrebbero divenire una routine prima che egli si giri e dopo che egli si è girato su un fianco.

Fig. 3.6a-c. Mobilizzare la gabbia toracica.
a Premere lo sterno in basso ed in direzione
dell'ombelico. **b** Muovere le coste medialmente
verso il basso. **c** Tosse assistita per mezzo della compressione della gabbia toracica

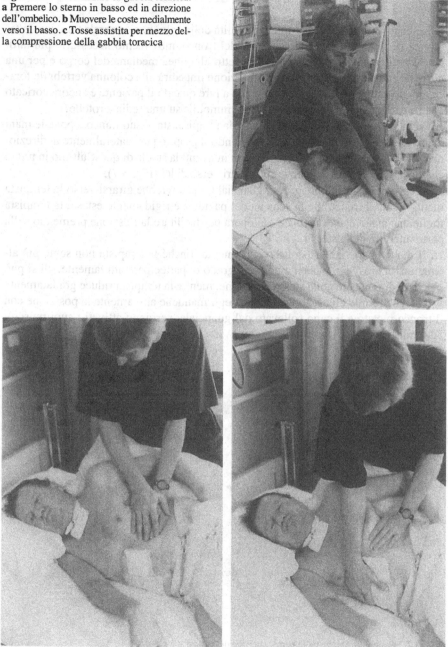

Rotazione della parte superiore del tronco

Allo scopo d'impedire la perdita di mobilità della colonna vertebrale toracica, la terapista flette e ruota la parte superiore del tronco, movimento necessario più tardi per usare le mani su ambedue i lati rispetto alla linea mediana del corpo e per una normale andatura. La flessione con rotazione impedirà alla colonna vertebrale toracica di diventare rigida, come essa tende a fare quando il paziente è ancora coricato a letto per gran parte del giorno o siede immobile su una sedia a rotelle.

Mentre il paziente è coricato supino, la terapista sta al suo fianco e pone le mani dietro la scapola sul lato opposto. Spostando il proprio peso lateralmente in direzione del piede del paziente, la terapista tira in avanti la spalla di quest'ultimo in modo che la parte superiore del suo corpo si giri verso di lei (Fig. 3.7).

Il capo del paziente poggia sul guanciale, ma dovrebbe girarsi verso la terapista mentre ruota il tronco. Se la schiena del paziente è rigidamente estesa, la terapista toglie una mano dalla scapola e l'adopera per facilitare la flessione premendo sulla parte inferiore dello sterno.

Il movimento viene ripetuto passivamente, finché la terapista non sente più alcuna resistenza. Se il paziente non è in grado di partecipare attivamente, gli si può chiedere di rimanere nella stessa posizione, mentre la terapista riduce gradatamente il sostegno fornito alla scapola. Quando egli mantiene attivamente la posizione con il tronco ruotato e il capo sollevato dal guanciale, verranno attivati i suoi muscoli addominali.

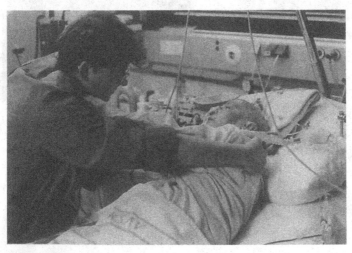

Fig. 3.7. Flessione/rotazione della parte superiore del tronco

Mantenere escursione di movimento piena ed indolore negli arti superiori

Finché il paziente non è in grado di usare le braccia e le mani per le attività della vita quotidiana, la terapista deve muoverle per lui in modo da prevenire ogni limitazione di movimento. Dolorose contrazioni possono ritardare od inibire il recupero di attività funzionali e far soffrire il paziente inutilmente. A causa dell'enorme varietà ed ampiezza dei movimenti possibili negli arti superiori, essi sono particolarmente soggetti a perdita di escursione, se non si adottano le dovute precauzioni.

Nello stadio acuto, le braccia del paziente dovrebbero venire mosse 1-2 volte al giorno, ed in ogni caso, di domenica e durante le feste. I pazienti ammessi in ospedale in seguito ad un incidente prima di un lungo fine settimana o per Natale, potrebbero rischiare, per esempio, dolorose limitazioni di movimento se l'inizio di tale trattamento venisse ritardato di 3-4 giorni. La mobilizzazione del tronco e del collo dovrebbe sempre precedere la mobilizzazione passiva delle braccia perché i movimenti prossimali inibiranno in anticipo l'ipertono distale.

Elevazione della spalla per mezzo di flessione

Stando a capo del letto, la terapista alza il braccio esteso del paziente sopra il suo capo, usando una delle mani per sostenere il cingolo scapolare nel suo normale alli-

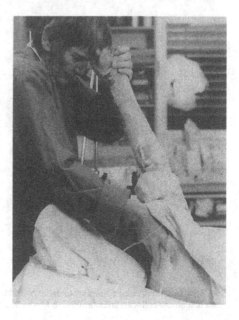

Fig. 3.8. Sostenere il cingolo scapolare quando il braccio è alzato

neamento (Fig. 3.8). La terapista muove il braccio del paziente gradualmente finché non viene raggiunta l'elevazione della spalla.

Soluzione di problemi

Una fleboclisi nel braccio: la presenza di una fleboclisi non dovrebbe dissuadere la terapista dal muovere il braccio del paziente. Con i moderni cateteri, il braccio può venire mosso liberamente senza mettere a repentaglio il gocciolamento se si presta la dovuta attenzione. Si raccomanda l'uso della vena succlavia per l'alimentazione intravenosa non solo per facilitare le procedure terapeutiche, ma anche per evitare i problemi troppo comuni dell'edema distale causato da fluidi che fuoriescono nei tessuti della mano o in regioni del gomito, che può dar luogo in alcuni casi a serie ripercussioni.

Elevazione del cingolo scapolare: a causa dello squilibrio fra tono muscolare e attività e/o controtensione nel sistema nervoso, il cingolo scapolare del paziente può presentarsi in posizione elevata, con una distanza fra il suo orecchio e la spalla visibilmente accorciata (Fig. 3.9a). Poiché il cingolo scapolare del paziente è meccanicamente fuori allineamento, la flessione della spalla causerà dolore a meno che la posizione non venga corretta prima di alzare il braccio. Nella posizione non corretta il dolore ha origine dalla testa dell'omero che urta contro l'acromion e compromette le strutture sensibili fra le due superfici ossee. La terapista prende letteralmente in mano la testa del-

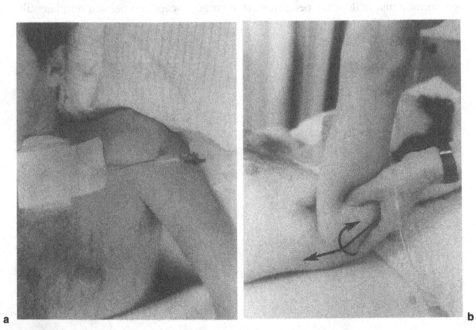

a   b

Fig. 3.9a, b. Correggere l'allineamento della spalla durante movimenti passivi. **a** La scapola è elevata con la testa dell'omero collocata anteriormente. **b** Muovere la scapola e la testa dell'omero nella posizione normale

l'omero circondandola con le dita e la libera dai margini della fossa glenoidea e dalla parte inferiore dell'acromion soprastante. La scapola è ruotata posteriormente e caudalmente poiché è la testa dell'omero che deve venire ruotata lateralmente per venire riposizionata e muoversi liberamente nella fossa glenoidea (Fig. 3.9b).

Depressione della scapola con sublussazione della spalla: particolarmente nei primi mesi dopo la lesione, la scapola può essere depressa e ruotata così che la fossa glenoidea scivoli verso il basso, con perdita del meccanismo di blocco passivo del cingolo scapolare come descritto da Basmaijan (1979, 1981). L'integrità dell'articolazione gleno-omerale dipende allora quasi esclusivamente dai muscoli rotatori della cuffia e, se questi sono ipotonici, la testa dell'omero scivolerà in basso quando il paziente viene messo in posizione eretta (Fig. 3.10). La sublussazione non è di per sé dolorosa, ma la spalla senza la sua normale protezione muscolare è molto vulnerabile e può venire traumatizzata facilmente se la terapista muove il braccio senza correggere prima l'allineamento dell'articolazione (Davies 1985).

Mentre muove il braccio in elevazione con una mano, la terapista corregge l'allineamento della spalla ricollocando con l'altra mano la testa dell'omero nella fossa glenoidea. Con le sue dita la terapista porta avanti la testa dell'omero, liberandolo dal margine posteriore della fossa, e quindi prevenendo ogni contatto fra esso ed il processo acromiale (Fig. 3.11a). Il delicato sollevamento della testa dell'omero porta la scapola

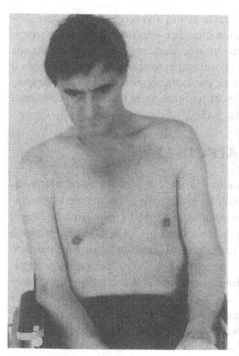
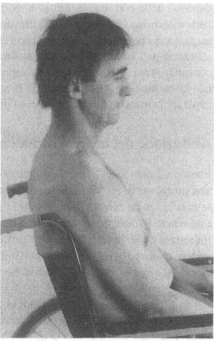

a

b

Fig. 3.10a,b. Sublussazione della spalla. **a** Perdita del meccanismo passivo di blocco. **b** Muscoli rotatori della cuffia ipotonoci

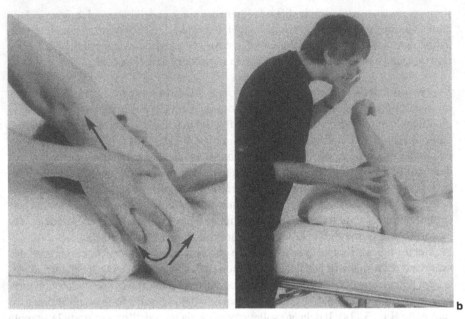

a
b

Fig. 3.11a,b. Correggere l'allineamento della spalla. **a** Ricollocare la testa dell'omero nella fossa glenoidea. **b** Stimolare l'attività muscolare

depressa nella corretta elevazione e rotazione in avanti allo scopo di permettere il libero movimento della spalla, ed attraverso la rotazione laterale dell'omero la terapista assicura che la grande tuberosità non urti l'arco coracoacromiale. Quando sente che il braccio può venire mosso senza alcuna resistenza, la terapista deve incoraggiare il controllo attivo dei muscoli dell'arto superiore, particolarmente quelli intorno alla spalla. Per esempio, mentre sorregge il braccio del paziente sopra il capo, può chiedergli di alzare la mano per toccarle il mento (Fig. 3.11b).

Abduzione del braccio includendo l'ULTT1

Stando accanto al paziente, la terapista muove il braccio esteso di quest'ultimo da una posizione di 90° di flessione della spalla gradatamente in abduzione orizzontale con la spalla ruotata lateralmente, l'avambraccio supinato, il polso e le dita in estensione dorsale e con il pollice esteso ed abdotto (Fig. 3.12a). È della massima importanza che la terapista spogli sufficientemente il paziente, altrimenti può non vedere quali posizioni il paziente assume per evitare il dolore, per esempio elevazione del cingolo scapolare, e credere erroneamente che egli abbia raggiunto la piena escursione del movimento.

Se tuttavia il cingolo scapolare viene tenuto giù con fermezza nella posizione corretta, c'è spesso un forte aumento di resistenza all'estensione del gomito quando vengono estesi il polso e le dita (Fig. 3.12b). La terapista deve essere consapevole che in presenza di controtensione neurale, la depressione del cingolo scapolare può essere la causa per la quale il movimento diventa improvvisamente molto doloroso e

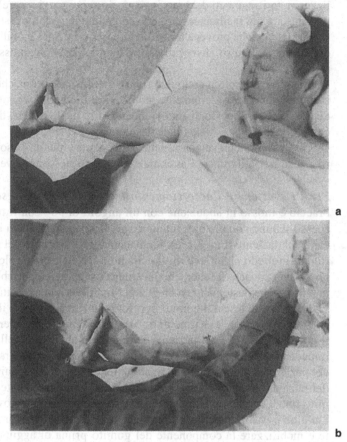

Fig. 3.12a,b. ULTT1 nell'unità di cure intensive. **a** Abduzione della spalla con estensione libera della mano e del gomito. **b** La depressione della spalla mette in tensione gomito e polso

il dolore può venire sentito non solo al gomito, ma dappertutto per l'intera lunghezza dell'arto superiore fino al collo.

SOLUZIONE DI PROBLEMI

Quando un'ulteriore componente di movimento causa dolore: Come già spiegato in "L'importanza di mobilizzare il sistema nervoso" la terapista deve reagire immediatamente di fronte ad ogni espressione di dolore da parte del paziente, sia non verbale che verbale.

Il problema del dolore durante il trattamento per ridurre l'anormale tensione viene affrontato meglio applicando ciò che Butler (1991 a, b) descrive come "pensare in componenti". La terapista non considera l'intero arto, in questo caso il braccio, come una lunga leva da muovere direttamente fino alla fine della escursione massima, ma pensa invece come meglio e con quali sequenze di movimento mobilizzare i vari segmenti del braccio medesimo per raggiungere lo stesso scopo. Ella può riuscire più facilmente partendo con una componente distale scelta in una parte più rigida o che provoca maggiore dolore, o iniziare mobilizzando un segmento distale come il polso, invece di partire da una posizione prossimale come fa generalmente.

Già muovere solo il collo può ridurre la tensione prima che la terapista inizi ad includere il braccio. Certamente mobilizzare il cingolo scapolare con elevazione e depressione sarà spesso di aiuto, rendendo più facile e meno doloroso il passo successivo verso la posizione finale desiderata.

Gli stessi principi valgono anche per la gamba trattata da sola o in unione con altri arti ed/o con il tronco; l'assioma è sempre lo stesso; muovere e non stirare.

Per l'elevazione e l'accorciamento laterale del cingolo scapolare. Quando il braccio è mosso in abduzione con un angolo di 90° con il tronco, il movimento spesso sembra completo ed indolore, ma la spalla è spostata in alto e più vicina al capo del paziente (Fig. 3.13a). La distanza fra l'orecchio del paziente e la spalla è ridotta in modo significativo. Poiché non c'è alcun muscolo che, accorciandosi, possa aver causato il fenomeno, la spiegazione logica potrebbe essere l'aumentata tensione nel sistema nervoso e la perdita della sua capacità di allungamento.

La terapista lascia il gomito in posizione flessa e preme il pugno contro la superficie del letto o del lettino di trattamento in modo da tenere con l'avambraccio il cingolo scapolare del paziente fermamente abbassato nella posizione corretta, impedendone l'elevazione. Ella mantiene in estensione dorsale il polso e le dita del paziente e il pollice esteso in abduzione (Fig. 3.13b); quindi muove il braccio del paziente indietro ed in avanti aumentando gradatamente l'estensione del gomito fino a raggiungere di nuovo la piena escursione del movimento (Fig. 3.13c). Un'altra possibilità per la terapista sarebbe quella di rilassare la mano del paziente e mobilizzare la componente del gomito prima di aggiungere lentamente l'estensione del polso e delle dita. Raggiungere la piena mobilità può richiedere giorni o addirittura settimane di trattamento paziente ed accuratamente graduato. Non ci si può aspettare che la tensione e l'immobilità del sistema nervoso che si sono forse sviluppati in settimane o mesi possano scomparire in una o due veloci sedute di trattamento con la terapista.

Quando il capo del paziente è piegato verso un lato del corpo. Quando il braccio del paziente è completamente abdotto, il suo collo può flettersi lateralmente per diminuire la tensione. La posizione è particolarmente evidente quando anche il braccio controlaterale è in abduzione (Fig. 3.14a,b).

La terapista continua a stabilizzare il cingolo scapolare, ma sposta il suo braccio in modo da potere usare nello stesso tempo anche l'avambraccio in modo da impedire al capo del paziente di piegarsi di lato (Fig. 3.14c). Nell'impedire la flessione laterale di compenso del collo la terapista dovrà prima diminuire la tensione in altre componenti.

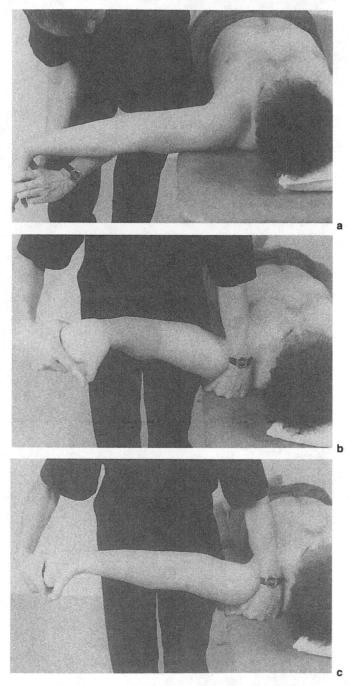

Fig. 3.13a. Distanza fra spalla e collo marcatamente accorciata. **b** La terapista tiene il cingolo scapolare in basso e permette la flessione del gomito. **c** Graduale mobilizzazione fino all'escursione completa del movimento

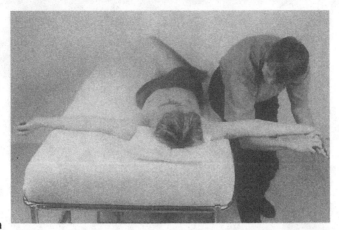

a

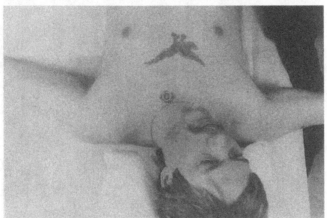

b

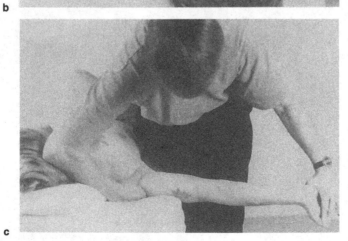

c

Fig. 3.14a. ULTT1 con ambedue le braccia abdotte. **b** Collo in flessione laterale. **c** Prevenire la flessione laterale del collo e l'elevazione del cingolo scapolare

Introdurre la mobilizzazione dell'ULTT1 in altre attività

Può essere più efficace combinare la mobilizzazione del sistema nervoso con altre attività di trattamento, particolarmente se il paziente non è in grado di tollerare la procedura da sola un po' dolorosa. Anche l'inibizione dell'ipertono distale attraverso movimenti prossimali può essere di aiuto.

Ruotare la parte superiore del corpo

Quando il paziente è coricato su un fianco la terapista tiene il braccio sottostante contro il proprio corpo, tenendo il gomito del paziente il più diritto possibile nella maniera a lui più confortevole. La terapista pone l'altra mano sulla spalla opposta del paziente e muove il lato del tronco di quest'ultimo lentamente indietro ed in avanti aumentando gradatamente l'escursione del movimento (Fig. 3.15a,b). Non appena sente che la resistenza diminuisce, la terapista accentua il movimento indietro e, quando do il torace del paziente è quasi in posizione supina, può mobilizzare anche la parete toracica premendo delicatamente sulle coste superiori del lato più lontano da lei (Fig. 3.15c). Una volta che il braccio è completamente rilassato, la terapista tiene la mano del paziente in dorsiflessione, mantiene il suo cingolo scapolare in basso e gli chiede di distendersi supino con ambedue le gambe estese, senza permettere che il suo braccio si fletta (Fig. 3.25d). Mentre il paziente si gira per mettersi in posizione supina, la terapista lo incoraggia anche ad allontanare il capo da lei.

Rotolare su un lato del corpo e ritornare nella posizione di partenza secondo un normale schema di movimento

Imparare a rotolarsi sul letto in modo normale introduce molti utili movimenti attivi. Il capo si raddrizza, il tronco ruota ed i muscoli addominali vengono attivati, e non appena la gamba soprastante viene alzata e mossa in avanti, vengono attivati gli stessi muscoli che più tardi devono fare un passo durante il cammino. Una volta che il paziente è in grado di girarsi con facilità sul letto, sarà in grado di girarsi per conto proprio sul letto di notte senza l'aiuto dell'infermiera.

La facilitazione iniziale per rotolarsi di lato è stata descritta nel cap. 2 ed il paziente ha imparato a farlo in modo normale, senza spingersi con un piede o tirarsi con l'aiuto di una mano. Una volta che il movimento è possibile senza eccessivo sforzo, egli può concentrarsi a lasciare il braccio sottostante rilassato sul letto mentre egli si gira dalla posizione supina a quella coricata su un fianco e viceversa. Egli si esercita in questo movimento finché riesce a compierlo anche quando giace supino sul letto con l'altro braccio abdotto ed esteso. La terapista fornisce assistenza quando e dove è necessario per facilitare o correggere il movimento (Fig. 3.16a-c).

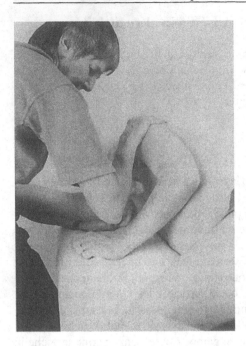

Fig. 3.15a-d. Movimento del tronco per mobilizzare il braccio con abduzione. **a** Paziente coricato su un fianco con la scapola dell'arto non in appoggio portata in avanti. **b** Sorreggere il braccio sottostante mentre il tronco ruota indietro. **c** Premere la gabbia toracica posteriormente verso la parte controlaterale. **d** Escursione completa dell'ULTT1 raggiunta

Ruotare il tronco in posizione seduta con il braccio in appoggio laterale

Il paziente siede sull'orlo del letto o di un lettino di terapia con il braccio esteso in appoggio laterale. La terapista sta in piedi dietro di lui, lo aiuta a mantenere l'equilibrio ed a tenere il gomito esteso mentre gli facilita la rotazione del tronco in ambedue le direzioni (Fig. 3.17). Il paziente porta l'altra mano prima verso la mano in appoggio e poi verso il lato opposto tenendo il braccio in abduzione a 90° e muovendolo indietro il più lontano possibile. Ripetendo il movimento il tono viene inibito ed egli è in grado di muoversi sempre più indietro, aumentando così l'allungamento del nervo che provvede all'arto superiore. Di fatto egli sta mobilizzando le strutture neurali nell'ULTT1 e nello stesso tempo inibisce la spasticità flessoria del braccio ed impara a coricargli il peso sopra.

Mobilizzare per l'abduzione del braccio in posizione seduta

Quando il paziente è in grado di mantenere con sicurezza l'equilibrio in posizione seduta con le gambe fuori dal letto, la terapista può mobilizzare con molta efficacia il suo braccio in abduzione ed in rotazione esterna. La spasticità viene inibita e tutte le componenti dell'ULTT1 possono venire incluse nell'attività e controllate facilmente.

La terapista sta in piedi o in ginocchio dietro il paziente e sorregge con la coscia della gamba a lui più vicina il suo braccio in abduzione. La coscia della terapista assicura che il cingolo scapolare stesso venga tenuto in normale allineamento e protetto da eventuali traumi che potrebbero avvenire durante lo svolgimento dell'attività. La terapista esten-

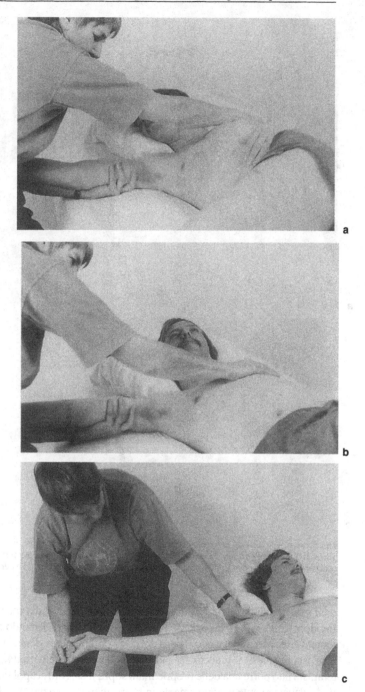

Fig. 3.15b-d

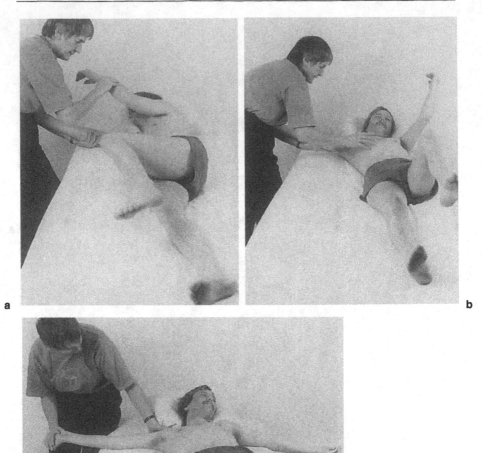

Fig. 3.16a-c. Rotolarsi sul letto per mobilizzare la tensione dell'arto superiore. **b** Girarsi verso il braccio colpito. **c** Il braccio del paziente viene mantenuto in abduzione quando il paziente si rotola nuovamente verso la posizione supina **c** La piena adduzione di ambedue le braccia è possibile dopo essersi rotolato ripetutamente

de il gomito del paziente, supina l'avambraccio e tiene la sua mano in completa dorsiflessione (Fig. 3.18a). Il paziente può muovere il tronco flettendo ed estendendo la colonna vertebrale o spostando il peso del corpo lateralmente da un lato all'altro, mentre la terapista mantiene il braccio del paziente nella posizione corretta. Alternativamente, la terapista può porre una delle proprie mani sopra il cingolo scapolare del paziente e muoverlo delicatamente e ritmicamente in basso mentre il paziente stabilizza il tronco. Nel caso che il capo del paziente si piegasse di lato, la terapista previene la flessione laterale del collo premendo il proprio avambraccio contro il lato del capo del paziente (Fig. 3.18b). Quando le strutture sono sufficientemente mobili, la terapista può aumentarne

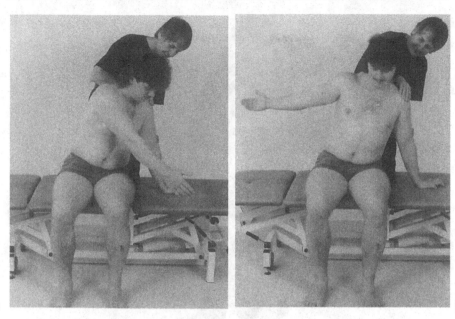

a   b

Fig. 3.17a,b. Inibizione della spasticità nell'arto superiore in posizione seduta. **a** Ruotare il tronco in avanti con il braccio appoggiato lateralmente. **b** Rotazione indietro del tronco con il braccio controlaterale abdotto

l'escursione inclinando il capo del paziente verso il lato opposto, facilitando con la pressione del proprio braccio la flessione laterale del capo del paziente (Fig. 3.18b). Una ulteriore progressione viene ottenuta se anche l'altro braccio del paziente viene tenuto in abduzione e rotazione laterale con il polso e le dita stesse. A causa delle strutture orizzontali presenti nel sistema nervoso il grado di tensione o la quantità necessaria di allungamento adattivo sarà aumentata (Fig. 3.19a) ancora di più se si chiede al paziente d'inclinare il capo prima verso un lato e poi verso l'altro, mentre la terapista impedisce l'elevazione di compenso della spalla (Fig. 3.19b). Con il sistema nervoso in tensione e i muscoli completamente allungati, bisogna avere cura che il tronco o gli arti del paziente non vengano messi in posture indesiderate che il corpo adotta automaticamente per sfuggire alla tensione o per ridurla (Fig. 3.19c). Se, per esempio, il suo tronco viene spostato lateralmente, la terapista gli può premere il proprio ginocchio contro le coste per impedire o correggere il loro spostamento laterale. Frequentemente, quando si impediscono tutte le deviazioni della postura, il paziente accusa dolori e cerca di muoversi dalla posizione. La terapista riduce subito la tensione abbandonando una o più componenti del movimento. La depressione del cingolo scapolare è una componente chiave e, se si permette un piccolo grado di elevazione, il dolore di solito viene immediatamente ridotto. Tuttavia occorre recuperare la piena escursione della depressione perché è importantissima per l'uso funzionale. Può essere necessario che la terapista mobilizzi prima il cingolo scapolare isolatamente, con le altre componenti in posizione non tesa, per poi introdurle gradualmente secondo varie successioni ed ampiezze di movimento.

Per il paziente che già cammina in modo indipendente, la mobilizzazione dell'arto superiore in abduzione può venire combinata con la posizione in stazione eret-

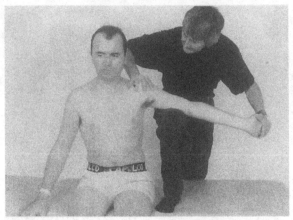

a

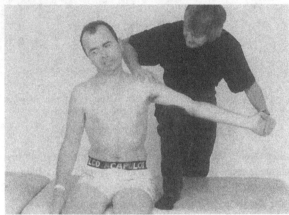

b

Fig. 3.18a, b. ULTT1 in posizione seduta. **a** Il ginocchio della terapista sostiene il braccio abdotto. **b** Flessione laterale del collo verso la parte opposta

ta. Il paziente sta in piedi con un braccio esteso lateralmente e la palma della mano appoggiata contro una parete. La terapista sta dietro di lui e gli tiene la mano in posizione corretta e nello stesso tempo lo aiuta a tenere il gomito esteso mentre egli stende l'altra mano verso il muro e poi la ritrae. Quando ritrae dal muro il braccio tenuto in abduzione all'altezza delle spalle, il paziente tiene il braccio in estensione ed in rotazione laterale (Fig. 3.20). L'effetto può venire ulteriormente aumentato se il paziente ruota anche il tronco. La terapista si deve assicurare che venga impedita l'elevazione del cingolo scapolare durante il movimento.

Includere l'ULTT2 e l'ULTT3 nel movimento

ULTT2

Sebbene l'ULTT2 non sia di solito così limitato dalla tensione anormale come l'ULTT1 dopo una lesione del sistema nervoso centrale, esso dovrebbe venire eseguito con cura per rilevare ogni restrizione. Molti pazienti hanno mostrato significativi migliora-

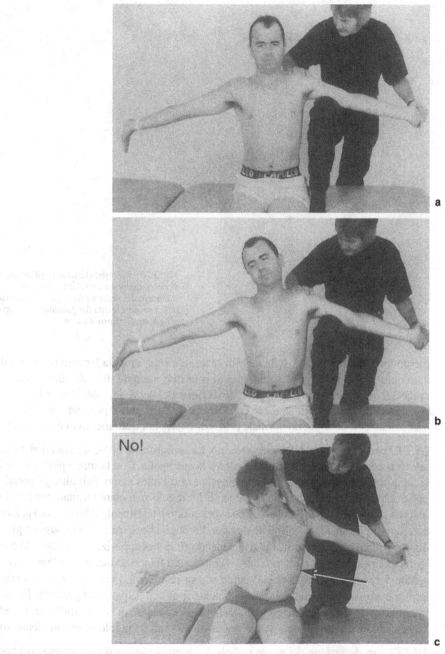

Fig. 3.19a-c. ULTT1 con ambedue le braccia abdotte. **a** Braccio controlaterale tenuto attivamente in posizione corretta. **b** Flessione laterale attiva del collo. **c** La gabbia toracica si sposta lateralmente per ridurre la tensione

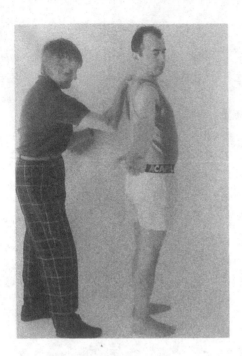

Fig. 3.20. Ridurre la tensione dell'arto superiore in stazione eretta. La terapista mantiene il braccio del paziente nella posizione corretta. La mano e le dita del paziente vengono tenute distese contro il muro

menti dopo che per mezzo della mobilizzazione è stata vinta la leggera tensione rilevata dal test. L'ULTT2 può venire eseguito in due maniere diverse, una con deviazione del nervo mediano e l'altra con deviazione del nervo radiale (Butler 1991b). Si consiglia alla terapista di studiare con cura le due varianti e praticare la loro esatta esecuzione con un soggetto normale prima di usarle nel trattamento di un paziente.

ULTT2 con deviazione del nervo mediano. La terapista sta in piedi accanto al paziente con la coscia in posizione caudale contro la sua spalla. Con la mano più vicina a lui la terapista gli tiene il gomito dal lato interno e con l'altra mano, dall'alto, gli prende il polso. La terapista usa la coscia per tenergli il cingolo scapolare fermamente premuto in basso e poi gli estende il polso. Dopo aver ruotato lateralmente il braccio del paziente la terapista gli estende il polso e le dita con la mano che si trova più in basso e gli abduce il pollice esteso (Fig. 3.21a). Mantenendogli la stessa posizione del braccio e della mano, la terapista gli allontana tutto il braccio dal fianco abducendogli lentamente la spalla. Sebbene la terapista possa sentire scarsa resistenza, l'abduzione, a causa della tensione, può fare aumentare inaspettatamente il dolore da parte del paziente. Perciò il movimento dovrebbe venire eseguito lentamente ed essere di breve ampiezza. L'abduzione è comunque possibile soltanto fino a 40-50° con il cingolo scapolare depresso.

ULTT2 con deviazione del nervo radiale. La terapista inizia il movimento così come ha fatto per l'ULTT2 con deviazione del nervo mediano, ma una volta che il gomito del paziente è esteso, gli ruota il braccio medialmente e gli prona l'avambraccio. Il polso e le dita del paziente vengono poi flesse (Fig. 3.21b). L'aggiunta della flessione del pollice e della deviazione ulnare del polso aumenterà ulteriormente la sensibilità della prova.

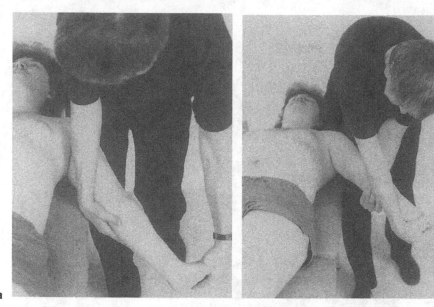

a   b

Fig. 3.21a,b. Mobilizzazione dell'ULTT2. **a** Con deviazione del nervo mediano. **b** Con deviazione del nervo radiale

ULTT3

La mobilizzazione usando l'ULTT3 può essere particolarmente utile per un paziente con un gomito che oppone resistenza alla flessione attiva o passiva e le cui dita sono difficili da estendere quando anche il polso è esteso. Immediatamente dopo la mobilizzazione può essere facile per lui estendere le dita in maniera attiva.

Con supinazione. Stando in piedi a lato del paziente, la terapista gli sostiene il gomito flesso con la parte superiore della coscia mentre gli estende il polso e le dita e gli supina l'avambraccio (Fig. 3.22a). Mantenendo ancora le altre parti del corpo del paziente nella stessa posizione, la terapista gli flette completamente il gomito e, spingendo con la mano chiusa a pugno contro il letto per tenergli il cingolo scapolare depresso, la terapista gli porta il braccio in abduzione con rotazione laterale della spalla (Fig. 3.22b). Mentre il gomito del paziente è ancora sostenuto dalla coscia della terapista, ella continua a muovergli il braccio spostando il proprio peso verso il capo del letto finché la mano del paziente non si appoggia sopra l'orecchio a dita distese (Fig. 3.22c,d). L'effetto della mobilizzazione viene aumentato se la terapista introduce nell'esercizio la flessione laterale del collo del paziente, muovendo il guanciale verso il lato opposto (Fig. 3.22d). È importante assicurarsi che la flessione laterale avvenga particolarmente nella regione cervicale inferiore. La terapista controlla, con una delle sue mani quella del paziente rilasciando l'altra per muovere verso il lato opposto il guanciale che gli sorregge il capo (Fig. 3.23a,b). Mentre il collo del paziente rimane nella posizione flessa lateralmente, la terapista può ancora una volta introdurre nell'esercizio la depressione del suo cingolo scapolare (Fig. 3.23c).

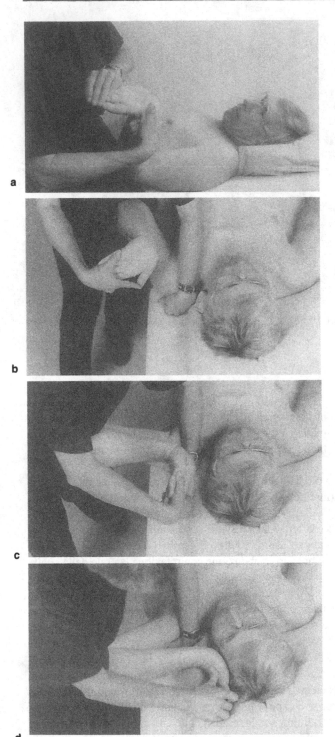

Fig. 3.22a-d. ULTT3 con supinazione. **a** Polso e dita in dorsiflessione. **b** Avambraccio supinato con la spalla depressa. **c** La terapista sorregge il gomito del paziente con la sua coscia e porta il braccio del paziente in abduzione. **d** Mano estesa del paziente appoggiata contro il suo orecchio

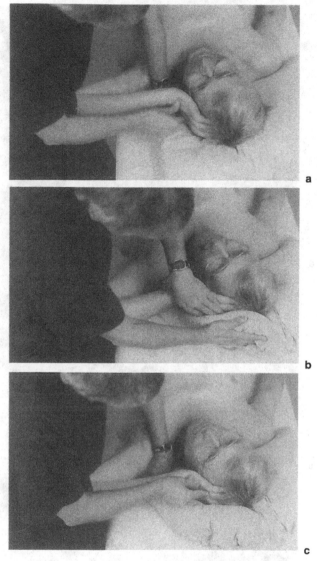

Fig. 3.23a-c. Aggiungere la componente cervicale. **a** Tenere la mano in posizione corretta. **b** Muovere il guanciale lateralmente. **c** Deprimere il cingolo scapolare

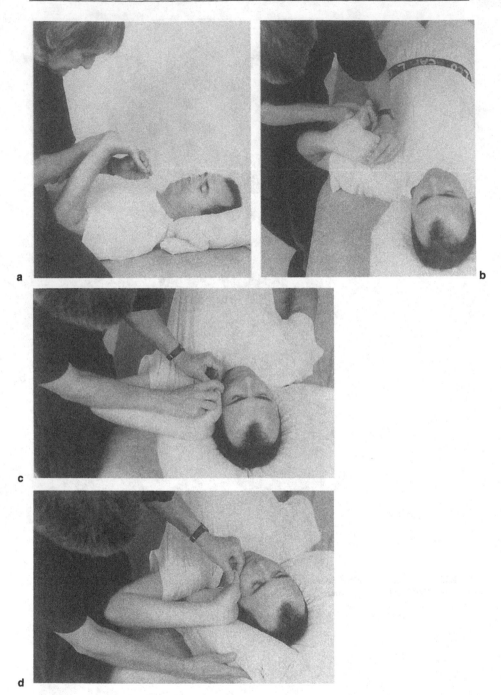

Fig. 3.24a-d. ULTT3 con pronazione **a** Polso e dita estese. **b** Avambraccio in pronazione sorreggendo il gomito. **c** Mano posta contro il capo del paziente. **d** Aggiunta della flessione laterale del collo

Con pronazione. Il movimento viene svolto secondo la stessa sequenza, ma la terapista prona l'avambraccio del paziente fin dall'inizio mentre gli sorregge il gomito
in flessione (Fig. 3.24a,b). Nella posizione finale la mano del paziente è ancora una
volta distesa sopra l'orecchio, ma con le dita dirette verso il mento (Fig. 3.24c). Quando questa postura può venire raggiunta facilmente, la terapista mobilizza ulteriormente la tensione, aggiungendo la flessione laterale della colonna vertebrale
cervicale inferiore. A questo scopo la terapista muove verso il lato opposto il guanciale sul quale riposa il capo del paziente (Fig. 3.24d).

Riacquistare il controllo attivo del braccio

Quando il paziente inizia a riprendere conoscenza, bisognerebbe cercare di fargli eseguire movimenti attivi dopo aver mobilizzato il tronco ed adoperato gli ULTT come
tecniche di trattamento. Per esempio:

- Il paziente muove la mano per toccare la parte superiore del capo e cerca di la-
sciarla sul posto con la palma e le dita in contatto con i capelli. La terapista facilita un piccolo movimento come se egli si massaggiasse il capo (Fig. 3.25a). La
terapista può anche guidare la mano del paziente verso il basso per toccarsi il volto o per rimanere a contatto con la bocca.
- Un modo utile per la terapista di facilitare i movimenti con il gomito del paziente flesso è aiutarlo a toccare con la mano la spalla opposta e usarla per massaggiare leg-

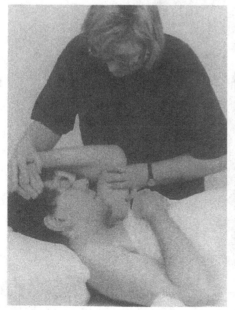 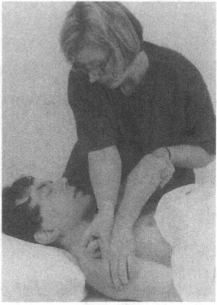

a   b

Fig. 3.25a,b. Incominciare movimenti attivi del braccio. **a** La mano del paziente riposa sul suo capo.
b Il paziente massaggia la spalla opposta

germente il lato esterno del braccio flettendo ed estendendo il gomito (Fig. 3.26a,b).
Il paziente può eseguire lo stesso movimento massaggiandosi il petto o l'addome.

- Il paziente che è in uno stadio più avanzato può estendere attivamente e rilassare il gomito selettivamente mentre la terapista gli tiene il polso e le dita in estensione e gli muove il braccio gradualmente di lato da una posizione verticale al di
  sopra della spalla (Fig. 3.26a,b). Il paziente continua a muovere il gomito mentre il suo braccio viene portato sempre più in abduzione con rotazione laterale.
- Sedendo su una sedia a rotelle con le braccia appoggiate sul tavolo di fronte, il
  paziente può venire aiutato a portare le mani al viso e ad appoggiare il mento sulle mani (Fig. 3.27).

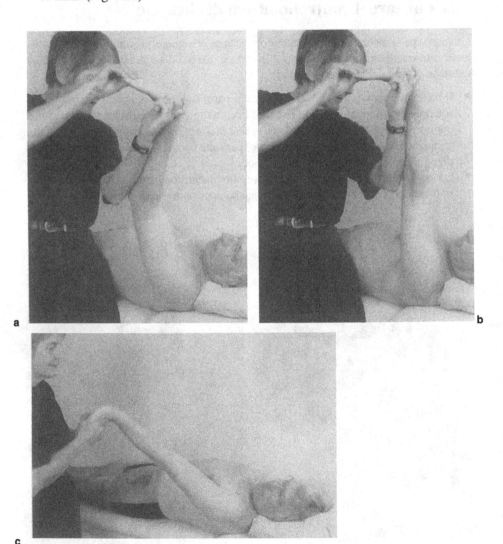

Fig. 3.26a-c. Estensione selettiva del gomito. **a** Flessione assistita del gomito. **b** Estensione attiva assistita. **c** Estensione del gomito con abduzione del braccio

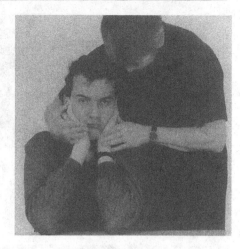

Fig. 3.27. Flessione selettiva del gomito

Come è stato spiegato nel cap. 1, tali movimenti saranno più facili ed avranno un maggiore effetto didattico se essi vengono combinati con lo svolgimento di compiti reali, come lavarsi la faccia, applicarsi sul viso una lozione dopo barba o bere da una tazza.

Mobilizzazione del tronco e degli arti inferiori

Invece di muovere passivamente le gambe dalle loro estremità distali è molto più sicuro e più sensato combinare la loro mobilizzazione con i movimenti del tronco, particolarmente riguardo alle articolazioni delle anche e alle strutture adiacenti.

Muovere la parte inferiore del tronco

Il tratto lombare della colonna vertebrale del paziente tenderà a divenire estremamente rigida durante lo stadio più acuto, soprattutto se egli viene curato in posizione supina per lunghi periodi. Alla rigida estensione dell'area lombare è associata la perdita della mobilità del bacino e spesso un significativo aumento di tono estensorio negli arti inferiori. La terapista dovrebbe fin dall'inizio mobilizzare la flessione/rotazione della parte inferiore del tronco del paziente, sia dal punto di vista preventivo che per vincere la rigidità già esistente, e certamente ogni giorno prima di muovergli le gambe.

Mentre il paziente è coricato in posizione supina, la terapista gli flette ambedue le gambe per aria e ruota il suo tronco verso di sé finché le gambe e le ginocchia con le anche flesse a 90° non riposano contro la parte anteriore del corpo della terapista (Fig. 3.28 a). Ella continua a tenergli con le mani le gambe in questa postura e aggiusta la propria posizione finché non sente che le gambe del paziente vengono sostenute totalmente dal suo corpo. Poi la terapista piega un po' le ginocchia per aumentare la rotazione della colonna vertebrale lombare del paziente. Poiché nella par-

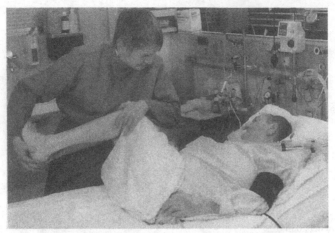

a

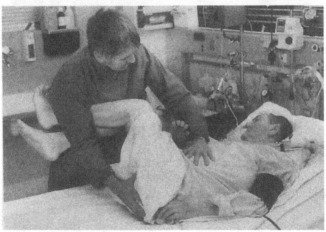

b

Fig. 3.28a,b. Flessione/rotazione della parte inferiore del tronco. **a** Le gambe flesse del paziente completamente sorrette dalla terapista. **b** Spostamento del bacino in avanti

te inferiore del tronco per ragioni meccaniche è possibile soltanto un limitato movimento rotatorio, la terapista deve stare attenta che la rotazione non tenda a verificarsi, invece, nella regione toracica, come accadrebbe se le gambe del paziente venissero girate troppo di lato.

La terapista gli pone una mano direttamente sul sacro in modo che le proprie dita siano in linea con la colonna vertebrale del paziente del quale tiene le gambe in posizione corretta premendole con un braccio contro il proprio corpo. Ella gli pone l'altra mano con il pollice e le altre dita estese all'altezza dell'angolo sternale per potergli muovere ambedue i lati della gabbia toracica verso il basso in direzione del bacino.

La terapista trasferisce il proprio peso verso il capo del letto e inclina il bacino del paziente in avanti con un piccolo movimento verso l'alto come se gli tirasse il sacro in avanti fra le gambe e nello stesso tempo gli muovesse le coste verso il basso in modo da localizzare la flessione nella regione lombare (Fig. 3.28 b). La tera-

pista sposta il proprio peso sull'altra gamba, rendendo possibile il ritorno del bacino nella posizione di partenza prima di ripetere la sequenza di movimenti.

Quando si flette la colonna vertebrale lombare con rotazione, il grado di flessione delle anche non dovrebbe venire assolutamente aumentato, ma dovrebbe venire
costantemente mantenuto l'angolo iniziale di 90°.

Mobilizzare la flessione del tronco e degli arti inferiori

Dopo avere flesso e ruotato la colonna vertebrale lombare del paziente la terapista
gli porta le anche in una posizione di maggiore flessione e gli flette l'intera colonna
vertebrale (Fig. 3.29a). La terapista introduce la flessione del collo che riduce l'i-
pertono negli estensori e mette a sedere il paziente in posizione raccolta con le braccia in avanti intorno alle ginocchia (Fig. 3.29b,c). La terapista attende che egli si rilassi prima di tentare di muovergli il capo in avanti affinché arrivi a toccarsi le ginocchia. Sedere in posizione raccolta è una delle posizioni migliori per ottenere che
la flessione si distribuisca equamente su tutta la spina dorsale e per risolvere il problema dell'ipertono negli estensori delle anche.

Una volta che il paziente siede comodamente in questa posizione, la terapista
può muoverlo lentamente indietro come per farlo coricare facendolo oscillare avan-

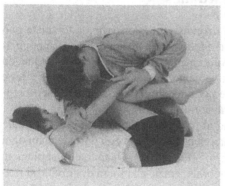
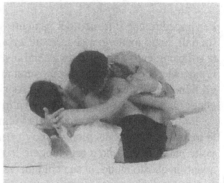

a

b

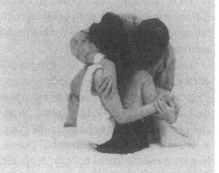

Fig. 3.29a-c. Inibizione dell'ipertono estensorio. a Ambedue le gambe flesse. b Flessione combinata del tronco e del collo. c Paziente
seduto in posizione raccolta

c

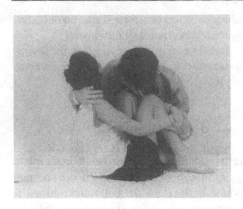

Fig. 3.30. Fare inclinare delicatamente il tronco del paziente senza causare spasticità estensoria

ti ed indietro con escursioni sempre più ampie, mentre egli mantiene le braccia intorno alle ginocchia senza iperestendere il capo, il tronco o le gambe (Fig. 3.30). Alla fine dovrebbe essere possibile muovere il paziente, prima passivamente e poi attivamente, verso la posizione di partenza e nuovamente indietro senza alcuna perdita di flessione.

Flessione del tronco in posizione seduta

Per impedire che il tronco del paziente s'irrigidisca in estensione, la terapista può fin dall'inizio metterlo a sedere sull'orlo del letto con la pianta dei piedi appoggiata sul pavimento e aiutarlo a piegarsi in avanti per toccarsi le dita dei piedi. Quando il paziente non è in grado di muoversi attivamente, la terapista sta di fronte a lui e gli tiene ferme le ginocchia con le proprie per impedirgli di scivolare dal letto reggendogli il tronco mentre egli si piega in avanti (Fig. 3.31a).

La terapista allora s'inginocchia vicino al paziente in modo da potergli guidare le mani in direzione dei piedi. Il movimento viene ripetuto ed egli porta le mani ogni volta più in basso fino a raggiungere lo scopo (Fig. 3.31b). Quando egli si piega in avanti in questo modo, la sua colonna vertebrale, grazie alla forza di gravità, si flette senza fatica e contemporaneamente si flettono automaticamente le sue anche.

La terapista non lascia che egli rimanga a lungo in posizione flessa, ma gli riporta il tronco in posizione eretta fornendogli tutta l'assistenza necessaria (Fig. 3.31c). I talloni del paziente devono rimanere a contatto con il pavimento durante tutta la sequenza dei movimenti.

Una volta che questo movimento può venire compiuto senza troppi sforzi sia da parte del paziente che della terapista, quest'ultima si mette vicino a lui per facilitargli l'estensione del tronco come primo passo verso una posizione seduta con il busto eretto. La terapista estende la colonna vertebrale toracica del paziente, premendo con una mano contro di essa in basso ed in avanti, mentre gli pone l'altra mano sullo sterno e vi esercita una pressione contraria verso l'alto (Fig. 3.31 d). Durante lo svolgimento di questo esercizio una parente del paziente può chiedergli di alzare lo sguardo verso di lei in modo da fornirgli uno stimolo per estendere attivamente il tronco.

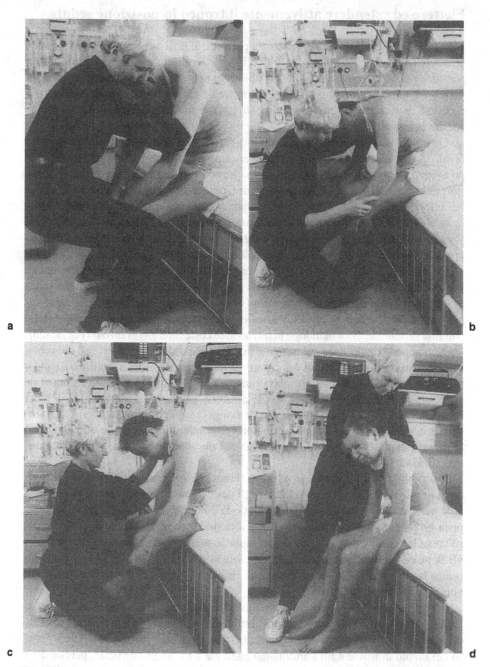

Fig. 3.31a-d Flessione del tronco in posizione seduta. **a** Il paziente si piega in avanti mentre la terapista gli tiene ferme le ginocchia. **b** Con le mani in direzione dei piedi. **c** Fornire assistenza per tornare in posizione con il tronco eretto. **d** Fornire assistenza per estendere la colonna vertebrale toracica

Flettere ed estendere attivamente il tronco in posizione seduta

La flessione e l'estensione del tronco del paziente in posizione seduta non solo mobilizzerà le articolazioni intervertebrali e lombosacrali, ma migliorerà anche la sua postura in posizione seduta. Più tardi l'abilità di muovere selettivamente la colonna vertebrale lombare sarà importante per ottenere uno schema normale di cammino. Il processo di recupero di questo movimento può venire iniziato non appena egli incomincia a sedere fuori dal letto.

Quando il paziente siede su una sedia a rotelle con le braccia appoggiate su un tavolo di fronte a sé, la terapista gli siede accanto o di fronte e gli flette il tronco dopo avergli posto un braccio sopra la gabbia toracica e l'altro sopra le vertebre superiori del torace. Il braccio della terapista di fronte a lui gli spinge in basso le vertebre inferiori e le allontana dal tavolo, mentre ella con l'altra mano gli porta le spalle in avanti. Se la spalliera della sedia a rotelle viene tolta, la terapista può spostarsi in modo da porre il proprio corpo maggiormente in contatto con quello del paziente per aumentare la flessione della colonna vertebrale (Fig. 3.32a).

Dopo aver dato al paziente il tempo per rilassarsi in posizione flessa, la terapista cerca con le mani di estendergli il tronco il più possibile. Ponendogli una mano sopra lo sterno ed il braccio sulla parte anteriore di una delle spalle, gli estende la parte superiore del tronco, mentre con l'altra mano gli spinge in avanti il tratto dorsale della colonna vertebrale, avvicinandogli in tal modo le coste inferiori al tavolo (Fig. 3.32b).

Non appena l'equilibrio del paziente in posizione seduta migliora, egli dovrebbe venire posto in diversi periodi del giorno su una normale sedia a spalliera diritta e senza braccioli. La stessa attività può venire praticata in situazioni diverse, ma sempre con un tavolo che gli sorregga le braccia come, per esempio, durante i pasti o nel reparto di terapia occupazionale prima di svolgere altri compiti. La terapista lo incoraggia a flettere ed estendere la colonna vertebrale il più possibile e lo aiuta con le proprie mani ad aumentare l'escursione del movimento in ambedue le direzioni (Fig. 3.33a,b).

Una volta che il paziente è in grado di flettere e di estendere liberamente il tronco in uno schema di movimento totale, egli deve imparare a muovere selettivamente la parte inferiore del tronco stabilizzando la colonna vertebrale toracica. La terapista gli pone un braccio sulla parte anteriore del torace e gli preme le coste fra loro verso la linea mediana del corpo per aiutarlo a mantenere il torace fermo mentre gli flette ed estende la colonna vertebrale lombare. Con l'altra mano la terapista gli indica la parte che egli deve muovere e gli insegna a compiere il movimento solo in quella regione (Fig. 3.33c,d).

Non appena le sue capacità migliorano, il paziente pratica la flessione e l'estensione selettiva della colonna vertebrale lombare in posizione seduta tenendo le braccia rilassate lungo i fianchi od abbandonate sulle ginocchia (Fig. 3.34). Senza l'aiuto del tavolo di fronte a lui l'attività del paziente è molto più difficile, perché deve stabilizzare attivamente la colonna vertebrale toracica in una posizione con il tronco eretto, nonostante il peso delle braccia e del cingolo scapolare che può muoversi liberamente. La terapista facilita il movimento correttamente localizzato adoperando una mano come punto di riferimento per la stabilizzazione del torace e l'altra per aiutare il paziente a muovere il bacino ritmicamente avanti ed indietro.

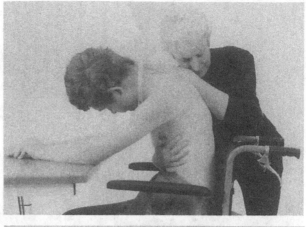

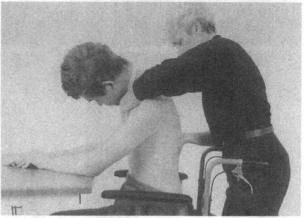

Fig. 3.32a,b. Flessione ed estensione passiva del tronco. **a** Mobilizzazione della flessione. **b** Raggiungimento dell'estensione

Mobilizzare il tronco e le anche in posizione seduta a gambe incrociate

La posizione seduta a gambe incrociate è una posizione utile per mobilizzare le gambe ed il tronco, perché in uno schema di flessione totale l'ipertono degli estensori degli arti inferiori è inibito. Questo mette la terapista in grado di flettere più facilmente le anche ed il tronco del paziente, come pure di modificare la posizione del bacino. Il movimento prossimale del tronco mobilizza le anche in abduzione con rotazione esterna.

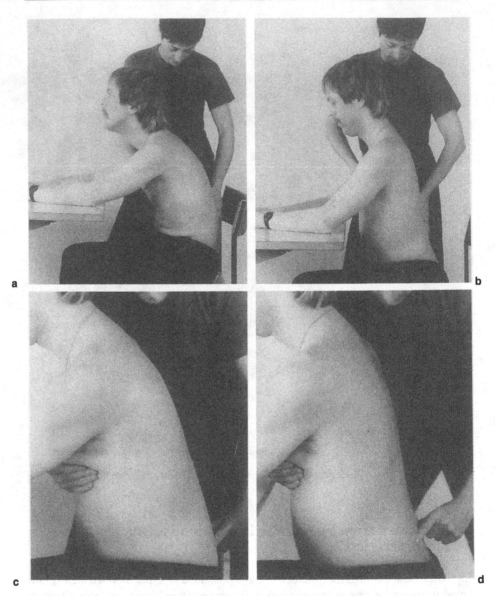

Fig. 3.33a-d. Flessione ed estensione attiva del tronco con le braccia appoggiate su un tavolo. **a** Aiutare a compiere la flessione totale. **b** Incoraggiare l'estensione attiva. **c** Facilitare la flessione selettiva della colonna vertebrale lombare. **d** Estensione selettiva con la colonna vertebrale toracica stabilizzata

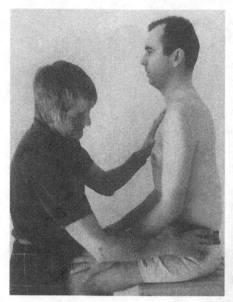
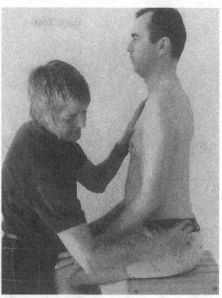

a   b

Fig. 3.34a,b. Flessione ed estensione selettiva del tronco con braccia libere. **a** Colonna vertebrale toracica stabilizzata durante la flessione della colonna vertebrale lombare. **b** Estensione attiva della colonna vertebrale lombare

È consigliabile per la terapista inibire l'ipertono estensorio prima di cercare di portare il paziente in posizione seduta a gambe incrociate. A questo scopo la terapista adopera il movimento inibitorio della flessione lombare con rotazione, finché non sente che le gambe del paziente si sono rilassate (Fig. 3.35a).

Mantenendo la flessione del tronco e degli arti del paziente, la terapista gli incrocia le caviglie e gradualmente gli abduce le anche, usando una mano per divaricargli le ginocchia, mentre con l'altra gli sorregge i piedi in posizione corretta (Fig. 3.35b). Quando le ginocchia del paziente sono sufficientemente abdotte, la terapista gli pone un braccio dietro le spalle e lo conduce in posizione seduta, muovendosi subito per inginocchiarsi sul letto dietro di lui.

Mantenendo il proprio corpo in stretto contatto con tutta la schiena del paziente, la terapista gli spinge il tronco in avanti muovendogli le braccia sempre più in avanti di fronte a lui (Fig. 3.35c). La terapista guida con il proprio capo quello del paziente in posizione corretta. Se le braccia del paziente si flettono con forza, la terapista inibisce la spasticità ponendogli le mani a palme aperte dietro di lui sul letto con i gomiti estesi e le braccia in rotazione esterna in modo che le dita siano rivolte indietro (Fig. 3.36). In questa posizione la terapista muove il tronco del paziente in tutte le direzioni mentre le braccia rimangono ferme, inibendo in tal modo l'ipertono distale per mezzo di movimenti prossimali.

La terapista pone le mani sulle spalle del paziente e le tira indietro per fare ritrarre le scapole e facilitargli l'estensione del tronco. Ella adopera i propri avam-

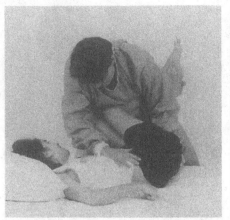

a

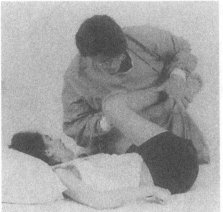

b

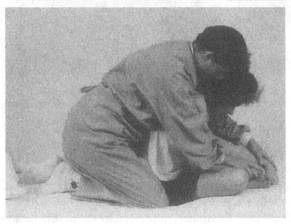

c

Fig. 3.35a-c. Portare il paziente in posizione seduta a gambe
incrociate. a Inibire la spasticità
estensoria. b Abdurre le gambe
in flessione. c Divaricare le ginocchia ed aumentare la flessione delle anche

bracci e gomiti per aiutarlo a mantenere le braccia estese (Fig. 3.37a). Con le mani
nella stessa posizione la terapista muove le scapole del paziente in protrazione e lo
aiuta a flettere il tronco in avanti (Fig. 3.37b).

Per estendere completamente la colonna vertebrale del paziente con maggiore flessione delle anche, la terapista sta dietro di lui e gli solleva le braccia ruotate lateralmente sopra il capo sorreggendole dal basso con le proprie braccia. Le mani della
terapista afferrano i bordi inferiori delle scapole del paziente in modo da sostenergli
il peso del tronco mentre ella gli allunga la colonna vertebrale senza agire direttamente sul cingolo scapolare. La terapista preme delicatamente le ginocchia in avanti contro la parte inferiore della colonna vertebrale toracica del paziente per spingerla in estensione (Fig. 3.37c). Muovendogli tutto il tronco in avanti, la terapista
gli aumenta il grado di flessione delle anche. La terapista allora chiede al paziente
di rilassare il tronco in flessione prima di aiutarlo ad estendere di nuovo completamente la colonna vertebrale. Mantenendo la posizione estesa della colonna vertebrale del paziente la terapista può usare le proprie ginocchia per aiutarlo a trasferire il carico da un lato all'altro.

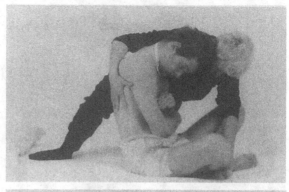

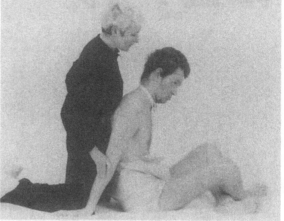

Fig. 3.36a,b. Sedere a gambe incrociate con le braccia estese **a** Arti superiori in flessione. **b** La terapista sostiene le braccia in estensione ed in rotazione esterna stando dietro al paziente

Mobilizzazione in posizione seduta a gambe distese in avanti

I pazienti che hanno subito una lesione del sistema nervoso centrale hanno di solito un'estrema difficoltà a sedere con le gambe estese in avanti ed a muovere le mani in direzione dei piedi (Fig. 3.38a). Il paziente può sentire una notevole resistenza a questo movimento e provare dolore di solito localizzato dietro le ginocchia e le cosce. La dorsiflessione dei piedi, o anche di uno solo, aumenta la difficoltà in modo significativo e spesso provocherà l'estensione del collo del paziente per diminuire la tensione (Fig. 3.38b). In passato si riteneva che questo problema fosse causato dall'accorciamento dei muscoli ischiocrurali, ma è ovvio che la dorsiflessione del piede non cambia la lunghezza dei muscoli stessi, né può farlo la flessione del collo che riduce anche l'escursione del movimento e aumenta l'intensità del dolore. Una spiegazione più logica è che questa posizione metta in tensione il sistema nervoso e la presenza di tensione accresciuta in modo anormale impedisca la piena escursione del movimento. La posizione è di fatto quella dello "slump test" in posizione seduta con le gambe distese in avanti descritta da Butler (1991b) con la tensione che aumenta dal piede direttamente fino al cervelletto. È molto importante che la perdita di escursione di movimento venga impedita per mezzo di una mobilizza-

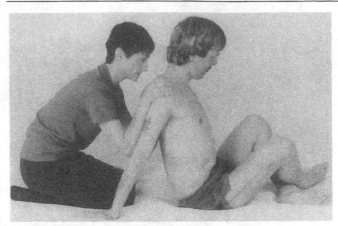

a

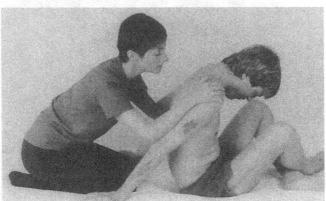

b

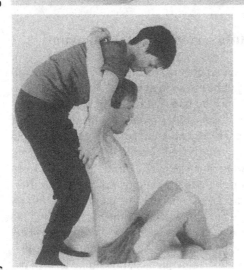

c

Fig. 3.37a-c. Flessione ed estensione del tronco in posizione seduta a gambe incrociate. **a** Estensione con le braccia appoggiate. **b** Flessione del tronco con protrazione della scapola. **c** Estensione del tronco con flessione dell'anca aumentata

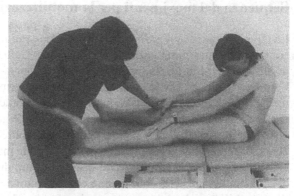

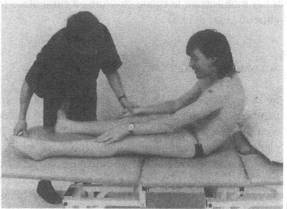

Fig. 3.38a,b. Difficoltà a stare in posizione seduta con le gambe distese in avanti. **a** Il paziente non può muovere le mani in direzione dei piedi. **b** Con il piede destro in flessione dorsale, tronco ancora più indietro e collo esteso per ridurre la tensione

zione precoce o recuperata se il problema è già presente, perché l'aumento di tensione nervosa causerà altre difficoltà che limitano le funzioni. Alcuni esempi di movimenti limitati da tale tensione sono mettersi a sedere nel letto, sedere nella vasca da bagno e camminare. Il paziente non può fare un passo di lunghezza normale perché al termine della fase di oscillazione, quando il ginocchio si deve estendere per portare il piede in avanti prima che il calcagno tocchi il terreno, la tensione gli impedisce il movimento. Il ginocchio rimane flesso e la lunghezza del passo rimane ridotta. Se il ginocchio non si estende, la caviglia si flette plantarmente e il piede raggiunge prima il terreno.

La tensione anormale causa la flessione plantare del piede e la flessione delle dita del piede, poiché la maggiore resistenza impedisce l'attività di dorsiflessione quando il ginocchio è esteso. Il clono della caviglia si può sviluppare ed interferire con il passaggio dalla postura seduta alla stazione eretta o con il trasferimento di carico su un piede. I flessori delle ginocchia diventano ipertonici soprattutto quando le anche sono flesse come per esempio in posizione semi-supina o in posizione seduta. Nella sedia a rotelle i piedi del paziente vengono tirati indietro dal predellino e finiscono sotto la sedia stessa. Contratture flessorie possono svilupparsi alle anche ed alle ginocchia e il tendine di Achille può accorciarsi.

Sequenza dei movimenti per la mobilizzazione

La terapista conduce il paziente nella posizione seduta a gambe incrociate già descritta ed attende che il paziente si rilassi (Fig. 3.39a). Dalla sua posizione inginocchiata dietro di lui, la terapista gli estende lentamente prima una gamba poi l'altra permettendo che le gambe rimangano leggermente flesse e ruotate lateralmente (Fig. 3.39b). La terapista allora estende lentamente le ginocchia del paziente con le proprie mani e gli corregge la rotazione delle gambe fino a raggiungere una posizione intermedia. Con il proprio corpo in stretto contatto con quello del paziente, la terapista si china in avanti per portargli le mani verso i piedi (Fig. 3.39c). Nello stadio acuto la terapista avrà bisogno di un'altra persona che tenga i piedi del paziente in dorsiflessione mentre ella gli muove il tronco indietro ed in avanti per mobilizzare le rigide strutture ed aumentare lentamente l'ampiezza dei movimenti (Fig. 3.39 d).

SOLUZIONE DI PROBLEMI

Se la tensione anormale è così marcata che la terapista non riesce ad estendere le gambe del paziente quando egli è stato messo a sedere, sebbene non abbia alcuna contrattura alle ginocchia, è indispensabile trovare una soluzione (Fig. 3.40a). Le gambe del paziente possono venire tenute in estensione con stecche di gesso che gli vengono messe con l'aiuto di bende quando egli è coricato in posizione supina. La terapista s'inginocchia dietro di lui e gli muove ripetutamente su e giù il tronco per un'escursione relativamente breve, estendendo e flettendo le proprie ginocchia in modo da portarlo ogni volta un po' più avanti. La parola chiave qui è "muovere"; la terapista non deve cercare di vincere la resistenza con la forza (Fig. 3.40b,c). Un'assistente muove i piedi del paziente su e giù con maggiore dorsiflessione, sorreggendo un piede con la coscia, mentre muove con le sue mani il piede che è più lontano da lei (Fig. 3.40d).

Spesso è molto più facile in tal caso mettere il paziente in stazione eretta con le stecche per stendergli le ginocchia fermamente e poi flettere il tronco in avanti verso un tavolo di fronte a lui (v. Fig. 4.22 che mostra lo stesso paziente in azione). Quando il paziente è in stazione eretta, la dorsiflessione dei piedi può venire mantenuta e anche aumentata ponendo una benda arrotolata sotto le dita dei suoi piedi.

Usare l'LLTT1 come tecnica di trattamento

Per mantenere l'allungamento di adattamento dei nervi e dei tessuti neurali degli arti inferiori e della regione lombare, la terapista può mobilizzare l'LLTT1 usando la stessa procedura per recuperare ogni perdita di escursione di movimento. Dopo aver mobilizzato la colonna vertebrale lombare in flessione e rotazione, la terapista s'inginocchia ai piedi del letto e pone la parte inferiore della gamba del paziente sulla propria spalla, sedendosi sui calcagni in modo che egli possa rilassare comodamente il ginocchio in pie-

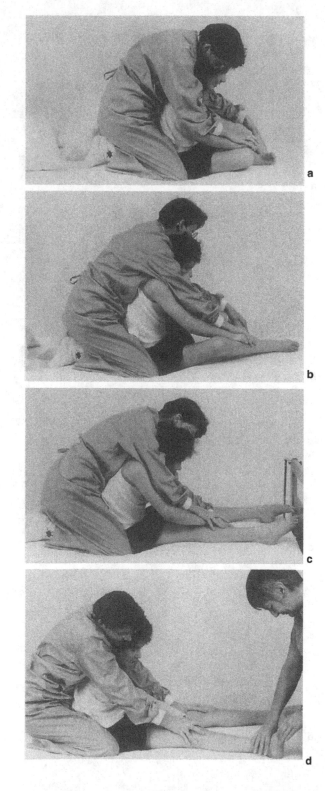

Fig. 3.39a-d. Mobilizzazione iniziale nella posizione seduta con le gambe distese in avanti. **a** Sedere a gambe incrociate riduce l'ipertono estensorio negli arti inferiori. **b** Estensione graduale di una gamba. **c** Ambedue le gambe sono estese. **d** Aggiungere la dorsiflessione del piede

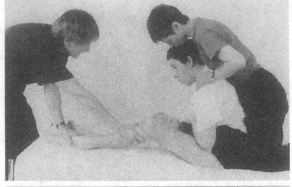

a

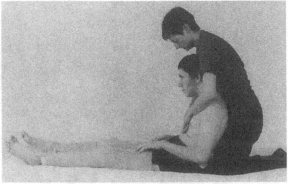

b

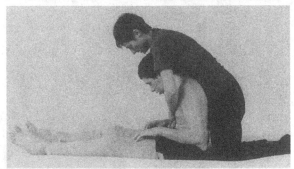

c

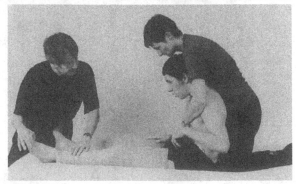

d

Fig. 3.40a. Le gambe del paziente non possono venire estese completamente nella posizione seduta con le gambe distese. **b** Gambe tenute in estensione da stecche di gesso. **c** Muovere il tronco gradualmente in avanti. **d** L'aiutante aggiunge la componente distale mentre porta il piede in dorsiflessione

na estensione. Con una mano la terapista solleva e tiene il piede del paziente in completa flessione dorsale, mentre con l'altra gli estende il ginocchio prima di muoverlo di nuovo in leggera flessione e ripetere il movimento (Fig. 3.41). Se il paziente è in grado di prendere parte al movimento, egli lo può compiere attivamente con tutta l'assistenza necessaria. Egli estende il ginocchio attivamente e poi permette che si fletta di nuovo. Non appena la gamba si rilassa, la terapista aumenta gradatamente la flessione dell'anca del paziente estendendo le proprie anche e ginocchia per aumentare l'altezza delle spalle fino al livello necessario. Se la gamba controlaterale del paziente scivola dal letto, la terapista la tiene a posto con il proprio ginocchio che preme contro la coscia del paziente. Con diversi pazienti si dovrebbe prendere in considerazione la possibilità di usare l'L-LTT1 con il piede in plantiflessione e inversione, particolarmente se il dolore nell'arto è il problema principale o se è stata effettuato l'intervento di allungamento del tendine di Achille ed il piede abitualmente tira fortemente in flessione dorsale.

Usare lo "slump test" per mobilizzare il sistema nervoso

L'uso dello "slump test" come tecnica di trattamento è un modo molto efficace di mobilizzare il sistema nervoso nel suo insieme. Esso non solo aiuta a ridurre la tensione nell'arto inferiore, ma eserciterà spesso un'influenza positiva sul tono dell'arto superiore. Il tronco diviene più flessibile e viene inibita la retrazione della scapola.

Il paziente siede con le gambe sull'orlo del letto o di un lettino di trattamento sufficientemente indietro perché le sue cosce siano appoggiate adeguatamente. La terapista gli pone una mano sulla colonna vertebrale toracica per impedirgli di cadere indietro mentre gli alza un piede dal pavimento e gli estende il ginocchio. Ella gli tiene con una mano il piede in dorsiflessione e con il ginocchio gli preme sulla coscia per stabilizzargli la gamba sul letto (Fig. 3.42a). Il tronco del paziente viene mosso in avanti verso le ginocchia e indietro verso la posizione eretta, mentre le braccia rimangono rilassate lungo i fianchi. La terapista cerca di aumentare sempre più l'inclinazione in avanti esercitando una pressione graduale sulla schiena e sulle spalle del paziente flettendo-

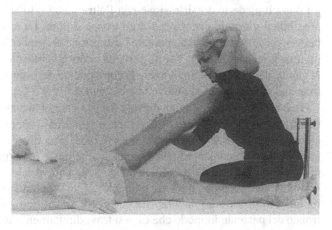

Fig. 3.41. Flettere ed estendere il ginocchio nella posizione "straight leg raise" (SRL)

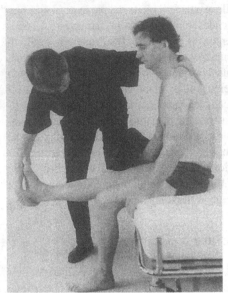
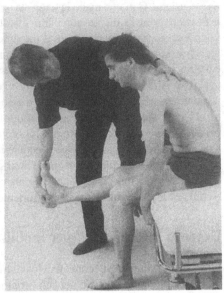

a

b

Fig. 3.42a,b. Lo "slump test" come tecnica di trattamento. **a** Mantenere l'estensione del ginocchio e la dorsiflessione della caviglia. **b** Muovere il tronco in avanti

gli la spina dorsale soltanto fino al punto in cui egli può facilmente sopportarlo (Fig. 3.42b). Inizialmente la terapista gli lascia il collo in estensione, ma non appena l'ampiezza del movimento migliora, la terapista gli piega anche il capo in avanti.

In alternativa, il movimento può essere compiuto in modo che venga utilizzata come leva la gamba anziché il tronco. Mentre i piedi del paziente rimangono ancora sul pavimento, la terapista prima gli flette il tronco e il collo tenendogli un braccio intorno alle spalle e la mano sulla spalla più lontana, per portargli le spalle in avanti in modo simmetrico e nello stesso tempo tenergli il capo abbassato (Fig. 3.43a). Mantenendo il tronco del paziente nella stessa posizione, la terapista gli porta il piede in dorsiflessione con l'altra mano e lo alza per estendergli il più possibile il ginocchio senza causargli troppo dolore. La terapista gli alza e gli abbassa il piede cercando di aumentare l'estensione del ginocchio non appena sente diminuire la resistenza (Fig. 3.43b). Talvolta è consigliabile mobilizzare prima soltanto la gamba del paziente e aggiungere la componente della dorsiflessione del piede solo quando il ginocchio si muove liberamente.

Può verificarsi che la spina dorsale del paziente in alcune parti sia più rigida che in altre e che il movimento di flessione sia distribuito in modo disuguale lungo la colonna vertebrale. Con un'attenta osservazione la terapista noterà se in un tratto della spina dorsale compare troppo movimento mentre in un'altra la curva è troppo piatta. L'area può venire localizzata in alcuni segmenti vertebrali o può estendersi lungo tutta l'intera regione lombare o toracica. Allo scopo di non sottoporre le aree più mobili a troppo sforzo, la terapista può porre un solido rotolo imbottito davanti al tronco del paziente in modo che esso si trovi direttamente sotto la sezione irrigidita quando egli si flette in avanti. Si possono usare dei cuscini per raggiungere con il ro-

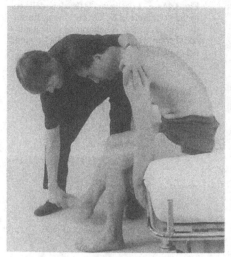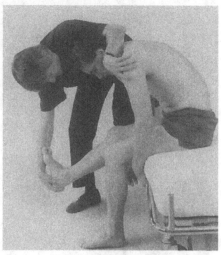

a   b

Fig. 3.43a,b. Uso dello "slump test" per mobilizzare il sistema nervoso. **a** Tronco e collo del paziente flessi. **b** Alzare il piede del paziente per estendergli il ginocchio

tolo l'altezza voluta. Con i piedi fermi sul pavimento il paziente si flette in avanti più che può. In questa posizione la terapista gli mobilizza la spina dorsale, le coste e le scapole mentre il rotolo gli fornisce una stabile contropressione (Fig. 3.44a). Estendendogli un ginocchio come ha già fatto prima, mentre il piede rimane dorsiflesso, la terapista muove il tronco del paziente in avanti ed indietro mentre egli mantiene le braccia rilassate sopra il rotolo, inizialmente senza che il capo prenda parte al movimento (Fig. 3.44b). Quando la terapista sente meno resistenza al movimento da parte del paziente, gli toglie il braccio dalla spalla ed adopera l'avambraccio per portargli anche il collo in flessione (Fig. 3.44c). Ancora una volta può essere preferibile tenere il tronco del paziente in posizione flessa con il rotolo in posizione corretta e poi alzargli ed abbassargli il piede, muovendo per la mobilizzazione le componenti distali anziché quelle prossimali.

Lo "slump test" con le gambe abdotte

I pazienti i cui movimenti sono ostacolati dall'ipertono degli adduttori traggono spesso beneficio dallo "slump test" con abduzione delle anche. Tuttavia la posizione seduta con le gambe incrociate deve venire modificata perché la maggior parte dei pazienti non sarà in grado d'impedire che la gamba controlaterale ruoti verso l'interno quando l'altra gamba viene mobilizzata in abduzione.

Dopo avere inibito l'adduzione e l'estensione degli arti inferiori del paziente facendolo sedere a gambe incrociate, la terapista gli divarica le gambe e lo mette a cavalcioni sul lettino di trattamento con le ginocchia flesse e pone all'interno di esse un cuscino per impedire che la pressione dell'interno delle gambe contro l'orlo rigido del lettino gli causi dolore. Sedendo a cavalcioni del lettino, egli flette il tron-

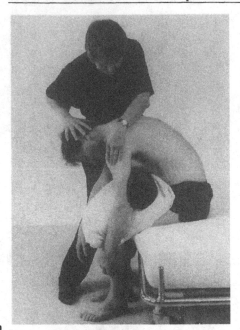

Fig. 3.44a-c. Localizzare la flessione della colonna vertebrale. **a** Solido cuscino posto sotto l'area irrigidita. **b** Estensione della gamba con il capo eretto **c** Inclusione della flessione del collo

a

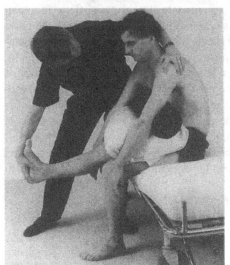

b

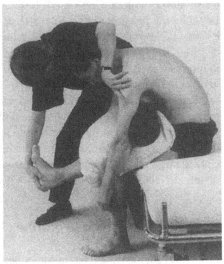

c

co ed abbassa la fronte fino a toccare la superficie di appoggio davanti a lui. Se il paziente non è in grado di tenere attivamente le mani davanti a sé in posizione corretta, egli le intreccia fra loro e mette il capo sopra i pollici incrociati.

Mentre il tronco del paziente rimane flesso, la terapista gli dorsiflette il piede e gli estende il ginocchio. La mobilizzazione può venire eseguita o dal paziente che muove il tronco in avanti ed indietro mentre la gamba viene tenuta in estensione, o dalla terapista che gli flette ed estende il ginocchio senza cambiargli la posizione del capo e del tronco (Fig. 3.45).

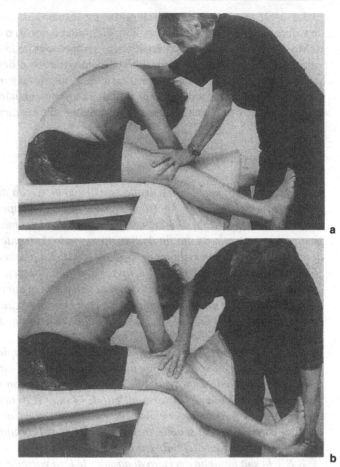

a

b

Fig. 3.45a,b. "Slump test" con le gambe abdotte. **a** La terapista mantiene l'estensione del ginocchio e la dorsiflessione della caviglia durante la flessione del tronco. **b** Il paziente tiene il tronco flesso mentre la gamba viene mossa ripetutamente

Conclusioni

Più il paziente si muove o viene mosso, minore è la probabilità che egli sviluppi complicanze associate a lunghi periodi d'immobilità. Se egli si muove attivamente, la terapista viene guidata dalla qualità dei suoi movimenti che le forniscono informazioni relative all'idoneità dell'attività svolta, al suo tono muscolare ed all'adeguatezza del supporto da lei fornito. Se il movimento viene svolto secondo uno schema anormale, la terapista deve analizzare le ragioni della deviazione e modificare di conseguenza il trattamento. Ogni movimento che viene eseguito in modo anormale, con troppo sforzo o con aumento di tono muscolare non dovrebbe venire ripetuto senza le opportune modifiche, perché altrimenti il paziente farà esperienza solo di un input anormale e, con la ripetizione, immagazzinerà un engramma motorio scorretto.

La mobilizzazione della controtensione meccanica nel sistema nervoso è di grande valore per impedire lo sviluppo di irrigidimenti dolorosi o di contratture degli arti. Movimenti funzionali attivi dovrebbero sempre seguire le tecniche di mobilizzazione passiva per fare uso della libertà di movimento e del miglioramento della sensibilità che risulta da tale mobilizzazione. Il miglioramento della funzione motoria è possibile anche a distanza di anni dalla lesione iniziale, se la mobilizzazione del sistema nervoso viene inclusa nel programma di trattamento.

Un caso esemplare

R.B. aveva 11 anni quando fu travolto con la sua bicicletta da un'automobile mentre si recava a scuola. Egli riportò una grave lesione al capo e rimase in coma per più di 3 settimane prima di recuperare conoscenza. Fortunatamente R.B. fu sottoposto ad una terapia adatta fin dall'inizio in modo da mantenere piena escursione di movimento e da non sviluppare marcata spasticità prima d'iniziare la riabilitazione attiva. Tuttavia egli rimase incapace di usare il braccio destro e quando camminava doveva usare un tutore per mantenere il piede in dorsiflessione. Ogni tentativo di muovere il braccio o la mano aveva come risultato che il tronco si fletteva lateralmente ed il tono flessorio aumentava in tutto l'arto superiore e particolarmente nel polso e nella mano (Fig. 3.46a).

R.B. fu sottoposto nei 2 anni seguenti a un'intensa terapia come paziente esterno e poté diventare completamente indipendente nelle sue attività per la vita quotidiana, frequentò una scuola normale e poté camminare con sicurezza ad una velocità relativamente buona. Tuttavia all'età di 14 anni R.B. non era ancora in grado di adoperare la sua mano per movimenti funzionali, aveva ancora bisogno di un tutore per camminare e a scuola aveva difficoltà in ortografia e grammatica, nonostante il suo livello intellettuale chiaramente alto.

R.B. e la sua famiglia decisero di passare le loro vacanze estive in modo che egli potesse combinare le vacanze con periodi di terapia intensiva in un centro specializzato. Nonostante la riluttanza dell'assicurazione a pagare un ulteriore trattamento dopo 5 anni, continuò ad avere alcune sedute di trattamento a casa con la terapista che lo aveva sempre seguito e lavorò ogni fine settimana per pagare l'intensiva terapia durante le vacanze estive.

Un'innovazione nel trattamento gli permise di fare a meno del tutore e di riacquistare una buona attività motoria nel braccio, ma purtroppo non nella mano (Fig. 3.46 b), mentre una seconda innovazione lo aiutò a migliorare il suo profitto scolastico. Il miglioramento motorio seguì l'inclusione nel trattamento di attività selettive del tronco e lo svolgimento di attività specifiche con il pallone (Davies 1990) nel suo programma di esercizi a casa. La guida terapeutica come descritto nel cap. 1 venne introdotta e svolta diligentemente a casa ed insieme con la terapista. La guida durante il trattamento aiutò R.B. a risolvere i suoi problemi cognitivi ed egli, all'età di 18 anni, terminò la scuola in maniera brillante. Tuttavia la sua mano continuò a rimanere inattiva in maniera frustrante nonostante tutti gli sforzi terapeutici ed egli continuò a camminare con un'andatura zoppicante con passi fin troppo corti per la sua eccezionale altezza di m 1,96.

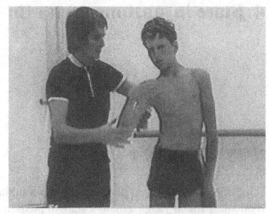

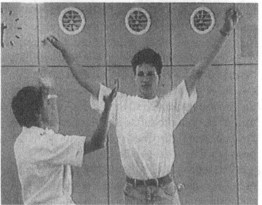

Fig. 3.46a. R.B. all'età di 12 anni mentre tenta di muovere attivamente il braccio destro. **b** R.B. all'età di 17 anni alza attivamente ambedue le braccia

Con grande sorpresa di tutti, la mobilizzazione della controtensione nel suo sistema nervoso gli permise finalmente di iniziare a muovere la mano attivamente. In seguito all'uso dello "slump test" come tecnica di trattamento, in particolare quando la sua gamba sinistra veniva mobilizzata, R.B. poté, per la prima volta dopo 7 anni, estendere le dita della mano destra. Gli venne insegnato come eseguire a casa l'automobilizzazione e poté realizzare uno dei suoi sogni: imparare il windsurf.

4. Stare in stazione eretta fin dall'inizio

È indispensabile che ogni paziente che abbia subito una grave lesione cerebrale con risultante paralisi venga aiutato a stare in piedi in posizione eretta anche se è ancora privo di conoscenza o del tutto incapace a muoversi attivamente in maniera autonoma. La stazione eretta assistita dovrebbe iniziare nei primi giorni dopo la lesione indipendentemente dalle sue cause. Ci sono pochissime reali controindicazioni alla stazione eretta, e il team di riabilitazione dovrebbe discuterne esaurientemente e cercare di evitare ogni complicazione che potrebbe impedire al paziente di venire portato in posizione eretta. Per esempio, grazie all'ingegnosità da parte dell'équipe, un giovane paziente è stato in grado di stare in piedi nonostante una complicata frattura della tibia prodottasi contemporaneamente al trauma cranico. Gli fu posto un gradino sotto l'altro piede in modo da permettergli di stare in piedi senza che nessun peso gravasse sulla gamba fratturata.

Non appena le condizioni fisiche del paziente gli permettono di stare in stazione eretta e è stata ottenuta questa postura, la stazione eretta assistita dovrebbe venire proposta quotidianamente fino a quando egli non è in grado di stare in piedi e di camminare da solo. La postura eretta bipede fa parte del retaggio umano e gli procura un sentimento di benessere fisico, di energia e di prontezza. Dopo essere stato seduto per lunghi periodi in posizione flessa o essere stato coricato a letto troppo a lungo, forse in seguito a malattia, ognuno sente un forte bisogno di stare in piedi, di stirare gli arti contratti e di muoversi di nuovo. Analogamente le condizioni fisiche e psicologiche dei pazienti che hanno subito una lesione cerebrale migliorano stando in piedi e sentendo di nuovo la terra sotto i piedi.

L'importanza di fare stare il paziente in stazione eretta

Per il paziente è della massima importanza stare in stazione eretta per i seguenti motivi:

- Lo sviluppo delle più comuni contratture nelle gambe del paziente può venire evitato completamente, eliminando la necessità di interventi chirurgici o di correzioni conservative in uno stadio più tardi. Al paziente viene risparmiata una quantità incalcolabile di dolore e di sofferenza e il risultato finale della sua riabilitazione è ottimale. Quando un paziente ha una marcata spasticità nei flessori plantari del piede, metterlo in posizione eretta è spesso l'unico modo nel quale la terapista può mantenere la dorsiflessione della caviglia e impedire l'accorciamento del tendine di Achille. Se è un problema l'eccessivo ipertono, spesso non è possibile mantenere l'ampiezza dei movimenti negli arti inferiori.

- La spasticità negli arti inferiori viene drasticamente ridotta persino in pazienti con lesioni spinali.
- Mentre il paziente è in stazione eretta si possono compiere movimenti che mobilizzano la controtensione nell'intero sistema nervoso ed impediscono l'aumento di qualunque tensione già sviluppatasi.
- L'osteoporosi ed il concomitante pericolo di fratture spontanee negli arti inferiori e nella colonna vertebrale vengono ridotti se non completamente impediti.
- Osservazioni cliniche hanno rivelato che, una volta che i pazienti iniziano a stare in stazione eretta migliorano non solo le loro prestazioni motorie, ma anche la loro capacità di eseguire altri compiti. Dal punto di vista clinico il coma del paziente appare meno profondo ed è possibile che il periodo di perdita di conoscenza risulti abbreviato.
- Il paziente che è stato in stazione eretta negli stadi iniziali ha meno timore di stare in piedi e di camminare quando il suo livello di conoscenza migliora.
- Stare in stazione eretta migliora la circolazione ed alleggerisce la pressione sulle aree vulnerabili, la qual cosa aiuta ad impedire lo sviluppo di piaghe da decubito ed ad accelerare il recupero di quelle che sono già presenti.
- Una volta che il paziente sta regolarmente in stazione eretta migliora la funzione della vescica, e in particolare lo svuotamento della vescica.

I bambini con lesioni cerebrali di origine traumatica o con altre gravi lesioni devono venire posti in stazione eretta ogni giorno, comprese le domeniche e gli altri giorni festivi, per assicurare una normale crescita ossea negli arti inferiori, facendo esercitare il carico.

Sarebbe un vero peccato che un bambino, che più tardi recupera funzioni sufficienti per condurre una vita normale, rimanga handicappato perché ha le gambe troppo corte. Fortunatamente è molto più facile mettere in stazione eretta un bambino che una persona adulta.

Considerazioni prima di mettere il paziente in stazione eretta

Inizialmente la terapista avrà bisogno di aiuto per portare il paziente in stazione eretta dal letto o dal lettino di trattamento. I parenti del paziente possono fornire un aiuto inestimabile in questo caso, se vengono incoraggiati ed accuratamente addestrati fin dall'inizio. Essi non dovrebbero venire mandati fuori dalla stanza quando viene svolta la terapia, ma dovrebbero divenire parte integrante del team di riabilitazione. Se essi sanno cosa fare, saranno più che desiderosi di essere di aiuto in ogni modo possibile.

Sono certamente essenziali cooperazione e lavoro di gruppo tra fisioterapista e personale infermieristico. Nella situazione ideale, sia durante lo stadio di cure intensive che più tardi, l'infermiera può aiutare la terapista a portare il paziente fuori dal letto e nella corretta posizione in stazione eretta. L'infermiera può fare il letto del paziente quando la terapista lo sorregge per farlo stare in stazione eretta.

Ci sono vari modi per aiutare il paziente in coma o gravemente paralizzato a stare fuori del letto e in stazione eretta. Ognuno di essi richiede tempo e sforzi considerevoli da parte del team infermieristico, ma per il futuro del paziente ne vale certamente la pena ed il tempo è veramente ben speso.

Qualunque metodo venga usato, finché il paziente non è nuovamente continente, è consigliabile per lui indossare un pannolino per evitare incidenti frustranti e che portano via molto tempo. Mutandine e pannolini del tipo usa e getta sono semplici da indossare e forniscono in aggiunta un minimo di decenza ai pazienti che vengono portati per la prima volta fuori dal letto. Una volta che un paziente ha lasciato l'unità di cure intensive e può sedere fuori dal letto per periodi più lunghi, egli dovrà in ogni caso venire vestito con i propri abiti.

Tenere il paziente in posizione eretta

Il paziente può venire sorretto in modi diversi quando è in stazione eretta:

1. Usando stecche per estendere le ginocchia.
2. Usando una struttura apposita.
3. Usando una tavola inclinabile.

Usando stecche per estendere le ginocchia

Il metodo scelto per fare stare il paziente in stazione eretta è quello di tenere in estensione le sue ginocchia mediante solide stecche fissate posteriormente con bende avvolte intorno alla gamba. Stando dietro al paziente, la terapista può muoverlo facilmente in tutte le direzioni, controllargli la posizione del tronco, muoverlo e spostargli il peso del corpo da un lato all'altro, avanti ed indietro. Mentre la terapista lo sorregge, il paziente può venire incoraggiato a partecipare attivamente. Particolarmente se il paziente è ancora nell'unità di cure intensive dove lo spazio disponibile è limitato, un vantaggio ulteriore offerto dall'uso delle stecche per estendere le ginocchia è il fatto che non serve alcun altro mezzo di sostegno per il paziente.

Le stecche, che si dovrebbero estendere da circa 8 cm sotto la tuberosità ischiatica del paziente a 4 cm sopra i suoi malleoli, hanno la forma di un guscio posteriore fatto di gesso o di qualche materiale rigido (Fig. 4.1). Un altro tipo di supporto sono le cosiddette stecche "keystone" che sono fatte di tela che copre dei rinforzi metallici. Il materiale viene avvolto intorno alla gamba del paziente e poi fissato fermamente. Stecche riempite d'aria non sono consigliabili perché, per loro stessa natura, offrono scarse informazioni tattili e l'input che il paziente riceve attraverso il contatto con l'ambiente circostante è pertanto ridotto. La terapista non è, per esempio, in grado di stimolare l'attività degli estensori del ginocchio picchiettandoli con la mano o indicarne con le dita la loro collocazione.

Stecche di gesso in forma di supporti posteriori vengono fatte dalla terapista o dall'assistente ortopedica, in modo che si adattino individualmente ad ogni paziente, come raccomandato per i pazienti para- o tetraplegici (Bromley 1976). Come fare questo tipo di stecca velocemente e con facilità, anche se il paziente è ancora nell'unità di cure intensive, viene descritto nel cap. 6. Gli altri tipi di stecche possono venire ordinati tramite una ditta

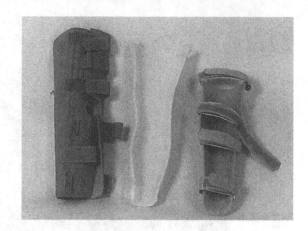

Fig. 4.1. Stecche per l'estensione delle ginocchia (da sinistra a destra): tela avvolta con rinforzi metallici, gesso e un guscio posteriore di materiale plastico rigido

di articoli ortopedici o un tecnico ortopedico e di solito vengono forniti in tre misure, piccola, media o grande e studiati in modo da adattarsi all'una o all'altra gamba.

Applicazione delle stecche

Qualunque tipo di stecca venga usata per l'estensione delle ginocchia, essa avrà bisogno di venire fissata alla gamba con una fasciatura elastica larga 10 cm per fornire sostegno adeguato e mantenere una posizione ottimale della gamba del paziente. Le fasce dovrebbero presentare solo un lieve grado di elasticità, altrimenti il ginocchio del paziente tenderà a flettersi in avanti nonostante la presenza della stecca. Anche i supporti della gamba fatti su misura che presentano un sistema di fissaggio con cinghie dovranno venire fasciati strettamente. Il paziente è in posizione supina e la terapista fissa le stecche in modo da correggere ogni rotazione dell'arto verso l'interno o l'esterno.

Per correggere la rotazione verso l'esterno (Fig. 4.2a). Se la gamba del paziente è ruotata esternamente, la terapista inizia la fasciatura a livello del ginocchio tirando la fascia fermamente dalla parte laterale verso quella mediale (Fig. 4.2b). Per impedire che la stecca ruoti, la terapista adopera una mano per premere sull'orlo esterno mentre tira la fascia medialmente sulla parte superiore della gamba con l'altra mano (Fig. 4.2c). Sono necessari due giri di fasciatura per coprire la stecca per tutta la sua lunghezza. Se la stecca viene applicata in questo modo, è spesso possibile correggere completamente la rotazione asimmetrica (Fig. 4.2d).

Per correggere la rotazione verso l'interno. Il ginocchio del paziente tenderà spesso a ruotare verso l'interno (Fig. 4.3a) e farà così anche quando viene posto in una stecca alla quale sono fissate delle cinghie (Fig. 4.3b). Per correggere la rotazione, la terapista tira la fascia dal lato mediale verso quello laterale, mentre tiene fermo l'orlo interno della stecca. L'effetto è maggiore se un pezzo di gommapiuma viene posto direttamente sopra il ginocchio sotto la fasciatura per fornire maggiore presa, permettendo una correzione completa della postura anormale del ginocchio prima di caricarlo in stazione eretta (Fig. 4.3c-e).

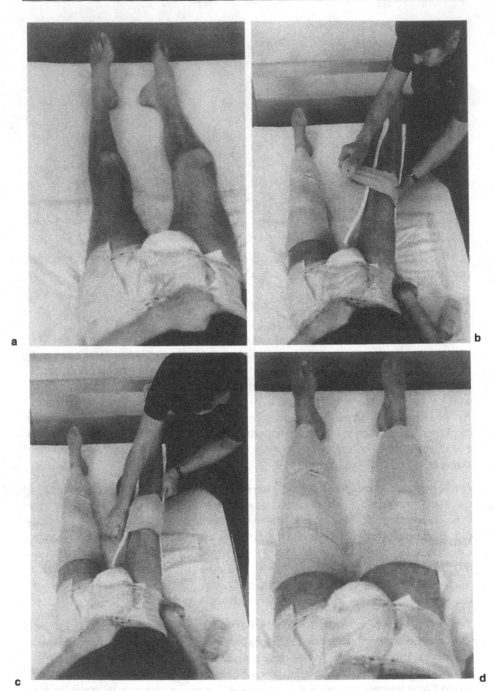

Fig. 4.2a-d. Fasciatura per correggere la rotazione laterale. **a** Gamba ruotata verso l'esterno. **b** Fasciatura applicata dall'esterno verso l'interno. **c** Tenere fermo l'orlo esterno della stecca **d** Rotazione corretta

Per superare la spasticità flessoria del ginocchio. È essenziale che i pazienti con gambe che tirano costantemente in flessione quando sono a letto, stiano in stazione eretta per evitare contratture. Spesso si può sentire una resistenza alla piena estensione del ginocchio e, se il paziente sente dolore, egli tenderà ad opporsi ad ogni tentativo di stiramento passivo del ginocchio.

La terapista adopera una o due bende in più per ottenere la piena estensione del ginocchio del paziente senza causargli dolore. Ella gli mette la gamba nella stecca, ma non preme direttamente sul ginocchio per estenderlo; invece, mentre avvolge le bende intorno alla stecca, aumenta a ogni giro di fasciatura la pressione sul ginocchio. Così la gamba del paziente viene stesa lentamente nella stecca e, non appena il ginocchio è completamente esteso, la terapista continua a fasciare il resto della gamba.

Portare il paziente dalla posizione coricata alla stazione eretta

Quando le stecche sono fermamente a posto, la terapista e un'assistente portano il paziente in posizione semiseduta con le sue gambe sul lato del letto ed i piedi sul pavimento. Occorre fare molta attenzione che i piedi del paziente non scivolino in avanti come tenderebbero a fare quando le sue ginocchia sono estese nelle stecche. La terapista deve tenere le ginocchia premute contro quelle del paziente per impedirgli di scivolare con il sedere in avanti sul letto oppure l'assistente deve stabilizzargli i piedi dal basso (Fig. 4.4a). L'assistente può essere un'infermiera, un parente del paziente o uno studente, al quale o alla quale è stato detto prima esattamente cosa fare.

Con le mani dietro la schiena del paziente, la terapista usa il peso del proprio corpo per portargli le natiche fuori dal letto (Fig. 4.4b), poi fa scivolare una mano sotto le sue natiche e gli porta il bacino in avanti finché il peso del paziente non cade verticalmente sui suoi piedi.

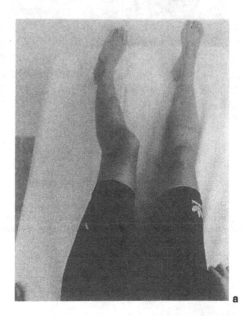

Fig. 4.3a-e. Effettuare una fasciatura per correggere la rotazione mediale. **a** Gamba ruotata verso l'interno

a

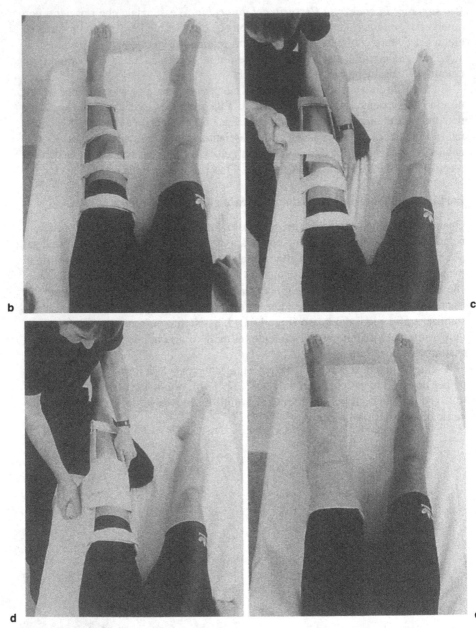

Fig. 4.3b-e. Effettuare una fasciatura per correggere la rotazione mediale. **b** Il ginocchio si gira ancora verso l'interno nonostante il fissaggio delle cinghie. **c** Gommapiuma fissata sul ginocchio e fasciatura applicata dall'interno verso l'esterno. **d** Contropressione applicata sull'orlo interno della stecca. **e** Rotazione corretta (paragona con 4.3a)

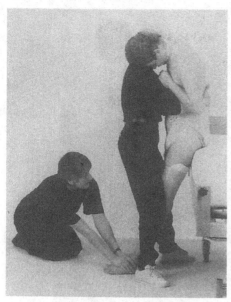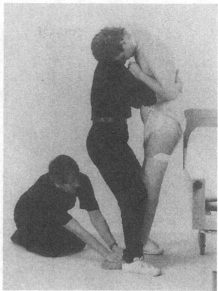

Fig. 4.4a,b. Posizione di partenza per mettere in stazione eretta il paziente privo di conoscenza. **a** Piedi tenuti fermamente per impedire che scivolino in avanti. **b** Natiche sollevate dal letto

Una volta che il peso del paziente è direttamente sopra i suoi piedi, essi non rischieranno più di scivolare in avanti e l'assistente può venire impiegata in altri compiti (Fig. 4.5a). Sempre tenendo una mano sul petto del paziente per impedirgli di cadere in avanti, la terapista si sposta sul lato del paziente in modo da poterlo sorreggere da dietro (Fig. 4.5b). Standogli direttamente dietro la terapista gli corregge la postura finché le caviglie non sono dorsiflesse ed ella sente che non c'è alcuna pressione contro la propria mano né anteriormente, né posteriormente da parte delle sue natiche.

Un pesante tavolo o un ulteriore letto da ospedale posto di fronte al paziente, gli fornirà maggiori informazioni sulla sua posizione rispetto all'ambiente circostante (Fig. 4.6). Le cosce del paziente o qualche altra parte del suo corpo dovrebbero rimanere in fermo contatto con il tavolo.

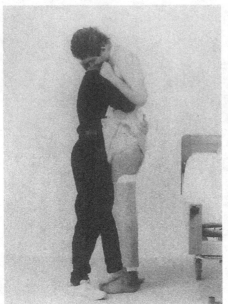

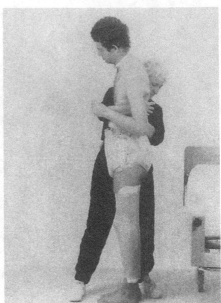

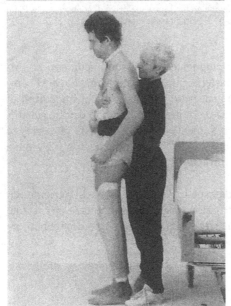

Fig. 4.5a-c. Sorreggere il paziente in stazione eretta. **a** Il suo peso viene portato in avanti sui suoi piedi. **b** La terapista si mette dietro al paziente. **c** Anche e tronco del paziente vengono estesi dalla terapista

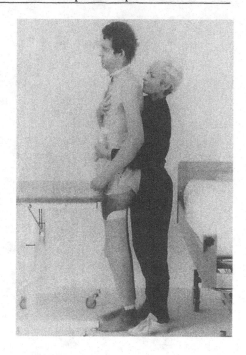

Fig. 4.6. Un tavolo di fronte al paziente fornisce un punto di riferimento

Riportare il paziente a letto

Per riportare il paziente in posizione supina dopo che è stato in stazione eretta, la terapista gira intorno a lui fino a porsi di fronte (Fig. 4.7a).

L'assistente stabilizza ancora una volta i piedi del paziente mentre la terapista gli abbassa lentamente il sedere sul letto dietro a lui (Fig. 4.7b).

Una volta che il paziente è sostenuto con sicurezza dal letto, l'assistente si muove in modo da poterlo afferrare da dietro per le spalle, mentre la terapista gli solleva i piedi; poi ambedue lo mettono nuovamente a letto (Fig. 4.7c).

Uso di un supporto per mantenere il paziente in posizione eretta

Il paziente può venire sorretto in posizione verticale per mezzo di un solido supporto che ha all'altezza del ginocchio una superficie d'appoggio che gli mantiene le ginocchia estese e una lunga striscia dietro le anche per impedire che si flettano. L'uso del supporto può essere utile quando il paziente ha ripreso conoscenza ed è in grado di estendere il tronco attivamente, perché allora è possibile per lui rimanere in stazione eretta per periodi più lunghi con l'aiuto dei suoi parenti od anche da solo, se è in grado di rimanere occupato in qualche modo. Una volta che egli è uscito dallo stadio acuto e non ha più terapie durante il fine settimana e nei giorni festivi il supporto può metterlo in grado di rimanere in stazione eretta con l'aiuto di un parente o di un'infermiere anche quando la terapista non è presente. Stare in piedi sorretto da un supporto non dovrebbe tuttavia sostituire la stazione

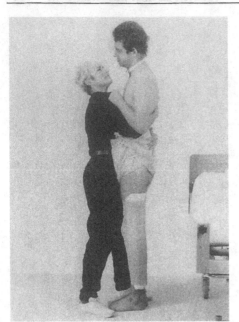

Fig. 4.7a-c. Sollevare il paziente per rimetterlo a letto. **a** La terapista si muove per stare di fronte al paziente. **b** Appoggiare il sedere del paziente sul letto con i piedi stabilizzati. **c** Sorreggere il tronco del paziente dopo avergli sollevato le gambe

a

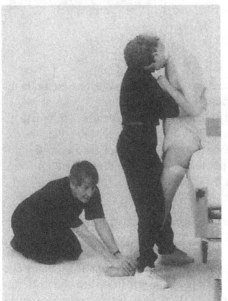

b

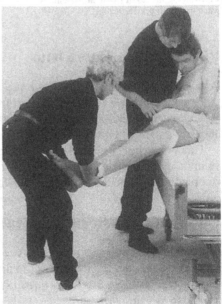

c

eretta con la terapista, ma dovrebbe venire considerato come un'opportunità ulteriore per determinati pazienti di stare più spesso in stazione eretta, quando c'è tempo e personale disponibile.

Prima di usare questo supporto, bisognerebbe che la terapista considerasse attentamente i seguenti punti:

- Il supporto è ingombrante da muovere da un luogo all'altro così che per un paziente che è ancora in cura intensiva o non in grado di venire trasportato al reparto di fisioterapia, il suo uso farebbe perdere troppo tempo che invece verrebbe sfruttato meglio muovendo il paziente.
- Fattori meccanici rendono estremamente difficile se non impossibile mettere in stazione eretta sul supporto un paziente privo di conoscenza o totalmente paralizzato. I tentativi per riuscirci potrebbero facilmente traumatizzare il paziente o la terapista stessa.
- Stare in piedi sul supporto è molto statico perché è condizionato dal modo in cui vi è fissato il paziente e perciò è possibile compiere solo piccoli progressi. Poiché il paziente è tenuto fissato al suo posto, la sua posizione è piuttosto passiva e non può venire modificata facilmente quando la spasticità è inibita e diviene così possibile una maggiore ampiezza di movimento. Per esempio, la flessione dorsale della caviglia non può venire aumentata perché la posizione del ginocchio rispetto al piede rimane costante. Per cambiarla il paziente dovrebbe venire messo nuovamente a sedere, i suoi piedi dovrebbero venire spostati più in avanti rispetto alle ginocchia ed egli messo nuovamente in piedi, o alternativamente si dovrebbe tirare indietro i suoi piedi con forza mentre egli carica su di essi con tutto il corpo.
- Poiché il paziente è sorretto dal supporto in modo da non cadere, la terapista molto occupata può essere tentata di lasciare il paziente da solo per un breve periodo mentre si affretta ad eseguire qualche altro compito. Ella intende naturalmente ritornare dopo un minuto o due, ma può venire ritardata da qualche imprevisto, come un medico che si informa dei progressi di un altro paziente o da una collega che necessita di aiuto. Il paziente fissato al suo supporto e che non ha niente da fare lascia cadere il capo in avanti sul tavolo di fronte a lui (Fig. 4.8) o si annoia, inizia a chiedere aiuto, irritando gli altri intorno a lui, siano terapiste o pazienti. Dopo alcune esperienze di questo tipo, il paziente incomincia ad odiare il fatto di venire posto sul supporto in una posizione per lui scomoda e protesta con forza, cosa che può renderlo sgradito e farlo etichettare come poco incline a collaborare e scarsamente motivato.

Se il paziente non è abituato a stare in stazione eretta o ha problemi di circolazione, c'è il pericolo reale che svenga mentre viene tenuto in posizione verticale. Le conseguenze potrebbero essere serie, a meno che qualcuno noti ciò che accade e lo metta subito in posizione orizzontale.

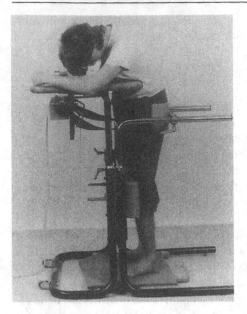

Fig. 4.8. Usando un supporto per tenere il paziente in stazione eretta, egli non dovrebbe venire lasciato da solo, ma stimolato a svolgere un'attività adatta

Usare una tavola inclinabile

Negli ultimi anni si è sempre più diffuso l'uso di una tavola inclinabile per portare in posizione eretta il paziente gravemente colpito. La sua leggerezza rende facile trasportarla accanto al letto del paziente e farvi scivolare sopra il paziente con l'aiuto del personale infermieristico. Dopo che il paziente è stato fissato fermamente sulla tavola, la terapista può portarlo meccanicamente in posizione quasi verticale semplicemente inclinando la tavola stessa. Sebbene si possa dire che ogni modo di stare in posizione eretta è meglio che non stare per niente in posizione eretta, ci sono alcuni svantaggi inerenti al portare il paziente in tale posizione. Essa dovrebbe pertanto venire usata soltanto se per qualche ragione non è possibile stare in posizione eretta in maniera terapeuticamente più efficace con l'aiuto di stecche per estendere le ginocchia. La situazione potrebbe verificarsi, per esempio, quando è di servizio una terapista inesperta durante il fine settimana che non si sente abbastanza sicura di far stare il paziente in stazione eretta con le stecche per estendere le ginocchia o quando il personale infermieristico mette di routine il paziente in piedi sulla tavola inclinabile anche altre volte durante il giorno.

L'uso della tavola inclinabile comporta i seguenti svantaggi:

- Venire portato dalla posizione supina direttamente alla stazione eretta senza la consueta flessione delle anche è un'esperienza strana e piuttosto allarmante, come sa ogni terapista che l'ha provato per conto proprio. Si ha la sensazione che la tavola s'inclini troppo in avanti e si rovesci, anche quando non ha ancora raggiunto la verticale. Nella stessa situazione i piedi del paziente si flettono plantarmente con forza spingendo i talloni fuori della superficie di appoggio e le dita del piede artigliano in flessione (Fig. 4.9). L'iperattività dei

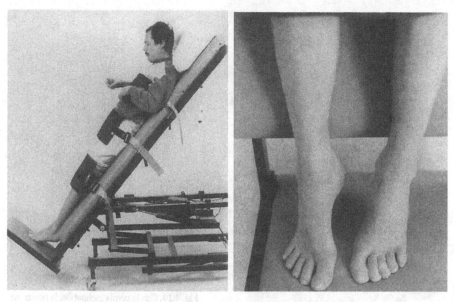

Fig. 4.9a,b. Uso della tavola inclinabile. **a** Paziente timoroso di venire portato in posizione verticale. **b** Piedi in forte flessione plantare

flessori plantari è ancora più aumentata dai suoi avampiedi che premono contro il predellino della tavola inclinabile (Fig. 4.9b). Viene evocata la cosiddetta reazione positiva di sostegno che causa ipertono nello schema estensorio di massa dell'intero arto inferiore (Magnus 1926; Bobath 1990). È spesso impossibile per la terapista correggere la postura dei piedi del paziente in tale situazione e ogni tentativo di farlo causerà dolore (Fig. 4.10). L'uso della forza per portare i talloni del paziente a contatto con il predellino è controindicato perché egli potrebbe subire facilmente una lesione ossea o ai tessuti molli.

- Se per qualche ragione si deve usare una tavola inclinabile per fare stare il paziente in stazione eretta, allora è meglio usare un modello che lo sostenga anteriormente anziché posteriormente. Con la superficie che lo sorregge davanti a sé, il paziente si sente più sicuro e si ottiene una flessione plantare dei suoi piedi meno marcata e più facilmente correggibile (Fig. 4.11).

- Quando la tavola inclinabile è dietro di lui, il paziente con disturbi percettivi spinge, invece, indietro in estensione, poiché davanti a lui c'è soltanto uno spazio vuoto o, nel migliore dei casi, un piccolo tavolo. Tutto ciò rafforza il già esistente ipertono degli estensori.

- Stare in piedi sorretto dalla tavola inclinata tende ad essere molto passivo per il paziente gravemente colpito perché la terapista non sarà in grado di controllargli il peso del tronco quando gli è di fronte o gli sta accanto. La terapista non può stare dietro al paziente per impedire che il suo tronco cada in avanti quando egli tenta di compiere dei movimenti e tutte le cinghie devono venire tirate per fissarlo con sicurezza in posizione verticale che perciò sarà completamente statica.

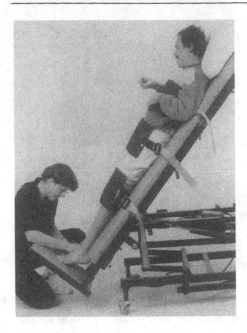

Fig. 4.10. Con la tavola inclinabile, la posizione dei piedi del paziente non può venire corretta

- Come durante l'uso di un supporto per mantenere il paziente in stazione eretta, il pericolo che egli svenga senza venire notato è molto reale. La persona che lo segue può allontanarsi solo di qualche passo da lui ed occuparsi di una parte del suo equipaggiamento o delle sue carte sicura che egli non possa cadere o farsi del male, ma egli non è in grado di chiamare aiuto e la parte posteriore della tavola inclinabile può impedirne la vista. Pazienti che sono svenuti e sono rimasti in posizione eretta, non soltanto possono perdere la conoscenza, ma se non vengono portati giù immediatamente e messi in posizione orizzontale possono subire un arresto cardiaco.

SOLUZIONE DI PROBLEMI

Qualunque sia il metodo seguito per tenere il paziente in stazione eretta, certi problemi dovranno venire risolti a beneficio di un trattamento ottimale. È particolarmente importante muovere il paziente ogni volta che è in posizione eretta e adoperare il tempo prezioso per il trattamento di altre difficoltà, particolarmente quelle associate ai disturbi di percezione, perché in questo modo si possono evitare alcuni problemi prima che essi si presentino.

Fig. 4.11a,b. Tavola inclinabile per sostenere il paziente in posizione prona. **a** Diminuita spasticità nei flessori plantari. **b** Con sostegno anteriore i piedi sono più facili da correggere

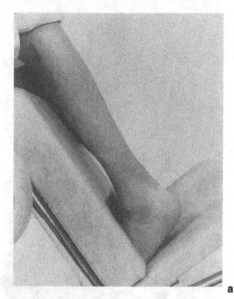

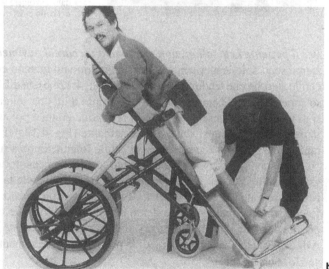

Per il paziente che non estende attivamente il tronco. Il paziente che viene alzato dal letto e messo in stazione eretta nei primissimi stadi sarà spesso in coma o quasi e piegherà tutto il corpo in avanti (Fig. 4.12a). Invece di cercare di tirarlo su e di tenerlo in posizione eretta la terapista può guidare il paziente durante un'attività idonea come descritto nel cap. 1 per cercare di stimolare la sua partecipazione attiva (Fig. 4.12b,c). Se lo stimolo è giusto, egli alzerà spesso il capo spontaneamente e estenderà persino il tronco per eseguire il compito (Fig. 4.12d). La presenza di un parente mentre egli viene guidato ad eseguire il compito è molto positiva ed inoltre mette in grado chiunque sia presente di imparare come guidare il paziente nello svolgimento di futuri altri compiti.

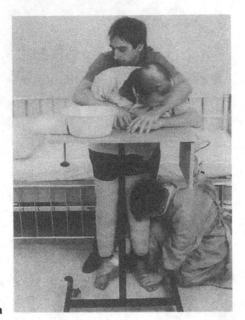

Fig. 4.12a-d. Stimolare un'attività in stazione eretta. **a** Un paziente ancora poco cosciente cade in avanti sul tavolo. **b** Sua moglie l'osserva mentre gli viene presentato un compito. **c** Il paziente solleva il capo mentre viene guidato a svolgere il compito. **d** Estensione attiva del collo e del tronco mentre si lava il viso

Per il paziente i cui talloni non riescono a toccare il pavimento. Se i talloni del paziente sono solo leggermente alzati dal pavimento quando egli è in stazione eretta con le stecche che tendono le ginocchia (Fig. 4.12a,b), la difficoltà può venire spesso superata semplicemente ponendo di fronte a lui una solida tavola alla quale egli si avvicina con le cosce quando è in posizione eretta e poi aspetta per pochi istanti in modo che i talloni si abbassino lentamente (Fig. 4.13c). La voce quieta della terapista che gli parla e le sue maniere calme lo aiuteranno a rilassarsi.

Se, tuttavia, il paziente già da seduto avesse una così forte flessione plantare da gravare sulle dita dei piedi se fosse messo in stazione eretta (Fig. 4.14), è necessario adottare una strategia diversa. Il metodo raccomandato avrà sempre successo finché non vi è reale accorciamento del tendine di Achille o vi è solo una leggera perdita di escursione. In presenza di tale eccessiva flessione plantare sono necessari due assistenti che tengano i piedi in posizione corretta mentre egli viene portato in stazione eretta (Fig. 4.15a).

Una volta che il paziente è stato portato in stazione eretta, se i suoi talloni non toccano il pavimento (Fig. 4.15b), la terapista sposta il peso del paziente su un lato in modo che l'assistente possa alzargli l'altro piede dal pavimento. La terapista muove questo piede o verso un lato o indietro in modo che il paziente carichi tutto il peso del corpo sopra una gamba. Entro breve tempo il tallone della gamba caricata si abbasserà e toccherà il pavimento (Fig. 4.15c).

Lo stesso procedimento viene adoperato anche verso il lato opposto con il paziente che sta in stazione eretta sulla gamba che prima non era in contatto con il pavimento. Quando anche il tallone su quel lato è bene in contatto con il pavimento,

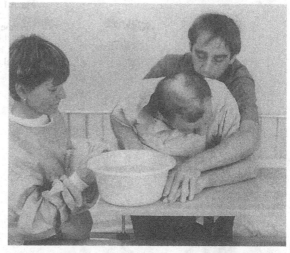

b

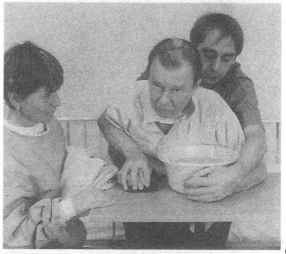

c

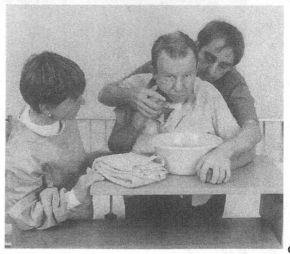

d

Fig. 4.12b-d.

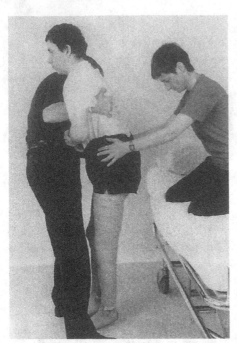

Fig. 4.13a-c. Correggere la flessione plantare in stazione eretta. **a** Portare il paziente in stazione eretta con stecche per estendere le ginocchia. **b** I talloni non toccano il pavimento. **c** Con una tavola di fronte a lui i talloni del paziente si flettono gradualmente

a

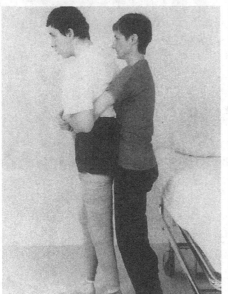

b

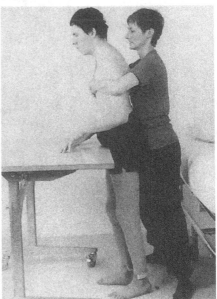

c

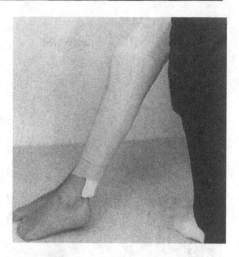

Fig. 4.14. Spasticità marcata nei flessori plantari

l'assistente mette il piede del paziente alla stessa altezza dell'altro e la terapista lo riporta indietro verso il centro così che egli carica il proprio peso su ambedue le gambe (Fig. 4.15d).

I piedi del paziente possono andare in inversione, se i suoi talloni poggiano sul pavimento con il peso del corpo caricato soltanto sul lato esterno (Fig. 4.16 a). L'assistente usa una mano per premere verso il basso e medialmente la punta del piede del paziente (Fig. 4.16b). Nel medesimo tempo ella dovrà controllargli la posizione del ginocchio girandolo verso l'esterno con l'altra mano, mentre gli sposta il peso del corpo su quella gamba. Se la terapista spinge soltanto il lato mediale del piede del paziente in basso verso il pavimento, l'anca di quest'ultimo sarà addotta attraverso la pressione che la prima esercita in quella direzione e il ginocchio del paziente ruoterà verso l'interno.

Se la terapista usa soltanto il supporto o la tavola inclinabile per portare il paziente in stazione eretta e trova sempre più difficile o persino impossibile correggergli la posizione dei piedi, allora stare in stazione eretta con le stecche per estendere le ginocchia risolverà di solito il problema e sarà sufficiente per portargli i talloni in contatto con il pavimento.

Stare regolarmente e correttamente in stazione eretta manterrà una flessione dorsale delle caviglie sufficiente per camminare, quando il paziente raggiunge quello stadio, altrimenti, se egli non è stato tenuto in stazione eretta fin dall'inizio, il suo tendine d'Achille potrà essersi già accorciato. Se si mette il paziente in stazione eretta regolarmente ogni giorno con stecche per estendere le ginocchia con un piede tenuto alzato dal pavimento da un'assistente, può essere possibile recuperare una parte stupefacente della perduta escursione di movimento senza ricorrere ad altre misure. Tuttavia, se il problema persiste, sarà necessario correggere la posizione del piede per mezzo di un'ingessatura di serie, come descritto nel Cap. 6.

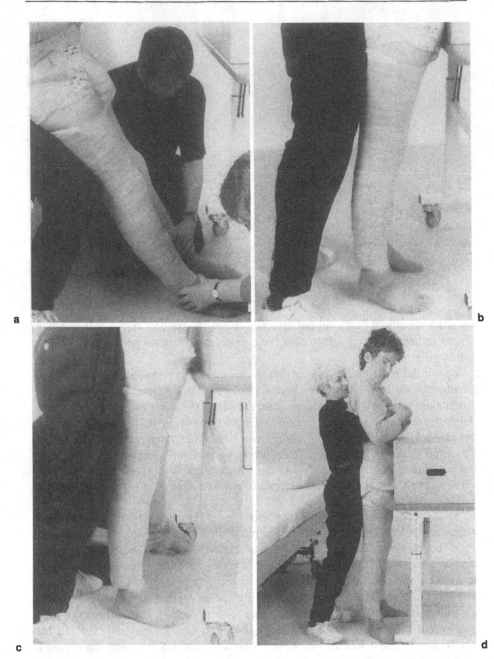

Fig. 4.15a-d. Impedire l'accorciamento del tendine di Achille. **a** Due assistenti sorreggono i piedi del paziente. **b** In stazione eretta ambedue i talloni non sono in contatto con il pavimento. **c** Sollevare un piede dal pavimento. **d** I piedi sono in corretto contatto con il pavimento

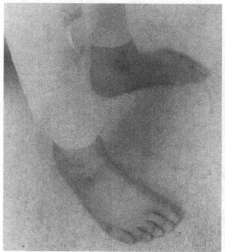

a

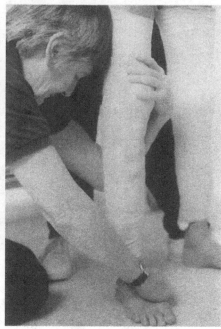

b

Fig. 4.16a. Talloni in contatto con il pavimento, ma i piedi sono in inversione. **b** Correggere la postura dei piedi

Per il paziente che può stare in stazione eretta solo per un tempo molto breve. Se il paziente non è abituato a stare in stazione eretta, o se egli non è ancora nello stadio in cui può esercitarsi attivamente in quanto comprende che ciò lo aiuterà ad imparare a camminare di nuovo in futuro, egli chiederà spesso di potersi sedere nuovamente quasi subito dopo essere stato aiutato a stare in posizione eretta, specialmente se viene usato un supporto per sorreggerlo. Se viene lasciato in posizione eretta senza svolgere alcuna attività o ricevere alcun trattamento, si piegherà sul tavolo di fronte a lui e dormirà (Fig. 4.17a), o si agiterà e chiamerà ad alta voce qualcuno che lo aiuti a sedersi. Molti pazienti chiederanno ripetutamente che si permetta loro di sedersi perché sostengono di sentirsi molto stanchi. Il paziente che non è in grado di parlare mostrerà segni di angoscia o piangerà pietosamente. Ma non appena la terapista guiderà lo stesso paziente nello svolgimento di qualche attività, egli non sarà più stanco o angosciato e potrà rimanere in stazione eretta finché svolgerà attività adatte al suo livello (Fig. 4.17b).

Altri stimoli che tengono desta la sua attenzione gli possono venire forniti anche dalla sua famiglia, dai suoi amici o da altri pazienti. Per esempio, colpire un palloncino avanti ed indietro verso un'altra persona o lanciare e prendere una palla può servire da utile distrazione ed incoraggiare il paziente a stare eretto, ma con questa attività puramente motoria non si avrà alcun altro effetto didattico. Essa può tuttavia, essere piacevole per il paziente e permettergli di stare in stazione eretta più a lungo.

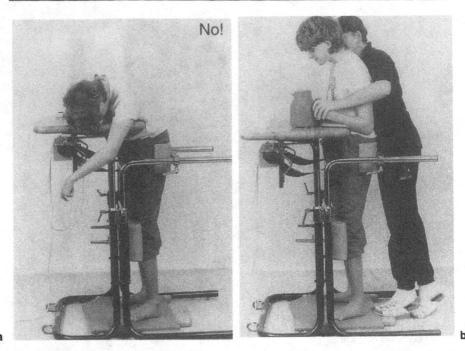

Fig. 4.17a,b. Partecipazione attiva in stazione eretta. **a** Senza un compito da svolgere il paziente non sta volentieri su un supporto che lo aiuta a stare in posizione eretta. **b** Un compito guidato incoraggia l'attività

Per il paziente con una lieve perdita di estensione dell'anca e del ginocchio. Se per qualche ragione si sono sviluppate lievi contratture alle anche e alle ginocchia del paziente, esse possono usualmente venire corrette in poco tempo mettendolo ogni giorno in stazione eretta per mezzo di stecche di gesso che gli tengano le gambe in estensione. La terapista dovrà adattare le stecche al grado di perdita di estensione del ginocchio. Prima di fare le stecche, ella tratta il paziente usando tecniche inibitorie per guadagnare il massimo grado di estensione e poi mette il paziente in posizione prona mentre modella il gesso e lo lascia indurire. Nel caso che il paziente non potesse stare in posizione prona, ella può fare le stecche mentre egli è in posizione supina, ma ciò è più difficile dal punto di vista tecnico (v. Cap. 6).

Una volta che il gesso si è indurito ed è completamente asciutto, di solito il giorno seguente, le stecche vengono fasciate strettamente, usando un'ulteriore fasciatura sul ginocchio per portarlo lentamente verso il basso nella posizione corretta. La terapista porta il paziente in stazione eretta ed usa il proprio corpo per spostare il sedere del paziente in avanti e per ottenere che le anche si estendano il più possibile. Un tavolo di fronte al paziente serve molto come punto di riferimento perché la terapista può chiedere al paziente di provare a toccarlo con le cosce. Il tavolo dovrebbe venire posto strategicamente vicino per permettere al paziente di riuscire nel suo compito e venire gradualmente spostato più lontano dopo ogni tentativo coronato da successo. La terapista guida il paziente a svolgere attività che implicano l'estensione delle anche, oppure, se egli possiede sufficiente conoscenza per partecipare attivamente, può venire incoraggiato ad estendere volontariamente le gambe e il tronco.

Mettere il paziente in posizione prona viene usato in unione alla routine giornaliera di porre il paziente in stazione eretta per evitare una costante flessione delle anche e delle ginocchia durante il giorno. Il tempo che il paziente passa in posizione prona ogni giorno viene gradualmente aumentato in base a quanto a lungo egli riesce a tollerare questa posizione. Se il grado di estensione delle anche non aumenta rapidamente nei giorni seguenti, sarà necessario iniziare l'ingessatura seriale delle ginocchia del paziente per impedire che le contratture aumentino ulteriormente e diventino un problema serio (v. Cap. 6).

Muoversi durante la stazione eretta

Mentre il paziente è in stazione eretta è possibile eseguire molti movimenti sia passivamente da parte della terapista, se egli non è ancora sufficientemente cosciente, o con la necessaria assistenza, non appena egli è in grado di partecipare attivamente. Le attività scelte possono includere movimenti del collo in tutte le direzioni e facilitazione e inibizione delle braccia, spostamenti del carico del paziente su ambedue i lati, come anche in avanti e indietro, e rotazione del tronco o flessione laterale.

Un movimento, cioè la flessione del tronco, è, tuttavia, così importante che questa attività dovrebbe venire inclusa nel trattamento di tutti i pazienti fin dall'inizio e praticata continuamente finché il paziente non ha raggiunto il più avanzato stato di riabilitazione ed ha iniziato a camminare.

Flessione del tronco in stazione eretta

Il paziente con stecche per estendere le ginocchia fasciate strettamente, sta in piedi con le cosce in contatto con il tavolo, con un lettino di trattamento o con un letto posti direttamente di fronte a lui. Tenendosi il capo fra le mani, egli flette il tronco in avanti finché i suoi gomiti non toccano il tavolo e poi ritorna in posizione eretta. La terapista facilita il movimento in modo che il paziente non debba compiere sforzi per tornare in posizione verticale ed usa le proprie mani per impedire deviazioni dalla normale direzione del movimento e per correggere posture evasive o compensatorie. Mentre il paziente si flette e si estende, occorrerà osservare con cura la qualità e lo schema di movimento come anche la posizione che il suo corpo adotta quando egli è flesso in avanti. Per facilitare il movimento si prendono le seguenti misure:

• La terapista sta dietro o leggermente di fianco al paziente e sorregge con la propria mano da sotto le mani intrecciate del paziente, mentre con l'altro braccio gli cinge la vita circa all'altezza del diaframma (Fig. 4.18a).
• Mantenendo con il proprio corpo le cosce del paziente fermamente in contatto con l'orlo del tavolo, la terapista gli flette il tronco in avanti mentre gli sostiene una parte del peso del corpo con il proprio braccio posto intorno alla sua cintura

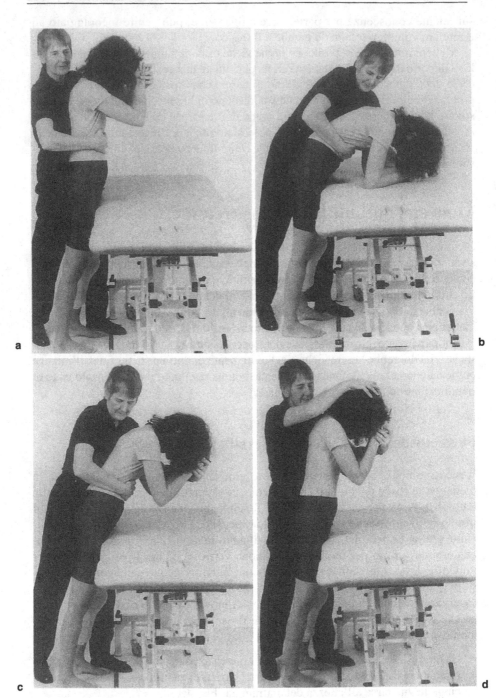

Fig. 4.18a-d. Mobilizzazione del sistema nervoso in stazione eretta. **a** La fronte del paziente riposa sulle sue mani intrecciate. **b** Abbassare i gomiti fino a toccare il tavolo. **c** Ritornare in posizione verticale con l'aiuto della terapista. **d** Il collo rimane flesso

e ne controlla simultaneamente la velocità e la direzione con l'aiuto dell'altra mano che è sotto le mani intrecciate del paziente (Fig. 4.18 b).

- Non appena i gomiti e il capo del paziente hanno toccato il tavolo, la terapista lo aiuta immediatamente a tornare in stazione eretta facilitandogli il movimento con le proprie mani (Fig. 4.18 c). Durante i primi tentativi si deve evitare che il paziente rimanga in posizione flessa perché vi può essere un aumento di tono flessorio che gli rende difficile tornare in stazione eretta. Se il paziente, nel suo sforzo di sollevare il tronco, alza il capo dalle mani estendendo il collo con forza, la terapista gli guida il capo nuovamente in avanti con una mano e nello stesso tempo lo aiuta a portare il tronco in posizione eretta fornendogli maggiore sostegno sotto le braccia con l'altra mano (Fig. 4.18 d).

- Per correggere ogni postura anormale che la terapista ha osservato quando il tronco del paziente è flesso e i gomiti di quest'ultimo hanno raggiunto il tavolo, ella sta in stazione eretta dietro di lui e gli "modella" il corpo in una posizione più simmetrica o gli aumenta il grado di flessione della schiena, se questa appare troppo piatta (Fig. 4.19). Ogni tensione dei muscoli della schiena può venire allentata e spesso la mobilizzazione unilaterale delle coste sarà necessaria per ripristinare la forma del torace. La terapista può trattare il paziente in questa posizione flessa solo dopo essersi accertata che il tono flessorio non aumenti fino al punto che ritornare in stazione eretta diventa per il paziente un problema.

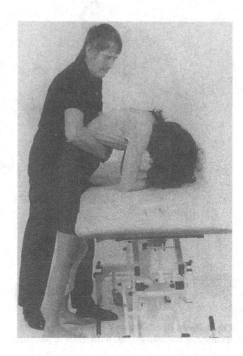

Fig. 4.19. Mobilizzare la flessione di tutta la colonna vertebrale

Non appena la capacità del paziente di flettere e di estendere il tronco in stazione eretta migliora, l'effetto di questa attività può venire ulteriormente aumentato in 3 diversi modi:

1. Diminuendo l'altezza del tavolo per aumentare tanto la flessione in avanti che l'attività estensoria necessaria per tornare in stazione eretta.
2. Mettendo una delle gambe del paziente dietro di lui in modo che tutto il suo peso gravi sopra l'altra gamba, mentre egli si piega in basso e ritorna sulla verticale (Fig. 4.20). Il bacino rimane parallelo al tavolo mentre egli si muove in avanti e indietro. Se praticata unilateralmente, quest'attività inibirà ulteriormente il tono flessorio nella gamba che è sottoposta al carico e aumenterà l'estensione attiva dell'anca. Particolarmente degna di nota è l'inibizione dell'ipertono nei flessori plantari e delle dita del piede, compresa la scomparsa del clono della caviglia che può essere altrimenti un grave problema quando il paziente è in stazione eretta o cammina. Può venire aumentato ulteriormente l'effetto inibitorio nei muscoli del polpaccio e nei flessori delle dita del piede se un rotolo di garza viene posto sotto le dita del piede del paziente per tenerle in estensione.
3. Facendo stare il paziente sopra una tavola fatta a cuneo, con i talloni sulla parte più bassa quando egli muove il tronco in flessione per portare il capo in basso sul tavolo (Fig. 4.21).

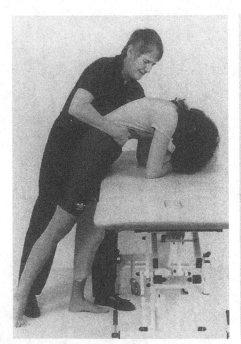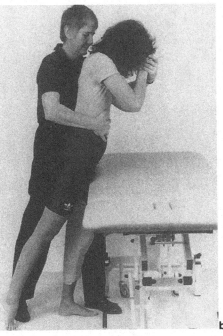

a   b

Fig. 4.20a,b. Normalizzare il tono e recuperare l'estensione attiva dell'anca. **a** Flessione del tronco con il carico su una sola gamba. **b** Ritornare in posizione eretta

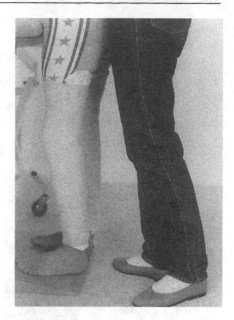

Fig. 4.21. Stare in stazione eretta sopra un cuneo per aumentare la flessione dorsale della caviglia

Valore terapeutico della flessione del tronco in stazione eretta

La sequenza di movimenti, quando si piega il tronco in stazione eretta con le ginocchia tenute in estensione da stecche dorsali, è di grande beneficio per tutti i pazienti con una lesione del motoneurone superiore. Quest'attività impedisce la comparsa di problemi, mantiene la mobilità ed aiuta a risolvere problemi che sono già comparsi. Perciò essa dovrebbe venire svolta in tutti gli stadi della riabilitazione, iniziando dai primi giorni dopo l'episodio che ha causato la lesione nel sistema nervoso centrale, poiché:

- La spasticità negli arti inferiori viene ridotta notevolmente e si mantiene intatta la lunghezza dei flessori del ginocchio e dei flessori plantari del piede (Fig. 4.22).
- Immediatamente dopo lo svolgimento di questa sequenza, si può spesso osservare le comparsa di movimenti attivi nelle dita del piede e della caviglia.
- La spina dorsale non s'irrigidisce in estensione o, se è già irrigidita, recupera velocemente la mobilità, permettendo il ritorno dell'attività selettiva dei muscoli addominali. La rotazione del tronco necessaria per il recupero della deambulazione e per l'uso funzionale delle braccia diventa nuovamente possibile, una volta che la colonna vertebrale non è più fissata in estensione.

L'effetto significativo è dovuto con ogni probabilità alla mobilizzazione di strutture neurali nell'intero sistema nervoso, poiché la sequenza eseguita in stazione eretta comprende le componenti del test 1 di tensione dell'arto inferiore (LLTT 1) e lo "slump" test in posizione seduta a gambe distese (Butler 1991 b), che sono stati descritti dettagliatamente nel cap. 3.

Dal momento che il sistema nervoso è un continuo, l'effetto può venire osservato come una riduzione generale d'ipertono; per esempio, dopo l'esecuzione di que-

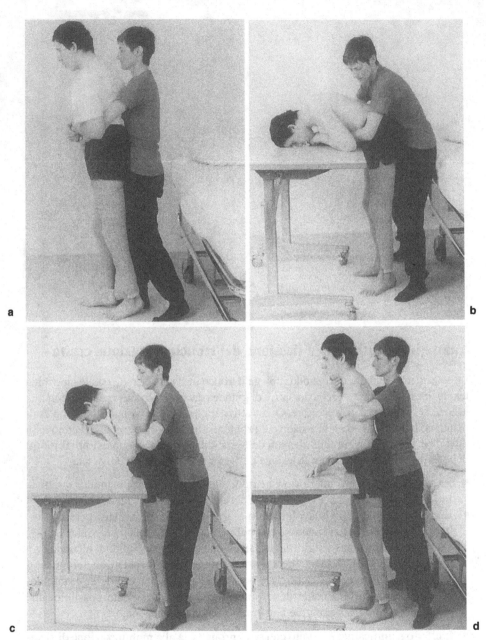

Fig. 4.22a-d. Inibizione della spasticità negli arti inferiori. **a** Le stecche per l'estensione delle ginocchia controllano la spasticità flessoria del ginocchio. **b** Flessione del tronco. **c** Estensione assistita del tronco. **d** Flessori plantari rilassati e completamente allungati

ste attività, le mani del paziente possono essere meno spastiche e la bocca e la lingua più rilassate, senza che nelle area interessate siano state adottate misure inibitorie specifiche.

Conclusioni

Poiché lo stare in stazione eretta ha effetti così positivi per il paziente ed attraverso questa terapia si impedisce la comparsa di numerosi problemi, il non includerla automaticamente nel programma di trattamento sarebbe illogico ed irresponsabile. Non è ancora possibile predire con assoluta certezza per quanto tempo il paziente rimarrà privo di conoscenza o fino a che grado recupererà le sue capacità fisiche e mentali. Molti pazienti hanno avuto stupefacenti guarigioni contro tutte le probabilità statistiche. È tuttora ignoto il perché alcuni pazienti reagiscono tanto meglio di altri. Tutto ciò che si sa con certezza è che, se il corpo del paziente viene mantenuto il più possibile in buone condizioni durante il periodo di osservazione, egli soffrirà meno, la sua riabilitazione sarà più breve e il risultato finale non verrà messo a repentaglio da complicanze secondarie.

Un caso esemplare

Bella, vivace e piena di vita, E.S. aveva 17 anni quando subì una grave lesione cerebrale in un incidente stradale nel quale furono coinvolti il suo motociclo ed un altro veicolo. E.S. fu portata in ospedale priva di conoscenza e, nonostante un intervento chirurgico d'urgenza, rimase in coma per quasi 4 mesi. Sebbene il suo livello di conoscenza iniziasse a migliorare lentamente, per ragioni non ancora chiarite si lasciò che le sue condizioni fisiche peggiorassero costantemente. Sembra che un disaccordo interno sul tipo di terapia da adottare e un certo grado di scetticismo dovuto alla gravità della lesione, unito ad una prognosi statisticamente sfavorevole delle possibilità di recupero, si combinassero per rendere la terapia negligente e superficiale. E.S. non fu posizionata e girata regolarmente, non fu mai messa in posizione prona, non sedette mai fuori del letto, né fu mai messa in stazione eretta con l'aiuto di stecche per l'estensione delle ginocchia. In quell'ospedale ultramoderno con tutte le attrezzature possibili, compreso un grande reparto di fisioterapia, le sue gambe e le sue braccia svilupparono spaventose contratture, la sua spina vertebrale divenne rigida con i bordi mediali delle scapole retratti così fortemente da sovrapporsi l'uno sull'altro. Il suo letto nell'ospedale per cure intensive fu richiesto urgentemente, ma si rivelò molto difficile trovare una sistemazione alternativa. Si dimostrò impossibile trascorrere un periodo nell'unico centro di riabilitazione vicino disposto a prenderla. I tentativi per mobilizzare i suoi arti per mezzo di esercizi di mobilizzazione passiva furono così dolorosi che le vennero somministrate dosi sempre maggiori di sedativi fino al punto che E.S. ebbe un collasso circolatorio con perdita di conoscenza che richiese un trasferimento d'emergenza al precedente ospedale di cure intensive.

Grazie agli incredibili sforzi fatti da suo padre, E.S. venne alla fine ammessa in un centro specializzato nel trattamento di pazienti con lesioni cerebrali. Al momen-

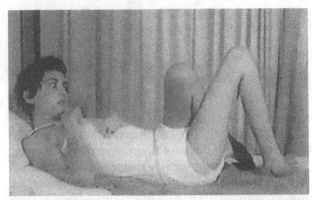

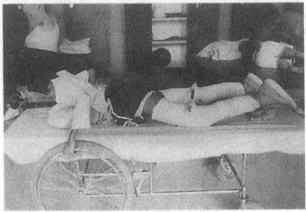

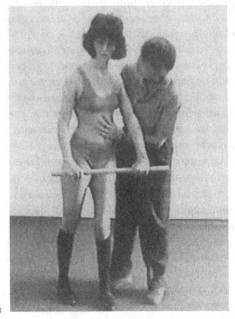

Fig. 4.23a. E.S. con gravi contratture negli arti **b** Correzione delle deformità degli arti inferiori per mezzo d'ingessature di serie e giacendo in posizione prona **c** Imparare nuovamente a camminare (Fotografie d'archivio stampate da pellicola-video)

to dell'ammissione, 6 mesi dopo l'incidente, E.S. presentava diverse contratture agli arti superiori che includevano le spalle, i gomiti, i polsi e le dita delle mani. Il suo bicipite sinistro era stato danneggiato presumibilmente a causa di uno stiramento troppo zelante e il braccio era rosso e gonfio. Le sue gambe erano fissate in flessione alle anche ed alle ginocchia e i suoi piedi erano flessi plantarmente fino al punto che il dorso delle dita del piede sinistro era premuto contro il letto. Un esame ai raggi X rivelò una lussazione secondaria dell'anca sinistra causata dalla prolungata posizione in adduzione con rotazione mediale, e ambedue le anche mostravano una marcata osteoporosi. Un trattamento come quello descritto nel cap. 6 ebbe immediatamente inizio e, dopo che le contratture e la lussazione dell'anca furono corrette, E.S. fu in grado di stare di nuovo in stazione eretta, d'incominciare ad imparare a camminare e a usare le mani per attività indipendenti di cura della persona (Fig. 4.23b,c). A causa della grave deformità del piede sinistro, fu ritenuto indispensabile un intervento chirurgico e fu allungato il tendine di Achille con divisione e reinserzione del muscolo tibiale anteriore. E.S. continua a migliorare nonostante persistenti problemi con la memoria a breve termine, grazie a un ulteriore trattamento in un centro di riabilitazione vicino (Fig. 4.24).

Dal punto di vista di un osservatore esterno, la riabilitazione può venire considerata uno straordinario successo ma non si deve dimenticare che tutti i problemi già menzionati potevano venire evitati per mezzo di un corretto posizionamento e una precoce mobilizzazione, compreso lo stare in posizione eretta durante la fase acuta. E.S. soffrì terribilmente fisicamente e psichicamente a causa di complicanze

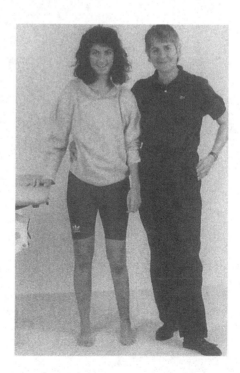

Fig. 4.24. Quattro anni dopo la lesione cerebrale E.S. continua a migliorare

secondarie e la sua riabilitazione è stata lunga ed ardua. E.S. ha dovuto trascorre-
re un anno in una clinica di riabilitazione lontano dalla famiglia e dagli amici pri-
ma di poter ritornare a casa. La correzione delle sue deformità fu a volte così dolo-
rosa da richiedere l'impianto di un apparecchio per la somministrazione regolare di
morfina per via intratecale. L'impianto fu in seguito rimosso. L'ingessatura seriale
dovette venire continuata per più di 2 mesi prima che le sue gambe divenissero nuo-
vamente diritte ed i suoi piedi nuovamente plantigradi. Un'ulteriore ingessatura fu
necessaria, con le sue gambe tenute in abduzione, per ridurre la lussazione del-
l'anca (v. Fig. 4.23b). Altre forme di correzione con stecche vennero adoperate per
le mani e per molti mesi la gamba sinistra dovette venire sostenuta da un apparec-
chio per aiutarla durante la deambulazione.

Rimangono ancora limitazioni fisiche a lungo termine che pregiudicano ulterio-
ri progressi. Il piede che ha subito l'intervento chirurgico si è deformato a causa
dello squilibrio muscolare, per cui non è più possibile un'andatura normale duran-
te la deambulazione. La sua rigida colonna vertebrale toracica e le sue scapole re-
tratte continuano a causarle difficoltà.

5. Riabilitazione del viso e della bocca

Il volto e la bocca svolgono un ruolo importante nella vita di tutti noi, sia giovani che vecchi. Essi sono i mezzi attraverso i quali noi esprimiamo i nostri sentimenti ed i nostri desideri verbalmente e non verbalmente, ed essi ci mettono in grado di condividere con gli altri i nostri pensieri. Il nostro aspetto è per noi importante, fatto chiaramente dimostrato dal fiorente commercio di cosmetici con i suoi numerosi avvisi pubblicitari di prodotti di bellezza per il mantenimento di un aspetto giovane oppure dai saloni dei parrucchieri sempre affollati. La bocca con la lingua meravigliosamente mobile, ci permette di mangiare e di bere ciò che ci piace, velocemente e senza fatica, non solo per soddisfare i nostri bisogni quotidiani, ma anche per il piacere che ci offre. La bocca è così sensibile che il più leggero cambiamento di sensibilità viene amplificato. Un'otturazione a un dente, anche se soltanto troppo alta di un millimetro che impedisce la chiusura normale della bocca può condurre a una notte insonne e a un appuntamento di emergenza con il dentista il giorno seguente! La perdita di sensibilità in un lato della bocca in seguito a un'anestesia locale può rendere un grande problema bere o risciacquare la bocca con il liquido rosa del dentista.

Sembra perciò strano che, sebbene dopo una lesione cerebrale il volto e la bocca del paziente soffrano una perdita considerevole dal punto di vista sensomotorio, essi ricevano spesso molta minore attenzione e un trattamento meno intenso, per esempio, rispetto alle braccia. Le ragioni per le quali tale area vitale viene in confronto trascurata non sono note. Forse c'è una certa riluttanza a mettere le mani sul viso di un'altra persona o a toccare l'interno della bocca di un estraneo, motivo fornito più volte dai partecipanti ai corsi di specializzazione per la riabilitazione del viso e del tratto orale. Forse il viso e la bocca vengono considerati una specie di "terra di nessuno" riguardo al trattamento, per cui alla fine nessuno si prende la responsabilità di una terapia specifica. Infatti le infermiere svolgono il compito di assicurare l'assunzione del cibo e l'escrezione delle feci da parte del paziente e la sua igiene orale di base, le ergoterapiste si occupano degli adattamenti necessari affinché il cibo raggiunga la bocca del paziente o di stabilire per lui una forma di comunicazione alternativa, e le fisioterapiste di solito trattano il corpo del paziente soltanto fino al collo.

Spesso si considera ovvio che la logopedista si occupi automaticamente dei problemi relativi alla bocca, ma nella maggioranza degli ospedali per cure intensive tali specialisti sono troppo pochi e tendono a concentrarsi sui pazienti con difficoltà di linguaggio. In ogni caso i logopedisti hanno ricevuto poca istruzione od hanno fatto poca esperienza nel trattamento di una grave disfagia e sono a ragione riluttanti ad assumersene la piena responsabilità. Può anche essere che i membri del team di riabilitazione semplicemente non sappiano che il trattamento di questi complessi problemi è non soltanto possibile, ma può avere risultati straordinari e di fatto accettino i problemi che osservano come inevitabili ed insuperabili. Qualunque sia il motivo, bisogna compiere ogni sforzo per assicurare il regolare svolgimento di un intensivo trattamento orofacciale. Discussioni all'interno del team di riabilitazione, organizzazione, tempo a disposizione, corsi di specializzazione e cooperazione fra tutti i membri del team elimineranno presto ogni difficoltà. Sebbene un gruppo di terapisti professionisti possa assumersi la responsabilità di condurre il trattamento effettivo del paziente, ogni membro del team ed anche i parenti del paziente dovrebbero comprendere il trattamento e venirne coinvolti per poter assistere il paziente in modo appropriato durante le diverse terapie o durante i pasti.

È essenziale che la bocca ed il viso vengano trattati fin dall'inizio e che l'ulteriore trattamento delle eventuali difficoltà residue venga incluso nel programma di riabilitazione complessivo, poiché i problemi sono estremamente disabilitanti e stressanti per il paziente e per coloro che si prendono cura di lui. Il volto e la voce sono una parte integrante della personalità dell'individuo e, nel vero senso della parola riabilitazione, si deve fare ogni sforzo per riportare il paziente nello stato in cui era al momento della lesione, in modo che egli ritorni ad essere di nuovo se stesso.

Problemi più comuni e loro trattamento

Problemi

Le difficoltà più comuni per il paziente sono le seguenti:

- Il collo del paziente viene tenuto costantemente in posizione fissa e di conseguenza vengono perduti i movimenti e le posture del capo che di solito accompagnano o sostituiscono la parola durante la conversazione di ogni giorno. Se il collo viene troppo esteso, deglutire diventa difficile, se non impossibile, e la tensione delle strutture anteriori impedisce la formazione di una voce normale. Con il collo piegato rigidamente su un lato, la saliva tenderà a sfuggire dal lato inferiore della bocca, come farà anche qualunque fluido quando il paziente tenta di bere da una tazza. Durante i tentativi di mangiare, particelle di cibo cadranno nello spazio fra i denti e le guance e egli non sarà in grado di tenere a posto nella bocca i solidi per la masticazione.
- Il tono e la sensibilità anormale fanno sembrare il volto del paziente simile ad una maschera, spesso con gli occhi completamente aperti e con le sopracciglia sempre alzate, dando al paziente un'espressione allarmata e sorpresa. La sua mimica facciale non si adatta alla situazione nella quale egli si trova. In presenza di un'ipotonia, il suo volto diviene flaccido in modo tale che gli altri sono indotti a pensare che egli sia triste e depresso. A causa dell'anormale attività riflessa o dello squilibrio di tono muscolare, egli può mantenere permanentemente il viso in un'espressione particolare che non ha nulla a che fare con ciò che egli realmente sente e che induce gli altri ad interpretarlo erroneamente. Egli può, per esem-

pio apparire collerico, perché il suo labbro superiore è tirato indietro, od accigliato e scostante. Ambedue le espressioni rendono gli altri restii ad avvicinarlo.

- L'asimmetria del suo volto, che diviene particolarmente evidente quando il paziente sorride, può essere estremamente spiacevole. L'iperattività del lato meno colpito aumenta l'effetto asimmetrico.

- Nella parte superiore del volto si possono osservare pochissimi movimenti, per cui i suoi occhi perdono ogni espressione. Egli può non essere in grado di aprire o chiudere uno o ambedue gli occhi.

- La bocca del paziente può rimanere permanentemente aperta con la mandibola abbassata e retratta. Il problema può venire aggravato dal fatto che i movimenti della lingua sono ridotti ed egli è incapace di controllare il flusso della saliva.

- Gli scarsi od assenti movimenti attivi della lingua sono un problema frequente per il paziente che può muoverla soltanto in maniera goffa in schemi massivi. Egli può spingerla in avanti nel momento sbagliato o ritrarla con forza. Possono essere presenti anche movimenti incoordinati compreso il tremore.

- Alcuni pazienti avranno difficoltà ad aprire la bocca. Essi serrano i denti, presentano in aggiunta anche un esagerato riflesso del morso. Non è quindi possibile un'adeguata igiene orale e c'è il pericolo di rompere i denti del paziente se si cerca di aprirgli la bocca con la forza.

- Sbavare, mentre particelle di cibo e saliva sfuggono dalla bocca è molto imbarazzante sia per il paziente sia per i suoi parenti.

- Mangiare e bere può essere difficile per il paziente o possibile soltanto in uno schema anormale. Egli può essere del tutto incapace di assumere cibo per bocca.

- Il fatto frequente che al paziente deglutendo vadano di traverso solidi o liquidi o anche la propria saliva, può essere molto spiacevole o persino pericoloso.

- L'incapacità di masticare o il non riuscire a masticare in modo adeguato con normali movimenti rotatori può significare per il paziente una grande limitazione nella dieta con conseguenti pericoli per la salute e sicuramente la perdita del piacere di mangiare.

- L'inadeguata o assente chiusura del palato molle durante l'attività di mangiare aumenta il rischio di soffocamento e il pericolo che cibo o fluidi entrino nella cavità nasale. Quando il paziente parla la sua voce ha un suono anormale perché l'aria gli sfugge attraverso il naso e la voce ha un suono nasale.

- Il paziente può essere del tutto incapace di emettere suoni o esserne capace soltanto quando espira. La sua voce, se riesce a parlare, ha un suono strano o può essere incontrollata così che improvvisamente diventa molto forte o cambia inaspettatamente intensità, mentre la mancanza di modulazione o di melodia è molto stancante per l'ascoltatore.

- Il paziente può non essere in grado di articolare in modo chiaro o avere difficoltà a formare le consonanti.

- Egli può parlare con calma, ma con improvvisi cambiamenti di volume oppure con brevi frasi telegrafiche o può soltanto emettere una o due parole ad ogni respiro.

- I denti del paziente possono esser sporchi, presentando una patina o i segni della carie. Le sue gengive sono spesso in cattive condizioni, con segni di sanguinamento e d'infezione e la sua lingua può avere un odore spiacevole.

Tali problemi, sia che siano molto evidenti e disabilitanti in modo marcato, sia che possano venire giudicati "leggeri", se paragonati a pazienti maggiormente disabili, saranno molto angosciosi per il paziente, la sua famiglia e i suoi amici. Questi problemi modificheranno anche il modo in cui l'altra gente si comporta con lui, rendendo il suo ritorno alla vita e all'ambiente esterno all'ospedale più difficile.

Qualunque problema nell'area del volto e della bocca peggiorerà in qualche modo la qualità della vita del paziente, perché lo farà apparire meno attraente di prima, limiterà la sua mimica facciale, gli impedirà di parlare normalmente o gli diminuirà il piacere di mangiare e di bere (Fig. 5.1). L'esame, il trattamento ed il superamento di queste difficoltà dovrebbe perciò venire considerata una priorità nel programma di trattamento.

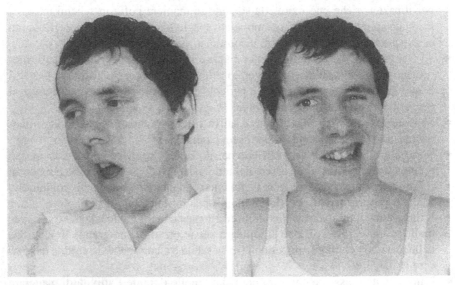

a   b

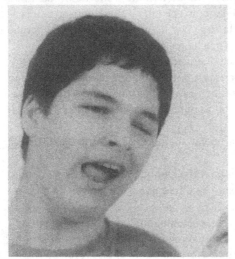

Fig. 5.1a-c. Gravi problemi del viso e della bocca limitano la qualità della vita del paziente. **a** Incapace di chiudere la bocca. **b** Asimmetria accentuata quando ride. **c** Difficoltà sensomotorie impediscono al paziente di mangiare e di parlare

c

Prevenzione e trattamento

Il viso e la bocca non possono venire trattati isolatamente, ma sono influenzati moltissimo dalla postura del paziente, dal suo tono muscolare in genere e dalla mobilità delle altre parti del corpo. Sarebbe, per esempio, impossibile recuperare la normale chiusura della bocca o iniziare l'alimentazione orale, se il paziente viene ancora tenuto a letto tutto il giorno in posizione supina con il collo in estensione e non è stato ancora messo a sedere su una sedia a rotelle e aiutato a raggiungere una buona posizione seduta (v. Fig. 2.1). Il trattamento del viso e della bocca aiuterà a migliorare le sue condizioni generali. La ricca innervazione di quest'area rende la stimolazione molto efficace.

Cenni di trattamento

Prese utili

Per la valutazione e il trattamento del volto e della bocca del paziente si raccomandano due prese fondamentali:

PRESA A
La terapista sta accanto al paziente e mette il suo braccio dietro al capo del paziente finché la sua mano non riesce a raggiungere facilmente la parte inferiore del volto. Ella gli tiene il mento fra l'indice ed il medio e la guancia con il pollice circa all'altezza del centro dell'orecchio (Fig. 5.2a). La terapista può facilitare l'apertura della bocca del paziente esercitando con il proprio indice una pressione in basso e in avanti o, quando la bocca del paziente è chiusa, aiutarlo a chiudere anche le labbra. A causa della forma circolare del muscolo orbicolare, la facilitazione a chiudere dal basso il labbro inferiore, aiuta a chiudere anche quello superiore.

La terapista può usare il dito medio sotto il mento del paziente per aiutarlo a chiudere la bocca muovendogli la mandibola verso l'alto e in avanti. Con il dito medio può facilitare anche i movimenti della lingua in avanti o indietro. Ella flette leggermente il medio in modo che si adatti allo spazio fra i due archi mandibolari dove si può sentire la parte inferiore dei muscoli della lingua, e, mentre esercita una pressione verso l'alto, la lingua del paziente può venire mossa nella direzione voluta, verso l'alto, in avanti od indietro (Fig. 5.2b). Il pollice fornisce alla terapista informazioni relative ai cambiamenti di tono muscolare nella guancia o alla possibile sublussazione dell'articolazione temporomandibolare, quando la mandibola del paziente si muove per aprire la bocca o durante la masticazione.

È molto importante che il capo del paziente sia in posizione corretta inclinato leggermente in avanti. Con un movimento in avanti del braccio o della spalla, la terapista allunga la parte posteriore del collo del paziente e evita che il capo di quest'ultimo spinga indietro in estensione.

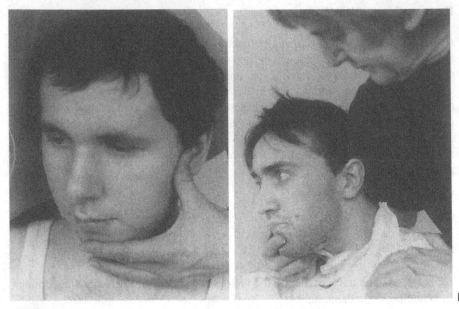

a
b

Fig. 5.2a,b. Presa A per la valutazione e il trattamento della bocca. **a** Indice e medio aiutano l'apertura e la chiusura della bocca. **b** Il medio sotto il mento muove la lingua dal basso

La presa A è particolarmente utile nei seguenti casi:

- Nel trattamento di un paziente che è nella posizione coricata su un fianco in un'unità di cure intensive (Fig. 5.3a).
- Quando il paziente non è in grado di controllare la postura del capo in posizione seduta durante la valutazione e il trattamento (Fig. 5.3b).
- Assistendo il paziente durante attività funzionali come mangiare, bere e pulirsi i denti (Fig. 5.3c).

PRESA B

Usando la presa B la terapista è direttamente di fronte al paziente e può osservargli più facilmente il volto e l'interno della bocca. La terapista avrà la necessità di sedere su uno sgabello o d'inginocchiarsi di fronte al paziente, poiché se il suo volto è più in alto di quello del paziente, quest'ultimo guarderà automaticamente verso di lei con il collo troppo in estensione, la qual cosa renderà i suoi movimenti intorno e nella bocca ancora più difficili. La terapista pone leggermente il pollice sul mento del paziente, tenendo il dito indice posato sopra la sua guancia. Il dito medio della terapista è sufficientemente piegato per adattarsi comodamente allo spazio fra i due archi mandibolari (Fig. 5.4a). Le sue dita così poste la mettono in grado non solo di sentire e influenzare il tono dei muscoli che formano, per così dire, il pavimento della bocca, ma anche di facilitare i movimenti della lingua e la deglutizione.

Con il pollice sul mento del paziente, la terapista può aiutarlo ad aprire la bocca, stando attenta a non spingergli indietro la mandibola. Essa deve infatti venire pro-

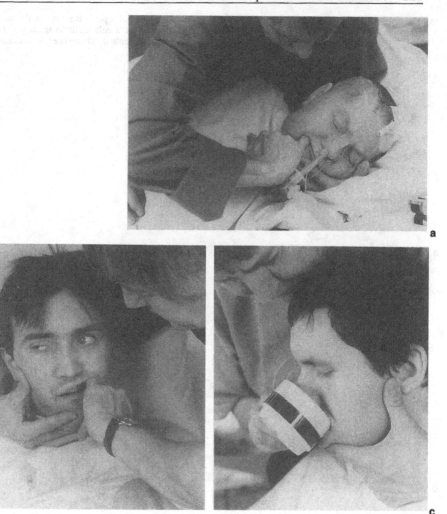

Fig. 5.3a-c. Presa A quando il paziente è ancora privo di conoscenza nell'unità di cure intensive (**a**) non può tenere il capo in posizione corretta (**b**) e necessita di aiuto per bere (**c**)

tratta dall'articolazione temporomandibolare per metterla in grado di scivolare in basso, e, con un movimento simultaneo del suo dito medio dal basso, la terapista guida il mento in avanti per facilitare l'apertura della bocca.

Se il paziente non è in grado di chiudere la bocca, la terapista aiuta il movimento alzandogli la mandibola con il dito medio. Il suo pollice alza il labbro inferiore verso quello superiore per chiudere le labbra.

La presa B è particolarmente utile nei seguenti casi:

- Nella rieducazione dei movimenti attivi del volto e della bocca con pazienti che sono in grado di tenere il capo in posizione corretta senza difficoltà. Se il paziente non è in grado di farlo o riesce soltanto con grande sforzo o concentrazione, la

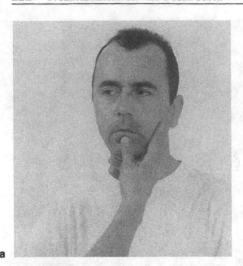

Fig. 5.4a,b. La presa B permette al paziente di osservare il volto della terapista (**a**) Usata per un paziente il cui capo necessita di sostegno (**b**)

a

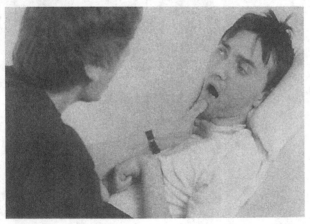

b

terapista può adoperare la stessa presa, ma con il paziente ben sorretto in posizione semi-supina, sia a letto, che su un lettino di trattamento (Fig. 5.4b).

- Trattando pazienti che hanno difficoltà a capire istruzioni verbali, la terapista mostra al paziente cosa ci si aspetta da lui e guardandola direttamente in faccia, egli può riuscire meglio a seguire le sue istruzioni.

Illuminare l'interno della bocca

Usando la luce del giorno. Porre il paziente in modo tale che egli sia rivolto con un'angolatura corretta verso una finestra assicurerà una luce sufficiente perché la terapista possa osservare e trattare le strutture intorno alla bocca ed alla faringe, e presenta il vantaggio di permetterle di adoperare liberamente le mani senza dovere reggere contemporaneamente una lampada.

Usando una lampada ad angolo. Una lampada standard può venire collocata in modo che la luce cada sulla bocca del paziente. Lo svantaggio è che la lampada può venire urtata facilmente e richiede un costante aggiustamento ogni volta che la terapista cambia posizione. È preferibile avere una lampada ad angolo fissata alla parete in modo che la terapista possa muoverla facilmente con una mano in ogni posizione richiesta.

Usando una torcia elettrica. Se la terapista regge una torcia per illuminare la bocca del paziente, avrà solo una mano libera per altri compiti. Nel caso che la terapista debba usare una spatola e contemporaneamente sorreggere il capo del paziente, per esempio per osservare o stimolare l'attività del palato molle, sorgono delle difficoltà. Un ingegnoso adattamento risolve il problema: una torcia tascabile ha un accessorio che permette l'applicazione di una normale spatola in modo che la terapista possa adoperarle ambedue con una sola mano (Fig. 5.5). Un secondo vantaggio è che la luce della torcia è sempre diretta verso l'area interessata.

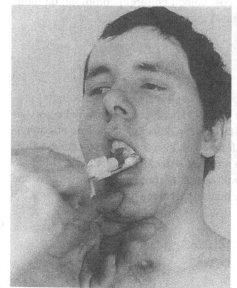
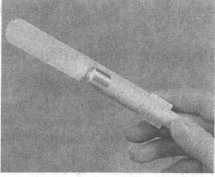

Fig. 5.5. a Torcia tascabile alla quale è fissata una spatola che lascia una mano libera alla terapista, quando esamina la bocca del paziente. **b** Torcia alla quale è fissato un depressore della lingua

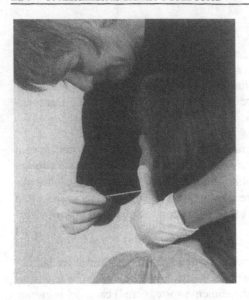

Fig. 5.6. Indossare guanti di gomma per evitare che terapista e paziente si infettino reciprocamente

Indossare guanti di gomma

Molti terapisti preferiscono lavorare senza guanti ed affermano di potere in tal modo sentire e trattare meglio le strutture sensibili del paziente. Tuttavia è essenziale indossare guanti chirurgici protettivi di gomma nel caso che il paziente o la terapista abbiano un'infezione diagnosticata o trasmissibile attraverso il contatto con la bocca (Fig. 5.6). Indossare i guanti richiede solo poco tempo e la qualità del trattamento non ne soffre certamente. Dentisti ed igienisti portano questi guanti senza pregiudizio per la loro abilità professionale, così come i chirurghi compiono da molti decenni delicate operazioni indossando questi guanti.

Procedure terapeutiche

Sebbene sia qui descritto il trattamento specifico per evitare o risolvere singoli problemi, ognuna di queste misure ha effetto positivo anche su altre parti del corpo del paziente. Per esempio, la facilitazione dei movimenti della lingua avrà un effetto positivo anche sul palato molle e la facilitazione di migliori schemi motori di masticazione può essere il primo passo verso una migliore articolazione e dizione. In modo analogo la stimolazione dei muscoli del volto per ottenere una migliore espressione mimica, migliorerà gli schemi motori per mangiare e bere.

Mobilizzazione del collo

Prima di tentare di trattare la faccia o la bocca del paziente e prima di facilitare l'attività di mangiare o di parlare, la terapista dovrebbe sempre mobilizzargli il collo per assicurare una posizione di partenza ottimale. La mobilizzazione può venire eseguita in posizione supina (v. Fig. 3.4 b), semi-supina e seduta e può essere necessaria per normalizzare il tono e la postura del tronco prima di muovere il collo. Movimenti liberi della spina vertebrale cervicale saranno estremamente difficili da ottenere se il tronco è troppo flesso o troppo esteso. Il capo del paziente dovrebbe venire mosso in tutte le direzioni, ma la flessione laterale del collo e della parte superiore della colonna vertebrale cervicale sono di solito molto limitate.

Mobilizzazione della flessione laterale

Con il paziente seduto con il tronco eretto, se necessario con le braccia appoggiate sopra un tavolo, la terapista sta di fianco al paziente ed adopera una delle mani per spostargli il capo verso di lei. Ella gli stabilizza il tronco premendo il proprio corpo contro la spalla rivolta verso di lei per impedire che anch'essa si muova di lato. Con l'altra mano gli preme verso il basso il cingolo scapolare controlaterale per localizzare i suoi movimenti del collo (Fig. 5.7a). La terapista usa la propria voce per incoraggiare il paziente a rilassarsi ed a non opporre resistenza al movimento con parole come, "Lasci che il suo capo si muova con facilità" e "Lo appoggi su di me". Anche se egli non riesce a comprendere le parole, il tono rassicurante delle parole della terapista gli sarà di aiuto. Quando gli muove il capo verso il lato opposto ella può preferire stare sull'altro lato del paziente e seguire lo stesso procedimento oppure cambiare la posizione delle proprie mani e allontanare da sé il capo del paziente (Fig. 5.7b).

Ottenere la flessione dell'area cervicale superiore

La terapista sta dietro al paziente e gli pone una mano su ciascun lato del capo con le dita rivolte direttamente in alto. Ella gli alza verticalmente e gli allunga la parte posteriore del collo, mentre nello stesso tempo gli porta il mento in basso e verso l'interno (Fig. 5.8a). Questo movimento è particolarmente utile a scopo terapeutico immediatamente prima dell'uso della presa A. La terapista tiene il capo del paziente nella postura corretta e lo gira con cura verso un lato finché non può porre la propria spalla contro l'occipite del paziente (Fig. 5.8b). Ella alza e muove in avanti la propria spalla per mantenergli l'allungamento della parte posteriore del collo e la flessione della parte superiore della colonna cervicale, mentre porta la mano in basso per controllargli la mandibola e la bocca.

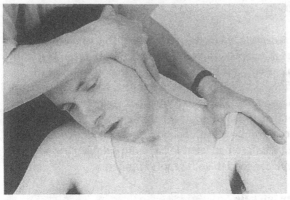

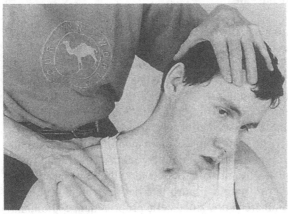

Fig. 5.7a,b. Mobilizzare la flessione laterale del collo. **a** La terapista porta il capo del paziente verso di sé **b** Il cingolo scapolare viene mantenuto nella sua posizione, mentre il capo viene mosso lateralmente

Muovere il volto

Normalmente il volto è molto mobile poiché durante il giorno si muove continuamente. I muscoli riccamente innervati sono sempre in azione per eseguire i costanti cambiamenti e l'enorme varietà di espressioni del volto, come quando il paziente parla, ride o sorride. La loro attività è inoltre essenziale quando mangia o beve e per la pulizia automatica della bocca dopo che ha assunto cibo o inghiottito liquidi. Quando il paziente è privo di conoscenza o non è in grado di muovere il volto attivamente, la mobilità e l'estensibilità dei muscoli facciali devono venire mantenute per mezzo di movimenti passivi finché l'attività volontaria non viene recuperata.

I muscoli del volto si trovano sotto la superficie della pelle e perciò la loro azione e la direzione lungo la quale si accorciano si può sentire facilmente. Prima d'iniziare il trattamento, la terapista che non conosce bene l'anatomia e l'azione dei muscoli facciali può toccarsi leggermente il volto con la punta delle dita per sentire la loro attività e la direzione nella quale agiscono, mentre ella muove il volto in maniera sempre diversa. È anche utile per lei studiare la disposizione dei muscoli del

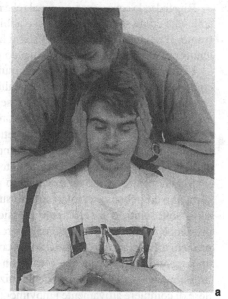

a

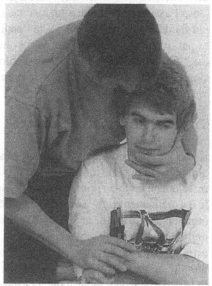

b

Fig. 5.8a,b. Migliorare la posizione del capo. **a** Allungamento della parte posteriore del collo con flessione del tratto superiore della colonna vertebrale cervicale. **b** La terapista si sposta a lato del paziente ed adopera la presa A mentre mantiene con le spalle la corretta postura del capo del paziente

volto in un testo di anatomia. Ponendo le proprie dita sul volto del paziente, ella può muoverlo in modo che tutti i movimenti vengano compiuti passivamente in tutta la loro escursione. Non appena le condizioni del paziente migliorano, egli può partecipare attivamente al trattamento, mentre i movimenti diventano progressivamente sempre più selettivi e più fini, per esempio, muovendo le sopracciglia in basso e verso la linea mediana del corpo come per concentrarsi, guardare con imbarazzo o con aria accigliata.

Riprendendo conoscenza, è normale che i pazienti tengano le sopracciglia costantemente sollevate come se fossero sorpresi e abbiano difficoltà a rilassare completamente la fronte. Il risultato è che gli occhi stessi hanno un aspetto anormale perché vengono tenuti molto aperti, mostrando il bianco tutto intorno all'iride.

La terapista pone la punta delle dita sulla fronte del paziente al centro delle sopracciglia e le muove verso il basso e medialmente. Quando sorregge il capo del paziente con una delle prese raccomandate, ella esegue i movimenti passivi con una mano usando l'adduzione delle proprie dita per portare le sopracciglia l'una verso l'altra (Fig. 5.9a).

Quando il paziente siede fuori dal letto, la terapista sta in piedi dietro a lui e adopera le dita di ambedue le mani per compiere il movimento, mentre gli tiene il capo nella posizione corretta con la parte anteriore delle proprie spalle (Fig. 5.9b).

Sia che venga svolto un movimento passivo o attivo assistito, le dita della terapista non dovrebbero scivolare affatto sulla pelle, ma devono invece muovere i muscoli sottostanti, con sufficiente pressione sull'area appropriata. L'intensità della pressione applicata è fondamentale perché se troppa è spiacevole, se troppo poca è priva di efficacia o fa soltanto il solletico. Perciò la terapista dovrebbe esercitarsi su un soggetto normale che può fornire un esatto feedback e guidarla ad adoperare la pressione giusta. Quando il paziente inizia a riprendere conoscenza, gli si può chiedere di compiere attivamente i movimenti con l'aiuto della terapista che fornisce soltanto l'assistenza o la facilitazione necessarie. La maggior parte dei pazienti trova più facile mantenere inizialmente l'espressione nella quale la terapista ha modellato passivamente una parte del loro volto. Ella impartisce un'istruzione verbale come, "Rimanga così" o indica non verbalmente l'obiettivo assumendo la stessa espressione del volto prima di togliere le proprie dita dal volto del paziente.

Trattare l'interno della bocca

La bocca, che è così ricca di nervi, fornisce un'eccellente opportunità di stimolazione non soltanto durante le sedute di terapia, ma anche durante lo svolgimento della normale igiene orale o i primi tentativi di assunzione di cibo per bocca. La bocca normale è estremamente attiva e riceve durante il giorno un gran numero di input sensoriali attraverso l'attività di mangiare, masticare e bere come pure attraverso i movimenti della lingua, delle guance e delle labbra per pulire i denti e rimuovere ogni particella estranea dalla cavità orale. Per raccogliere e deglutire automaticamente la saliva a intervalli regolari, sia di giorno che di notte vengono ripetutamente attivati i muscoli della lingua, del palato molle e della faringe. Quando si parla, si svolge un numero enorme di attività coordinate che coinvolgono tutte le strutture mobili dell'area interessata. Il paziente privo di conoscenza o che ha la bocca gravemente paralizzata soffre di una quasi totale privazione di input sensoriali interrotta soltanto da alcune attività infermieristiche o mediche, talvolta spiacevoli. Muscoli ed articolazioni dell'area soffrono di mancanza di movimento. Senza la stimolazione, che favorisce la circolazione del sangue, fornita dal movimento attivo durante la masticazione o la pulizia vigorosa dei denti, le condizioni delle gengive e dei denti si deteriorano. È perciò indispensabile che l'interno della bocca venga trattato fin dall'inizio per fornire stimolazione e movimento finché il paziente non è in grado di mangiare e di parlare di nuovo.

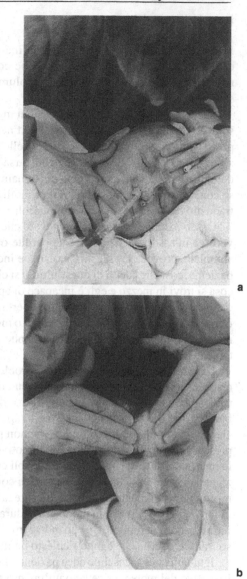

Fig. 5.9a,b. Muovere le sopracciglia verso il basso e medialmente. **a** Un paziente privo di conoscenza in un'unità di cure intensive. **b** Un paziente seduto nella sua sedia a rotelle

Il noto riflesso del morso

Prima di svolgere le procedure di routine all'interno della bocca del paziente o d'iniziare la terapia orale, occorrerebbe considerare l'eventuale esistenza di un riflesso del morso per assicurare l'incolumità del paziente e di coloro che lo assistono.

Sebbene oggetto d'intense discussioni in circoli di specialisti, il riflesso del morso osservato negli adulti con gravi deficit neurologici non è stato chiaramente compreso ed ha ricevuto scarsa attenzione nelle pubblicazioni scientifiche. La supposizione che esso potrebbe essere la ricomparsa in forma esagerata del primitivo riflesso del morso del lattante, non viene unanimamente accettata. La spiegazione del morso come uno spasmo di muscoli responsabili della chiusura della mascella viene contraddetto dal fatto che i rilassanti muscolari non hanno alcun effetto.

Osservazioni cliniche hanno rilevato che il riflesso è bilaterale e simmetrico e si verifica in associazione a marcate perdite o a disturbi di sensibilità. Quando viene stimolato, provoca la chiusura violenta e incredibilmente veloce della mascella del paziente, così che i denti di quest'ultimo si chiudono di scatto o mordono qualunque cosa si trovi in mezzo e egli è incapace di aprire volontariamente la bocca di nuovo o di lasciare che venga passivamente aperta. La forza del morso in casi gravi arriva fino a 90 kg. Il paziente rischia di ferirsi, o mordendo se stesso, o rompendo uno strumento o un utensile fra i suoi denti che può restare dentro la sua bocca chiusa strettamente o perfino essere inghiottito.

La letteratura scientifica relativa ai problemi orofacciali di origine neurogena fornisce informazioni scarse se non nulle su come affrontare realmente il problema di pazienti con un grave e patologico riflesso del morso. Si tratta comunque di un problema serio che si presenta spesso a terapiste e a infermiere che lavorano con pazienti con gravi lesioni cerebrali e che non può come tale venire ignorato. Infatti la presenza di un riflesso del morso è il motivo generalmente addotto per giustificare la mancanza di terapia orale, le miserevoli condizioni dei denti e della bocca del paziente e la sua prolungata alimentazione con una sonda. Terapisti ed infermieri sono comprensibilmente timorosi di toccare la bocca del paziente, specialmente se uno di loro è già stato morso in modo grave durante attività terapeutiche o procedure infermieristiche di routine. Questo morso involontario è così forte da aver causato spesso fratture e ferite che hanno richiesto punti di sutura.

È tuttavia indispensabile che i pazienti che hanno problemi associati ad un riflesso iperattivo del morso e ricevano un'intensa terapia orofacciale, perché, se non ricevono alcun aiuto, s'instaura un circolo vizioso e i problemi si aggravano. Infatti l'area intorno e dentro la bocca diviene sempre più sensibile al tatto, mentre l'infezione delle gengive e la carie dei denti diventa sempre più dolorosa. In tal modo il riflesso di mordere viene sollecitato prima e più frequentemente, rendendo l'intervento terapeutico sempre più difficile.

Certamente non si può impiegare con successo nessuna delle proposte di trattamento suggerite dalla letteratura medica finché il riflesso del morso non è stato inibito sufficientemente da permettere l'apertura della bocca del paziente e l'inizio della terapia, ma per mezzo dell'alimentazione orale e di un trattamento prolungato è spesso possibile risolvere il problema completamente.

SOLUZIONE DI PROBLEMI

La prima importante considerazione è che il riflesso del morso non compare isolato, ma fa parte di una problematica generale nella quale il deficit sensoriale è uno dei maggiori fattori predisponenti. Esso costituisce un problema molto comune in pazienti che sono stati a letto per lunghi periodi dopo una lesione cerebrale con mobilizzazione inadeguata e scarso input sensoriale. Sarebbe estremamente insolito vedere un grave riflesso del morso in un paziente che è stato girato regolarmente fin dall'inizio, messo a sedere su una sedia a rotelle nei primi giorni, posto in stazione eretta con appoggio e che ha ricevuto terapia orofacciale mentre era in coma. "La prevenzione è sempre meglio della cura", dice un antico proverbio, ed è certamente molto più facile e meno stressante per il paziente e per lo staff che lo ha in cura. Il trattamento descritto nei capp. 1-4 e qui di seguito eviterà lo sviluppo di problemi associati nella maggior parte dei casi nei quali il segreto sta nell'iniziare il trattamento prima che le cose incomincino a volgere al peggio.

Per la stessa ragione, quando un paziente ha un grave riflesso del morso, il primo passo per la soluzione del problema è lavorare per riacquistare la mobilità del tronco e degli arti e raggiungere una buona posizione seduta e in stazione eretta, cercando nello stesso tempo di migliorare le sue capacità cognitive. Il riflesso del morso non può venire combattuto con successo se il paziente viene tenuto in posizione supina o semisupina tutto il giorno da solo in una stanza senza alcuna stimolazione, specialmente in presenza di marcato ipertono e di contratture in altre parti del corpo.

Si deve usare grande cura per evitare di sollecitare l'attività riflessa quando è evidente che il paziente tende a mordere involontariamente. Ogni stimolo che sollecita il morso deve venire comunicato a tutti i membri del team di riabilitazione per evitare che si ripeta. Il paziente ha paura di mordere se stesso o qualcun altro e il timore di farlo aumenta il rischio, innalzando ancora di più il suo tono muscolare. Se egli ha già fatto l'esperienza di mordere qualcuno che lo stava aiutando, egli sarà ancora più nervoso per il timore di farlo di nuovo. Il riflesso si produce invariabilmente come reazione quando si tocca qualche parte della bocca del paziente o del suo volto. Particolarmente sensibili sono le superfici taglienti dei denti anteriori, il palato duro e la lingua, ma in casi estremi anche qualcosa che viene in contatto con le labbra o con la parte anteriore del mento può scatenare il riflesso del morso. All'inizio di ogni trattamento giornaliero, prima di trattare direttamente il volto e la bocca del paziente, la terapista inizia con qualche attività per lui facile da tollerare, un movimento che stabilisce un contatto fra loro. Ella sceglie un'attività che il paziente può eseguire senza sforzo e con successo, per quanto limitata possa essere. La terapista muove il tronco del paziente e, non appena esso si rilassa, include nel movimento anche il capo per flettere il collo in avanti e lateralmente e raggiungere la migliore posizione seduta possibile per lui in quel momento. Ella pone di fronte a lui un solido tavolo che gli sfiora il torace e alto in modo tale che egli vi possa appoggiare i gomiti. Se il paziente può venire portato sufficientemente in avanti, la terapista dovrebbe aiutarlo a portare il capo verso il tavolo, girandolo di lato in modo che riposi sopra di esso con una guancia. Con il capo appoggiato sul tavolo in questo modo, il riflesso del morso viene spesso inibito e il paziente è in grado di aprire la bocca molto più facilmente durante il trattamento.

Ogni cosa che la terapista userà nel trattamento viene posta sul tavolo di fronte al paziente, in modo che egli non venga allarmato da un oggetto sconosciuto che gli tocca improvvisamente il volto o la bocca. Lo stesso vale per quando egli viene aiutato a portare il cibo alla bocca, durante i primi tentativi di mangiare.

È importante che la terapista o l'infermiera rimangano calme e serene poiché ogni nervosismo da parte loro si trasmetterà immediatamente al paziente e provocherà in lui un aumento di tono muscolare che aumenterà la velocità del riflesso. La terapista parla al paziente con calma, in tono rassicurante e naturale, per cui, anche se egli non è in grado di comprendere ciò che ella dice, il tono della voce della terapista lo calmerà e farà diminuire il suo timore. Ella evita di fare movimenti improvvisi o inaspettati che potrebbero far sussultare il paziente quando viene toccato durante il trattamento.

La presa A viene raccomandata perché lo stretto e fermo contatto del braccio e della mano della terapista aiuta il paziente a tollerare la manipolazione facilitatoria ed inibitoria e permette alla terapista di sentire ogni cambiamento di tono dei muscoli della guancia e delle labbra del paziente, che la informeranno se egli è rilassato o la metteranno in guardia contro la minaccia di un morso imminente. Se la terapista sente che il tono muscolare del paziente aumenta, interrompe ogni attività ed allontana con calma le dita dall'area pericolosa.

Anche se si sente un po' spaventata, la terapista dovrebbe esercitare una ferma pressione sul viso e sulla bocca del paziente durante il trattamento, perché essa è per lui più tollerabile di uno sfioramento o di uno strofinamento leggero che può essere irritante e provocare in lui reazioni indesiderate.

Poiché il paziente ha difficoltà nel tollerare lo stimolo tattile, è per lui di grande aiuto se la terapista conta ad alta voce quando gli tocca il viso o la bocca, per fargli comprendere la durata dello stimolo. Per esempio, ella pone fermamente un dito sul labbro superiore del paziente e dice, "uno, due" prima di tirare via il dito. Ella accorcia o allunga la lunghezza del tempo secondo la parte che ella tratta e secondo la tolleranza del paziente allo stimolo tattile. Contando, ella può anche notare ogni cambiamento d'ipersensibilità del paziente. È consigliabile che la terapista inizi a trattare un'area meno sensibile, dove ella può contare fino a tre o a quattro, e poi trattare gradualmente un'area più vicina alla bocca del paziente, quando egli sa cosa sta per accadere. Lo stesso sistema può venire usato quando la terapista è in grado di trattare l'interno della bocca, ricordando che una breve manovra coronata da successo è meglio di un tentativo più lungo senza successo. L'intervallo di tempo necessario per contare fino a tre sembra essere ciò che la maggior parte dei pazienti può accettare più facilmente senza avere la sensazione di dover deglutire. Così la terapista non deve aumentare questo numero quando lavora nell'interno della cavità orale.

Il trattamento richiede un'attenta progressione, in stadi consecutivi, poiché se la terapista non è in grado di toccare l'esterno del volto del paziente senza stimolare reazioni indesiderate, allora si produrrà una reazione ancora più forte se qualcosa gli viene posto nell'interno della bocca. Per esempio, la terapista dovrebbe tentare di massaggiare con il suo dito mignolo la superficie esterna delle gengive del paziente soltanto quando ella può porre facilmente la sua mano nella posizione di presa A. Certamente ella non dovrebbe porre il suo dito direttamente dentro la bocca del paziente finché non è sicura di poter inibire o controllare adeguatamente il riflesso del morso. Questo ordine di progressione può non venire sempre rigidamente applicato, ma dovrebbe venire adattato alle osservazioni della terapista sul paziente. Infatti alcuni pazienti possono avere minori difficoltà ad aprire la bocca o a tollerare di venire toccati quando vengono aiutati a mangiare.

La natura del riflesso del morso rende controproducente usare qualunque tipo di forza per tenere aperta la bocca del paziente. La forza dei muscoli interessati rende impossibile alla terapista tenere le mascelle aperte con le sue mani e poiché la stimolazione tattile dei denti del paziente può sollecitare il riflesso del morso, ogni strumento freddo e duro posto fra di loro, farà solo aumentare la forza del morso. Il paziente diviene allora estremamente agitato perché non può rilassare le mascelle serrate l'una contro l'altra c che premono sul metallo con tale forza che il risultato può essere la rottura di alcuni denti.

Fronteggiare un'emergenza. Anche se è stata presa ogni precauzione per evitare di sollecitare il riflesso del morso, esso può verificarsi inavvertitamente. Nel caso che un dito della terapista sia rimasto preso fra i denti del paziente, è importante che ella sappia come reagire. È egualmente importante che ella sappia cosa fare se il paziente ha un cucchiaio, uno spazzolino da denti o qualche altro oggetto serrato fra i denti e, incapace di rilasciarlo, rischia gravemente di rimanere ferito. La terapista deve essere ben pratica delle misure da prendere, avendo studiato ed essendosi esercitata su ciò che deve fare prima di trovarsi in questa situazione piuttosto allarmante. Altrimenti ella reagirà automaticamente secondo il normale meccanismo "combatti o fuggi", in modo tale che la situazione diventerà ancora più precaria.

Prima di tutto la terapista deve resistere al naturale impulso di tirare via il dito, poiché questo ulteriore stimolo renderà il morso ancora più forte, così che, o non riuscirà a togliere il dito dalla bocca del paziente o, se le riesce, la sua pelle può venire lacerata dai denti di quest'ultimo. Nel caso che qualche altro oggetto gli sia rimasto preso fra i denti, la terapista si asterrà ancora dal ritrarlo rapidamente o con la forza.

Sia che si tratti del proprio dito, o di uno spazzolino da denti o di un cucchiaio preso fra i denti, la terapista rassicura il paziente con calma e gli chiede di provare a rilassare la bocca mentre ella aspetta un momento prima di rimuovere lentamente qualunque cosa egli abbia fra i denti. Se il morso non viene rilasciato, ella tira con l'altra mano il capo del paziente in estensione, perché il riflesso del morso è associato con la spasticità flessoria. L'estensione del collo faciliterà di solito l'apertura della mascella abbastanza da mettere in grado la terapista di ritirare il suo dito con sicurezza o di rimuovere il cucchiaio o lo spazzolino da denti.

Soltanto come ultima risorsa si dovrebbe adoperare la forza per aprire la bocca strettamente chiusa del paziente, perché è molto spiacevole per lui in una situazione di per sé già stressante. Se, tuttavia, la terapista non riesce in alcun modo a rilasciare il morso, ella fa scivolare il pollice nello spazio fra la guancia del paziente ed i suoi denti inferiori e l'indice nella stessa posizione sul lato opposto. Ella spinge il pollice improvvisamente e con forza verso il basso contro la mandibola e la pressione asimmetrica supera meccanicamente la forza della contrattura dei muscoli che mantengono la chiusura della mascella. Mentre prema verso il basso, la terapista cerca anche di tirare la mandibola in avanti con il pollice e l'indice in modo da facilitare il movimento di apertura, imitando il normale meccanismo dell'articolazione temporo-mandibolare.

Dopo l'evento. Qualunque metodo sia stato usato per allentare il riflesso del morso, la terapista deve prendersi cura del paziente per rassicurarlo che tutto va bene. È importante che ella controlli la propria normale reazione d'ira contro una persona che le ha appena causato un improvviso e intenso dolore fisico.

Il riflesso del morso e le sue conseguenze non devono mai venire erroneamente interpretati come un atto volontario o cosciente da parte del paziente diretti a fare del male od a punire la persona che lo sta aiutando. Il morso è una manifestazione della sua lesione come lo sono tutti gli altri sintomi sui quali egli non ha alcun controllo, ed interpretarlo erroneamente come un atto di aggressione condurrà a un deterioramento del rapporto fra il paziente e coloro che hanno cura di lui. Anche i parenti del paziente dovrebbero venire aiutati a comprender la natura riflessa del problema, perché essi possono altrimenti addolorarsi del suo apparente "cattivo comportamento" verso il team di riabilitazione. Come la famosa Margaret Knott (1970) affermò nel suo stile inimitabile, "Ogni terapista stupida e sbadata abbastanza da farsi mordere un dito deve solo rimproverare se stessa. Lei non ha una lesione cerebrale, ma il paziente sì!"

Rimuovere qualcosa dalla bocca del paziente. Nel caso che un pezzo di qualche utensile o di strumento sia stato rotto dall'inaspettata sollecitazione del riflesso del morso e sia rimasto nella cavità orale del paziente, la terapista non dovrebbe assolutamente provare a rimuoverlo immediatamente con le proprie dita, perché nella tensione del momento, il morso si potrebbe verificare di nuovo e causare ulteriori problemi. Invece ella gli inclina il capo in avanti per impedire che le parti gli ricadano in gola e vengano ingoiate ed attende per vedere se egli si rilassa sufficientemente da consentirle di rimuovere il pezzo. Se anche questo non riesce, sarà necessario che con l'aiuto di un'assistente gli vengano inseriti due robusti cunei di plastica fra i denti in modo che il materiale estraneo venga rimosso per mezzo di una pinza.

Per evitare questi procedimenti che spaventano il paziente e che comportano il rischio che egli si ferisca, non dovrebbe venire introdotto in bocca od adoperato niente di fragile ai fini del trattamento mentre viene aiutato a mangiare o bere, se c'è il rischio di sollecitare un improvviso e forte riflesso del morso. L'uso di uno specchio laringale potrebbe, per esempio, in tale eventualità, essere particolarmente pericoloso e controindicato.

Valutazione e trattamento della bocca

Le gengive
La terapista massaggia fermamente con il mignolo le gengive superiori ed inferiori partendo dal centro e continuando fino all'angolo fra la mascella superiore e quella inferiore. Facendo scivolare il dito lungo il labbro, ella lo muove avanti ed indietro lungo l'esterno delle gengive prima di girare la mano in modo da muovere l'interno della guancia del paziente con il dito prima di ritirarlo ogni volta (Fig. 5.10). È consigliabile che

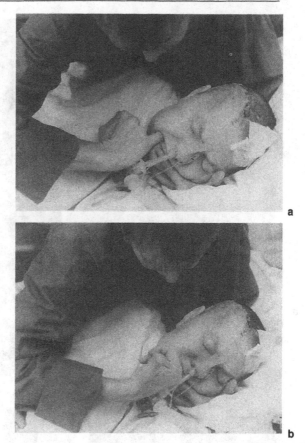

Fig. 5.10a. Massaggiare le gengive. **b** Mani girate in modo che il mignolo può muovere l'interno della guancia del paziente

la terapista instauri una routine quando muove il dito nella bocca del paziente. Per esempio, ella muove il dito avanti ed indietro solo tre volte prima di girarlo e ritrarlo nuovamente dalla bocca, chiudendo le labbra del paziente intorno al dito mentre lo ritrae. Il numero dei movimenti diventa familiare al paziente ed egli riesce a sopportare sempre più facilmente la sensazione di venire toccato dalla terapista. Questo modo di procedere gli permette anche di deglutire, cosa che egli farà spesso automaticamente dopo la stimolazione nella bocca. Egualmente importanti sono le gengive dietro i denti superiori ed inferiori ed il palato stesso, che la terapista massaggia nello stesso modo. La pressione che ella adopera dovrà essere un poco più ferma per evitare reazioni indesiderate, perché l'area interessata è molto sensibile al solletico e il paziente può non essere in grado di sopportare anche un tocco leggero. Per esempio toccare il palato dietro ai denti superiori può facilmente stimolare il riflesso del morso.

Le guance
Il tono dei muscoli delle guance è spesso anormale, essendo troppo alto o troppo basso, con il risultato che il movimento attivo è spesso impossibile o può solo verificarsi in sinergie di massa. Per esempio, quando il paziente sbadiglia, ride o piange, tutto il

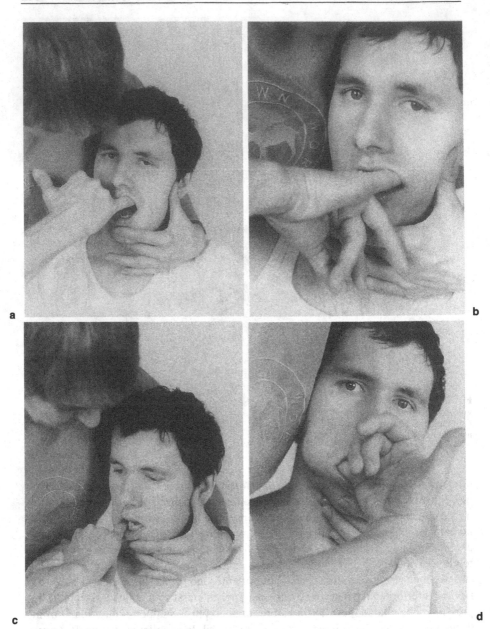

Fig. 5.11a-d. Muovere la guancia del paziente dall'interno. **a** Massaggiare le sue gengive. **b** Normalizzare il tono dei muscoli delle guance. **c** Il dito mignolo della terapista massaggia le gengive. **d** La punta del mignolo massaggia la guancia del paziente

suo volto si contorce perché l'attività si sposta da un gruppo muscolare ad un altro. In presenza d'ipertono l'interno della guancia viene spesso preso fra i denti durante i movimenti di masticazione e un esame rivela piccole ferite aperte. Se i muscoli sono ipotonici, non solo è difficile per il paziente chiudere la bocca, ma il cibo cade nello spazio fra i denti e le guance. La terapista normalizza il tono e stimola il controllo attivo manipolando con il dito l'interno della guancia del paziente.Dopo aver massaggiato le gengive del paziente sul lato più lontano da lei, la terapista prona l'avambraccio e muove la punta del mignolo verso l'interno della guancia del paziente dall'alto o dal basso (Fig. 5.11a,b). Il mignolo è leggermente flesso in modo che la sua punta tocchi la guancia del paziente dietro il muscolo orbicolare per evitare di stirargli l'angolo della bocca mentre ella gli allontana la guancia dai denti. La punta del mignolo della terapista preme così fortemente contro l'interno della guancia del paziente che il movimento è chiaramente visibile dall'esterno mentre esso si muove su e giù o allontana la guancia dai denti e poi la muove in avanti. Per ripetere la procedura sull'altro lato, dopo aver massaggiato le gengive del paziente con l'avambraccio pronato, la terapista gira le palme delle mani verso di sé; la supinazione la mette in grado di portare il mignolo bene indietro all'interno della guancia del paziente (Fig. 5.11c,d).

La terapista muove la guancia passivamente per mantenere la piena mobilità, stimolare la sensibilità e normalizzare il tono. Se ella sente che i muscoli sono ipertonici, compie i movimenti lentamente e con un'escursione gradualmente crescente. In presenza d'ipotonicità la terapista muove il dito più rapidamente e vigorosamente, aumentando gradualmente il tono. Non appena il paziente è in grado di partecipare in qualche modo al movimento, ella può provare a stimolare il controllo attivo chiedendo al paziente di succhiare la sua guancia contro il dito della terapista o di cercare d'impedire a quest'ultima di spostare di lato la guancia. L'attività è spesso più facile se viene svolta bilateralmente. La terapista siede di fronte al paziente e gli mette i suoi mignoli nelle guance incrociando gli avambracci ed egli succhia le guance contro di essi (Fig. 5.12).

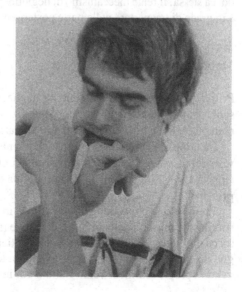

Fig. 5.12. Un paziente cerca di succhiare le proprie guance contro i diti mignoli della terapista

Il trattamento delle guance del paziente dall'interno è importante anche per scopi diagnostici, perché la terapista può durante il trattamento accorgersi e prendere nota di ogni abrasione o gonfiore nella loro superficie interna. Ella può anche scoprire se particelle di cibo sono rimaste nello spazio fra i denti e le guance che indicherebbe sensibilità ridotta e/o assenza dei movimenti della lingua necessari per rimuoverle.

Trattamento della lingua

A causa della complessità dei suoi movimenti, la lingua è frequentemente la più colpita fra tutte le strutture che si trovano nella bocca o intorno ad essa. La lingua è così importante perché dal suo funzionamento integrale dipendono interamente il controllo della saliva, come pure mangiare, bere e parlare. Persino la più leggera perdita di movimenti selettivi può causare considerevoli difficoltà per quanto riguarda queste attività. Lo sbavare, che è così spiacevole per il paziente e per i suoi parenti, non è dovuto al fatto che egli non può chiudere adeguatamente le labbra, ma al fatto che la sua lingua non può raccogliere la saliva ed iniziare ad inghiottirla continuamente, attività che deve svolgersi automaticamente. È chiaro che la chiusura delle labbra può non essere essenziale perché quando si parla normalmente, persino quando si usano lunghe frasi, la saliva non sfugge affatto dalla bocca. L'idea errata che il paziente debba imparare a tenere le labbra continuamente chiuse causa soltanto problemi maggiori, poiché, se egli viene incoraggiato dal team di riabilitazione e dai suoi parenti a tenere le labbra costantemente chiuse, non sarà possibile recuperare i movimenti normali del volto ed i cambiamenti di espressione.

Pazienti che non riescono a mangiare o che hanno evidenti difficoltà a mangiare vengono classificati erroneamente come pazienti che hanno "difficoltà a deglutire", mentre il problema in realtà esiste nella fase precedente a quella di inghiottire e dentro la bocca stessa. Il reale meccanismo di deglutire può essere bene intatto, ma la lingua non è in grado di trasportare nella parte posteriore della bocca il cibo già masticato.

Mobilizzazione passiva

Prima di manipolare direttamente la lingua, la terapista normalizza il tono nei muscoli del pavimento della bocca e mobilizza passivamente la lingua per assicurare piena mobilità e una buona posizione di partenza.

La terapista sta in piedi dietro il paziente e pone i pollici su ambedue i lati del viso del paziente con i medi nell'arco mandibolare sotto il mento di quest'ultimo (Fig. 5.13a). Ella stabilizza il capo del paziente con la parte anteriore delle proprie spalle.

Premendo la punta delle dita in alto ed in basso con movimenti ritmici, la terapista rilassa i muscoli della lingua e la muove in avanti finché la punta della lingua non tocca dall'interno la linea mediana dei denti inferiori del paziente. (Se a riposo la lingua del paziente è ancora troppo avanti, la terapista ne corregge la posizione muovendo i propri diti medi verso l'alto e poi indietro, anziché in avanti).

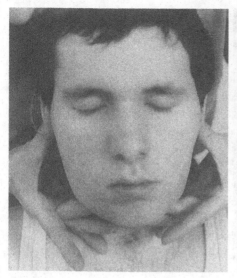
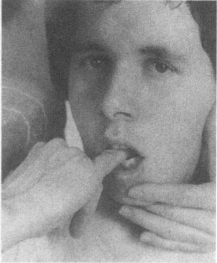

a

b

Fig. 5.13a,b. Mobilizzazione passiva della lingua. **a** Muovere la lingua dall'esterno verso l'alto ed in avanti. **b** La terapista con il proprio dito tira la lingua del paziente in avanti

Facilitare i movimenti nell'interno della bocca del paziente

Con un dito

La terapista può influenzare il tono del paziente per mezzo del contatto diretto. Ella gli pone la punta del dito mignolo nel mezzo della lingua ed, esercitando una ferma pressione, lo muove verso la parte posteriore della bocca. La terapista tira la lingua del paziente in avanti con il dito mignolo, facendola oscillare leggermente da un lato all'altro se sente una qualche resistenza al movimento passivo (Fig. 5.13b). Ella può anche guidare con il dito mignolo la lingua del paziente verso un lato oppure può chiedergli di spingere attivamente la lingua contro il suo dito e seguirlo mentre si muove verso quel lato.

Con una spatola

La spatola, conosciuta anche come depressore della lingua, dovrebbe venire sempre inumidita prima di venire usata nell'interno della bocca del paziente, poiché il legno asciutto o la superficie di plastica sono altrimenti spiacevoli al contatto con superfici sensibili.

La terapista pone un'estremità della spatola in una certa posizione e chiede al paziente di cercarla e di toccarla con la lingua. Ciò può essere più facile se la spatola gli tocca la lingua ed egli viene invitato a seguirne i movimenti (Fig. 5.14).

Se il paziente non è in grado di portare la lingua attivamente in avanti, la terapista adopera il lato piatto della spatola per portargli la lingua in avanti passivamente (Fig. 5.15a). Ella può anche spostargli la lingua su un lato e chiedergli di prendere parte al movimento o di mantenere una posizione mentre la spatola viene rimossa.

Un pezzo di garza avvolto fermamente intorno alla spatola fornirà maggiore

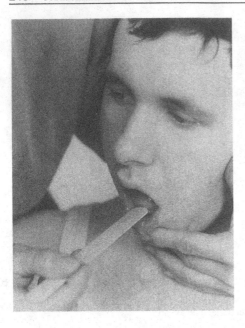

Fig. 5.14. Il paziente cerca di toccare la spatola con la lingua

presa e metterà in grado la terapista di fornire maggiore assistenza nel caso che il dito di quest'ultima o la spatola tenda a scivolare dalla lingua del paziente (Fig. 5.15b).

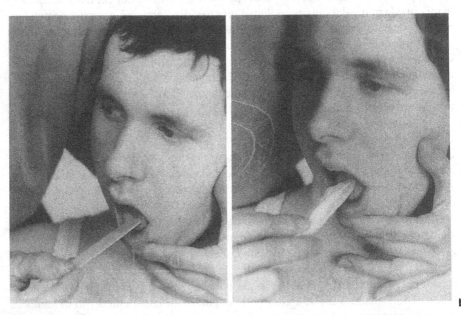

a   b

Fig. 5.15a. Muovere la lingua in avanti con una spatola. **b** La garza avvolta intorno alla spatola fornisce maggiore presa

Muovere la lingua del paziente fuori dalla bocca

Molti pazienti hanno difficoltà a stendere la lingua fuori dalla bocca e a muoverla verso il labbro superiore o verso uno o ambedue i lati. Questi movimenti sono importanti per rimuovere particelle di cibo come pure per pulire i denti. Bevendo da una tazza, la lingua deve venire in avanti fino all'interno dell'arcata dentale inferiore in modo che il liquido possa fluire indietro lungo l'incavo nella linea mediana e

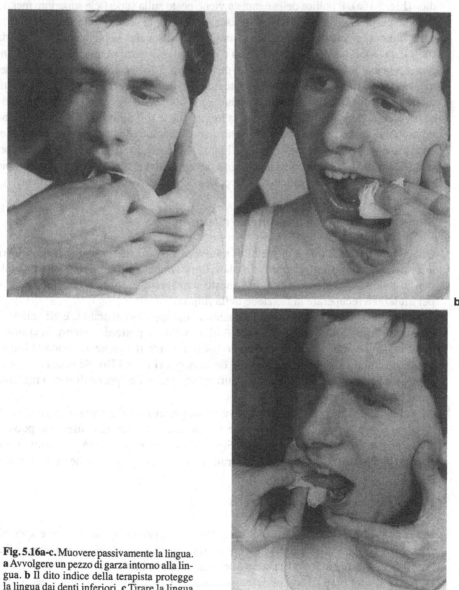

Fig. 5.16a-c. Muovere passivamente la lingua. **a** Avvolgere un pezzo di garza intorno alla lingua. **b** Il dito indice della terapista protegge la lingua dai denti inferiori. **c** Tirare la lingua verso l'altro lato

venire trangugiato. L'atto di deglutire di per sé, richiede un movimento verso l'alto della parte anteriore della lingua contro il palato duro immediatamente dietro i denti anteriori. Quando si parla, la lingua si muove dietro i denti superiori per formare consonanti come d, t, l, n ed s. Il movimento passivo della lingua nella maggiore escursione possibile fuori della bocca facilita i movimenti attivi normalizzando il tono e dando al paziente la sensazione del movimento.

Quando la lingua del paziente è stata portata il più avanti possibile, la terapista avvolge un pezzo di garza intorno al primo terzo anteriore e lo afferra tra il pollice e l'indice (Fig. 5.16a). Il pollice della terapista viene posto sulla superficie superiore mentre l'indice posto su quella inferiore impedisce che la lingua del paziente sfreghi contro i denti inferiori quando viene tirata in avanti. La terapista alza la lingua prima di tirarla fuori dalla bocca; quando sente che non c'è alcuna resistenza al movimento della lingua in avanti, muove quest'ultima verso un lato (Fig. 5.16b) e poi di nuovo indietro nel mezzo dove la rilascia per dare al paziente il tempo di deglutire, riportando la lingua indietro nella sua posizione iniziale, di chiudere la bocca e di ingoiare la saliva. La stessa procedura viene ripetuta per portare la lingua anche sull'altro lato (Fig. 5.16c). Una volta che questi movimenti passivi possono venire compiuti con facilità, la terapista chiede al paziente di muovere attivamente la lingua in una determinata direzione o può porre qualcosa in un punto particolare che egli deve rimuovere con la lingua, per esempio una goccia di yogurt, un pezzetto di cioccolata od un pezzo di banana schiacciata.

Stimolare l'attività con uno spicchio di arancia

Quando un paziente non è in grado di muovere attivamente la lingua (Fig. 5.17a), una sostanza dal gusto forte può stimolare il movimento attivo. Può essere difficile per lui tollerare un sapore aspro, ma questo può essere straordinariamente efficace per aiutarlo a recuperare la funzione della lingua.

La terapista tiene fra le labbra del paziente uno spicchio di arancia e gli chiede di cercare di succhiarlo. Usando la presa A ella lo aiuta a portare le labbra in contatto con l'arancia e, muovendo il dito medio sotto il mento del paziente, porta la lingua di quest'ultimo verso la parte anteriore della bocca (Fig. 5.17b). Se necessario, ella spreme leggermente l'arancia per assicurarsi che una o due gocce di succo raggiungano la lingua del paziente.

Subito dopo che la terapista ha nuovamente portato via l'arancia, il paziente cerca di muovere la lingua per conto proprio più in avanti che può. Spesso si può osservare un immediato miglioramento (Fig. 5.17c). La stessa attività può venire svolta con eguale successo con spicchi di frutti diversi quali pere, pesche od angurie.

Recuperare movimenti selettivi della lingua

Per una pulizia automatica all'interno della bocca, per mangiare e bere e specialmente per parlare, la lingua deve essere in grado di muoversi selettivamente e velocemente. I movimenti selettivi sono quelli nei quali la lingua si muove senza che la mascella o altre parti del capo, del viso o della bocca si muovano nello stesso tempo, per esempio leccare il labbro superiore o ripetere il suono "d" rapidamente sen-

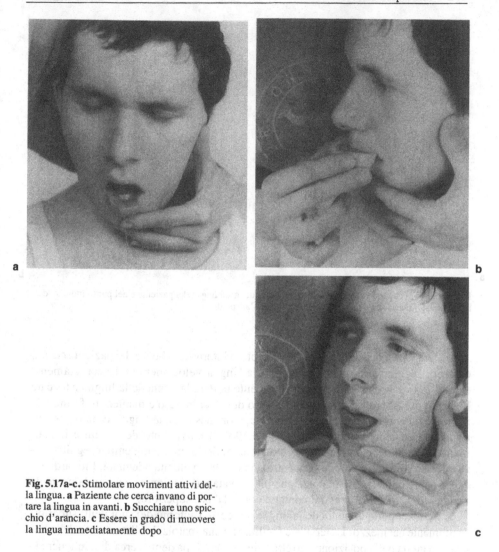

Fig. 5.17a-c. Stimolare movimenti attivi della lingua. **a** Paziente che cerca invano di portare la lingua in avanti. **b** Succhiare uno spicchio d'arancia. **c** Essere in grado di muovere la lingua immediatamente dopo

za che la mandibola si muova affatto. Quando il paziente riesce a eseguire sequenze di movimento in schemi globali, bisognerebbe praticare con lui sempre più movimenti selettivi con l'aiuto della terapista e di altri membri del team di riabilitazione, compresi i parenti del paziente.

La terapista tocca con le sue dita la guancia del paziente dall'esterno ed egli cerca con la punta della lingua di raggiungere dall'interno il punto da lei toccato (Fig. 5.18). Mentre muove la punta della lingua verso la posizione richiesta, egli cerca di mantenere fermo il resto del viso. Quando egli trova con facilità il dito della terapista, può cercare di allontanare con la lingua la guancia dai denti e poi di muovere la lingua sempre più velocemente verso l'alto e verso il basso. Poiché il movimento può venire osservato dall'esterno, la terapista è in grado di giudicare il miglioramento contando il numero di volte che la lingua può muoversi – per esempio in 5 sec – senza perdita di qualità.

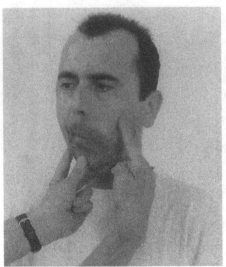
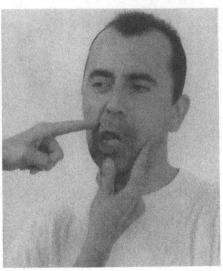

a

b

Fig. 5.18a,b. Recuperare attività selettiva della lingua. **a** La lingua del paziente è nel punto indicato dalla terapista. **b** Difficoltà a muovere la lingua verso l'altro lato

La terapista tocca dall'esterno diversi punti intorno alla bocca del paziente ed egli cerca di raggiungere questi punti con la lingua velocemente ed accuratamente (Fig. 5.19a). È spesso difficile per il paziente portare la punta della lingua a toccare l'esterno del labbro superiore, poiché esso deve venire teso e mantenuto fermo e la mandibola depressa e stabilizzata, mentre, ciononostante, la lingua si muove selettivamente ed indipendentemente (Fig. 5.19b). Il movimento deve venire inizialmente esercitato lentamente ed accuratamente, finché non può venire eseguito senza eccessivo sforzo e troppa concentrazione ad una velocità adeguata. Più tardi anche il punto della lingua in posizione più elevata può venire mosso rapidamente da un lato all'altro mantenendo il contatto con il labbro superiore.

Il paziente porta la punta della lingua a toccare l'interno dei suoi denti superiori esattamente nel mezzo. La terapista facilita con una spatola il sollevamento della lingua e la guida nella posizione corretta (Fig. 5.20a). Il paziente cerca di mantenere la lingua in questa posizione e, mentre la terapista toglie la spatola, pronuncia il suono "d" o "t" (Fig. 5.20b). Ogni suono può venire ripetuto sempre più rapidamente mentre la lingua diventa sempre più agile, senza movimenti associati del mento. Anche il suono "ng" viene esercitato, perché nella formazione di questo suono, la lingua si muove in modo molto simile a quello necessario per ingoiare cibo o liquidi, con la punta premuta contro il palato duro direttamente dietro i denti superiori.

Un altro importante movimento della lingua è l'elevazione della sua parte posteriore, che si verifica formando il suono "ga" come pure durante la deglutizione per trasferire il cibo masticato ed inumidito nella parte posteriore della bocca e iniziare la deglutizione stessa. Quando si beve, questo movimento di "inarcamento" della lingua deve essere ancora più rapido. Esercitarsi a pronunciare il suono di cui sopra con la facilitazione da parte della terapista, aiuterà il paziente a riacqui-

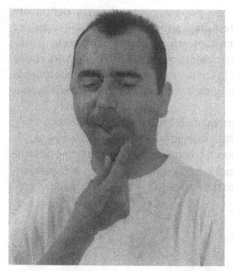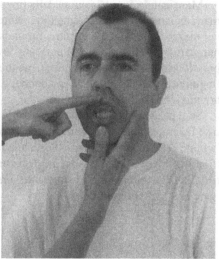

a   b

Fig. 5.19a. Cercare di toccare con la lingua il dito della terapista. **b** Difficoltà a compiere movimenti selettivi con la lingua per leccare il labbro superiore

stare un movimento che è difficile da recuperare isolatamente e il feedback che egli riceve lo metterà in grado di controllarne l'esecuzione e di migliorarla. La maggiore attività della parte posteriore della lingua contribuirà anche a riattivare il palato molle.

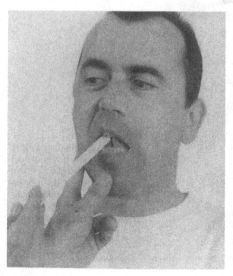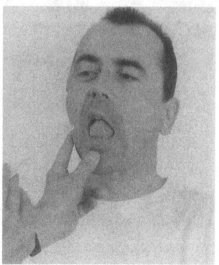

a   b

Fig. 5.20a,b. Facilitare il sollevamento della punta della lingua. **a** Sollevare la lingua dietro i denti superiori. **b** Mantenere la lingua sollevata prima di pronunciare "d"

Mantenendo ferma la punta della lingua del paziente contro l'interno dell'arcata mandibolare, la terapista preme fortemente con una spatola sulla superficie superiore nel mezzo della lingua e, mentre diminuisce la pressione, chiede al paziente di pronunciare "ga" (Fig. 5.21a). Il paziente deve ripetere questo suono ogni volta che la pressione della spatola diminuisce, mentre la terapista gli rammenta di mantenere la lingua in avanti in contatto con i denti, poiché essa tende ogni volta a ritrarsi secondo uno schema di movimenti massivi.

Se il paziente non riesce a impedire la retrazione della lingua quando dice "ga", o se la terapista desidera aumentare l'attività della parte posteriore della lingua, ella tiene la lingua del paziente fuori dalla bocca con un pezzo di garza come descritto in Fig. 5.16 e nello stesso tempo gli stimola con la spatola la parte corrispondente della lingua premendola fortemente verso il basso ogni volta che gli chiede di pronunciare "ga" (Fig. 5.21b).

a

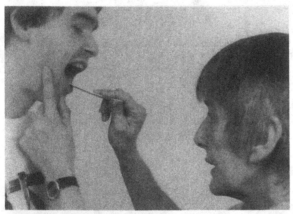

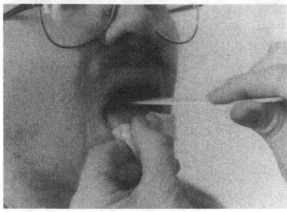

b

Fig. 5.21a,b. Stimolare l'elevazione della parte posteriore della lingua. **a** Una veloce pressione verso il basso della lingua prima che il paziente pronunci "ga". **b** Tenere la lingua in avanti mentre la terapista stimola il movimento

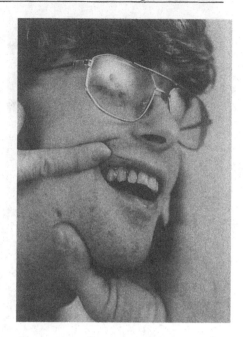

Fig. 5.22. Un paziente con movimenti della lingua molto inadeguati ha denti sporchi e gengive che sanguinano facilmente

Igiene orale

Se il paziente non riesce a muovere la lingua, le labbra e le guance selettivamente, esse non potranno svolgere i vigorosi movimenti di strofinamento e di pulizia nell'interno della bocca che normalmente vengono effettuati durante il giorno per mantenere puliti i denti e le gengive e rimuovere ogni materiale estraneo. Poiché il paziente non pulirà neppure i denti e le gengive con cura come di solito, le loro condizioni possono facilmente soffrirne se non si prendono misure adeguate. I denti diventano sporchi e presto mostrano segni di carie, le gengive sviluppano una spugnosità caratteristica e sanguinano facilmente (Fig. 5.22). Non solo sarebbe una vergogna permettere che giovani pazienti perdano i loro denti, ma la sofferenza causata dalle condizioni malsane dei denti e delle gengive infette intensificherà le disfunzioni sensomotorie esistenti.

Cura dei denti e delle gengive

Oltre a massaggiare le gengive del paziente, attività che viene svolta durante la terapia per favorire la circolazione e fornire una stimolazione sensoriale, la bocca del paziente dovrebbe venire pulita integralmente fin dall'inizio almeno tre volte al giorno da un'assistente, o dalla terapista o da un parente addestrato adeguatamente.

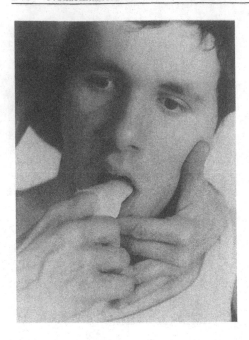

Fig. 5.23. Pulire i denti del paziente con un pezzo di garza inumidita avvolta intorno al dito di un'assistente

Pulire i denti e la cavità orale

Nei primi giorni quando il paziente è ancora confinato a letto e può essere meccanicamente impossibile usare uno spazzolino da denti, la terapista o l'infermiera può usare un pezzo di garza avvolto intorno a una delle dita per pulire i denti del paziente e anche l'interno della cavità orale. Ella inumidisce la garza in un liquido dal gusto gradevole prima di massaggiare le gengive del paziente all'interno ed all'esterno con un movimento dal centro verso la periferia e rimuove ogni particella o frammento per mezzo di un pezzo di garza pulita ed inumidita. Per pulire adeguatamente i denti del paziente, la persona che lo assiste adopera un dito ricoperto di garza strofinandolo orizzontalmente avanti ed indietro sia all'interno che all'esterno come pure lungo le loro superfici taglienti (Fig. 5.23). Per rimuovere ogni materiale estraneo, la stessa persona strofina verticalmente verso il basso le gengive superiori e le superfici interne ed esterne dei denti superiori, mentre nel caso dei denti e delle gengive inferiori il movimento di strofinamento deve essere verticale verso l'alto.

Pulizia dei denti del paziente

Non appena che il paziente siede fuori del letto su una sedia a rotelle, anche per brevi periodi, la terapista o l'infermiera possono incominciare a pulirgli i denti con uno spazzolino da denti. Con un poco di sforzo e d'ingegnosità è possibile pulire i denti del paziente mentre egli riposa sul fianco in modo che quest'attività molto importante dal punto di vista terapeutico possa venire iniziata già prima che egli sia in grado di sedere fuo-

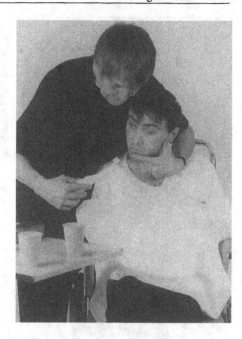

Fig. 5.24. Per pulire i denti del paziente con uno spazzolino da denti, la terapista adopera la presa A e tiene tutto il necessario sopra un tavolino di fronte a lui

ri del letto. Quando si usa uno spazzolino da denti invece di un pezzo di garza, si può ottenere un risultato di gran lunga più soddisfacente, perché, in aggiunta alla maggiore pulizia dei denti stessi, la condizione delle gengive migliora e la stimolazione aiuta a normalizzare il tono e la sensibilità nella bocca. Uno spazzolino elettrico non è essenziale, ma è molto raccomandato per i suoi molti vantaggi. La spazzola molto più piccola è più facile da inserire sotto le labbra del paziente, i suoi intrinseci movimenti facilitano la pulizia dei denti, sostituendo vantaggiosamente i complessi movimenti e la destrezza normalmente necessari e la vibrazione prodotta nell'interno della bocca ha un effetto terapeutico. La sua spazzola può venire girata in modo che la superficie liscia del dorso possa venire usata dall'esterno sopra le labbra, le guance e il collo del paziente, attività che spesso aiuta a normalizzare il tono e a stimolare movimenti attivi.

La terapista sta in piedi accanto al paziente e usa la presa A per facilitargli i movimenti della bocca e controllargli la posizione del capo (Fig. 5.24). Due bicchieri d'acqua, pasta dentifricia, asciugamani di carta e ogni altra cosa necessaria sono posti sopra un tavolino in modo che il paziente li possa vedere facilmente. Un asciugamano è avvolto intorno al suo petto per proteggergli gli abiti.

La terapista gli inserisce lo spazzolino fra le labbra, girandolo in modo che le setole non lo graffino quando glielo porta in bocca (Fig. 5.25a). Se necessario usa l'indice dell'altra mano per spostargli opportunamente il labbro.

Una volta che lo spazzolino è nella posizione corretta, la terapista gli pulisce i denti scrupolosamente tenendo conto delle tre superfici di ogni dente.

Poiché le è impossibile osservare se tutti i denti sono stati adeguatamente puliti, è di grande aiuto dividere la bocca del paziente in quattro sezioni e seguire sempre lo stesso schema quando gli si puliscono i denti. Per esempio, la terapista inizia dalla li-

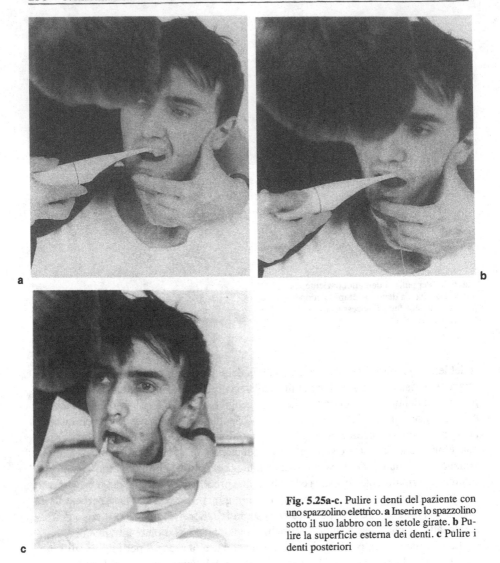

Fig. 5.25a-c. Pulire i denti del paziente con uno spazzolino elettrico. a Inserire lo spazzolino sotto il suo labbro con le setole girate. b Pulire la superficie esterna dei denti. c Pulire i denti posteriori

nea mediana dei denti dell'arcata mascellare del paziente e pulisce il lato più lontano da lei partendo dalla propria destra e andando indietro fin dove può arrivare (Fig. 5.25 b) e poi gli ritira lo spazzolino dalla bocca. Muovendo lo spazzolino sui denti dell'arcata mandibolare del paziente, ella procede dalla linea mediana verso indietro. Poi la terapista ripete la procedura sul lato a lei più vicino, pulendo prima la sezione dell'arcata mascellare, rimuovendo lo spazzolino e permettendosi una pausa prima di continuare con i denti dell'arcata mandibolare su quel lato (Fig. 5.25c). Dopo aver pulito l'esterno dei denti del paziente, la terapista segue la stessa sequenza per pulire le superfici interne e poi i bordi taglienti dei denti in tutte e quattro le sezioni. Pulendo il lato interno dei denti, la terapista tiene lo spazzolino verticalmente anziché orizzon-

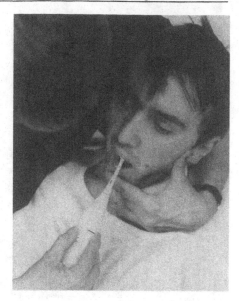

Fig. 5.26. Muovere lo spazzolino verticalmente verso il basso dietro i denti anteriori

talmente e lo muove verso il basso dalle gengive all'estremità distale dei denti dell'arcata mascellare, oppure verso l'alto dalle gengive all'orlo dei denti dell'arcata mandibolare come se volesse rimuovere particelle di cibo fra i denti del paziente (Fig. 5.26).

Se la bocca del paziente è particolarmente sensibile al tatto od alle vibrazioni e vengono suscitate reazioni indesiderate, si dovrebbe usare lo spazzolino elettrico nel modo già indicato, ma inizialmente senza corrente finché egli non è in grado di tollerare questa sensazione. Di solito la terapista riuscirà per lungo tempo a pulirgli solo l'esterno dei denti con lo spazzolino che vibra prima che le sia possibile portarglielo nell'interno della bocca e pulirgli le superfici interne. La tolleranza del paziente aumenta lentamente fino a quando la terapista può pulirgli tutti i punti dei denti senza dover togliere la corrente. Un paziente i cui denti non sono stati puliti, e non sono stati trattati per lungo tempo né la faccia né la bocca, sarà spesso ipersensibile e necessiterà della stessa accurata progressione nel trattamento.

Risciacquare la bocca

Risciacquare la bocca del paziente dopo che i suoi denti sono stati lavati è spesso la parte più difficile di questa attività, poiché egli non è in grado di compiere i movimenti veloci e coordinati normalmente necessari per sciacquare la bocca, raccogliere il liquido e sputarlo. Per la stessa ragione non è possibile risolvere il problema usando un apparecchio a getto d'acqua o un semplice spray.

Nella pratica clinica si sono dimostrati validi i seguenti procedimenti:

- Se il risciacquo è particolarmente difficile, non si usa alcun dentifricio perché gli eventuali residui rimasti nella bocca tendono con il tempo ad avere un'azione abrasiva. Per questo motivo lo spazzolino viene inumidito con un blando disinfettante.

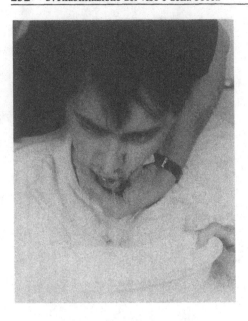

Fig. 5.27. Risciacquare la bocca. La persona che assiste il paziente lo aiuta a sputare l'acqua

- La terapista immette una piccola quantità d'acqua nella bocca del paziente come mostrato in Fig. 5.3c inclinandogli leggermente il capo indietro o di lato, ma senza permettere che l'acqua gli ricada in gola. Non appena l'acqua è nella bocca del paziente, la terapista gli piega velocemente il capo in avanti con la propria spalla, muovendo la mano dalla posizione di presa A per aiutarlo a sputare l'acqua in un contenitore di fronte a lui. Il dito indice della terapista, che prima era posato sulla parte anteriore del mento del paziente, scorre sul volto di quest'ultimo per tirargli in avanti la guancia e il lato della bocca e per arricciargli le labbra, mentre ella muove il pollice verso il basso per fare lo stesso sull'altro lato. Il dito medio flesso della terapista sotto il mento del paziente spinge fermamente in avanti e in alto contro la base della bocca per muovergli in avanti la lingua (Fig. 5.27). Se la terapista ha bisogno di adoperare il dito medio per aiutare il dito indice nella manipolazione della guancia e dell'angolo della bocca del paziente può usare invece il dito anulare sotto il mento di quest'ultimo.
- Un pezzo di garza inumidito può venire usato per pulire la bocca del paziente se il risciacquo non è stato adeguato o è impossibile facilitarlo.

SOLUZIONE DI PROBLEMI

Per gengive che sanguinano. Gengive infette o malsane tenderanno a sanguinare durante lo svolgimento dell'igiene orale e la terapista o l'infermiera possono pensare che il trattamento sia stato troppo vigoroso o prolungato. Il problema è invece del tutto contrario ed occorre prendere misure adeguate per risolvere il problema affinché i denti possano venire puliti senza che le gengive sanguinino anche adoperando uno spazzolino elettrico con la corrente inserita.

Finché le gengive sono ancora estremamente sensibili ed in cattivo stato, esse dovranno essere massaggiate con delicatezza con un pezzo di garza imbevuto in una soluzione adatta a combattere l'infezione, poiché lo spazzolino, anche con la corrente disinserita, può essere impossibile da sopportare. Non solo deve venire massaggiato con pressione gradualmente crescente l'esterno delle gengive dove il sanguinamento è più evidente, ma richiede particolare attenzione anche l'area dietro gli incisivi anteriori. Una volta che può venire tollerato dal paziente un massaggio vigoroso, si introduce uno spazzolino elettrico per pulire i denti e le gengive circostanti nelle aree meno colpite con o senza corrente a seconda dello stato delle gengive e ampliando gradatamente l'area fino a comprendere tutti i denti mano a mano che le condizioni delle gengive migliorano. Se il paziente tollera la pulizia senza mostrare segni di dolore o di iper-reazione allo stimolo, qualche segno di sanguinamento non dovrebbe dissuadere la terapista dal continuare, poiché il miglioramento della circolazione del sangue lungo le gengive renderà più rapido il processo di guarigione. Il massaggio con il dito della terapista avvolto nella garza dovrebbe venire continuato finché il paziente non è in grado di mangiare cibi solidi e i suoi denti possono venire puliti dovunque con lo spazzolino elettrico.

Uso del filo interdentale. Senza usare lo spazzolino è estremamente difficile pulire adeguatamente gli spazi fra i denti del paziente e la stessa difficoltà sorge quando egli inizia a pulirsi i denti da solo ed ha insufficiente destrezza manuale per i fini movimenti coordinati normalmente necessari. Un filo interdentale può essere di grande aiuto e le difficoltà meccaniche della terapista o del paziente stesso quando maneggia il sottile filo con ambedue le mani possono venire superate usando un supporto per fissare il filo stesso (Fig. 5.28).

Incapacità ad aprire la bocca. Se il paziente non riesce a aprire volontariamente la bocca e a tenerla aperta, pulirgli i denti in modo adeguato può essere un compito difficile. Pulirgli i denti dall'esterno non è un problema poiché le sue labbra possono venire spostate per permettere l'accesso, ma raggiungere l'interno dei denti e delle loro superfici taglienti diventa quasi impossibile e se il problema non viene risolto, ne soffriranno sia i denti sia le gengive. Se il paziente tiene la bocca strettamente chiusa perché non comprende cosa ci si aspetta da lui, o perché la sua bocca si chiude improvvisamente a causa di un iperattivo riflesso del morso, il primo approccio è sempre il trattamento esterno del volto finché egli non riesce a tollerare di venire toccato in aree meno sensibili. Poiché il trattamento per recuperare sufficiente controllo della bocca può richiedere un tempo considerevole, la terapista avrà bisogno di tenere la bocca del paziente meccanicamente aperta come misura di emergenza, per poter pulire la cavità orale e mantenere denti e gengive in buono stato.

Attenzione: nessun strumento metallico dovrebbe venire mai usato per tenere le mascelle forzatamente separate o la bocca aperta.

In presenza di un forte riflesso del morso, i denti del paziente possono venire facilmente danneggiati e il giorno seguente la sua ansietà aumenterà e renderà ancora più difficile il problema di aprire la bocca. Ogni dente rotto rappresenta un problema enorme perché in questo stadio è impossibile ogni trattamento dentistico senza anestesia totale.

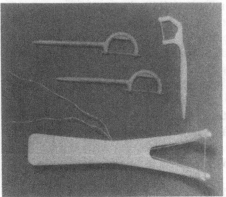

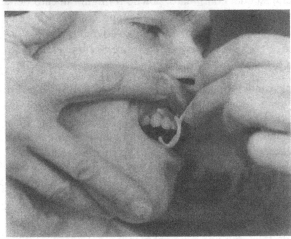

Fig. 5.28a,b. Un filo interdentale montato su supporto è facile da maneggiare. **a** Supporti facili da costruire. **b** La persona che assiste il paziente ha una mano libera per sorreggergli il capo

a

b

Si dovrebbe impiegare un materiale forte, ma leggermente cedevole per costruire due solidi cunei spessi abbastanza da permettere che, una volta messi fra i denti del paziente, uno per parte, il dito della terapista possa venire introdotto nella cavità orale con facilità e sicurezza. Una spatola di legno, che porta avvolta una benda fissata con un cerotto, ha la consistenza giusta e due di queste potrebbero essere sufficienti, ma se il riflesso del morso è molto forte, il materiale potrebbe venire lacerato e i pezzi potrebbero rimanere nella bocca del paziente con scarsa possibilità di essere recuperati.

La terapista aspetta che la bocca del paziente si apra durante movimenti spontanei o quando durante la pulizia delle gengive e dei denti dall'esterno, ella stessa o una persona che assiste il paziente gli toglie i cunei rimasti fra i denti. Poiché questa esperienza può avere spaventato il paziente, la terapista dovrebbe usare con lui meno forza possibile e parlargli con calma e serenità, e, se necessario, usare un disinfettante per trattare ogni segno d'infezione. La terapista controlla al paziente il capo e la bocca, usando la presa A mentre gli pulisce e gli massaggia la bocca o gli pulisce i denti dall'esterno. Lo stretto contatto fornito dalla presa A ha spesso un effetto calmante sul paziente.

Ricominciare a mangiare e a bere

Sebbene noi mangiamo e beviamo in primo luogo per adempiere alle necessità nutrizionali del nostro corpo, mangiare e bere sono anche motivo di piacere e di implicazioni sociali. Un paziente che non può prendere cibo per bocca subisce una grave perdita di qualità della vita, particolarmente anche perché gli sono impossibili molte altre piacevoli attività. Insieme al piacere che trarrebbe dal mangiare e dal bere, egli è anche privato della regolare stimolazione che essi forniscono all'interno della bocca per la circolazione del sangue, la sensibilità e il movimento. In mancanza di assunzione di cibo, le condizioni della bocca si deteriorano e, senza l'attività motoria della masticazione e della deglutizione, i muscoli e le articolazioni soffrono allo stesso modo che quelli degli arti.

Secondo tutti i punti di vista, prima si incomincia l'alimentazione orale, tanto meglio è per il paziente. Tutte le altre forme di alimentazione hanno i loro svantaggi e dovrebbero venire considerate misure di alimentazione transitorie o complementari. Soltanto dopo una determinata e prolungata terapia, condotta secondo le modalità descritte, si dovrebbe accettare l'alimentazione enterale come soluzione permanente, perché quasi tutti i pazienti saranno alla fine in grado di mangiare di nuovo, anche se alcuni si dovranno limitare ad un'alimentazione a base di purée. In uno studio retrospettivo di 55 pazienti con problemi di deglutizione in seguito a lesione cerebrale, 45 dei quali non erano affatto in grado di assumere cibo per bocca al momento dell'ammissione in un centro di riabilitazione, Winstein (1983) descrive l'effetto positivo in seguito all'attuazione di programmi di terapia per disfagia neurogena. "Il 94% di coloro affetti da disfagia impararono nuovamente a mangiare. Così la prognosi è molto buona". In aggiunta lo studio rivelò che fu osservato "un concomitante miglioramento della percezione e la scomparsa di primitivi riflessi motori orali", conclusione che poté venire attribuita all'aumento della stimolazione tattile/cinestesica nell'interno della bocca.

Anche dopo prolungati periodi di alimentazione non orale, i pazienti possono recuperare, per mezzo di una terapia, la capacità di mangiare, cosa che Heimlich (1983) mette in evidenza dopo aver trattato con successo 7 pazienti colpiti da ictus e affetti da disfagia. "Prima della riabilitazione a deglutire i pazienti erano stati nutriti con una sonda per periodi varianti da 5 mesi a 3.9 anni". Ulteriori miglioramenti vennero notati in quanto "ci furono generalmente alcuni miglioramenti riguardanti il linguaggio dopo avere recuperato la capacità di deglutire. Gratificanti rapporti di migliore reintegrazione sociale divennero routine".

Anche se il paziente non è in grado di recuperare la capacità di mangiare normalmente e necessita di un'alimentazione supplementare permanente, le sue condizioni dovrebbero venire controllate periodicamente per accertare se c'è stato un qualche miglioramento e, se c'è la più lieve probabilità che egli possa imparare a mangiare o a bere qualcosa, dovrebbero venire ripetuti periodi di terapia intensiva.

Persino riuscire a mangiare piccole quantità del piatto preferito o di bere un sorso della bevanda prediletta può essere di enorme vantaggio per il paziente. Per chi per settimane, mesi e talvolta anni non ha avuto in bocca niente altro che liquidi disinfettanti, il più piccolo boccone di cibo ha un sapore meraviglioso.

Un caso esemplare

La cinquantenne G.B. non era in grado di mangiare né di bere da più di due anni in seguito ad episodi vascolari e si alimentava con cibo ridotto in purée preparato accuratamente da suo marito e somministrato per via parenterale attraverso un tubo.

Nonostante un buon recupero di funzioni volontarie nelle braccia e nelle gambe, il viso e la bocca di G.B. erano rimasti paralizzati ad un grado tale che la paziente non era nemmeno in grado di ingoiare la propria saliva, né di chiudere gli occhi o la bocca volontariamente, o cambiare il proprio ritmo automatico di respirazione.

Quando usciva in luoghi pubblici, G.B. teneva sempre con la mano sinistra un asciugamano vicino alla bocca per raccogliere il costante flusso di saliva.

Il colore dell'asciugamano era stato da lei accuratamente scelto per adattarsi perfettamente al colore del suo abito, ma nei confini di casa G.B. indossava una mascherina chirurgica per prevenire lo sbavamento ed avere nello stesso tempo ambedue le mani libere per lo svolgimento delle faccende domestiche. G.B. era del tutto incapace di parlare, ma quando rideva o era eccitata emetteva una specie di suono lamentoso. Dopo intensiva terapia orofacciale e considerevoli sforzi da parte sua, la paziente aveva imparato a mettersi dei bocconcini nella parte posteriore della bocca con un cucchiaino da tè e a ingoiarli. G.B. con sua grande gioia era anche in grado di deglutire nello stesso modo sorsi di caffè.

Un giorno, circa 4 anni dopo aver iniziato la terapia orofacciale, arrivò molto eccitata. Non solo rideva gioiosamente, ma faceva gesti frenetici con le mani ed emetteva ripetuti suoni simili a lamenti, come se tentasse invano di raccontare alla terapista cosa era successo. Soltanto dopo l'arrivo del marito il quadro divenne chiaro quando egli spiegò che, essendo la stagione degli asparagi, egli aveva messo degli asparagi freschi nel frullatore e sua moglie aveva potuto assaggiare quel purée delizioso con burro fuso usando un cucchiaino da tè. Poter assaggiare gli asparagi dopo 6 anni era stata per G.B. un'esperienza meravigliosa che l'aveva incoraggiata a proseguire nella riabilitazione con rinnovata lena.

Quando iniziare l'assunzione di cibo per bocca

Valutazione della disfagia

È difficile rispondere alla domanda quando si deve iniziare l'alimentazione per via orale del paziente, perché non ci sono criteri definiti che possano essere adoperati con assoluta certezza per ogni paziente. Infermiere e terapiste hanno giustamente il timore di iniziare troppo presto per evitare che al paziente vada di traverso il cibo o che egli lo aspiri e spesso il medico incaricato esita per lo stesso motivo a dare l'autorizzazione.

Vari autori hanno posto l'accento sull'importanza di valutare la disfagia mediante radiografie, rappresentazioni dinamiche video o su film prima di tentare la rieducazione a deglutire (Bass 1990, 1988; Donner 1986, Siebens e Linden 1985). La valutazione fluoro-videoscopica della deglutizione oro-faringeale del paziente usando una "modified barium swallow" (deglutizione modificata con il bario", Logemann 1988; Lazzara et al. 1986) è raccomandata ogni volta che c'è la possibilità che si verifichi un disordine di deglutizione faringeale o un'aspirazione, mentre Espinola (1986) descrive una valutazione radionucleide con continuo monitoraggio per scoprire l'aspirazione durante la deglutizione. Tali esami possono essere estremamente validi, non solo per scopi valutativi, ma anche per la pianificazione del trattamento e la valutazione dei risultati. La loro importanza è stata chiaramente dimostrata da Siebens e Linden (1985) "Il trattamento razionale dei disordini della deglutizione richiede spesso un esame radiologico orientato in senso terapeutico. Se un dato approccio di trattamento ha avuto successo, può venire stabilito solo visualizzando le sue conseguenze. È molto importante distinguere fra ciò che probabilmente avrà successo da ciò che non è importante, perché la rieducazione a deglutire richiede molto tempo, è complessa, fastidiosa e non priva di rischi."

Per quanto utili possano essere tali tecniche di riprese dinamiche, esse non dovrebbero venire considerate come un prerequisito essenziale per tentare l'alimentazione orale, poiché molti pazienti verrebbero in questo modo privati della possibilità di imparare di nuovo a mangiare.

I costosi e complessi esami non sono ancora disponibili o possibili per tutti i pazienti e come Donner (1986) così giustamente mette in evidenza: "Si può dire con sicurezza che molti medici, compresi i radiologi, non hanno ancora sufficiente esperienza nella valutazione della faringe e dell'esofago per contribuire pienamente alla valutazione multidisciplinare delle persone affette da disfagia".

Nella maggior parte dei casi le necessarie informazioni e le adeguate misure di sicurezza devono venire fornite da accurate osservazioni, valutazioni terapeutiche e trattamento appropriato. Coloro che trattano il paziente ogni giorno hanno il vantaggio di vederlo in un ambiente familiare ed egli si sentirà più a suo agio nella situazione terapeutica alla quale egli è abituato. Il tentativo di deglutire non deve venire compiuto a comando senza preparazione, ma costituisce parte integrale del trattamento dopo che la sua bocca è stata, per così dire, "riscaldata". Poiché deglutire è in parte un'attività automatica pur con una componente volontaria, esso costituisce un atto molto complesso che può venire molto influenzato da fattori esterni. Cercare di deglutire in un momento specifico a comando è difficile, come ognuno può constatare masticando un boccone di cibo mentre un'altra persona gli fornisce istruzioni verbali quali "Aspetta, trattienilo ancora in bocca!" ed "Ora ingoialo!". Qualunque forma di tensione altera in qualche modo lo schema della normale deglutizione e lo stesso accadrà durante l'applicazione diagnostica della ripresa dinamica del paziente, che per lui rappresenta un test delle sue capacità. Il semplice fatto che altra gente lo stia osservando da vicino e stia aspettando che egli deglutisca ciò che ha in bocca renderà quest'attività diversa. Come Donner (1986) mette in evidenza "inoltre, si deve essere consapevoli che una valutazione del paziente rappresenta una situazione controllata e non importa con quanta cura venga compiuta, essa non può riflettere accuratamente lo stato del paziente in altre situazioni".

Gli schemi del mangiare sono anche influenzati da come il cibo ci appare, viene percepito e che sapore ha e dalle abitudini e dalle preferenze individuali. L'opacizzazione dei solidi e liquidi per le riprese li può rendere molto poco appetibili, problema che potrebbe fornire risultati contraddittori se non venisse preso in considerazione. Per esempio, il paziente può reagire bene e con sicurezza di fronte al cibo che gli piace, quando viene assistito dall'infermiera e dal team di riabilitazione o dai suoi parenti, ma compaiono anormalità quando egli tenta di deglutire il bolo che è stato preparato per lui. Per aiutarlo a superare le difficoltà, Siebens e Linden (1985) suggeriscono "se si usa il bario, il prodotto è di solito sgradevole rispetto a quello non opaco. È perciò un grande aiuto per la pianificazione della rieducazione a deglutire, se la cucina della clinica prepara per la data in cui si effettuano gli esami budini, gelatine, purée di patate o hamburger impregnati di bario". In aggiunta gli autori indicano un ulteriore vantaggio: "L'osservazione fluoroscopica dei boli opachi con diversa consistenza può aiutare a stabilire quale tipo di cibo può venire ingerito con sicurezza". Qualunque ripresa dinamica venga adoperata, tali fattori dovrebbero venire presi in considerazione e si dovrebbero seguire i consigli di Siebens e Linden.

Difficoltà a deglutire

La deglutizione può essere definita come "l'azione semiautomatica dei muscoli del tratto respiratorio e di quello gastrointestinale per spingere il cibo dalla cavità orale allo stomaco. Questa azione non solo trasporta il cibo, ma rimuove secrezione e particelle del tratto respiratorio, proteggendolo in tal modo dall'ingestione di particelle" (Miller 1986). Deglutire comprende tre fasi separate ma interagenti, comunemente descritte come fase *orale* o fase preparatoria orale, fase *faringeale* e fase *esofagea* (Buchholz 1987; Donner et al. 1985; Logemann 1983; Bass e Morell 1984).

Nella fase orale il cibo viene diviso in parti sufficientemente piccole per venire trasportate nella faringe e di qui nell'esofago e, mentre il materiale è nella bocca, esso viene impregnato di saliva per facilitarne il passaggio nella faringe e gli viene data una forma preparatoria per la deglutizione. Il materiale così preparato, nel suo stato pronto-per-la-deglutizione, viene anche chiamato *bolo*. La preparazione di nutrimento solido implica una masticazione rotatoria nella quale i muscoli delle guance tengono il materiale lateralmente fra i molari ed un'azione selettiva della lingua lo tiene dall'interno muovendolo automaticamente da un lato all'altro. Durante la masticazione la lingua, che è particolarmente agile, sceglie anche le parti di cibo che sono pronte per la deglutizione ed inizia a formare il bolo. Mentre il materiale rimasto viene tenuto temporaneamente nella cavità orale in attesa di ulteriore preparazione, questo bolo parziale viene deglutito. Un boccone di cibo non deve essere inghiottito tutto nello stesso tempo. La fase orale della deglutizione inizia con la chiusura delle labbra e con la lingua e i muscoli facciali che afferrano il bolo. Quest'ultimo viene spinto verso la parte posteriore della bocca da un veloce movimento di ondeggiamento della lingua che solleva la punta dietro i denti frontali e poi preme con la parte posteriore della cavità orale. A questo punto inizia la fase faringeale involontaria della deglutizione. Sebbene la fase orale possa venire definita volontaria in quanto tutti i movimenti compiuti possono venire volontariamente interrotti e nuovamente iniziati in ogni momento, la masticazione e le molteplici attività della lingua si svolgono automaticamente. Il numero delle volte nelle quali il cibo viene masticato prima di venire deglutito varia da persona a persona: è una preferenza acquisita o imparata e non dipende dalla consistenza o dalla misura del boccone. L'osservazione di persone normali quando mangiano può rivelare differenze sorprendenti:

da 7 a 40 movimenti di masticazione prima che parti paragonabili di cibo siano pronte per la deglutizione.

La fase faringeale inizia quando viene sollecitato il riflesso di deglutizione, modificato dal feedback sensorio, non appena il bolo passa attraverso gli archi anteriori delle fauci. La faringe sviluppa una forza propulsiva quando i muscoli costrittori della gola si contraggono, mentre nello stesso tempo la respirazione viene inibita. Il palato molle si eleva per chiudere dal basso la cavità nasale, l'epiglottide viene abbassata e la laringe si contrae mentre si eleva. Tutto ciò serve a proteggere il tratto respiratorio. Una volta che il bolo è passato attraverso la valvola all'estremità superiore dell'esofago, incomincia la fase successiva. Tuttavia la contrazione della fase faringeale continua, cosicché si sviluppa una forza attiva per continuare il movimento del bolo (Miller 1986). La faringe viene pulita da tutte le particelle rimaste per mezzo di alcuni ulteriori movimenti di deglutizione sollecitati dal continuo feedback del palato molle, della base della lingua e delle pareti della laringe stessa.

La fase esofagea permette che il bolo venga trasportato dalle contrazioni peristaltiche nello stomaco e, secondo Miller (1986), "inizia 600-800 millisec. dopo l'inizio della fase faringeale e dura molto più a lungo, circa 6-9 sec". La continuazione dell'attività peristaltica è stimolata dal bolo, che non solo modifica con la sua presenza la peristalsi primaria, ma anche quella secondaria.

Le difficoltà a mangiare possono essere dovute a problemi in ciascuna delle tre fasi della deglutizione, ma nel paziente che ha subito una lesione cerebrale generalmente compaiono nella fase preparatoria orale o nella fase faringeale. Il paziente al quale sono stati diagnosticati "problemi di deglutizione" può essere incapace di masticare, di controllare il cibo con la lingua o di trasportarlo nella faringe. La perdita di sensibilità può impedire l'attivazione del riflesso di deglutizione e, senza l'elevazione del palato molle, particelle di fluidi o di cibo possono entrare nella cavità nasale. Possono prodursi pericolo di soffocamento od anche aspirazione se la contrazione faringeale è inadeguata o se la laringe non si eleva e non si contrae per proteggere le vie aeree. Particelle di cibo spesso restano attaccate alla parete faringeale e, a causa della perdita di sensibilità, non vengono sollecitate ripetute deglutizioni per pulirla. Più tardi, quando il paziente non è sorvegliato da vicino, queste particelle possono facilmente staccarsi e venire inalate particolarmente quando egli è coricato.

Sebbene tali problemi possono comparire isolati, ogni difficoltà durante una fase pregiudicherà l'efficienza ed il normale funzionamento non solo di quella fase, ma anche delle altre. Come fa notare Bass (1988) "dovrebbe venire messo in evidenza che il processo di mangiare deve essere considerato una serie totalmente integrata ed interdipendente di comportamenti in cui un'anomalità in qualunque stadio avrà come conseguenza un adattamento anormale che influenza l'intero processo".

Per decidere quando iniziare l'alimentazione orale, si deve valutare in anticipo la possibilità di un adeguato funzionamento delle tre fasi della deglutizione, ma soltanto quando il cibo viene posto nella bocca del paziente si può fare una valutazione realistica delle sue capacità di mangiare.

Elementi di guida e misure di sicurezza

In assenza di criteri assoluti riguardo a quando il paziente può iniziare a mangiare, i seguenti punti insieme a certe misure di sicurezza possono essere di grande aiuto.

La presenza del riflesso di tosse. Il paziente dovrebbe essere in grado di tossire per proteggere le vie aeree. Non è essenziale che egli sia in grado di tossire volontaria- mente a comando o di pulirsi la gola quando necessario finché egli tossisce sponta- neamente in altre situazioni. Per esempio, il paziente tossisce vigorosamente durante la suzione meccanica del suo tubo di tracheostomia, della sua cavità orale posteriore e della faringe o è stato osservato tossire prima che le secrezioni raccolte in queste aree venissero suzionate meccanicamente. Se la tosse non è sufficientemente vigoro- sa, la terapista può usare le mani per premere sulle coste inferiori del paziente o sullo sterno di quest'ultimo per assicurare un'adeguata espulsione. È importante che il ri- flesso di tosse possa venire sollecitato dalla stimolazione tattile. Quando il paziente fa progressi egli può venire incoraggiato e aiutato a tossire a comando per pulire rego- larmente il suo tratto respiratorio anche prima di percepire lo stimolo.

Un riflesso del vomito. La presenza di un attivo riflesso del vomito non è in alcun mo- do un requisito essenziale per poter mangiare, come si riteneva erroneamente in pas- sato. Questo riflesso non ha alcun ruolo nella normale attività di mangiare degli adul- ti e può anzi causare al paziente ulteriori difficoltà, se è troppo attivo. Non bisogne- rebbe fare alcun tentativo per stimolare il riflesso del vomito durante la terapia perché è per il paziente estremamente spiacevole, non serve ad alcuno scopo utile e può cau- sare reazioni indesiderate. La valutazione di questo riflesso fornirà soltanto alcune infor- mazioni relative alla sensibilità della parte posteriore della bocca e della gola del pa- ziente che potrebbero essere di interesse diagnostico, ma sono di scarso valore prati- co. "La presenza di un riflesso indica sollecitazione di sensibilità nella faringe, ma for- nisce scarse informazioni riguardo alla capacità di mangiare. Poiché questo riflesso è talvolta assente in condizioni normali, l'assenza unilaterale ha un significato clinico maggiore che la mancanza di risposta alla stimolazione bilaterale" (Bass 1988).

Suoni vocalici. La produzione di suoni vocalici volontari o spontanei, quando il pa- ziente ride o piange, indica che le sue corde vocali possono venire unite offrendo un certo grado di protezione per le vie aeree durante la deglutizione. Questa protezio- ne può essere accresciuta con l'elevazione della laringe che dovrebbe venire tenuta liberamente mobile per permettere il veloce movimento verso l'alto osservato du- rante la normale deglutizione. Il tono nei muscoli che circondano la laringe dovreb- be venire normalizzato prima di mangiare e la posizione del capo dovrebbe venire ottimizzata, poiché l'estensione del collo mette la muscolatura anteriore sotto ten- sione creando una resistenza all'elevazione della laringe. La maggiore difficoltà a deglutire causata da tale resistenza è facilmente dimostrabile anche in una persona normale, se il collo viene esteso.

Bisognerebbe fare ogni sforzo per incoraggiare la produzione volontaria di suoni da parte del paziente durante il trattamento iniziale per incominciare ad aumentare l'attività delle corde vocali ed, ogni volta possibile, si dovrebbero praticare cambiamenti di al- tezza di tono in maniera che la laringe possa muoversi attivamente in alto ed in basso.

Corretta posizione seduta. Una corretta posizione seduta con il tronco eretto facilita molto la deglutizione, così che è sconsigliabile tentare un'alimentazione per bocca, se il paziente non è stato portato fuori dal letto ed è ancora coricato oppure, nel caso migliore, semicoricato con il capo sollevato. Quando egli è seduto correttamente su una sedia a rotelle con un tavolo di fronte a sé per sostenergli il peso delle braccia, c'è meno pericolo che la sua colonna vertebrale toracica venga flessa e il suo collo esteso. L'estensione del collo non soltanto impedisce l'elevazione della laringe, ma è anche di ostacolo alla chiusura della bocca. La posizione della mandibola è un fattore importante perché la deglutizione è estremamente difficile con la mandibola abbassata. Per la stessa ragione l'uso della presa A faciliterà la deglutizione, perché il collo viene allungato posteriormente e la chiusura della mandibola viene facilitata dal basso.

Deglutire la saliva. La capacità di deglutire la saliva è un buon indice che il paziente sarà probabilmente in grado di deglutire anche altre cose. Poiché la saliva non ha alcun sapore né differenza di temperatura e fluisce in modo relativamente veloce per gravità, può causare qualche difficoltà per il paziente. Se egli riesce a rimanere coricato supino per lungo tempo senza soffocare o mostrare segni di disagio, allora è segno che inghiotte la sua saliva automaticamente. In queste circostanze il problema consisterà nella preparazione del bolo durante la fase orale o il suo trasporto nella faringe in modo che possa venire deglutito. Questa supposizione può venire verificata ponendo una piccola porzione di gelato o di yogurt sulla parte posteriore della lingua del paziente dove può venire facilmente deglutita.

Movimenti attivi della lingua. Per masticare solidi e per trasportare liquidi o solidi nella faringe sono essenziali movimenti attivi della lingua. Se in ogni momento si può osservare il paziente muovere la lingua spontaneamente, per esempio, per leccarsi le labbra e per pronunciare di tanto in tanto una parola in modo chiaro, allora si è in presenza di movimenti attivi della lingua, anche se egli può essere incapace di muoverla a comando. Questi movimenti della lingua sono particolarmente importanti per mangiare, non soltanto nella fase orale, ma anche perché "l'azione della lingua per iniziare la deglutizione volontaria appare come una delle principali componenti dello stimolo per sollecitare il riflesso della deglutizione" (Logemann 1985).

Il fatto che il paziente sia incapace di muovere la lingua dovrebbe tuttavia dissuadere la terapista dal tentare l'alimentazione orale del paziente. Il recupero dei movimenti della lingua può aver luogo attraverso la stimolazione fornita dal cibo nella bocca e la facilitazione della masticazione finché si osservano adeguate misure di sicurezza. In tali casi la terapista dovrà trovare i modi per compensare l'assenza di movimenti della lingua o per facilitarli dall'esterno.

Condizioni dei denti e delle gengive. I denti e le gengive del paziente dovrebbero essere in buone condizioni e, se è stato permesso il loro deterioramento, qualunque problema causante dolore deve venire risolto prima di affrontare con successo il problema del mangiare. Dolori causati da gengive infette o da denti danneggiati possono essere la causa delle apparenti "difficoltà di deglutizione" piuttosto che la deglutizione stessa.

Installazione di un apparecchio per la suzione. Un apparecchio per la suzione non dovrebbe venire installato vicino al paziente come se ci si aspettasse che del cibo andasse pericolosamente di traverso. La sua presenza di malaugurio tenderà solo a creare tensione in una situazione già alquanto tesa. Per di più una suzione con un piccolo catetere flessibile servirà a ben poco, nel caso che del cibo solido venga aspirato. Anche se si dovrà pulire la bocca del paziente dopo che ha finito di mangiare, sarà preferibile farlo con il suo aiuto piuttosto che usando l'apparecchio.

Attenzione! Non dovrebbe essere messo in bocca al paziente nessun boccone tanto grosso e duro che possa andare seriamente di traverso finché egli non è in grado di masticare e deglutire adeguatamente.

Se al paziente va di traverso del cibo. Se al paziente va di traverso del cibo od anche la propria saliva durante l'alimentazione per bocca o poco dopo, è importante che tutti i membri del team di riabilitazione sappiano come aiutarlo con calma e sicurezza.

Bisognerebbe fare ogni sforzo possibile per evitare che al paziente vada qualcosa di traverso, per esempio, per mezzo di un'attenta scelta del tipo di cibo, una idonea posizione di partenza da seduto, un'adeguata preparazione prima di mangiare e un'atmosfera calma e rilassata. Il cibo che va di traverso è un'esperienza molto spiacevole per chiunque e, nel caso del paziente, tenderà ad avere un effetto autorinforzante perché, dopo ogni episodio, egli avrà sempre più paura che ciò accada di nuovo, e ciò a sua volta causerà ipertono aumentando le possibilità di una ricaduta. Se, tuttavia, per disgrazia, al paziente va di traverso del cibo o egli mostra segni di disagio prima che ciò avvenga, come accadrà inevitabilmente, anche se sono state prese tutte le misure per evitarlo, la terapista deve aiutarlo a liberare le vie respiratorie, senza mostrare alcun segno di allarme.

La terapista parla normalmente al paziente, in modo calmo e naturale mentre ripone il cucchiaio o la forchetta sul piatto o lo aiuta a fare così se egli tiene il piatto per conto proprio. Poi gli flette il collo e gli batte leggermente e ritmicamente sulla parte superiore della colonna vertebrale toracica, mentre attende un momento per controllare se le vie respiratorie si liberano di nuovo mentre egli si rilassa e deglutisce. I leggeri colpetti sulla schiena del paziente, simili a quelli della madre che aiuta il suo bambino a riprendere fiato dopo aver preso la pappa dal biberon, sembrano rilassare lo spasmo bronchiale e liberare ciò che è stato inavvertitamente inalato. È importante tenere il capo e il tronco del paziente flesso, perché se egli li spinge indietro in estensione, l'inspirazione viene accentuata e il cibo solido o il liquido vengono ancora più inalati. Se il paziente non riesce ad espellere o a deglutire ciò che ha causato l'incidente, la terapista usa il palmo della mano per dargli un colpo fermo sulla schiena. Se il colpo è sincronizzato con il successivo atto respiratorio del paziente, ha di solito il risultato di espellere il corpo estraneo. La manovra di Heimlich viene indicata per vincere il soffocamento, ma per episodi minori di questo tipo appare troppo estrema e comporta il rischio che il paziente riporti delle fratture alle coste (Heimlich 1978). La terapista può, invece, assistere il paziente, se la tosse di quest'ultimo è troppo debole, mettendogli un braccio intorno alla parte inferiore della gabbia toracica e premergli le coste l'una contro l'altra e verso il basso mentre egli cerca di tossire. Solo nell'improbabile evento di un paziente che non riesce più a respirare, si dovrebbero adottare le procedure d'emergenza, come piegarlo bene in avanti con il capo fra le ginocchia o farlo coricare sul letto con il viso verso il basso e il capo fuori del letto e poi spingerlo improvvisamente verso il basso sul torace o inserirgli un tubo nella bocca per permettere la suzione con un catetere di grande diametro. Una tale situazione non si dovrebbe mai verificare se il cibo è stato accuratamente selezionato, il paziente sorvegliato mentre mangia e se gli è stata fornita idonea assistenza. Questi provvedimenti sono descritti solo per essere sicuri che vengano prese adeguate misure in caso di emergenza che più facilmente compare in una fase di riabilitazione più tarda quando il paziente mangia per conto proprio.

Particelle residue di cibo nella bocca e nella gola del paziente. La bocca e la gola del paziente devono essere completamente pulite da ogni particella di cibo che egli ha mangiato, prima di lasciarlo coricato o senza sorveglianza. Ogni particella di cibo rimasta attaccata al palato o alla parete della laringe potrebbe più tardi staccarsi e venire aspirata quando egli è solo, con risultati seri e persino fatali. Per eliminare questo pericolo, dopo ogni pasto o dopo ogni tentativo di mangiare, l'infermiera o la terapista devono usare una torcia tascabile per fare una veloce ispezione della cavità orale e della faringe e, se vedono che sono rimaste delle particelle, assicurarne la rimozione. Sarà spesso sufficiente che il paziente beva qualcosa e poi faccia ripetute deglutizioni, o con facilitazione o con il dito della terapista avvolto in garza umida. Bocconi più grandi possono venire rimossi con una spatola o uno spazzolino da denti. Come ulteriori misure di sicurezza, il paziente dovrebbe rimanere in postura eretta per un'ora dopo avere mangiato e non mangiare per una o due ore prima di andare a dormire (Bass 1990).

Facilitare il mangiare

Una volta presa la decisione dell'alimentazione orale, il paziente dovrebbe venire assistito in ogni modo possibile affinché i tentativi di mangiare abbiano successo e la transizione dall'alimentazione con una sonda proceda liscia senza inutile stress. I seguenti suggerimenti si sono dimostrati utili per i pazienti nella fase di transizione.

Rimozione della sonda nasogastrica

La presenza di una sonda nasogastrica influenza negativamente la deglutizione, anche in assenza di deficit neurologici, cosicché, se il paziente riceve nutrimento supplementare con una sonda, essa dovrebbe venire rimossa prima che egli cerchi di mangiare. All'inizio egli può non essere in grado di prendere sufficiente cibo per bocca e la sonda dovrà venire riposizionata ogni sera per assicurare un'assunzione di fluidi adeguata. A causa della perdita di sensibilità della faringe, che è quasi sempre un fattore predisponente, il riposizionamento della sonda è di solito facile e il vantaggio è così grande che ne vale in ogni caso la pena.

Bisogna anche ricordare che, se il paziente è stato appena nutrito con la sonda egli non avrà affatto appetito, fatto che potrebbe influenzare negativamente il tentativo di mangiare. I tentativi di nutrimento per bocca dovrebbero venire pertanto regolati in modo da coincidere con periodi nei quali il paziente ha veramente fame, cioè prima del successivo nutrimento con la sonda.

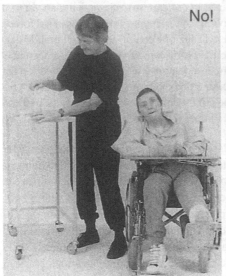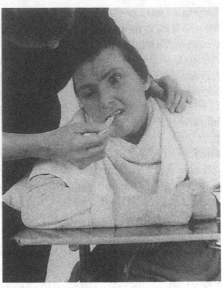

a

b

Fig. 5.29a,b. Prima di ogni tentativo di mangiare bisogna correggere la postura del paziente. **a** Posizione scorretta del paziente e della persona che lo assiste. **b** Riflesso del morso sollecitato dall'arrivo di cibo da una direzione inaspettata

Postura corretta

Il paziente dovrebbe venire aiutato a stare seduto il più diritto possibile su una sedia di fronte a un tavolo sufficientemente alto da sorreggergli le braccia, se necessario. È per lui molto difficile mangiare in posizione semisdraiata o con il tronco troppo flesso. Per un paziente che ha problemi con il mangiare sarebbe controproducente tentare una nutrizione per bocca mentre sta a letto, posizione che di per sé ostacola la normale deglutizione.

Il piatto contenente il cibo dovrebbe venire messo sul tavolo accanto al paziente e nel suo campo visivo, in modo che egli possa vedere ciò che mangerà. La gente è abituata fin dalla più tenera infanzia a ricevere il cibo da una posizione frontale direttamente nel mezzo delle labbra. Può essere quindi molto sconcertante per il paziente che il cibo gli venga portato alla bocca di lato, in modo da toccargli la bocca senza preavviso. L'inaspettato contatto può causare un riflesso di ritrazione del capo con estensione del collo e persino il riflesso del morso (Fig. 5.29).

Facilitazione manuale a mangiare

Se il paziente non è in grado di mangiare da solo, viene aiutato da un membro del team di riabilitazione o da un parente appositamente addestrato. La persona che lo assiste sta accanto a lui ed usa la presa A per assicurare uno schema ottimale per mangiare ed adopera l'altra mano per porgergli il cibo con un cucchiaio o una forchetta (Fig. 5.30a) che gli pone sulla lingua, chiudendogli le labbra con l'indice per iniziare il ciclo della deglutizione (Fig. 5.30b).

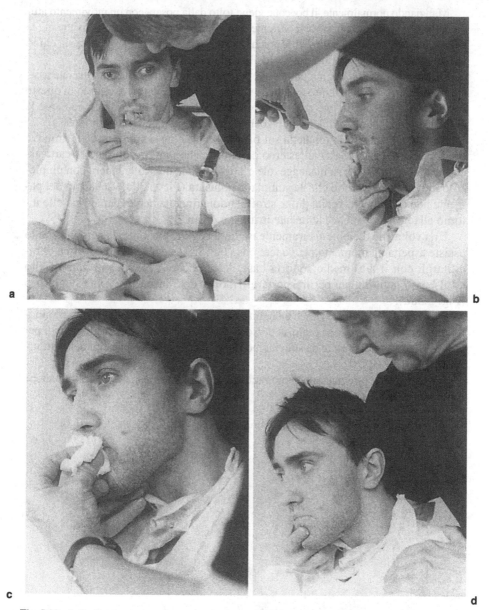

Fig. 5.30a-d. Facilitazione a mangiare. **a** Il cibo viene presentato al paziente frontalmente. **b** Le labbra del paziente vengono chiuse per rimuovere il boccone dalla forchetta. **c** La ferma pressione con il tovagliolo stimola la chiusura delle labbra. **d** Il dito medio della terapista facilita il movimento della lingua del paziente

Mangiando normalmente, il boccone viene tolto dalla posata con un movimento attivo delle labbra chiuse. Se, però, il paziente non riesce ancora a chiudere attivamente le labbra, è meglio usare una forchetta, poiché la sua forma aiuta sia il paziente sia chi lo assiste a facilitargli la chiusura passiva delle labbra.

Usando un cucchiaio, gran parte del cibo rimane sul fondo e la persona che assiste il paziente potrebbe venire tentata di vuotarglielo fra i denti, causando in questo modo già fin dall'inizio uno schema anormale di deglutizione, tralasciando cioè la chiusura delle labbra e influenzando così negativamente la deglutizione stessa.

Dopo aver rimesso la forchetta sul piatto, l'assistente del paziente gli rimuove ogni traccia di cibo rimasta all'esterno della bocca con un tovagliolino di carta assorbente piegato in forma maneggevole e glielo preme contro le labbra con un piccolo movimento rotatorio che ne stimola la chiusura (Fig. 5.30c). Le labbra del paziente non dovrebbero venire pulite strofinandole ripetutamente, perché la pelle intorno alla bocca potrebbe facilmente irritarsi e dolere.

Una volta che il cibo è sicuramente nella bocca del paziente, la persona che lo assiste aspetta un momento per vedere cosa egli riesce a fare da solo, prima di facilitargli con il dito medio sotto la base della bocca, i movimenti verso l'alto ed il basso della lingua per trasportare il bolo verso la faringe e per deglutirlo (Fig. 5.30d).

Non appena il paziente riesce a deglutire con più facilità ed ha bisogno di minore aiuto manuale per la fase orale, la persona che lo assiste può guidargli le mani per metterlo in grado di portare da solo il cibo in bocca, seguendo i principi descritti nel cap. 1 (Fig. 5.31).

L'uso delle proprie mani non solo facilita il mangiare, ma spesso migliora anche la funzione delle mani.

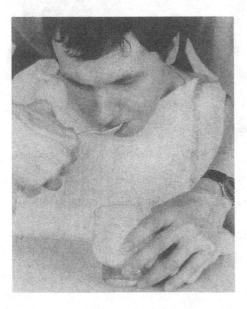

Fig. 5.31. Guidare le mani del paziente mentre mangia

Assistenza del paziente da parte dei parenti

I parenti del paziente saranno più che disposti ad aiutarlo a mangiare durante le ore dei pasti, cosa che non solo alleggerisce il carico del personale dell'ospedale, ma può anche essere un'esperienza positiva per il paziente e per coloro che lo aiutano. All'inizio mangiare può essere un processo lento che richiede molto tempo da parte dei membri del team di riabilitazione cosicché, se un parente assiste il paziente, prevarrà un'atmosfera più rilassata. Quando il paziente ricomincia a mangiare, chi lo assiste deve essere rilassato e avere sufficiente tempo a disposizione. Con una persona tesa, che guarda costantemente l'orologio e che cerca coscientemente o inconsciamente di sgridarlo affinché il paziente finisca il pasto più velocemente, quest'ultimo sarà più soggetto a mandare di traverso il cibo o ad avere altre difficoltà nel mangiare.

Non appena si è certi che il paziente è in grado di deglutire con relativa sicurezza, la terapista dovrebbe esercitare i parenti ad una corretta facilitazione manuale altrimenti egli, lasciato nelle loro mani, potrebbe venire nutrito in un modo che rafforza le sue posture e schemi di movimento anormali (Fig. 5.32).

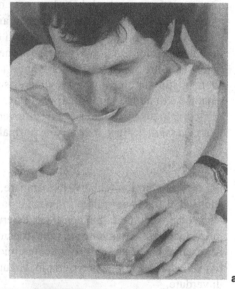

a

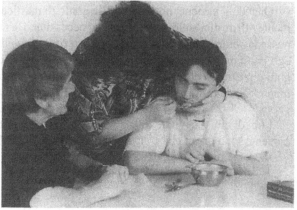

b

Fig. 5.32 a, b Parenti che aiutano il paziente a mangiare **a** Una madre rinforza inconsapevolmente uno schema anormale **b** Dopo attente istruzioni la stessa madre assiste il figlio in modo terapeuticamente corretto

La qualità del cibo

È importante che il cibo abbia un aspetto appetitoso e che il paziente lo mangi volentieri. Diversi fattori psicologici sono coinvolti nel processo di mangiare, molti dei quali, come le preferenze individuali, sono stati già appresi durante gli anni precedenti la lesione cerebrale. Pazienti che possono mangiare solo cibi leggeri si trovano di fronte a un purée marrone di aspetto poco appetitoso nel quale tutti gli ingredienti sono stati mescolati fra loro. Con un po' di cura gli stessi ingredienti possono venire preparati separatamente in modo gradevole al palato cosicché il paziente non sia scoraggiato a mangiarli, ma invece stimolato ad assaggiarli.

Anche le preferenze del paziente devono venire prese in considerazione e le informazioni relative dovrebbero venire ottenute dalla sua famiglia o dai suoi amici, se egli non è in grado di esprimersi in alcun modo. Per esempio, lo yogurt può venire facilmente deglutito e perciò viene spesso scelto per i primi tentativi di mangiare. Se però al paziente non piaceva affatto, egli sarà poco disposto a deglutirlo volontariamente quando imparerà di nuovo a mangiare, semplicemente perché ha subito una lesione cerebrale! D'altra parte non si può suggerire al paziente di mangiare solo dolci come molti tendono a fare, trovando gelatine, cioccolate e dolci di crema molto più facili e più gradevoli da mangiare. Con tale dieta, egli acquisterà inevitabilmente troppo peso, cosa che potrebbe ostacolare la sua riabilitazione fisica, e inoltre tutti questi dolci gli guasteranno i denti e la pelle. I dolci tendono anche a stimolare primitivi movimenti stereotipati nella bocca. Una volta che il paziente è di nuovo in grado di deglutire alcuni alimenti specifici, egli deve venire incoraggiato ed aiutato a progredire verso altri tipi di cibo per migliorare l'attività necessaria sia per seguire una normale dieta sia per parlare.

Cibi adatti

Per facilitare i primi tentativi di mangiare, bisogna scegliere quei cibi che sono più adatti di altri da controllare in bocca e da deglutire. È difficile stabilire con precisione quali sono i cibi più adatti per determinati pazienti poiché ci sono differenze individuali, ma certamente nei primi tentativi di mangiare, sono di solito da preferire sostanze che sono intrinsecamente umide e che scivolano lentamente e con facilità nella faringe come, per esempio, yogurt, crema, gelato, purée di banana o purée di verdure.

Quando il paziente non è ancora in grado di masticare, non gli si possono ovviamente offrire cibi solidi consistenti che necessitano la masticazione, a meno che non possano venire tenuti in bocca e di nuovo rimossi (vedi: *Soluzioni di problemi*). Se egli può fare alcuni movimenti di masticazione, questi dovrebbero venire incoraggiati e rafforzati offrendogli cibi solidi "facili-da-masticare" come verdure leggermente cotte o frutta, o biscotti che non si sbriciolano e vengono facilmente ridotti in pappa.

I tipi di cibi da evitare quando la deglutizione è in qualche modo difficile per il paziente sono quelli che contengono una mescolanza di sostanze di consistenza diversa, come piatti unici, minestroni, carne tritata al sugo o macedonia di frutta.

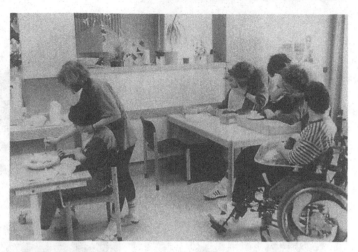

Fig. 5.33. Mangiare a tavola insieme ad altri crea un'atmosfera normale

Mangiare insieme ad altri

Il paziente dovrebbe prendere i pasti il più spesso possibile insieme ad altri e non da solo nella sua stanza. Mangiare a tavola insieme ad altri crea un'atmosfera più normale (Fig. 5.33) e questo rito familiare può aiutarlo a recuperare funzioni temporaneamente perdute. Sedere e mangiare un piatto pieno di cibo, mentre un altro che non mangia osserva ogni movimento è, per chiunque, una situazione imbarazzante.

Il problema posto dal fatto che i pazienti mangiano in gruppo è che l'équipe infermieristica potrebbe non essere in grado di aiutare contemporaneamente tutti coloro che necessitano di assistenza, ma il problema può venire facilmente risolto se tutti i membri del team di riabilitazione hanno imparato la facilitazione manuale e sono pronti ad accorrere in aiuto. Tali pasti possono essere un'esperienza molto gratificante e fornire ai diversi gruppi professionali inestimabili informazioni aggiuntive per le loro valutazioni. Così ogni paziente può venire aiutato nelle sue specifiche necessità (Fig. 5.34).

Soluzione di problemi

Per il paziente che non è in grado di masticare. Molti pazienti inizialmente non sono in grado di masticare, o riescono solo in maniera inadeguata. Perciò iniziano la loro rieducazione alla deglutizione con una dieta leggera o a base di purée. Tuttavia bisogna ricordare che, poiché masticare è un'azione automatica sebbene sotto controllo volontario, se un paziente non ha in bocca qualcosa di sufficientemente consistente che richieda una masticazione, questa non verrà mai iniziata. La masticazione non si può praticare isolatamente senza avere in bocca del cibo consistente, né può venire facilitata la complessa azione rotatoria di frantumazione da parte dei denti, nonostante alcune affermazioni contrarie. Nel migliore dei casi si può ottenere passivamente un movimento primitivo in su e in giù della mascella se il tono muscolare è sufficientemen-

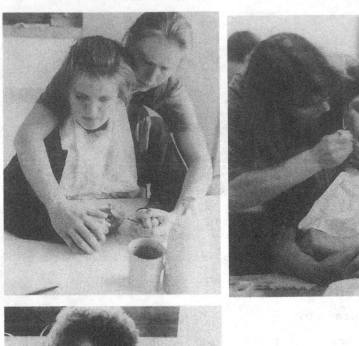

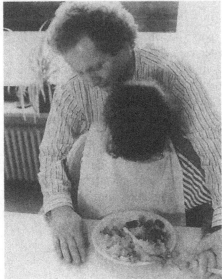

Fig. 5.34a-c. È possibile mangiare in gruppo se tutti i componenti del team di riabilitazione sono in grado di fornire assistenza a ogni paziente. **a** Una terapista occupazionale guida i movimenti di una paziente. **b** Una terapista che porge assistenza. **c** Anche uno psicologo guida un paziente

te basso, fatto che può venire facilmente verificato da una persona sana tentando di ripetere manualmente le componenti del movimento di masticazione senza avere niente in bocca. Perciò si può formare un circolo vizioso, nel senso che un paziente che non è in grado di masticare non avrà mai qualcosa che stimoli la masticazione ed egli può rimanere a dieta leggera per un tempo molto lungo se non per sempre.

Per interrompere e cambiare questa situazione, bisogna inserire nella bocca del paziente del cibo solido e tenerlo fra i suoi denti senza che egli rischi di trangugiar-

Fig. 5.35a-c. Rieducazione a masticare. **a** Avvolgere una mela in un pezzo di garza. **b** Porre il pezzo di mela fra i molari. **c** Tenere il pezzo di mela nella posizione corretta per la masticazione

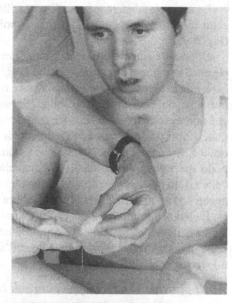

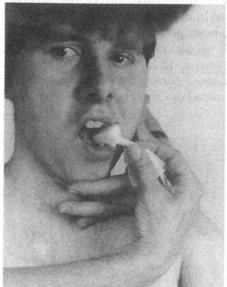

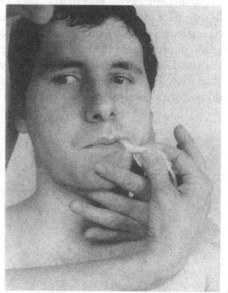

a

b

c

lo o che gli vada di traverso un bolo masticato in maniera inadeguata. Una pratica di masticazione sicura usando diversi commestibili può venire fatta come segue:

La terapista avvolge un commestibile consistente e croccante in un pezzo di garza mentre il paziente la osserva (Fig. 5.35a). Sono particolarmente adatti mele, pere, pane biscottato, cipolle o carote crude tagliati in cubetti, perché hanno la proprietà di stimolare la masticazione e lasciano in bocca il loro sapore quando vengono triturati con i denti.

La terapista adopera la presa A per facilitare l'apertura della bocca e mette il pezzetto di cibo avvolto nella garza fra i molari del paziente da un lato della bocca (Fig. 5.35b).

Dopo aver aiutato il paziente a chiudere la bocca e le labbra, la terapista lo incoraggia a masticare il pezzetto di cibo (Fig. 5.35c). Se egli non incomincia a masticare, ella lo aiuta ad alzare e ad abbassare la mandibola per iniziare l'azione di compressione del boccone di cibo solido. Spesso il paziente non riesce a masticare perché non riesce a tenere il boccone fra i denti. Senza i necessari movimenti della lingua, il cibo già dopo un solo movimento di masticazione ricade indietro nella cavità orale e, se le guance sono ipotoniche o non sufficientemente attive, il boccone cade nello spazio esterno fra i denti e la guancia. Se la terapista mantiene invece il boccone al suo posto, non solo il paziente può masticare più volte, ma vengono attivati anche i muscoli della guancia, delle labbra e della lingua.

La terapista rimuove il boccone avvolto in un pezzo di garza dalla bocca del paziente e, dopo una pausa per lasciargli il tempo di deglutire la saliva che gli si è raccolta in bocca, ripete il procedimento sull'altro lato della bocca del paziente con un nuovo boccone (Fig. 5.36).

Per il paziente che ha troppa paura di tentare di mangiare. Il paziente che ha avuto una spiacevole esperienza con un boccone andato di traverso nel tentativo di mangiare può essere troppo spaventato e rifiutare di fare un altro tentativo. Altri pazienti possono avere paura semplicemente perché sentono che non sono in grado di proteggere le loro vie respiratorie nel caso che qualcosa "andasse per la via sbagliata". Altri pazienti con denti e gengive in cattive condizioni possono essere maldisposti a tentare di mangiare a causa del dolore che viene causato quando qualcosa viene messo loro in bocca e tocca i denti o le gengive. Per risolvere

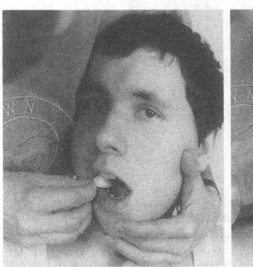
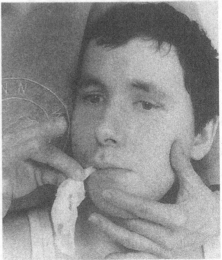

a

b

Fig. 5.36 a Mettere nell'altro lato della bocca del paziente un nuovo pezzo di mela da masticare **b** Chiusura delle labbra mentre la masticazione è iniziata

quest'ultimo problema, le gengive devono, come già illustrato nella sezione "Igiene orale", venire trattate per rimuovere ogni infezione o condizione dolorosa e il paziente deve venire curato dal dentista per riportare i denti nelle condizioni precedenti l'incidente.

Soltanto quando egli non sente più alcun dolore ci si può aspettare che egli assuma di nuovo cibo per bocca e che la rieducazione alla deglutizione abbia successo.

Il paziente che ha paura di deglutire presenta problemi molto diversi. Egli non dovrebbe assolutamente venire esortato o forzato a mangiare perché la situazione già tesa tenderà solo a peggiorare. Invece, i tentativi di mangiare dovrebbero venire sospesi temporaneamente e dovrebbe venire proseguito l'intensivo trattamento orofacciale, ma senza richiedergli di deglutire alcunché. Solo una volta che lo stress è stato attenuato, il paziente può venire aiutato ad intingere il dito nello yogurt, o nella crema, o nel gelato e a portarlo alle labbra o sulla lingua. Ripetuti tentativi in questo senso coronati da piccoli successi possono avere un effetto positivo. Lo stesso vale per quanto riguarda il lasciarlo masticare solidi avvolti in un pezzo di garza, che egli sa di non dovere tranguigiare. Spesso, quando egli sta masticando un boccone, inghiottirà automaticamente la sua saliva mischiata, per esempio, con del succo di una mela o di una pera. Miglioramenti nell'abilità di mangiare si verificheranno di solito insieme a quelli delle condizioni generali del paziente. Ma se persiste un eccessivo timore a deglutire nonostante un ritorno significativo di funzioni sensomotorie, saranno necessari molto tempo e molta pazienza per aiutarlo a risolvere il problema.

Bere

Quasi tutti i pazienti con disfagia di origine neurogena avranno più difficoltà a controllare l'assunzione di fluidi che quella di solidi, forse per la ragione che i fluidi, diversamente da un bolo, vengono maggiormente dispersi se non sono controllati adeguatamente dall'attività della lingua. Essi forniscono anche meno informazioni tattili al paziente che ha una sensibilità ridotta e, a meno che non siano molto freddi, la loro temperatura li rende molto difficili da distinguere dalla saliva. Non è insolito che il paziente mangi abbastanza in modo da non avere bisogno di alimentazione supplementare, ma che tuttavia necessiti di ulteriore fluido per via nasogastrica o per mezzo di una sonda in modo da coprire la necessità giornaliera di 2 l. Una volta che il paziente ha iniziato a deglutire cibo leggero, egli può venire aiutato ad iniziare a bere con attenta facilitazione.

Facilitazione manuale a bere

Con un cucchiaio
Controllando la posizione del capo e della mandibola del paziente con la presa A la terapista gli porta una cucchiaiata di qualche liquido denso come lo yogurt alla bocca che egli dovrebbe aprire soltanto quando il cucchiaio gli tocca le labbra, sufficientemente da consentirgli il passaggio senza difficoltà (Fig. 5.37a). Molti pazienti tendono ad aprire la bocca eccessivamente persino prima che il fluido abbia la-

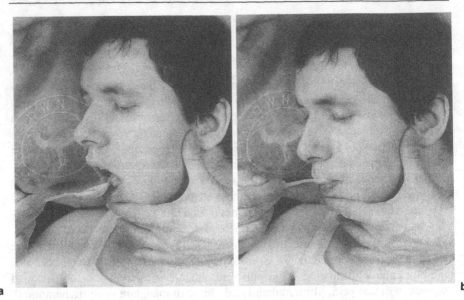

a   b

Fig. 5.37a,b. Facilitazione a bere usando un cucchiaio. **a** Impedire un'eccessiva apertura della bocca.
b Facilitare la chiusura delle labbra per rimuovere il liquido dal cucchiaio

sciato il contenitore, sviluppando in tal modo un'abitudine che è non solo antieste-
tica, ma disturba anche la fase orale del bere. Spesso quando la bocca viene aperta
prima di ogni boccone in maniera estrema, si può osservare nel paziente una sublussazione
dell'articolazione temporomandibolare. Se si permette che tale estrema apertura
continui, l'articolazione ed i suoi tessuti circostanti possono venire danneggiati.

La terapista pone il cucchiaio sulla lingua del paziente che dovrebbe essere il più
avanti possibile e facilita dal basso con l'indice la chiusura delle labbra. Le labbra
del paziente prendono il liquido dal cucchiaio, mentre la terapista glielo toglie dalla bocca (Fig. 5.37b).

Da una tazza

Quando il paziente può bere fluidi che gli vengono offerti in un cucchiaio, egli dovrebbe venire aiutato a bere da una tazza in modo da poter bere più sorsi successivi
invece che un cucchiaio alla volta. La viscosità del liquido deve essere tale che, mentre il liquido gli viene versato in bocca, egli possa bere un sorso.

Usando ancora una volta la presa A, la terapista solleva la tazza all'altezza della
bocca del paziente e l'appoggia sulle sue labbra inferiori che ha portato in avanti con
il dito indice (Fig. 5.38a).

Durante la normale azione del bere si compie lo stesso movimento dopo il quale
il liquido viene aspirato attivamente nella bocca, senza farlo scorrere passivamente
con l'aiuto della gravità come qualche volta si pensa. Perciò viene chiesto al paziente
di bere attivamente un sorso, quando la tazza è nella posizione corretta. Il capo del
paziente non dovrebbe venire rovesciato indietro dalla persona che lo assiste per ver-
sargli il liquido nella bocca, perché scorrerebbe troppo velocemente verso la farin-

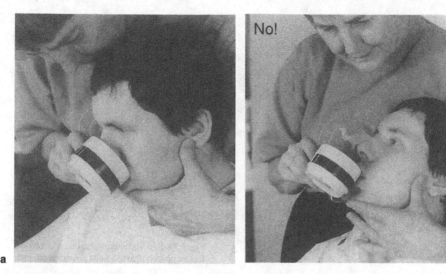

Fig. 5.38a-b. Incominciare a bere da una tazza. **a** Tazza appoggiata sulle labbra inferiori del paziente per fargli bere un sorso attivamente. **b** Il liquido non dovrebbe venirgli versato in bocca

ge e con ogni probabilità gli andrebbe di traverso (Fig. 5.38 b). Di solito, bevendo, si piega il capo indietro soltanto quando la tazza o il bicchiere sono quasi vuoti, ma nel caso del paziente è consigliabile che il capo venga piegato quando la tazza è ancora relativamente piena per avere il capo nella posizione ottimale per deglutire.

Da un bicchiere

Aiutando il paziente a bere da un bicchiere, cosa che a un adulto fa piacere perché lo vive come un segno di miglioramento, la terapista usa la stessa facilitazione come per bere da una tazza (Fig. 5.39).

Aiutare il paziente a bere usando un bicchiere, offre il vantaggio che la terapista può vedere esattamente quanto fluido entra effettivamente nella bocca del paziente, cosa che può essere difficile da giudicare con una tazza o un boccale. In passato si consigliava di usare un contenitore di carta o di plastica nel quale si doveva tagliare una parte dell'orlo per avere un controllo visivo del liquido. Tuttavia il risultato era che il recipiente poteva contenere meno liquido e il paziente doveva estendere il collo affinché il contenuto potesse arrivargli in bocca, cosa che rendeva il sorso successivo più difficile. In ogni caso un contenitore rigido è più facile da maneggiare per la terapista, particolarmente quando incomincia a guidare le mani del paziente in modo che egli possa tenere la tazza e portarsela alle labbra per conto proprio.

Se il paziente ha un riflesso attivo del morso, si dovrebbe usare come misura di sicurezza, un contenitore di materiale infrangibile.

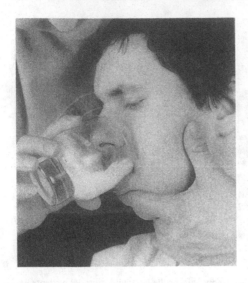

Fig. 5.39. Bere da un bicchiere con il labbro inferiore portato in avanti nella posizione corretta

Soluzione di problemi

Se il liquido fluisce troppo velocemente per il paziente. Il paziente che può muovere la lingua lentamente in maniera impacciata e con grande sforzo, non potrà controllare i fluidi che gli scorrono in bocca velocemente. Per offrirgli una maggiore possibilità di scelta e non solo yogurt o budino, la terapista può rendere densa ogni bevanda che piace al paziente aggiungendovi dei leganti e in tal modo rallentarne la velocità di scorrimento. Winstein (1983) descrive il successo dell'uso della gelatina in un programma di assunzione progressiva di cibo per bocca "Aggiungendo gelatina al liquido si ispessisce e rallenta la sua progressione attraverso la faringe verso l'esofago, il che lascia tempo per la spesso rallentata deglutizione".

Non appena i movimenti della lingua e la deglutizione migliorano, si può ridurre proporzionalmente la quantità dei mezzi leganti.

Quando il paziente non è in grado di usare la lingua per muovere il fluido o il purée nella faringe per deglutirlo. Alcuni pazienti hanno movimenti troppo poco attivi della lingua per guidare il liquido verso la faringe, mentre altri con un incontrollato colpo di lingua rimandano senza volerlo il fluido in avanti. In ambedue i casi bere o tentare di deglutire un purée non avrà successo ed il paziente non sarà in grado di provare la sensazione di deglutire con il risultato di rallentare sensibilmente ogni progresso verso l'assunzione orale di nutrimento. Il problema può essere risolto dal punto di vista meccanico mettendo una piccola quantità di liquido denso nella parte posteriore della lingua del paziente e, quando la deglutizione viene in tal modo sollecitata, si stimola l'attività della lingua. La terapista usa uno strumento che le permette di controllare sia la quantità che l'esatta collocazione del fluido. Un gocciolatoio per arrosto, come si usa normalmente per oliare un pezzo di carne arrosto con grasso fuso o salsa, che si può comperare nei negozi che vendono utensili per cucina, serve benissimo allo scopo. Fatto di rigido materiale plastico, il cilindro è di

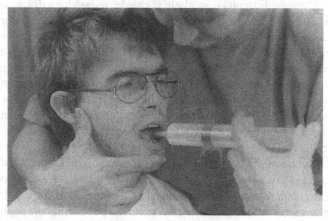

Fig. 5.40. Mettere una piccola quantità di fluido inspessito nella parte posteriore della lingua del paziente

forma adatta per inserirlo nella bocca del paziente.A un'estremità l'aria viene compressa e poi rilasciata da uno stantuffo di gomma in modo da assorbire del fluido. Egualmente efficiente è una siringa da 60 ml del tipo usato per le iniezioni pleurali.

La terapista riempie la siringa con un liquido che fluisce lentamente e, mentre sorregge il capo e la mandibola del paziente con la presa A, gliene introduce una piccola quantità sul terzo posteriore della lingua (Fig. 5.40).

Ritirando la siringa, ella lo aiuta a chiudere la bocca e gli facilita i movimenti della lingua da sotto il mento con un movimento verso l'alto e verso indietro del proprio dito medio. Il paziente può deglutire più facilmente con il collo in leggera flessione, posizione che la fisioterapista rende possibile usando il proprio braccio contro il suo occipite per piegargli il capo in avanti ed inclinargli il mento in basso.

La terapista ripete il procedimento più volte e di solito con ogni successiva deglutizione i movimenti del paziente diventano sempre più attivi finché il liquido gli può venire offerto in un cucchiaio. Il paziente acquista fiducia vedendo che egli è in grado di deglutire con sicurezza e prova con gioia l'esperienza di poter bere di nuovo per bocca.

Quando i problemi del paziente sono meno appariscenti. I pazienti che non sono affatto in grado di mangiare o di bere, chiaramente necessitano ed in genere ricevono un trattamento orofacciale, ma bisogna fare attenzione a non trascurare molti altri pazienti con difficoltà meno evidenti.

"I segni clinici e i sintomi di un'afasia neurogena possono venire mascherati da una neuroplasticità adattiva" (Bass 1988), e i meccanismi compensatori risultanti potrebbero essere la ragione per l'erronea supposizione che dopo un ictus o una lesione cerebrale "la maggior parte dei pazienti saranno in grado di mangiare e di bere normalmente" (Lynch e Grisogno 1991). Infatti sarebbe inverosimile che i pazienti con disturbi sensomotori che riguardano il tronco e l'estremità, sufficienti da richiedere un intervento terapeutico, non rivelino qualche cambiamento nell'assunzione del cibo e di qui la necessità di trattamento. Gli stessi pazienti sono spesso inconsapevoli di queste difficoltà e, se glielo si chiede, rispondono di non avere alcun problema. Sono perciò necessari accertamenti accurati che devono comprendere sia l'osservazione del paziente quando mangia un pasto completo senza assistenza in una situazione normale mentre altri sono a tavola insieme a lui, sia la domanda ai suoi parenti ed al personale infermieristico se hanno notato qualche problema. La normale e matura attività di mangiare e di bere comprende una serie di comportamenti complessi ed interdipendenti controllati da impulsi sensoriali, per cui anche un disordine comparativamente lieve, può avere preoccupanti conseguenze. Anche se può sembrare che il paziente riesca abbastanza a mangiare, è maggiore il rischio che gli vada di traverso il cibo o che egli possa aspirarlo, e a tal punto la scelta del cibo è così limitata che diventa per lui meno piacevole mangiare. La perdita di peso è frequente ed attira subito l'attenzione sulle difficoltà del mangiare. Se, tuttavia, un paziente mangia grandi quantità di cibo contenente molte calorie come gelato, budino alla vaniglia, cioccolata, fette di torte alla crema che può facilmente deglutire, invariabilmente egli aumenterà di peso. L'aumento di peso può far credere erroneamente che il paziente non abbia alcun problema nel mangiare.

Infine in una valutazione complessiva non si dovrebbe trascurare che il mangiare in comunità in maniera poco estetica, toglierà al paziente il piacere della vita in famiglia, poiché il problema sconvolge lui e i suoi commensali ed egli può persino scegliere di mangiare da solo.

Prolungata alimentazione post-acuta per mezzo di una sonda

Pazienti con persistenti difficoltà di deglutizione dopo la fase acuta necessiteranno anche per lungo tempo di un'alimentazione supplementare. È importante che il metodo scelto sia efficace, sicuro e non causi ritardi nel riapprendimento di una alimentazione normale e non interferisca od ostacoli la riabilitazione totale del paziente.

La forma di nutrimento scelta è la gastrostomia endoscopica percutanea (Percutaneous Endoscopic Gastrostomy, PEG) che soddisfa questi criteri meglio di ogni altro.

Non appena è evidente che il paziente debba essere nutrito per lungo tempo per mezzo di una sonda, indipendentemente dal fatto se totalmente o soltanto per ciò che riguarda l'assunzione di fluidi, di medicinali o di una nutrizione aggiuntiva, questo metodo dovrebbe venire adottato senza ritardo per evitare i problemi associati all'intubazione nasogastrica.

La sonda nasogastrica convenzionale, usata in passato quasi esclusivamente per questo scopo, non viene più raccomandata per l'alimentazione a lungo termine di pazienti con disfagia neurogena a causa dei seguenti effetti collaterali indesiderati:

• La posizione della sonda rende la deglutizione del paziente ancora più difficile e interferisce con la rieducazione a mangiare. Ogni irritazione dell'area nasofaringea si aggiunge ai problemi già esistenti (Nehen 1988, Schlee et al. 1987).

- La sonda non permette la chiusura dell'area nasofaringea e la costante pressione che essa esercita sul palato molle ne pregiudica il ritorno ad un'attività funzionale efficace. Quando i pazienti continuano ad avere preoccupanti problemi con la chiusura del palato molle, nonostante un significativo recupero di funzioni in aree vicine, ciò può essere la conseguenza di un danno periferico e non dell'originaria lesione centrale.

- Le sonde nasogastriche vengono spesso strappate dal paziente confuso e di conseguenza gli vengono legate le mani al letto. Egli tirerà disperatamente le cinghie che lo trattengono e ciò aumenterà la sua inquietudine, causerà abrasioni alla pelle e potrà ostacolare la circolazione del sangue. Inoltre, se i movimenti attivi delle mani gli vengono limitati, egli rimarrà privato di preziosi input sensoriali. La sonda viene anche facilmente spostata o strappata quando l'équipe di riabilitazione muove il paziente e, in ambedue i casi, la frequente reinserzione della sonda, può condurre ad un'irritazione della mucosa (Winstein 1983).

- Dal punto di vista estetico, la presenza della sonda, fissata al viso del paziente con pezzi di nastro adesivo, è molto brutta da vedere e non contribuisce affatto alla restituzione al paziente della propria immagine, particolarmente quando egli può lasciare i confini della propria stanza, sia a piedi sia su una sedia a rotelle.

I meriti della PEG

Osservazioni personali di molti pazienti e esperienze positive di molti autori rivelano che la PEG ha vantaggi decisivi su altre forme di alimentazione enterale del paziente. Tuttavia una recente rivista citata da Moran et al. (1992) suggerisce "che la PEG è una tecnica poco usata", affermazione confermata da un gran numero di pazienti neurologicamente disabili che vengono tuttavia visti con sonde nasogastriche, nonostante le seguenti affermazioni a favore della PEG:

"La gastrostomia endoscopica percutanea è un metodo sicuro ed efficiente per una alimentazione enterale a lungo termine che evita le complicazioni della gastrostomia chirurgica e gli effetti collaterali delle sonde nasoenterali" (Burghart et al. 1989).

"La PEG permette un'adeguata nutrizione enterale di pazienti con handicap neurologici. Il vantaggio della PEG sulla nutrizione parenterale sono minori complicazioni, costi inferiori e soprattutto, la sua superiorità nel soddisfare requisiti fisiologici" (Peschl. et al. 1988).

"La gastrostomia endoscopica percutanea dovrebbe venire praticata in tutti i pazienti indicati per una gastrostomia e dovrebbe venire considerata per tutti i pazienti che necessitano di alimentazione enterale per lungo tempo".

"Molti pazienti attualmente nutriti completamente o in parte per mezzo di una sonda nasogastrica, spesso anche a casa, trarrebbero beneficio da questo mezzo relativamente semplice. Lunghi studi confermano la sicurezza e l'efficacia di questa tecnica" (Moran e Frost 1992).

Vantaggi specifici

Il primo indubbio vantaggio è che la sonda gastrostomica rimane discretamente celata sotto gli abiti del paziente e non appesa davanti al suo volto per tutto il tempo come quella nasogastrica, la quale cosa gli dà immediatamente un aspetto migliore e lo fa sentire più normale (Fig. 5.41).

Se la sonda non oscilla continuamente nel suo campo visivo, è di gran lunga più improbabile che egli la tolga e la cambi di posto. Forse perché l'area addominale non è così sensibile come il volto, che è riccamente innervato, il paziente è meno consapevole della piccola sonda sotto il semplice pezzo di garza e perciò è estremamente raro che un paziente strappi la sonda gastrostomica. Le mani del paziente non devono, perciò, venire legate come spesso succede nel caso della sonda nasale. Larson et al. (1987) in uno studio che comprendeva 235 pazienti con deficit neurologici trovò che l'uso di una fascia elastica addominale diminuiva l'incidenza del distacco accidentale della sonda, come fu osservato in sei casi, ma tali misure sono raramente necessarie. Il distacco della sonda, nel caso che si verificasse, può essere facilmente rimediato "La sonda gastrostomica può venire reinserita senza problemi, qualora si distacchi accidentalmente" (Foutch et al. 1986).

"La PEG è un procedimento relativamente semplice e con poche complicazioni d'inserimento (Moran et al. 1990; Ponsky e Gauderer 1989) che può venire eseguito in anestesia locale, evitando i rischi di un'anestesia totale. Nello studio di Larson, infatti, 23 su 235 pazienti erano esterni quando la sonda venne loro introdotta. Il tem-

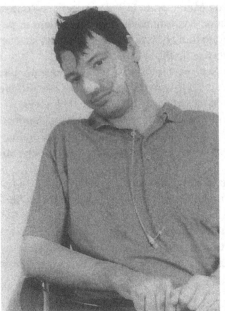
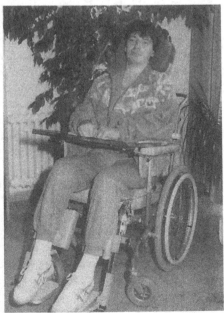

a   b

Fig. 5.41a. La sonda nasogastrica fissata con il nastro adesivo ha un aspetto sgradevole. **b** Lo stesso paziente con la sonda gastrostomica invisibile sotto l'abito

po necessario è molto breve, di solito 15-30 min., secondo Foutch et al. (1986) e meno di 10 min., secondo Larson et al. (1987).

Kirby et al. (1986), riferendo 51 casi di PEG inserite con successo, afferma che "non ci furono casi di morte riconducibili direttamente all'applicazione della PEG" e che "nessun paziente ebbe necessità di una laparatomia o sviluppò una fistola in seguito all'applicazione". Anche Burghart et al. (1989) e Foutch et al. (1986) riferiscono che nessun caso di morte si è verificato in seguito all'applicazione della PEG. Ogni infezione peritubale, come pure ogni altra infezione, fu trattata con successo con antibiotici o evitata mediante il loro uso profilattico.

Un altro vantaggio della PEG che deve venire messo in evidenza è che essa sembra mettere in grado il paziente di deglutire di nuovo e a farcela senza nutrimento supplementare prima di coloro che vengono alimentati per mezzo di una sonda nasogastrica. Probabilmente il fatto che nell'area nasofaringea non vi sia un corpo estraneo che irrita la mucosa ed ostacola l'elevazione del palato molle facilita l'intero processo. Certamente, senza l'effetto anestetico causato dall'adattamento alla pressione della sonda nasale per un lungo periodo, il feedback sensoriale viene meno disturbato. Riferendosi ai risultati clinici in seguito all'uso della PEG, Moran e Frost (1992) scrivono: "La tolleranza del paziente e la soddisfazione di coloro che l'assistono sono straordinari e i primi risultati suggeriscono che può venire aumentato il recupero della capacità di parlare e di deglutire in presenza di disturbi neurologici acuti". È interessante notare che gli autori aggiungono: "siamo stati sorpresi dal numero dei pazienti ai quali la sonda poté venire completamente rimossa" quando 11 dei loro pazienti ricominciarono a deglutire in una media di 122 giorni (in realtà da 20 a 390 giorni dopo l'inserimento della sonda gastrostomica). Winstein (1983), tuttavia, affermando che "una sonda gastrostomica non sarebbe di solito indicata entro i primi 5 mesi dopo la lesione" ammette, invece, che per quanto riguarda la sua esperienza clinica "pazienti con disfagia neurogenica persistente spesso migliorano più velocemente dopo la rimozione di una sonda nasale e l'inserimento di una sonda gastrostomica".

Poiché il paziente può venire nutrito con una sonda PEG mentre sta riposando (Fig. 5.42), rimane più tempo per le diverse terapie così urgentemente necessarie. La sonda gastrostomica può venire lasciata in sito per tutto il tempo necessario, anche per anni, nel caso che il paziente necessiti di nutrimento supplementare, anche soltanto per assicurargli un'adeguata assunzione di fluidi. Un paziente può essere infatti in grado di mangiare e bere a sufficienza per le sue esigenze nutrizionali, ma solo a prezzo di uno sforzo e di un dispendio di forze così grande da parte sua e di coloro che gli prestano assistenza da divenire inaccettabile. Poiché la sonda gastrica è così sicura anche per un impiego a lungo termine, essa offre una valida alternativa che riduce lo stress e lascia il tempo disponibile non solo per le terapie, ma anche per lo svago. Il paziente può allora mangiare e bere per proprio piacere e lasciare che la sonda si prenda cura del resto delle sue necessità giornaliere.

Ed infine, quando il paziente può nuovamente mangiare e bere, la sonda gastrostomica può venire facilmente rimossa e l'apertura si chiude spontaneamente, di solito entro 48 h senza la necessità d'intervento chirurgico. Offrendo così tanti vantaggi, è comprensibile che Larson e coautori "abbiano concluso che la sonda gastrica è il metodo migliore per una nutrizione a lungo termine per via enterale in pazienti che non possono deglutire, ma hanno un intestino intatto". Questi criteri si applicano quasi senza eccezione a pazienti con lesioni cerebrali di origine traumatica.

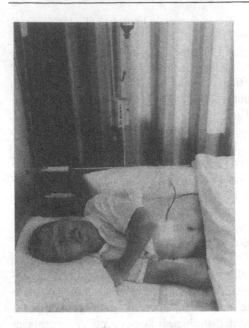

Fig. 5.42. L'alimentazione del paziente mentre dorme fa risparmiare tempo per il trattamento

Spiegare la PEG all'équipe di riabilitazione e al paziente

Tutti coloro che si occupano del paziente dovrebbero essere bene informati sulla PEG soprattutto su come inserirla, farla funzionare e rimuoverla, in modo da alleviare i loro timori o le loro preoccupazioni. Specialmente la famiglia del paziente deve comprendere l'intero procedimento, poiché ci sarà qualcuno dei parenti al quale verrà chiesto di dare il consenso scritto. Purtroppo esistono informazioni errate riguardo alla PEG e, se i parenti le hanno avute, non saranno disposti a prendersi la responsabilità di qualcosa che potrebbe essere nocivo per il paziente.

Un altro aspetto importante è che, se essi hanno ricevuto spiegazioni adeguate fin dall'inizio e sono stati incoraggiati a familiarizzare con l'uso della sonda gastrica, si sentiranno abbastanza sicuri da permettere che il paziente trascorra brevi periodi a casa molto prima, nonostante che non possa ancora prendere cibo per bocca.

Fogli informativi illustrati e facilmente comprensibili con dettagli sulla PEG dovrebbero venire messi a disposizione di coloro che assistono il paziente, in modo da poter venire studiati con calma prima dell'arrivo del paziente. Anche Kirby et al. (1986) confermano questi risultati positivi dopo avere studiato uno speciale foglio illustrativo per gli infermieri e per il personale della clinica che essi giudicarono "insufficientemente informati riguardo alla PEG (o persino riguardo alla gastrostromia in generale)". Può essere anche di grande aiuto se la sonda viene fatta vedere ed adoperata e se si attira l'attenzione sulle sue piccole dimensioni ed il suo aspetto inoffensivo (Fig. 5.43).

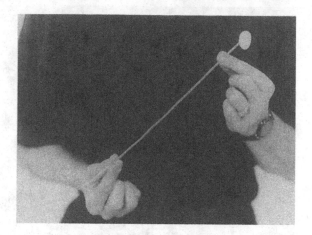

Fig. 5.43. La piccola sonda può venire fissata comodamente nella posizione corretta, dopo averla inserita

Inserimento della sonda gastrica

Il paziente è sveglio e in posizione supina. Si pratica con uno spray l'anestesia locale nella parte posteriore della bocca e della gola per rendere meno spiacevole l'introduzione del gastroscopio e sopprimere il riflesso del morso, qualora fosse presente. Se il paziente è molto inquieto o difficile da controllare, gli si può somministrare un sedativo per via intravenosa.

L'esterno della parete addominale viene disinfettato e una volta che l'interno dello stomaco è stato raggiunto dall'endoscopio ed è chiaramente visibile, viene iniettato un anestetico locale per mezzo di una piccola incisione nell'area attraverso la quale dovrebbe passare la sonda (Fig. 5.44 a). Prima di anestetizzare la parete addominale, l'assistente localizza la posizione ottimale premendo le dita contro la zona in cui si trova lo stomaco, guidato dal feedback del medico che fa funzionare il gastroscopio e dall'immagine sul monitor (Fig. 5.44 b, c). Alla fine una cannula percutanea viene introdotta attraverso la parete anestetizzata dello stomaco. Un filo viene introdotto nella cannula in modo che un'estremità possa venire afferrata con un endoscopio o con una pinza per biopsia e tirato fuori dalla bocca del paziente insieme all'endoscopio, mentre l'altra sporge dalla parete addominale. Il filo viene quindi legato all'estremità appuntita della sonda gastrica e tramite trazione applicata alla sua estremità addominale, la sonda viene tirata lungo il tratto digestivo superiore dello stomaco e fuori lungo la parete addominale finché la sua flangia non si appoggia contro la mucosa gastrica ed è così mantenuta nella posizione corretta. Una placchetta viene applicata all'uscita per mantenere la posizione della sonda dall'esterno (Fig. 5.45a). Un piccolo rivestimento di garza copre il sito e viene mantenuto nella posizione corretta da un cerotto adesivo non irritante (Fig. 5.45b).

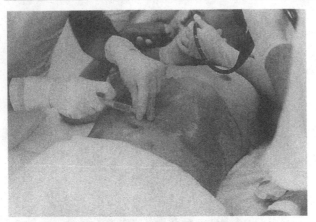

a

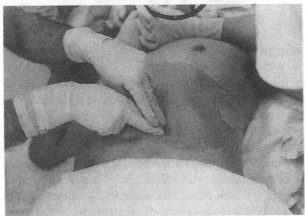

b

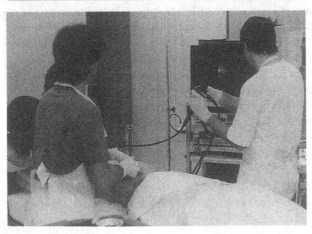

c

Fig. 5.44a-c. Inserimento della sonda gastrica. **a** È necessario soltanto un anestetico locale. **b** L'assistente prima localizza il punto esatto. **c** Guardare con un gastroscopio la parete interna dello stomaco per trovare la posizione ottimale

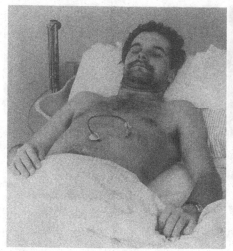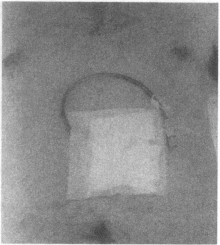

a b

Fig. 5.45a. Paziente che si sente a suo agio subito dopo l'inserzione della sonda. **b** Una piccola fasciatura copre il sito

Rimozione della sonda

Non appena il paziente ha recuperato l'abilità di mangiare e di bere in un tempo ragionevole, la sonda viene rimossa, ancora una volta senza necessità di anestesia.

Il paziente è in posizione supina e l'endoscopio gli viene introdotto nello stomaco in modo che l'estremità della sonda gastrica possa venire afferrata con le pinze sotto controllo endoscopico (Fig. 5.46a). La sonda viene ritirata insieme all'endoscopio (Fig. 5.46b,c) ed una benda viene applicata allo stoma, sebbene non filtri quasi niente, neppure subito dopo la rimozione della sonda.

Di solito, in pochi giorni lo stoma è completamente guarito e la benda non è più necessaria. Durante il periodo nel quale è necessario un nutrimento supplementare, il paziente ha la possibilità di partecipare a un programma completo di riabilitazione attiva che lo mette in grado di fare progressi in molti e svariati campi.

Imparare nuovamente a parlare

Molte delle attività già descritte aiuteranno il paziente a migliorare i movimenti della lingua e del volto necessari per articolare le parole. Lo stesso vale per recuperare schemi di movimento più normali per mangiare. La lingua ed il palato molle, in particolare, dovranno muoversi molto più velocemente di quanto fanno durante la deglutizione, anche se i movimenti sono fondamentalmente simili. Un adeguato volume d'aria e l'abilità di controllare il suo flusso sono essenziali per la produzione della voce e l'articolazione dei suoni.

È di primaria importanza per il paziente essere in grado di comunicare di nuovo

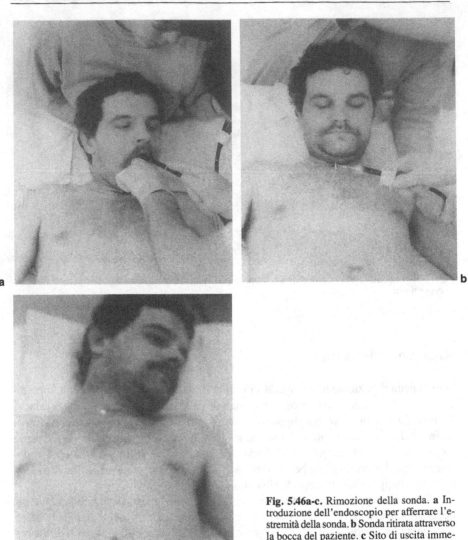

Fig. 5.46a-c. Rimozione della sonda. **a** Introduzione dell'endoscopio per afferrare l'estremità della sonda. **b** Sonda ritirata attraverso la bocca del paziente. **c** Sito di uscita immediatamente dopo il recupero della sonda

con gli altri, perché solo allora egli potrà fare conoscere i suoi desideri e mettere in grado gli altri di sapere cosa egli pensa. Il fatto di parlare con voce troppo bassa o in modo non chiaro, può essere per lui molto frustrante; egli dovrà infatti costantemente ripetere quello che sta dicendo, poiché l'ascoltatore non sarà in grado di capirlo e spesso fraintenderà ciò che egli ha detto. Anche per coloro che comunicano con il paziente può essere molto frustrante, perché essi non riescono ad afferrare cosa il paziente sta cercando di dire. In aggiunta ai provvedimenti descritti nei capitoli precedenti, dovrebbero venire incluse nel trattamento anche attività specifiche tendenti a migliorare l'abilità del paziente nella formazione della voce e nella produzione di suoni. Anche i pazienti afasici trarranno benefici da queste attività, poiché

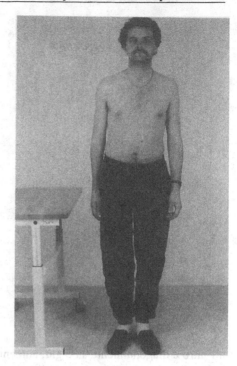

Fig. 5.47. Quattro giorni dopo la rimozione della sonda gastrica, la fasciatura non è più necessaria ed i progressi del paziente non sono stati ritardati da un periodo di 3 mesi d'intubazione

la produzione di suoni renderà l'attività di mangiare più sicura attraverso l'attivazione delle corde vocali e migliorerà anche la funzione respiratoria. Il fatto che il paziente possa produrre suoni quando gli si parla è un grande aiuto per la sua reintegrazione nella vita di gruppo.

Mobilizzazione della laringe

È difficile per il paziente produrre suoni se la laringe non è libera di muoversi, o a causa della tensione dei muscoli che la circondano, o perché il collo del paziente è in una posizione anormalmente rigida, come per esempio, quando è seduto e il suo collo è esteso con il mento in avanti. La laringe deve anche muoversi velocemente in alto ed in basso durante la deglutizione per fornire un meccanismo di sicurezza che protegga le vie respiratorie in modo che la mobilizzazione possa venire fatta prima di tentare di mangiare. La posizione di tutto il corpo del paziente dovrebbe venire corretta e gli dovrebbe venire fornito sufficiente supporto prima che la terapista muova la laringe stessa. Inizialmente può essere necessario che il paziente venga sorretto totalmente in posizione semisdraiata sul letto in modo che egli non debba tenere il capo contro la forza di gravità.

Stando accanto al paziente la terapista gli tiene delicatamente la laringe fra il pollice e le altre dita, facendo attenzione a non esercitare alcuna pressione, perché potrebbe essere per lui molto spiacevole (Fig. 5.48). Ella muove la laringe da un lato

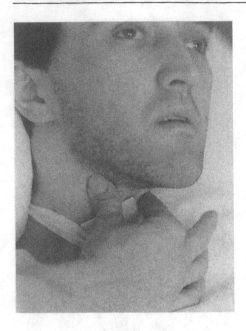

Fig. 5.48. Mobilizzazione diretta della laringe con il capo in posizione corretta

all'altro e diagonalmente su e giù, aumentando l'ampiezza e la velocità del movimento non appena sente che la resistenza diminuisce.

Aiutare il paziente ad espirare profondamente

Fin dall'inizio, quando il paziente è ancora nel reparto cure intensive, la terapista gli mobilizza la gabbia toracica, usando le proprie mani per stimolare il movimento che avviene durante l'espirazione.

Mentre il paziente è coricato su un lato del corpo, la terapista sta dietro di lui e gli pone le mani sopra le coste, tenendole una sopra l'altra (Fig. 5.49). Ella aspetta finché il paziente non ha inspirato spontaneamente o con l'aiuto del respiratore, prima di premere fermamente e medialmente in direzione dell'ombelico durante la fase espiratoria, muovendogli le coste per tutta la loro escursione completa di movimento. Questa facilitazione non soltanto aumenta l'espirazione, ma aiuta anche a mantenere l'escursione passiva delle coste. Quando il paziente è in grado di cooperare, gli si può chiedere di aumentare con l'aiuto della terapista la fase espiratoria, cosa che egli dovrà fare per poter parlare. Durante la normale respirazione, inspirazione e espirazione hanno quasi la stessa durata, ma mentre si parla la fase espiratoria è 10 volte più lunga, mentre quella inspiratoria viene accorciata per permettere di inspirare più velocemente.

Più tardi, quando il paziente è seduto o sta in piedi durante il trattamento, la terapista può aiutare l'espirazione del paziente per mezzo di una sovrapressione, ponendogli una mano su ambedue i lati della parete toracica e premendo in basso e verso l'interno quando egli espira.

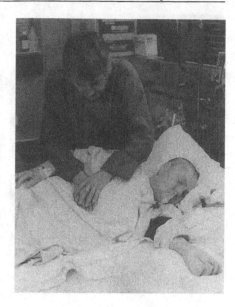

Fig. 5.49. La terapista mantiene l'escursione respiratoria di un paziente privo di conoscenza

Facilitare la fonazione

Molti pazienti avranno inizialmente bisogno di aiuto per produrre suoni vocalici, e anche se non saranno in grado di parlare, essi saranno felici di udire di nuovo la propria voce. Produrre un suono implica l'attivo avvicinamento delle corde vocali, attività che serve anche a proteggere le vie respiratorie mentre si mangia e che, perciò, è molto importante.

Il paziente è seduto in posizione corretta con le braccia appoggiate su un tavolo di fronte a lui. La terapista gli pone le mani sullo sterno e lo aiuta nell'espirazione premendogli fermamente la parte anteriore del petto verso il basso. Il paziente cerca di emettere un suono, ma, se egli si sforza, può anche non riuscirvi a causa dell'ipertono (Fig. 5.50a). La terapista adopera la presa B in forma modificata e aiuta il paziente ad aprire la bocca nel preciso momento in cui egli inizia ad espirare. Nello stesso tempo con il dito medio posto sotto il mento del paziente, ella gli tiene la lingua in avanti (Fig. 5.50b). Spesso, immediatamente dopo avere emesso un suono, mentre la terapista gli regola il movimento della bocca, il paziente sarà un grado di emettere un suono ulteriore, mentre la terapista adopera le mani per allungare l'espirazione come ha già fatto prima (Fig. 5.50c). La stessa facilitazione può venire impiegata con il paziente che necessita di maggiore assistenza quando è in posizione semicoricata a letto o su un lettino per trattamento (v. Fig. 5.4b).

Il paziente dovrebbe venire incoraggiato a produrre frequentemente dei suoni durante il giorno, ma soltanto con aiuto sufficiente da essere sicuri che quando espira lo faccia normalmente. Se il paziente emette dei suoni quando inspira, come tendono a fare molti pazienti con gravi problemi, per esempio mentre ridono o piangono, si può generare un'abitudine difficile da cambiare in seguito, dannosa per il processo di riapprendimento a parlare. Questa tendenza dovrebbe venire scoraggiata da tut-

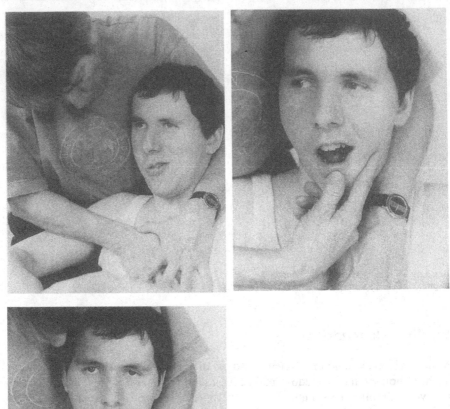

Fig. 5.50a-c. Iniziare a produrre dei suoni. **a** Il paziente che si sforza troppo non riesce a produrre alcun suono. **b** La terapista facilita l'apertura della bocca del paziente e l'espirazione. **c** La voce viene prodotta dopo che il paziente è stato facilitato nell'espirazione

ti coloro che hanno a che fare con il paziente e non venire favorita deliberatamente, come può succedere se non se ne avverte il pericolo.

Per esempio, un membro del team di riabilitazione può dire o fare qualcosa che fa ridere il paziente e gli fa produrre un suono mentre egli inspira. Il team di riabilitazione è così felice di udire il paziente emettere un suono dopo un lungo silenzio, che la frase o l'azione che lo ha portato a ridere viene ripetuta spesso per sollecitare una risposta da parte sua, così che l'abitudine viene rafforzata. Invece, appena la terapista o qualcun altro nelle sue vicinanze sente il paziente incominciare a produrre suoni in questo modo, essi dovrebbero cambiare la situazione, ponendogli le mani sulla gabbia toracica per aiutarlo ad espirare e a produrre suoni durante l'espirazione.

Facilitare i diversi suoni vocalici

Una volta che il paziente riesce a produrre un suono e a mantenerlo per pochi secondi, la terapista gli chiede di provare a formare le diverse vocali. Non solo egli attiverà automaticamente i muscoli delle labbra e delle guance mentre la vocale cambia, ma imparerà anche a mantenere il suono a lungo. A causa della perdita delle necessarie informazioni sensoriali, il paziente ha spesso difficoltà a graduare i movimenti della mascella e apre troppo la bocca, mentre, per esempio, pronuncia "a" o ride o prende un boccone di cibo. Come già spiegato nel cap. 1 egli muove le articolazioni e i muscoli in escursioni estreme di movimento per ottenere informazioni relative alla loro posizione, perché il movimento termina frequentemente soltanto quando il paziente incontra una resistenza meccanica totale. Formando i differenti suoni vocalici, egli riceve un feedback acustico che lo mette in grado di sperimentare una grande quantità di posizioni della mascella. Sebbene il suono "a" possa essere inizialmente più facile, esso è quello che incoraggia a tenere la bocca completamente aperta e a tenere esteso il collo. Se egli deve incominciare con il suono "a", per produrre un suono in qualche modo, egli dopo aver incominciato lo può, per esempio, cambiare in "u" portando le labbra in avanti e la mandibola in una posizione più chiusa.

La terapista siede di fronte al paziente in modo che egli possa vedere la forma della sua bocca ed usa la presa B per facilitargli i movimenti della mandibola e delle labbra.

Quando il paziente pronuncia un lungo "a", ella lo aiuta con il pollice e con il medio a limitare il movimento della mandibola (Fig. 5.51a).

Per facilitare la pronuncia del suono "u", la terapista cambia la posizione del pollice e dell'indice in modo da poterli usare per tirargli in avanti le labbra da ambedue i lati, mentre nello stesso tempo gli solleva dal basso la mandibola con il dito medio per chiudergli leggermente la bocca in modo da limitarne l'apertura (Fig. 5.51b). Quando il paziente tenta di pronunciare il suono "i", il pollice della terapista da un lato ed il suo dito indice dall'altro, lo aiutano a tirare le labbra in fuori, mentre nello stesso tempo ella gli eleva con il medio la mandibola finché i denti del paziente si serrano quasi fra loro (Fig. 5.51c).

Man mano che l'abilità del paziente migliora, la terapista può variare l'ordine secondo il quale i vari suoni vengono formati. È anche importante che il paziente impari a cambiare il tono della voce, perché questo gli darà varietà e melodia quando egli è di nuovo in grado di parlare, evitando la tipica monotonia che altrimenti suona come anormale. Inoltre, cambiando tono, la laringe si muove corrispondentemente verso l'alto o verso il basso. Facendo pratica di suoni alti e bassi, si riduce anche il rischio che al paziente vada di traverso ciò che mangia o beve, perché l'elevazione della laringe fa parte del normale meccanismo di sicurezza che protegge le vie re-

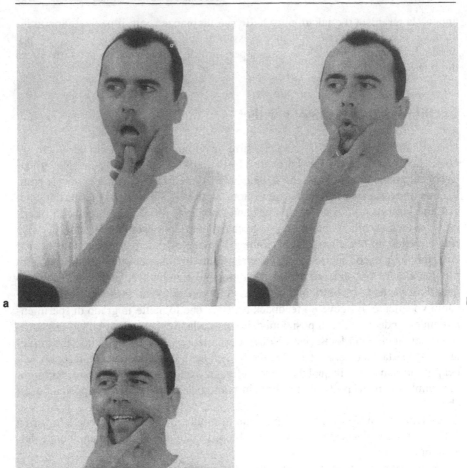

a

b

c

Fig. 5.51a-c. Facilitare il paziente nella formazione delle diverse vocali. **a** Presa B per "a". **b** Labbra in avanti per il suono "u". **c** Cambiare la posizione delle labbra per il suono "i"

spiratorie. Il paziente è più facilitato se inizialmente c'è una grande differenza in altezza fra i suoni vocalici che egli emette e se egli adopera suoni che favoriscono questa differenza, per esempio, usando la vocale "i" per un suono alto e la vocale "u" per uno basso.

Attivare il palato molle

Il palato molle del paziente, a causa della lesione neurologica iniziale o in seguito all'uso prolungato della sonda nasogastrica, spesso non riesce a funzionare adeguatamente e causa difficoltà sia nel mangiare che nel parlare. Se la chiusura nasofaringea è incompleta o del tutto assente, fluidi o particelle di cibo possono venire spinte nella cavità nasale quando il paziente deglutisce. La sua voce può venire molto danneggiata dalla perdita dell'attività veloce e selettiva del palato molle necessaria per parlare normalmente. La sua voce avrà un suono nasale spiacevole o avrà un suono strano perché l'aria gli sfugge attraverso il naso e ambedue i problemi possono rendere la voce del paziente difficile da comprendere. Anche prima che il paziente riesca a parlare, il palato molle deve venire stimolato attivamente e meccanicamente. Questa stimolazione deve venire continuata anche più tardi per migliorare la qualità della voce, una volta che il paziente l'ha recuperata. Per stimolare l'attività meccanicamente si può usare il ghiaccio a contatto diretto con il palato molle, purché il paziente non abbia un pronunciato riflesso del morso. Un bastoncino di ovatta viene posto nel freezer del frigorifero qualche ora prima del trattamento e tirato fuori solo poco prima dell'uso perché il ghiaccio si scioglie molto presto. Illuminando bene la bocca del paziente, la terapista gli tiene la lingua abbassata con la spatola in modo da poter vedere chiaramente il palato molle e colloca il cotone congelato nella posizione corretta. Spesso la terapista può stare accanto al paziente in modo da tenergli il capo in posizione corretta per mezzo della propria gabbia toracica o della spalla, in modo da avere le mani libere per tenere la spatola e il batuffolo di cotone congelato (Fig. 5.52a). Se, tuttavia, il paziente non può mantenere attivamente il capo in posizione corretta, è probabilmente più facile per lui stare in posizione semicoricata in modo che la terapista possa guardargli in bocca stando di fronte a lui.

Mentre il capo del paziente viene sostenuto dal letto o tenuto attivamente, la terapista siede di fronte a lui e gli stimola il palato con il batuffolo congelato di cotone (Fig. 5.52b). Ella può applicare la stimolazione al centro del palato del paziente immediatamente sopra l'ugola o lateralmente su un lato o l'altro, in ogni caso premendo rapidamente e fermamente contro la superficie anteriore. Un'altra possibilità è premere il batuffolo congelato dal basso verso l'alto ed esternamente lungo l'arco, ottenendo inoltre l'effetto di stirare i muscoli elevatori del palato. Il risultato determinerà in quale area la stimolazione è più efficace, per fornire alla terapista la possibilità di paragonare l'attività del palato molle prima e dopo la stimolazione. Ella sceglie un suono, una parola o una combinazione di parole che mostrano chiaramente il problema causato dal malfunzionamento del palato molle e poi, dopo avere applicato il batuffolo di cotone ghiacciato, chiede al paziente di ripeterlo. L'efficacia può essere valutata anche paragonando la deglutizione del paziente dopo la stimolazione con quella precedente la stimolazione come suggerito da Logemann (1986), dopo avere applicato una stimolazione termica per mezzo di uno specchio laringale. Nonostante che il ghiaccio sia più tollerabile per il paziente, la stimolazione diretta può essere molto spiacevole e dovrebbe venire adoperata soltanto se efficace e se migliora una funzione specifica.

Immediatamente dopo la stimolazione meccanica vengono praticate attività che elevano il palato molle e favoriscono la chiusura dell'area nasofaringea, come, per

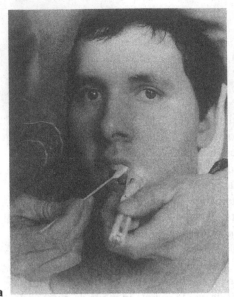
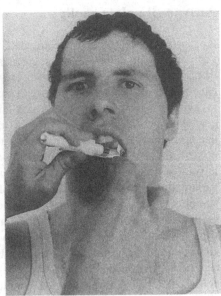

a   b

Fig. 5.52a,b. Stimolazione del palato molle con un batuffolo di cotone bagnato e tenuto nel freezer **a** Il capo del paziente è sorretto dal corpo della terapista. **b** Stando di fronte al paziente, la terapista gli illumina la bocca, mentre gli tocca il palato con un batuffolo di cotone gelato

esempio, la formazione di suoni esplosivi, mentre la terapista aiuta il paziente ad espirare velocemente. Un esercizio semplice ma efficace che di solito piace al paziente e che egli può praticare per conto proprio, è di gonfiare ambedue le guance e tenere l'aria dentro. La terapista inizialmente potrebbe dover aiutare il paziente a serrare le labbra e, una volta che egli vi riesce, può premere le dita all'esterno delle sue guance, mentre egli cerca d'impedire che l'aria sfugga attraverso il naso o dalle labbra serrate (Fig. 5.53a).

Man mano che fa progressi, il paziente sposta l'aria da una guancia all'altra, cosa che costringe i muscoli delle guance e delle labbra a lavorare attivamente insieme a quelli del palato molle (Fig. 5.53b). Il paziente sposta l'aria nell'altra guancia e continua a trasferirla da un lato all'altro a velocità crescente. Più velocemente egli la muove da un lato all'altro, più diviene difficile mantenere una chiusura nasofaringale completa.

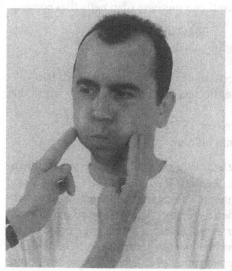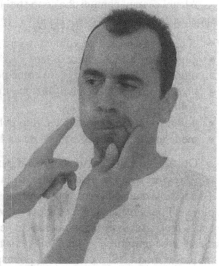

Fig. 5.53a,b. Elevazione attiva del palato molle. **a** Riempire d'aria ambedue le guance. **b** Trasferire l'aria da una guancia all'altra

Fornire un mezzo di comunicazione alternativo

Fin dall'inizio bisogna fare ogni sforzo per trovare un modo nel quale il paziente possa comunicare con coloro che si prendono cura di lui e più tardi con le persone del suo ambiente sociale. Non appena si osserva qualche segno che indica che il paziente sta recuperando conoscenza, il team che lo cura ed i suoi parenti dovrebbero incominciare a sperimentare differenti possibilità di comunicare con lui e, mentre l'abilità del paziente migliora, dovrebbero cercare mezzi di comunicazione più efficienti e soddisfacenti. Poiché il recupero della capacità di parlare può richiedere per alcuni pazienti molto tempo, mentre altri possono avere continue difficoltà anche dopo la riabilitazione, si dovrebbe cercare la migliore soluzione per ciascun paziente.

Movimenti per segnalare "Sì" e "No"

Inizialmente, quando il paziente è ancora molto debole, la forma più semplice per lui è muovere una parte del corpo per rispondere alle domande che gli vengono rivolte in modo da richiedere solo una risposta affermativa o negativa, un movimento che segnala "sì" e un altro che segnala "no". Si sceglie la parte del corpo che egli riesce a muovere meglio e si sviluppa un sistema.

Alcuni esempi comuni che sono stati usati con successo (dati nella lista come risposta affermativa / risposta negativa) sono i seguenti:

- chiudere gli occhi una volta/chiudere gli occhi due volte
- guardare in alto/guardare di lato
- muovere il mento verso l'alto come per fare un cenno/girare il capo di lato
- premere con la mano che funziona meglio una volta/premere con la mano due volte
- pollice o dito in alto/pollice o dito in basso
- piede in alto ed in basso/piede da un lato all'altro

Qualunque altro movimento che il paziente è in grado di eseguire più facilmente può essere usato in modo simile. Colui che aiuta il paziente deve soltanto essere sicuro che la domanda venga posta correttamente e che non offra alternative. Per esempio, se il paziente appare inquieto e gli viene chiesto: "Vorresti venire girato su un lato o preferisci essere messo a sedere per un po' di tempo?", non gli è possibile indicare cosa preferirebbe. Perciò la persona che lo aiuta dovrebbe porre la domanda in questo modo: "Stai comodo?", poi aspetta prima di chiedere, "Vorresti riposare sul fianco?". Se la risposta è "no" o sembra incerta, la persona che lo assiste pone l'ulteriore domanda, "Preferiresti stare seduto per un po' di tempo?".

Usare una tavola alfabetica

Per sillabare la parola, il paziente deve essere in grado di muovere attivamente ambedue gli occhi o una mano per indicare le relative lettere sulla tavola. Se egli riesce a muovere il capo, ma non le mani, può essere possibile per lui tenere una matita in bocca. Si può anche costruire una tavola con una lista delle parole di uso più frequente (Horner 1984). Possono venire usate al posto delle lettere figure che illustrano le necessità giornaliere per accelerare la comunicazione ed anche per quei pazienti che non sono in grado di sillabare a causa di una concomitante afasia, ma la tavola alfabetica aiuta il paziente a comunicare un numero maggiore d'idee.

Una tavola alfabetica ha il vantaggio di essere leggera, facilmente trasportabile e virtualmente di nessun costo, ma è anche lenta e può essere noiosa, sia per il paziente che per la persona che comunica con lui.

Il sistema di comunicazione sussidiario ZYGO (ZYGO Industries Inc., Portland, Oregon; Horner 1984) ha un display con 16 visori che può venire facilmente individualizzato sia con parole che con figure. Il paziente con limitate possibilità di movimenti attivi lo può adoperare perché l'indicatore luminoso può essere fermato sull'oggetto desiderato per mezzo di un comando a distanza che può venire adattato alle sue esigenze.

Sistemi complessi ausiliari di comunicazione computerizzati

Sistemi di comunicazione alternativi possono mettere in grado il paziente, durante i diversi stadi di riabilitazione, di battere a macchina su una tastiera delle frasi che appariranno su un monitor o verranno stampate su carta. Tali sistemi dipendono certamente dalle abilità linguistiche del paziente e dalle capacità di muovere una parte del corpo in modo sufficientemente controllato. Il Canon Communicator è uno di quelli meglio conosciuti. Ha il grande vantaggio di avere ridotte dimensioni, per cui si adatta facilmente al tavolo di una sedia a rotelle o può venire fissato ad un bracciolo, o anche tenuto in grembo dal paziente. Un altro vantaggio è che il messaggio viene stampato su una striscia di carta che può venire conservata finché serve o per scopi valutativi. Per i pazienti che hanno difficoltà con la coordinazione fine dei movimenti necessari per usare la piccola tastiera, è disponibile una più grande da sovrapporre a quella manuale. Ogni macchina da scrivere elettrica può venire usata dal paziente per scrivere i suoi pensieri o messaggi adoperando attrezzature speciali, se egli non può usare le dita o un dito in maniera selettiva. Un paziente gravemente disabile era in grado di scrivere a macchina con l'aiuto di una matita di plastica fissata al piede destro, che era la sola parte che egli riusciva a muovere selettivamente. L'uso di un computer ha il vantaggio che ciò che il paziente ha scritto può venire immagazzinato, evitando l'imbarazzo che un estraneo legga qualcosa che non era indirizzato a lui.

Se il paziente possiede limitate capacità di movimento, con il tempo e l'esercizio tutto diventa possibile, anche "l'annotazione di posizioni discrete dell'occhio per comunicazioni alternative" (ten Kate et al. 1985) od una "tastiera controllata dall'occhio" (Ignazzi e Ramsden 1984) od un "comunicatore attivato dalla direzione dello sguardo" che mette in grado l'utente di comunicare più velocemente e che contiene un dizionario multiplo che si aggiorna secondo la frequenza delle parole ed elimina la necessità di scegliere ogni lettera separatamente (Downing 1985). I sistemi di comunicazione possono persino venire adattati a pazienti con gravi menomazioni visive in aggiunta ai deficit sensomotori (Beukelmann et al. 1984).

Sfortunatamente, la maggior parte dei sistemi quando vengono adattati a pazienti gravemente disabili hanno uno svantaggio comune che può condurre alla frustrazione ed in alcuni casi alla rassegnazione. Normalmente la maggior parte della gente può conversare alla velocità di circa 150 parole al minuto, ma quando usano un ausilio per la comunicazione, molti pazienti saranno in grado di formare 3-5 parole al minuto, secondo il loro livello di movimenti mirati e controllati e, se viene impiegato un analizzatore, un codificatore, o un metodo per la selezione diretta (Downing 1985). Per molti, l'immensa concentrazione e lo sforzo necessari per un breve messaggio, possono rendere l'uso del computer più una possibilità teorica che una realtà pratica.

Uso di un ausilio per la produzione di una voce artificiale (VOCA)

Ciò che il paziente ardentemente desidera è di essere di nuovo in grado di parlare, usando la propria voce e non avere qualcuno che sbircia dietro le sue spalle per leggere cosa egli sillaba o che aspetta pazientemente mentre egli batte lentamente un messaggio. Egli vuole essere in grado di parlare "in un mondo dove il discorso è una parte integrale della vita (Creech 1980). Creech, usando un Phonic Mirror 120 Handi-Voice perché egli stesso non può parlare senza questo ausilio, continua, spiegando: "Poter parlare è la facoltà più importante per l'uomo. Noi siamo esseri sociali. Il nostro sviluppo psicologico ed il nostro benessere dipendono dall'interazione con gli altri – senza comunicazione non c'è interazione con gli altri. Quando c'è poca o nessuna interazione con gli altri, ciò ha un effetto nocivo sullo sviluppo psicologico e sociale". Egli conferma ciò che hanno sperimentato molti altri pazienti. "Se una persona non può parlare, ci dev'essere qualcosa che non funziona anche nella sua mente, cioè di fatto egli è un ritardato mentale. Il paziente vuole, come gli altri pazienti, venire trattato come un adulto".

Forse il maggiore progresso nella comunicazione alternativa è stato lo sviluppo della voce artificiale, che viene attivata da pannelli sensibili alla pressione, i quali condividono la speciale caratteristica che i messaggi possono venire trasmessi per mezzo di una voce sintetizzata (elettronicamente) o venire immagazzinati per un uso successivo. Essere in grado di "parlare" realmente con qualcuno rappresenta un'enorme differenza per il paziente. Questi mezzi alimentati a batterie sono ora disponibili in dimensioni che mettono in grado il paziente di tenerli costantemente presso di sé sulla sedia a rotelle (Fig. 5.54). Il modo di funzionamento dell'apparecchio può venire adattato alle esigenze dei pazienti purché essi siano in grado di muovere volontariamente qualche parte del corpo, di imparare questo sistema e, naturalmente, sappiano sillabare.

Indipendentemente dal sistema usato, il paziente dovrebbe venire incoraggiato da tutti ad utilizzarlo il più possibile perché è la sua sola possibilità finché non ha recuperato l'uso della propria voce. La terapia intensiva deve tuttavia venire continuata per dargli la possibilità di imparare di nuovo a parlare. Non si dovrebbe assolutamente pensare che, dando al paziente un ausilio per comunicare con gli altri, il ritorno della parola venga ritardato o impedito, o che egli non sia più motivato a parlare, idea sbagliata che purtroppo continua ancora a circolare in certi gruppi di persone. Di fatto è vero il contrario. Parlare è uno dei modi nei quali gli esseri umani comunicano fra loro, una parte dell'intero complesso che rende possibile la comunicazione e l'acquisizione dell'abilità di comunicare. Poiché non è un'entità separata, né un'abilità imparata in isolamento, la stimolazione, l'uso ed il progresso in un campo favorirà il miglioramento in altri campi, proprio come leggere ed ascoltare aiuta colui che impara a parlare in una lingua straniera.

Conclusioni

Per ogni essere umano la possibilità di comunicare con gli altri è della massima importanza, non solo per la sopravvivenza, ma anche per scambiare idee, pensieri e sentimenti e per far parte di un gruppo. Mangiare e bere hanno un ruolo molto più significativo per godere la vita ed essere insieme agli altri. Ciò vale ancora di più per il paziente che non è in grado di partecipare a molti passatempi piacevoli, come sport, ballo o giardinaggio, per nominarne solo alcuni. È ovvio quindi che il trattamento orofacciale è una parte essenziale di ogni programma di riabilitazione e non può ve-

Fig. 5.54a,b. Un sistema di voce artificiale.
a Un apparecchio funzionante a batteria sufficientemente piccolo da poterlo adoperare su una sedia a rotelle. **b** Un paziente gravemente paralizzato adopera la tastiera sensibile alla pressione delle dita per "parlare" o immagazzinare messaggi per un uso successivo

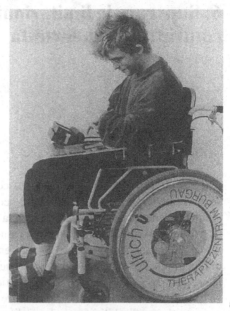

a

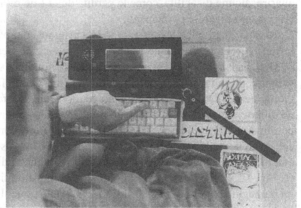

b

nire trascurato per mancanza di tempo o di conoscenze, non diversamente dal recupero della deambulazione o delle attività della vita quotidiana, alle quali viene data un'alta priorità in ogni forma di trattamento o di valutazione.

In aggiunta al ruolo che il volto e la bocca svolgono nel miglioramento della qualità della vita, c'è un'altra ragione importante per il trattamento intensivo di ambedue le aree: la loro ricca innervazione fornisce un'area ideale per la stimolazione che può influenzare considerevolmente il paziente e, attraverso di essa, le sue condizioni generali. Le informazioni di questo capitolo si basano su conferme e dimostrazioni date da Kay Coombes durante corsi sulla riabilitazione del viso e del tratto orale, tenuti nel Centro di Specializzazione Hermitage, Bad Ragaz dal 1977 al 1990. Ulteriori informazioni possono venire reperite nel libro di Coombes in corso di completamento (Coombes 1995).

6. Superare le limitazioni di movimento, contratture e deformità

Lo sviluppo delle contratture nei muscoli e nelle articolazioni può venire evitato se le misure terapeutiche e le attività descritte nei capitoli precedenti vengono svolte diligentemente fin dall'inizio. Anche la tensione meccanica contraria nel sistema nervoso può venire ridotta al minimo e quella causata dalla lesione iniziale può venire mobilizzata per permettere la piena escursione di movimento. Occorre fare tutto il possibile per evitare le gravi conseguenze sul piano fisico e quello psichico delle contratture. La loro prevenzione è particolarmente importante perché l'esperienza ha mostrato che, sebbene le contratture dei muscoli e delle articolazioni possano guarire, alcune disabilità, come la perdita della fine motricità della mano e delle dita, possono divenire permanenti.

Molto è stato pubblicato riguardo alla prognosi dei pazienti che hanno subìto una lesione cerebrale di origine traumatica (Lewin e Robert 1979, Jennet et al. 1970, 1981, Teasdale et al. 1979), ma raramente, se non mai, si è accennato al fatto che lo sviluppo di contratture potrebbe essere un importante fattore che impedisce il raggiungimento di migliori traguardi terapeutici. Tale dolorosa e significativa limitazione di movimento deve sicuramente influenzare negativamente il potenziale di recupero individuale del paziente e non soltanto i fattori come "caso", "estensione e localizzazione della lesione" o "il destino", come è stato suggerito. Non ci sarebbe alcun modo per un paziente in condizioni simili a quelle di T.B. (v. Fig. 2.40a) od E.S. (v. Fig. 4.25a), di mostrare un miglioramento nelle abilità funzionali e ottenere così un punteggio superiore in qualsiasi tipo di valutazione. Un tale paziente sarebbe virtualmente "prigioniero" delle sue contratture e il conseguente circolo vizioso di dolore, senso di fallimento e rassegnazione finale, lo renderebbe incapace di trarre beneficio da ogni recupero spontaneo di attività sensomotoria o di abilità intellettuale. Cope e Hall (1982) mettono in rilievo l'enormità del problema citando uno studio di 127 pazienti con lesioni al capo ed una durata media del coma di tre settimane il cui inizio di riabilitazione era stato ritardato. All'ammissione presso un centro di riabilitazione, l'esame di questi pazienti rivela 30 limitazioni dolorose di movimento alla spalla (frozen shoulders) e 200 gravi deformità alle maggiori articolazioni.

Lo sviluppo di contratture non dovrebbe mai venire accettato come inevitabile, perché queste non sono sintomi della lesione cerebrale, ma del suo trattamento. Ogni volta che in un centro di riabilitazione è necessario procedere ad un'estesa correzione di contratture, deve essere rivisto urgentemente l'approccio terapeutico. Anche nei centri di cure intensive è ugualmente importante la prevenzione di contratture per mezzo di un trattamento adeguato, poiché per molti pazienti sono prevedibili lunghi ritardi prima di venire ammessi in centri di riabilitazione specializzati, a causa o della gravità della lesione o del limitato numero di posti disponibili. È più facile impedire le contratture o ridurre quelle già esistenti, se si comprendono le ragioni del loro sviluppo.

Ragioni dello sviluppo di contratture

Sedere o rimanere seduti in posizioni stereotipate. Se il paziente rimane sempre coricato o seduto in una posizione stereotipata, i muscoli interessati si adatteranno con un accorciamento. Egli può assumere questa posizione a causa della spasticità, per esempio, con il gomito costantemente flesso, o può mantenere attivamente gli arti in una determinata posizione, opponendo resistenza a ogni tentativo di cambiare la postura. Se egli non è in grado di muoversi attivamente, rimane nella posizione nella quale viene lasciato coricato, a meno che la sua postura non venga regolarmente cambiata, l'accorciamento muscolare avrà egualmente luogo.

Sensibilità confusa o disturbata. Il paziente con sensibilità confusa o disturbata tenderà a cercare informazioni in qualche altro modo, uno dei quali è tenere gli arti in posizioni estreme. Quando le articolazioni vengono tenute al limite della loro estensione meccanica, non è possibile alcun movimento e s'incontra una resistenza massimale. Gli arti possono essere portati in posizione di totale flessione, totale estensione o in una combinazione delle due posizioni, nel senso che alcune articolazioni sono pienamente estese, mentre altre vengono flesse. Il paziente che estende e adduce le gambe sia alle anche che alle ginocchia con i piedi in flessione plantare (Fig. 6.1a) mostra il

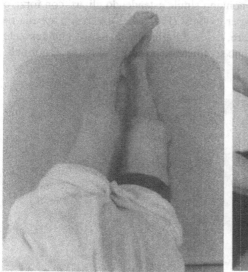
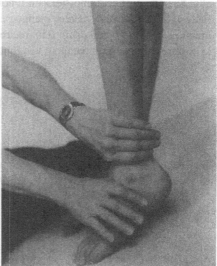

a   b

Fig. 6.1a,b. Il classico schema di spasticità estensoria. **a.** Gambe estese ed addotte con flessione plantare. **b.** Tendine di Achille accorciato

classico schema di spasticità estensoria, come descritto da B. Bobath (1968, 1971, 1978) e da K. Bobath (1966). Ogni accorciamento del tendine di Achille causato da questo atteggiamento rende impossibile al paziente stare in piedi in posizione plantigrada prima che venga portato a termine un intervento correttivo (Fig. 6.1b). La natura stereotipata degli schemi spastici degli arti superiori ed inferiori fu messa chiaramente in evidenza da Karel Bobath (1968) che affermò: "Se la terapista può imitare esattamente la postura e le sinergie del movimento del suo paziente, si tratta di spasticità, perché è sempre uguale. Se invece non può copiare la posizione del braccio o della gamba del paziente, dicendo che varia, non può esserci spasticità".

Quando in un paziente si possono osservare diverse posizioni o una combinazione di posizioni estreme, queste non sono causate dalla spasticità come tale, ma dagli sforzi del paziente per ottenere ulteriori informazioni. Per ottenere maggiori informazioni, il paziente può aumentare la tensione muscolare, tendere le articolazioni fino al limite della loro estensibilità oppure toccare una parte del corpo con un'altra. Per esempio, un paziente può tenere le gambe in posizione flessa, ma con le anche addotte, e i piedi in flessione plantare (Fig. 6.2). Un altro può avere le anche ed i ginocchi distesi, ma i piedi dorsiflessi e supinati così che si toccano fra loro (Fig. 6.3). Nel caso delle mani, si può osservare che alcune dita rimangono estese, mentre le altre sono fortemente flesse.

Cosa causi la diversità di flessione e di estensione fra i pazienti o anche la differrenza fra le posizioni degli arti dello stesso paziente non è chiaro, né si comprende perché alcuni pazienti alzino le mani o i piedi da una superficie di appoggio mentre altri premono con forza contro il letto, il pavimento o un tavolo. Forse ciò è dovuto ai differenti gradi di disturbi tattili/cinestesici o a qualche altro fattore o avvenimento che sembra insignificante e conduce alla predominanza di una posizione o di un'altra.

Un bambino normale, se viene lasciato da solo sul pavimento, senza contatto con altre persone o oggetti, mostrerà un fenomeno simile estendendo gli arti con forza o flettendoli strettamente mentre piange per lo stress (Fig. 6.4a,b). Ma, non appena riprende il contatto con il padre o la madre, e riesce a afferrare un oggetto interessante le posture estreme scompaiono e vengono sostituite da posture e movimenti normali.

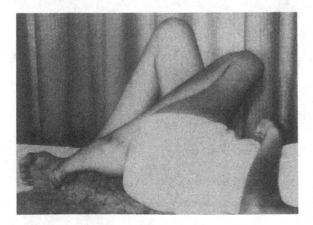

Fig. 6.2. Gambe flesse, ma con le anche addotte e di piedi in flessione plantare

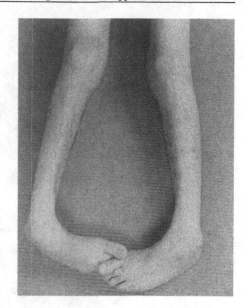

Fig. 6.3. Piedi dorsiflessi e supinati nonostante che le gambe siano estese e ruotate internamente

Marcata controtensione del sistema nervoso. La marcata controtensione del sistema nervoso fisserà il paziente in determinate posizioni, con progressiva perdita di escursione di movimento, che si concluderanno in contratture. Il grado di tensione anormale del sistema nervoso non dipende soltanto dalla gravità o dall'ubicazione della lesione, ma anche dalle predisposizioni individuali del paziente. Si è notato che determinati individui tendono a mostrare tensione eccessiva anche in seguito a lievi traumi alle strutture neurali. È possibile che questi individui siano proprio quei pazienti maggiormente predisposti allo sviluppo di contratture nel sistema nervoso centrale. Certamente ogni paziente che sviluppa contratture rivelerà una controtensione sensibilmente più elevata.

Incidenti che causano dolore fisico. Ogni incidente che si risolve in dolore fisico può dare inizio allo sviluppo di contratture. Un muscolo può venire stirato eccessivamente durante la terapia o l'assistenza infermieristica, il paziente può cadere dal letto e ferirsi a un'arto o scottarsi con una bottiglia dell'acqua calda posta inopportunamente a scaldare un arto. Qualunque sia il danno iniziale, la parte fa male ed il paziente la tiene stretta contro il corpo per proteggerla ed impedire ogni movimento attivo o passivo. Persino una fleboclisi nel gomito può portare a una perdita di estensione muscolare.

Ritardo nell'inizio della riabilitazione. Il dolore fisico può essere anche il risultato di un ritardo nella mobilizzazione dopo l'inizio del coma. Il paziente terrà più tardi la parte dolorante costantemente in una posizione tale che i muscoli accorciati e i tessuti molli non dolgano, se vengono mossi passivamente a causa della forza di gravità o durante la terapia. Così si forma un circolo vizioso, perché ogni dolorosa perdita di escursione di movimento, spinge il paziente a tenere gli arti in posizione protettiva e i tessuti tenderanno ad accorciarsi sempre di più.

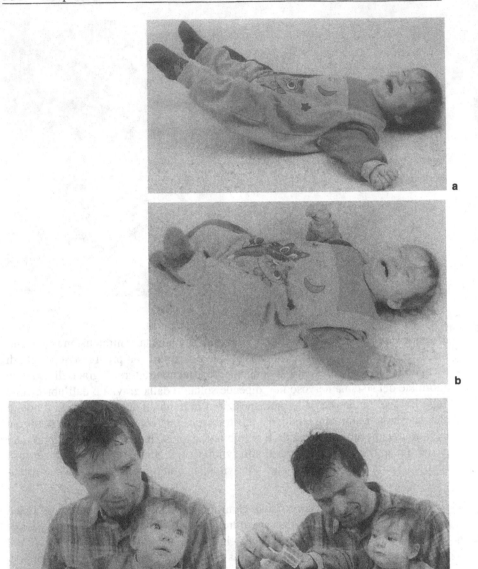

Fig. 6.4a-d. Bambino normale. **a** Lasciato solo senza contatto con l'ambiente circostante, estende le gambe con forza tenendo i piedi in flessione plantare. **b** Gambe e braccia flesse come se fossero spastiche. **c** Immediata normalizzazione posturale quando è tenuto vicino al padre. **d** Il bambino afferra un oggetto senza alcun segno di tono muscolare anormale

Fratture. Fratture che si sono prodotte durante l'incidente iniziale o una caduta in ospedale possono egualmente impedire una mobilizzazione adeguata, specialmente se non vengono stabilizzate o non si uniscono. Non solo le fratture, ma anche le ferite traumatiche, come slogature od ematomi, possono condurre a contratture, se non vengono trattate con cura.

Ossificazione eterotopica. Un'ossificazione eterotopica (HO) in una o più articolazioni principali può causare gravi limitazioni di movimento, formando un impedimento meccanico che, secondo la sua forma o dislocazione, impedisce o blocca il movimento in certe direzioni. Un'incidenza relativamente alta di queste complicazioni disabilitanti è stata riscontrata in pazienti che hanno subito lesioni alla spina dorsale o al sistema nervoso centrale.

Evitare contratture e recuperare movimenti funzionali

La prevenzione è sempre migliore e meno ardua della cura, ma se si sono formate delle contratture per le ragioni sopra descritte, esse devono venire ridotte immediatamente per permettere al paziente di prendere parte a un completo programma di riabilitazione e di essere libero di sperimentare il movimento normale, in modo da imparare da un input corretto e di potersi muovere senza effetti inibitori dovuti al dolore fisico. Infatti il dolore inibisce l'attività muscolare e, poiché le contratture sono dolorose, le funzioni motorie possono venire migliorate o recuperate solo dopo che è stata recuperata la piena e indolore escursione di movimento.

Principi teorici

I principi per rimuovere le contratture esistenti e impedire un loro peggioramento sono collegati in primo luogo con le ragioni indicate come causa del loro sviluppo e possono venire riassunti come segue:

1. Muovere il paziente, cambiare regolarmente la sua posizione ed iniziare a farlo stare in posizione eretta con aiuto di un supporto.
2. Fornire informazioni tattili affidabili per mezzo della guida e del movimento attivo nello svolgimento di compiti che risolvono problemi reali.
3. Mobilizzare il sistema nervoso e ridurre la controtensione.
4. Evitare di arrecare dolore fisico al paziente in modo che egli, per proteggersi, non eviti il movimento mantenendo i suoi arti in posizione fissa.
5. Stabilizzare qualsiasi frattura nel modo migliore possibile, come si fa con i pazienti senza lesioni al sistema nervoso centrale, e fare stare in piedi e muovere il paziente nonostante i provvedimenti presi per fissare le fratture. Trattare ogni lesione dei tessuti molli con gli stessi metodi moderni che si impiegherebbero per altri giovani adulti.
6. Se si è sviluppata un'ossificazione eterotopica, mobilizzare tutte le aree cir-

costanti per mettere in grado il paziente di compensare ogni perdita di mobilità in una o più articolazioni coinvolte. Chiarire con cura se l'ossificazione eterotopica è veramente la ragione per cui il paziente non è in grado di compiere certe funzioni in modo da incominciare un trattamento appropriato ed evitare inutili interventi chirurgici.

Mettere in pratica i principi enunciati

Muovere il paziente e cambiargli regolarmente la posizione

Prima di prendere in considerazione ogni altra forma d'intervento, la piena mobilità può venire recuperata semplicemente per mezzo della mobilizzazione del paziente, se le sue contratture non sono di troppo lunga data, né troppo gravi. Anche se altre misure si dimostrano necessarie in uno stadio più avanzato, dapprima si dovrebbe portare sempre a termine una mobilizzazione generale.

Il paziente deve essere portato fuori dal letto e posto a sedere su una sedia a rotelle ogni giorno per periodi sempre più lunghi. La sedia a rotelle dovrà essere adattabile in modi diversi per permettere al paziente di stare seduto nonostante le sue contratture agli arti e al tronco (Fig. 6.5a,b). Non appena la mobilità del paziente aumenta, la sedia a rotelle può venire modificata in modo da raggiungere una migliore postura seduta. Bisogna trovare il modo per sostenere il paziente sulla sedia nel modo più confortevole possibile, aggiungendo, se necessario, dei cuscini che si adattino ai suoi arti gravemente contratti, o per evitare compressioni contro le sue eventuali piaghe da decubito (Fig. 6.5c).

Una volta che il paziente è in grado di sedere in una posizione assistita, può essere un aiuto per ridurre le sue contratture insegnargli a spingere la sua sedia a rotelle. Se possibile, il paziente spinge la sedia con le sue mani sulle ruote e quest'attività delle braccia e delle mani favorisce l'estensione del gomito. Egli può anche venire aiutato a spingere la sedia a rotelle con i piedi sul pavimento, poiché il movimento attivo accresce la mobilità delle sue ginocchia.

Quando il paziente riposa a letto, egli viene girato regolarmente per impedire che le posture statiche vengano rinforzate, mentre la posizione supina, quando possibile, viene evitata.

Si inizia a fare riposare il paziente in posizione prona usando cuscini in gommapiuma, cunei e guanciali per accogliere le contratture in flessione alle anche e alle ginocchia e per alleviare la pressione delle spalle rigide e doloranti (Fig. 6.6).

I benefici che si ottengono con la posizione prona non possono venire messi in rilievo mai abbastanza. Le anche e le ginocchia lentamente si rilassano e si estendono, non si produce alcuna pressione sui punti vulnerabili del sacro, delle natiche e dei talloni e la spasticità si riduce. Con cura e determinazione la terapista e l'infermiera, lavorando all'unisono troveranno il modo di raggiungere queste posizioni, anche se inizialmente per brevi periodi e possono poi aumentarne gradualmente il tempo, mano a mano che la tolleranza e la mobilità del paziente aumentano. Ma il paziente non dovrebbe venire lasciato prono per lungo tempo. L'infermiera o la terapista devono tornare all'ora stabilita per girarlo, come promesso, su

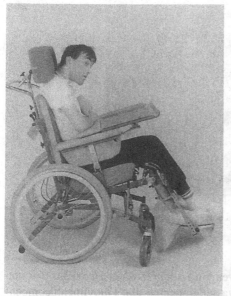
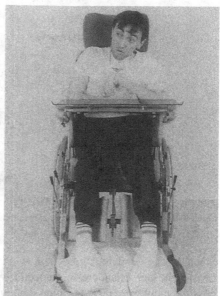

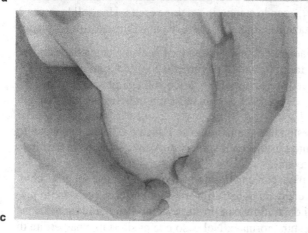

Fig. 6.5a-c. Portare fuori dal letto il paziente che presenta contratture. a,b Sedia a rotelle adattabile che permette al paziente di stare in posizione seduta. c Guanciali aggiuntivi per alloggiare i piedi gravemente contratti

un fianco o per farlo sedere fuori dal letto. Incapace di muoversi, se lasciato solo in una posizione scomoda o stressante, il paziente sarà riluttante a stare di nuovo in posizione prona.

Quando il paziente ha movimenti attivi alle gambe, può tentare di camminare con aiuto anche se ha leggere contratture alle anche ed alle ginocchia. Egli camminerà meglio stando dietro la sua sedia a rotelle e spingendola innanzi a sé.

Leggere contratture alle anche o alle ginocchia o un lieve accorciamento del tendine di Achille possono quasi sempre venire guariti facendo stare in piedi il paziente ogni giorno con le ginocchia mantenute in estensione da una stecca come descritto nel cap. 4 (v. Fig. 4.6 e 4.15).

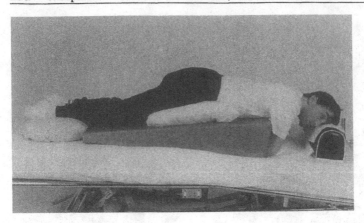

Fig. 6.6. Il paziente inizia a stare in posizione prona nonostante la presenza di contratture

Stecche per estendere le ginocchia

Le stecche per estendere le ginocchia vengono adoperate per i pazienti che non possono mantenere un'estensione selettiva del ginocchio senza movimenti compensatori e senza eccessivi sforzi, quando stanno in stazione eretta. Una solida stecca è necessaria per le attività in stazione eretta, se si osserva uno dei seguenti problemi:

- Si produce la flessione plantare del piede, quando il paziente cerca di estendere il ginocchio ed è difficile fargli toccare il pavimento con il tallone.
- Il clono della caviglia impedisce di portare il carico sulla gamba.
- Il paziente estende il tronco con forza o spinge il capo indietro quando cerca di estendere il ginocchio.
- Il paziente è incapace di estendere il ginocchio se l'anca è estesa e può soltanto mantenere meccanicamente l'estensione, spingendo l'anca indietro in flessione con il tronco inclinato in avanti.
- Il paziente sta di solito in piedi con una flessione di qualche grado del ginocchio. Se non ci sono reali accorciamenti di tessuti, l'uso di una stecca per stare in piedi impedirà lo sviluppo di contratture e nello stesso tempo gli darà la sensazione di stare in piedi in una postura normale. Nel caso che ci sia stata una perdita di estensione, essa può venire recuperata stando in piedi con la stecca ed aumentando gradualmente l'estensione.
- Dopo aver corretto con un'ingessatura seriale una contrattura esistente da lungo tempo, il paziente può non essere in grado di mantenere attivamente l'estensione del ginocchio. Stare in piedi con una stecca applicata sulla parte posteriore della gamba lo aiuterà a recuperare il controllo attivo del ginocchio.

L'uso della stecca per attività in stazione eretta migliorerà l'estensione attiva del ginocchio e non diminuirà, come spesso si pensa, la forza muscolare della gamba, poiché la richiesta è diminuita. Perciò non dovrebbe venire considerato come un passo indietro per il paziente che può già stare in piedi senza supporto. Al contrario, subito dopo che il paziente è rimasto in piedi con l'ausilio della stecca e questa viene rimossa, egli sarà in grado di stare in piedi meglio e di controllare attivamente il ginocchio senza l'uso di movimenti compensatori.

Tipi di stecca
Per sistemare adeguatamente il paziente, la stecca deve essere fatta di materiale rigido e fissata fermamente sulla gamba con fasce leggermente elastiche. La terapista ad ogni giro successivo della fascia porta gradualmente il ginocchio del paziente sempre in maggiore estensione.

Si possono ottenere vari tipi di stecche pronte per l'uso in tutte le misure e si possono usare se sono del tutto stabili e non permettono alle ginocchia del paziente di piegarsi in flessione mentre egli è in stazione eretta (v. Fig. 4.1). Una stecca posteriore può essere fatta su misura per ogni paziente, adoperando un materiale rigido adatto.

Il gesso è facilmente reperibile, relativamente poco costoso e facile e veloce da adoperare da parte della terapista.

Approntamento di una stecca di gesso
Quando si usa il gesso, la stecca può venire fatta sia sul posto, con il paziente a letto sia nel reparto di fisioterapia, dove il paziente è sistemato su un lettino per trattamento. Le superfici interessate del letto, del lettino per trattamento e del pavimento possono venire protette da fogli di plastica o da giornali vecchi.

Prima di posizionare il paziente, la terapista prepara le tre sezioni di gesso necessarie per fabbricare la stecca. Ella misura la lunghezza che la stecca dovrà avere: da 7 cm sopra la tuberosità ischiale, fino a 3 cm sopra il malleolo della caviglia. Poi taglia tre strisce di gesso della lunghezza richiesta, ognuna spessa 7 strati. Una striscia viene usata come striscia centrale e le altre strisce sono rispettivamente per la parte mediana e per quella laterale della gamba. Secondo la misura della gamba del

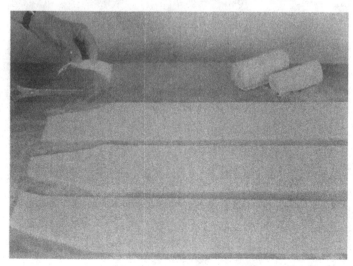

Fig. 6.7. Strisce di gesso per fare le stecche: ogni striscia comprende 7 strati e viene tagliata per adattarsi alla forma della caviglia

paziente si usano 3 rotoli di gesso di 10,12 o 15 cm. La terapista restringe un'estremità delle strisce, tagliandola diagonalmente per adattarla alla forma della caviglia. La striscia centrale viene tagliata su ambedue i lati, mentre quella mediale e quella laterale sono tagliate solo lungo il lato esterno (Fig. 6.7).

Mentre il paziente è ancora coricato in posizione supina, gli viene posta una calza di garza sulla gamba, in modo che si estenda oltre le due estremità dell'ingessatura quando è indurita (Fig. 6.8). Il paziente viene girato sul ventre con le gambe completamente estese. Un'assistente della terapista mantiene una delle gambe del paziente in posizione corretta, tenendogli una mano sopra una natica e l'altra mano premuta sul tallone, per impedire che il ginocchio si fletta improvvisamente prima che il gesso si sia indurito.

La terapista immerge la striscia centrale nell'acqua calda tenendo fermamente ambedue le estremità fra il pollice e l'indice con il resto della benda piegato a fisarmonica fra le altre dita (Fig. 6.9a). Quando nessuna bolla d'aria sfugge più dal gesso attraverso l'acqua, esso viene giudicato bagnato a sufficienza.

La terapista allora preme il gesso per togliere l'acqua in eccesso e lo stende sulla parte posteriore delle gambe del paziente (Fig. 6.9b). La striscia mediana viene bagnata nello stesso modo e posta sulla parte interna della gamba del paziente in modo da sovrapporsi alla striscia centrale, ma estendendosi anche per metà sopra la parte interna del ginocchio per fornire sostegno al paziente quando è in stazione eretta. La striscia laterale viene posta sull'altro lato della striscia centrale e si aspetta finché non indurisce (Fig. 6.9c).

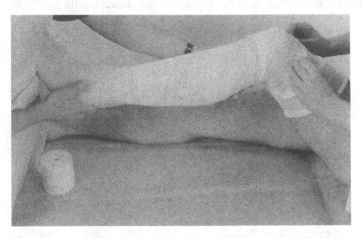

Fig. 6.8. Calza di garza che copre la gamba del paziente prima dell'ingessatura

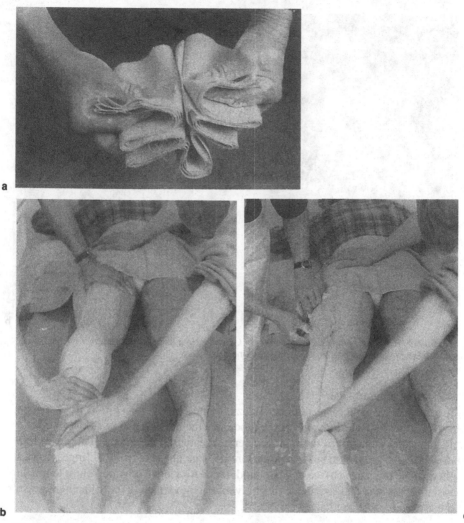

Fig. 6.9a-c. Come si prepara la stecca posteriore del paziente. **a** Tenere con sicurezza la striscia piegata di gesso per immergerla nell'acqua calda. **b** La striscia centrale viene spianata sopra la gamba del paziente. **c** La striscia laterale viene sistemata lungo la gamba

Quando la stecca si è indurita, la gamba del paziente viene ruotata medialmente o lateralmente dalla parte che offre meno resistenza, in modo da permettere alla terapista di tagliare la garza lungo un lato (Fig. 6.10b). Alla fine la garza viene tagliata lungo gli orli della stecca posteriore, fissata con una striscia sottile di gesso, immersa nell'acqua e poi spianata lungo la linea della garza tagliata sul lato esterno. Non è necessaria alcuna imbottitura perché il paziente porterà la stecca soltanto per periodi relativamente brevi, cioè mentre è in stazione eretta, durante le sedute di terapia o quando è coricato a letto.

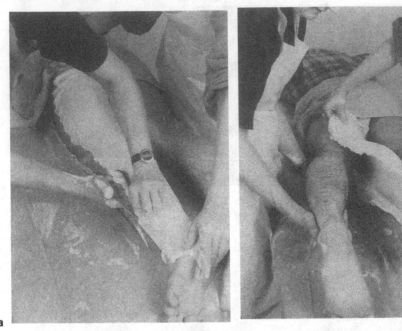

Fig. 6.10a,b. Rimozione della stecca posteriore. **a** Gamba ruotata lateralmente mentre viene tagliata la garza. **b** Gamba sollevata per consentire la rimozione della stecca

SOLUZIONE DI PROBLEMI

Se per qualche particolare ragione il paziente non può venire girato in posizione prona, la stecca posteriore può venire modellata mentre egli è in posizione supina e il suo piede è appoggiato su un blocco per consentire alla terapista di applicargli la striscia di gesso bagnato sul lato posteriore della gamba (Fig. 6.11). L'ingessatura è più difficile perché le strisce di gesso tenderanno a cadere e devono venire tenute in posizione corretta dall'assistente mentre vengono modellate. Una volta che il gesso si è asciugato, aderirà alla calza di garza.

Fornire informazioni aggiuntive dall'ambiente circostante

Cambiando regolarmente la posizione del paziente, diverse parti del suo corpo potranno prendere contatto con l'ambiente circostante, diminuendo in tal modo la tendenza del suo corpo a rimanere costantemente in una posizione stereotipata. Sedendo fuori del letto su una sedia a rotelle che lo sorregge adeguatamente, il paziente potrà ricevere altri input, in particolare se di fronte a lui è posto un solido tavolo che gli sorregge le braccia. Il semplice fatto che il paziente non venga lasciato coricato supino, da solo in una stanza, limiterà la sua tendenza a flettere o estendere gli arti in modo simile a quello di un bambino nelle stesse circostanze (v. Fig. 6.4a,b). Inoltre, il fatto di guidargli le mani ed il corpo in compiti tesi al raggiungimento di uno scopo gli fornirà input più significativi. Le informazioni che egli percepisce attra-

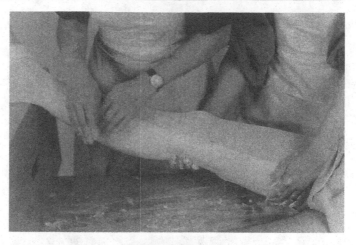

Fig. 6.11. Fare una stecca di gesso mentre il paziente è in posizione supina

verso il contatto con oggetti reali ridurranno il suo bisogno di spingere gli arti in posizioni al limite della loro estensibilità o di aumentare il tono muscolare come spiegato nel cap. 1.

Prima che l'applicazione dell'ingessatura seriale o qualunque altra forma d'intervento venga ritenuta necessaria o venga ripetuta, il paziente dovrebbe venire guidato in numerose e varie situazioni della vita reale. Non solo migliorerà la sua mobilità, ma anche la sua capacità di cooperare, nel caso che qualche forma d'intervento si dimostrasse necessaria.

Se gli arti del paziente sono estremamente contratti, la terapista sceglie un compito appropriato che non richieda maggiore ampiezza di movimento di quella possibile per il paziente al momento. Per esempio, se i gomiti di un paziente hanno me-

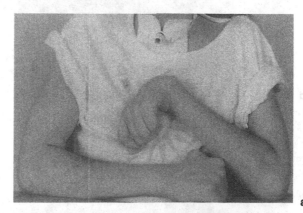

a

Fig. 6.12a-e. Guidare il paziente a superare contratture dell'arto superiore. **a** Paziente con marcate contratture. **b** Saggiare il terreno di una pianta da fiori in un vaso. **c** Il vaso viene tenuto vicino al paziente. **d** Portare l'innaffiatoio verso la pianta. **e** Prendere l'innaffiatoio con l'altra mano ed innaffiare la pianta

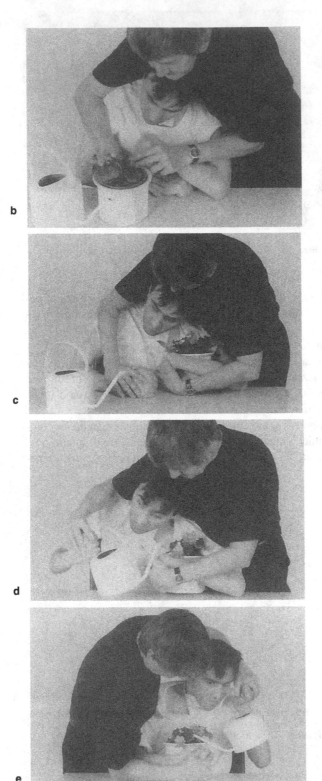

b

c

d

e

Fig. 6.12b-e.

no di 90° di estensione e il polso e le dita presentano gravi contratture in flessione, non sarebbe possibile raggiungere un oggetto di grandi dimensioni ad una certa distanza (Fig. 6.12a).

Preparando un compito più adatto, la terapista può fare in modo che il paziente possa portarlo a termine con successo come, per esempio, innaffiare un vaso con un piccolo innaffiatoio provvisto di manico (Fig. 6.12b-c). Molte attività della vita di ogni giorno si prestano a venire guidate e, se opportunamente scelte ed organizzate, aumenteranno l'ampiezza dei movimenti nell'area desiderata.

La famiglia del paziente può essere di grande aiuto se anch'essa guida frequentemente le attività del paziente durante il giorno. Egli può infatti sentirsi più rilassato trovandosi con qualcuno che conosce bene, nel quale ha fiducia e che non associa con

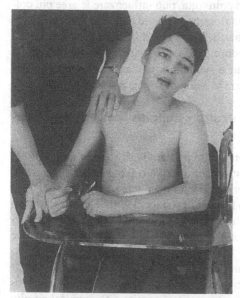

Fig. 6.13a. Paziente che si oppone all'estensione passiva e dolorosa del proprio gomito contratto. **b** Attività diretta verso un obiettivo, guidata dal padre

a

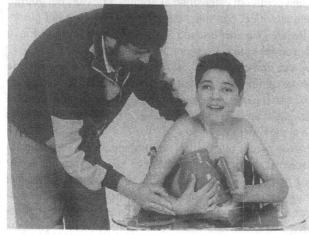

b

qualche forma di terapia dolorosa o spiacevole. Certamente è per lui più facile lasciarsi muovere l'arto contratto se viene guidato da un parente stretto, piuttosto che durante i tentativi della terapista di compiere isolatamente stiramenti passivi (Fig. 6.13).

Mobilizzare la tensione meccanica contraria nel sistema nervoso

Occorre ricordare che non sono solo l'elasticità dei muscoli e dei tessuti molli o la mobilità delle articolazioni che permettono la piena escursione del movimento, ma anche l'allungamento adattivo del sistema nervoso. Ogni contrattura avrà certamente anche una componente di tensione neurale anormale, così che la mobilizzazionc dcl sistcma nervoso sarà di considerevole aiuto per superare le contratture dovunque esse siano.

La terapista, muovendo qualche parte del corpo del paziente non dolorante, come il collo, il tronco o un'estremità meno coinvolta, può influenzare le aree più colpite. È stupefacente, per esempio, come la flessione laterale del collo aumenti l'ampiezza dei movimenti in un gomito contratto, senza che il braccio del paziente sia stato trattato direttamente. Tutte le procedure di mobilizzazione descritte nel cap. 3 dovrebbero venire introdotte gradualmente e svolte giornalmente, ponendo l'accento sulla necessità di muovere per mobilizzare e non di stirare per allungare.

Eliminare lo stiramento doloroso delle strutture contratte aumentandone l'ampiezza dei movimenti

Poiché il paziente con una lesione cerebrale non è in grado di sopportare il dolore, ogni misura terapeutica che implica lo stiramento attivo o passivo per superare le contratture non avrà successo. Il paziente resiste attivamente ad ogni tentativo di muovere la parte contratta oltre il punto in cui si produce dolore. È controindicato anestetizzare la parte localmente, o somministrare forti sedativi al paziente prima di stirarla, poiché il dolore è la risposta protettiva che impedisce la traumatizzazione delle strutture.

Dove la gravità farebbe allungare i muscoli accorciati, il paziente tiene attivamente il proprio arto in modo che l'allungamento che procura dolore non si verifichi. Per esempio, dove c'è una perdita di estensione al gomito, i flessori del gomito sono in uno stato di costante attività e, con una contrattura in flessione del ginocchio, il paziente non osa rilassare i flessori quando è supino, perché il ginocchio, a causa della forza di gravità, verrebbe stirato sempre più fortemente.

Una volta che si è sviluppata una contrattura, il dolore è il fattore chiave che la mantiene. Il dolore causa le costanti posture protettive e la resistenza al movimento e ne consegue un circolo vizioso. Il paziente si muove meno perché la parte del corpo fa male, il che a sua volta causa sempre maggior dolore, se la parte viene mossa ed egli resisterà sempre più al movimento.

Gravi contratture presentano perciò più facilmente problemi a pazienti con lesioni al capo, emiplegia o sclerosi multipla che a quelli che hanno avuto una lesione totale al midollo spinale e non hanno alcuna sensibilità al dolore. Se un paziente con una completa interruzione del midollo spinale sviluppasse delle contratture sotto il livello della lesione, esse sarebbero più semplici da curare con il posizionamento, lo stiramento passivo e la stazione eretta con sostegno, perché il paziente non proverebbe alcun dolore. D'altra parte, al tetraplegico spinale, con una lesione al livello C5/6 manca la funzione degli estensori del gomito e egli corre il rischio di sviluppare contratture flessorie al gomito perché può percepire il dolore in quell'area ed ha flessori attivi con i quali può impedire i movimenti in un'area sensibile al dolore.

Se un paziente con una lesione cerebrale ha una contrattura così marcata da impedirgli di stare in stazione eretta o di compiere altre attività funzionali, e non è riuscito a superare queste difficoltà neppure con un periodo di trattamento intensivo con posizionamento, terapia attiva e guida ad eseguire attività, occorre prendere in considerazione le seguenti misure:

- ingessatura seriale
- intervento chirurgico
- blocco dei nervi

Ingessatura seriale

L'ingessatura seriale, per mezzo della quale l'estremità contratta viene tenuta in posizione progressivamente corretta per mezzo di ingessature successive, è il metodo che dovrebbe venire preferito a tutte le altre misure. Questo provvedimento è straordinariamente efficace per correggere anche le contratture più difficili, comprese quelle già presenti da alcuni anni.

L'ingessatura seriale con gesso circolare può venire adoperata con successo per correggere le seguenti contratture:

- Flessione del ginocchio. Tutte le contratture di flessione alle anche verranno ridotte simultaneamente, perché tutta la gamba del paziente non tirerà più in posizione flessa. L'ingessatura al ginocchio unita alla posizione prona del paziente e lo stare in stazione eretta con appoggio, farà recuperare la perduta estensione dell'anca correggendo contemporaneamente anche la contrattura al ginocchio
- Flessione plantare del piede, di solito accompagnata dall'accorciamento dei flessori delle dita
- Flessione del gomito
- Flessione del polso, di solito accompagnata dall'accorciamento dei flessori delle dita

Vantaggi dell'ingessatura seriale rispetto agli altri metodi

Ci sono diverse ragioni perché l'ingessatura seriale debba venire preferita agli altri metodi. Prima di tutto, i muscoli rimangono intatti per l'uso successivo, mantengono la loro lunghezza, coordinazione e funzione. Una volta che la contrattura è stata ridotta e l'arto viene usato nuovamente, si recupera facilmente anche la forza necessaria al suo funzionamento.

Ogni muscolo del corpo ha un ruolo significativo nell'esecuzione del movimento normale, sia compiendo un'azione ovvia, come contraendosi per muovere una determinata parte del corpo, sia compiendo sottili cambiamenti di tensione per mettere in grado altri muscoli di lavorare con maggiore efficienza. Alcune volte si trascura il fatto che tali cambiamenti di tensione forniscono inestimabili informazioni sensoriali per mantenere l'equilibrio in stazione eretta e per il controllo del movimento, poiché i muscoli sono anche una parte essenziale del sistema sensoriale del corpo. Un'altra funzione importante è l'azione frenante fornita dalle contrazioni eccentriche per regolare la velocità del movimento in direzione della gravità, mentre le contrazioni isometriche rendono possibili le posture statiche. Sfortunatamente è ancora troppo comune udire affermazioni come "tagliare il gruppo dei muscoli ischiocrurali", quando una contrattura in flessione al ginocchio crea dei problemi. Ma questi importanti muscoli sono essenziali per una deambulazione normale, per stabilizzare il ginocchio e estendere l'anca e per camminare all'indietro. Sarebbe un peccato tagliarli o cambiarne la lunghezza, quando l'estensione del ginocchio può venire recuperata con successo senza alcuna perdita funzionale impiegando le tecniche dell'ingessatura circolare.

Poiché non è mai determinabile a priori la percentuale di recupero del paziente, è consigliabile mantenere tutte le porte aperte in modo da non dovere in seguito rammaricarsi, ma lasciare invariato il potenziale per un normale recupero.

Non è necessario alcun anestetico e si evita il rischio, per quanto lieve, insito in ogni intervento chirurgico. Le terapie fisiche possono venire continuate senza interruzione non appena il gesso si è asciugato. Si può continuare a guidare il paziente durante l'addestramento a eseguire compiti orientati al raggiungimento di un obiettivo, nonostante la presenza del gesso, perché il cambiamento di resistenza può venire ancora percepito attraverso il gesso stesso e le informazioni fornite dal contatto con gli oggetti reali ridurranno ulteriormente la tensione negli arti contratti del paziente. Il paziente proverà pochissimo dolore, sia quando il gesso verrà applicato, sia durante il periodo dell'ingessatura, necessario per correggere la contrattura. Con l'arto sicuramente ingessato, i muscoli interessati possono rilassarsi perché il paziente non deve più guardarsi dall'aumento dell'ampiezza di movimento che potrebbe verificarsi a causa di movimenti attivi o passivi. Per questa ragione si usa un'ingessatura circolare con il gesso lasciato intatto, perché, se è bivalve o se qualche porzione viene rimossa, il paziente dovrà ancora una volta guardarsi da ogni doloroso allungamento delle strutture che potrebbe prodursi durante procedimenti terapeutici o infermieristici. Senza intervento chirurgico non c'è neppure il dolore causato da una cicatrice.

Lo sviluppo di contratture può venire impedito applicando profilatticamente un'ingessatura circolare, anche nei primi giorni, se la terapista ha l'impressione che il paziente rischi di perdere ampiezza di movimento in qualche articolazione.

Requisiti per l'ingessatura seriale

Considerazioni generali

Il gesso può venire applicato mentre il paziente è nell'unità di cura intensiva, a letto in corsia o nel reparto di fisioterapia, se non è disponibile una stanza apposita per le ingessature. Per proteggere il letto del paziente o il lettino di trattamento, come pure l'area circostante vengono usati fogli di plastica. Inoltre si possono usare anche giornali, che sono economici e rappresentano un modo veloce per tenere le superfici pulite.

Di solito sono sufficienti 30 minuti per applicare il gesso, ma, considerando la preparazione del materiale e quella del paziente, è più realistico preventivare un'ora. Un'assistente deve tenere l'arto del paziente nella posizione corretta durante l'ingessatura, compito che può essere molto faticoso. Un'altra persona deve essere sempre presente per parlare e intrattenere il paziente inquieto e tenerlo a posto a letto, nel caso che tendesse a dimenarsi e a scivolare via. Uno dei suoi parenti potrebbe essere in questo caso ideale.

Materiali

Sono necessari i seguenti materiali:

- Sufficienti rotoli di gesso di opportuna larghezza e cioè: 12 cm per il gesso al ginocchio, 10 e 12 cm per le caviglie, 10 cm per il gomito ed 8 e 10 cm per il polso.
- Per l'ingessatura sono necessari di regola da 6 ad 8 rotoli: è tuttavia consigliabile averne a disposizione qualcuno in più.
- Una bacinella o un secchio d'acqua calda nella quale immergere i rotoli di gesso.
- Rotoli d'imbottitura morbida da avvolgere intorno all'arto del paziente prima di applicarvi il gesso. Il materiale non dovrebbe essere troppo voluminoso e i rotoli dovrebbero essere della stessa larghezza di quelli di gesso, ma, se sono leggermente più stretti, sarà più facile impedire che formino delle pieghe.

Alcune terapiste ed infermiere ortopediche preferiscono applicare della carta crespata sopra l'imbottitura per tenerla a posto senza che si formino pieghe e per assorbire l'acqua in eccesso. Di solito non è necessario, ma potrebbe essere utile, per esempio, per l'ultima ingessatura del polso, quando la contrattura è stata quasi corretta per assicurarsi che il gesso si adatti in maniera quasi perfetta.

Strumenti

Per facilitare la rimozione e la sostituzione del gesso ed eliminare lo stress, sono particolarmente raccomandati 4 attrezzi (Fig. 6.14):

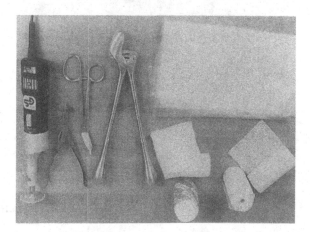

Fig. 6.14. Strumenti e materiali per l'ingessatura seriale

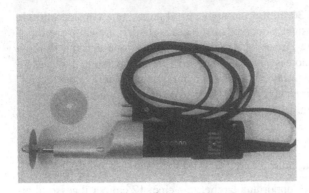

Fig. 6.15. Una sega da gesso per una facile rimozione dell'ingessatura

- *Una sega per gesso* (Fig. 6.15). È essenziale una sega per gesso con lama oscillante, che non può tagliare né attraverso l'imbottitura, né la pelle del paziente. Fra i diversi modelli sono consigliabili quelli che fanno meno rumore e che offrono la possibilità di regolare la velocità.
- *Un divaricatore per gesso* (Fig. 6.16). Una volta che il gesso è stato tagliato con la sega, è difficile separare i due orli perché il gesso è relativamente spesso, ma le punte del divaricatore vengono introdotte facilmente nell'apertura e, quando i manici vengono premuti l'uno contro l'altro, il taglio viene aperto senza sforzo. Dopo avere usato il divaricatore l'imbottitura viene facilmente divisa e il gesso viene rimosso. Quando la contrattura è stata finalmente corretta, il divaricatore può essere molto utile per fare un'ingessatura con cerniera, perché, aprendo il gesso, gli orli non vengono danneggiati e la forma del gesso rimane immutata.

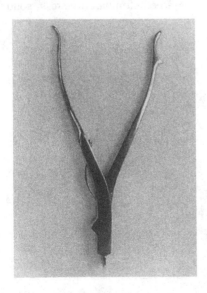

Fig. 6.16. Un divaricatore per gesso per separare gli orli tagliati dell'ingessatura

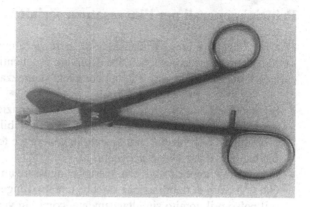

Fig. 6.17. Forbici con punte arrotondate per tagliare attraverso il materiale d'imbottitura

- *Forbici con punte arrotondate per gesso* (Fig. 6.17). Un paio di forbici taglienti è necessario per tagliare l'imbottitura prima che il gesso possa venire rimosso. Poiché l'imbottitura è avvolta strettamente intorno alla pelle del paziente, le punte delle forbici devono essere arrotondate per evitare che il paziente possa essere ferito. È importante che le forbici vengano affilate con regolarità, perché è molto frustrante se l'imbottitura si dimostra difficile da tagliare e un'ampiezza di movimento recuperata viene nuovamente perduta.

- *Cesoie da gesso* (Fig. 6.18). Per tagliare le parti più sottili del gesso all'estremità dell'ingessatura, si possono usare delle cesoie da gesso anziché la sega, particolarmente se il paziente diventa agitato. Le cesoie possono venire usate anche per rifilare il gesso nel caso che qualche pezzo di gesso prema contro la pelle del paziente. In caso d'interruzione di corrente o di un bambino molto sensibile alla sega elettrica, l'intera ingessatura può venire tagliata con le cesoie.

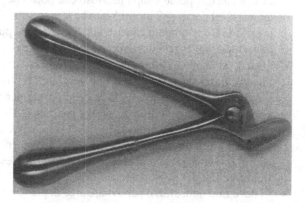

Fig. 6.18. Cesoie da gesso per aprire o rifilare gli orli dell'ingessatura

Principi generali per l'ingessatura seriale

Una volta che si è presa la decisione di correggere una contrattura per mezzo di un'ingessatura seriale, bisognerebbe osservare i seguenti principi allo scopo di assicurarne il massimo successo e la più completa sicurezza:

- Se un paziente ha ricevuto il trattamento come paziente esterno, egli dovrebbe venire ricoverato in ospedale o in un centro di riabilitazione per la durata delle procedure. Osservazioni, trattamento in generale e terapie intensive sono molto più facili se il paziente è ricoverato.
- Per evitare complicazioni, bisognerebbe ingessare un'articolazione per volta, anche se il team di riabilitazione sarebbe tentato d'ingessare il ginocchio e il piede o il polso e il gomito simultaneamente, come, in verità, un team molto esperto può decidere di fare in casi particolari.
- Se ambedue gli arti inferiori presentano contratture in flessione, è consigliabile ingessare ambedue le gambe nello stesso tempo, poiché, quando soltanto una gamba viene ingessata, la pelle dell'altra può venire danneggiata dallo sfregamento contro l'ingessatura della prima.
- Non bisogna mai usare la forza per ottenere una maggiore ampiezza di movimenti, sia prima che dopo l'applicazione dell'ingessatura, né si dovrebbe adoperare alcun anestetico nel tentativo di ottenere una maggiore correzione. A un paziente estremamente ansioso o inquieto si può dare un leggero sedativo, ma è raramente necessario. Per l'ingessatura viene scelta la posizione migliore possibile al momento, nella quale egli non sente alcun dolore né prova alcun timore, in modo da evitare danneggiamenti alle articolazioni o strappi muscolari e ogni pericolo di fratture, nel caso che le ossa siano affette da osteoporosi.
- Bisogna aver cura che l'imbottitura non sia troppo spessa, perché ciò significa per il paziente maggiore possibilità di movimento e quindi maggiori rischi che si sviluppino piaghe da decubito. Nessuna ulteriore imbottitura dovrebbe venire posta sopra ossa che sporgono od aree vulnerabili, perché, anziché fungere da protezione, essa servirebbe solo a aumentare la pressione su quelle parti.
- Il gesso viene cambiato soltanto una volta alla settimana, perché si è scoperto che non si guadagna niente ad eseguire più frequentemente dei cambi d'ingessatura, mentre si perde tempo prezioso che potrebbe, invece, venire destinato alla terapia. Nel corso di 7 giorni l'arto ha tempo sufficiente per adattarsi alla nuova posizione e un aumento consistente di estensione può venire ottenuto dopo l'applicazione dell'ingessatura successiva.
- Quando si cambia l'ingessatura, il nuovo gesso deve venire applicato immediatamente dopo avere rimosso quello vecchio. Mentre il vecchio gesso viene tolto, l'assistente dovrebbe avere già le mani pronte per tirare l'arto in una maggiore estensione e mantenerlo nella nuova posizione. Dopo una veloce ispezione alla pelle del paziente, la terapista inizia ad applicare l'imbottitura e il gesso. In nessun caso l'arto dovrebbe venire mosso passivamente in flessione prima di applicare la nuova ingessatura, perché, così facendo, l'estensione appena ottenuta potrebbe venire di nuovo perduta.
- Si deve fare ogni sforzo per evitare aree di pressione, ma se si è formata una pic-

cola abrasione o una vescica, questa dovrebbe venire velocemente pulita e rico-
perta di pomata a base di zinco e si dovrebbe incominciare l'ingessatura. Con la
nuova ingessatura non vi sarà più alcuna pressione nella stessa area e, con ogni
probabilità, la pelle sarà già guarita al momento della sostituzione del gesso.

- Soltanto nell'evento improbabile che si sia formata una profonda piaga da decubito, si dovrebbe rompere l'ingessatura prima del tempo, perché altrimenti verrà certamente perduta nuovamente l'escursione di movimento recuperata. In molti centri
di riabilitazione non si applica l'ingessatura seriale per il timore che si formino piaghe da decubito, ma si dovrebbe comprendere che una piaga da decubito causerà al
paziente sofferenze infinitamente minori di una contrattura permanente senza possibilità alcuna di usare di nuovo l'arto. Una volta che la contrattura è stata corretta,
la piaga da decubito, se trattata in modo adeguato, guarirà completamente.

- Dopo che l'ingessatura è stata applicata, il paziente può sentirsi inizialmente a disagio perché la sua gamba viene tenuta in estensione. Non è infrequente che egli si lamenti che il gesso gli causa "dolore", ma bisogna stare attenti a distinguere le due
sensazioni. Se le osservazioni di routine del colore della pelle e della temperatura del
corpo indicano che la circolazione è adeguata, cambiare la posizione del paziente
può aiutare ad alleviare il problema. Non si dovrebbe tagliare una finestra nel gesso
per scoprire qual è l'area che duole, perché i suoi orli causerebbero pressione maggiore. La decisione se rimuovere o meno l'ingessatura è molto difficile da prendere,
specialmente la prima notte dopo che è stata applicata. Dividere l'ingessatura in due
valve non è consigliabile, perché dopo è molto difficile tenere le due metà in posizione corretta e il pericolo di aree di pressione di fatto aumenta. Il paziente potrebbe
svolgere la fasciatura da solo e un'infermiera del turno di notte potrebbe allentare la
fasciatura per dare sollievo al paziente. In ambedue gli esempi si perderebbe tempo
prezioso, poiché quella parte del corpo tirerebbe nuovamente in flessione e il giorno
successivo vi sarebbe rinnovata resistenza alla correzione della contrattura.

- La maggior parte dei pazienti avrà bisogno di sedativi la prima notte o le prime
due finché non si abitueranno al fatto che i loro arti flessi vengono tenuti in
estensione crescente. Una volta che i muscoli si saranno rilassati, lo sconforto
scomparirà e non sarà necessaria un'ulteriore somministrazione di sedativi.

- La fisioterapia intensiva deve venire continuata durante il periodo dell'ingessatura, perché le ingessature da sole non raggiungono i risultati desiderati. Mobilizzare il sistema nervoso è particolarmente importante e la terapista pone l'accento sulla mobilizzazione della colonna vertebrale cervicale, l'articolazione
scapolo-omerale e il tronco in tutte le posizioni. Quando il ginocchio o il gomito sono ingessati, il piede o la mano necessitano di attenzione particolare per evitare il trasferimento di tensione o di spasticità ai gruppi muscolari distali con il
rischio di accorciamento dei muscoli in queste aree.

- Vengono eseguiti anche movimenti passivi localizzati, ogni volta possibile, muovendo il paziente prossimalmente, specialmente in posizioni di carico. Non appena il ginocchio è sufficientemente esteso da permettere al paziente di stare in
stazione eretta, la terapista lo sorregge, mentre egli flette il tronco e ritorna in posizione eretta (Fig. 4.22) e gli sposta il carico da una gamba all'altra con una
benda arrotolata posta sotto le dita del piede per aumentare l'estensibilità del polpaccio e dei muscoli intrinseci del piede.

- Di solito occorrono circa 6 settimane per correggere completamente una contrattura. Dopo che l'ingessatura finale è stata rimossa, la parte prima immobilizzata tenderà a formare per breve tempo un edema. Tale edema è tuttavia prevedibile e non dovrebbe causare allarme. La terapista tratta il gonfiore con del ghiaccio, con l'elevazione dell'arto e con movimenti attivi ed esso presto scomparirà. L'arto gonfio dovrebbe venire messo di nuovo in un'ingessatura, questa volta munita di cerniera, durante la notte e nei periodi del giorno nei quali egli non è sorvegliato. La terapista può avere il timore che il paziente non recuperi la flessione dell'articolazione, ma questi sono timori infondati. La flessione passiva dovrebbe venire momentaneamente accantonata finché non scompaiono tutti i segni di edema poiché aggraverebbero le condizioni del paziente mentre persiste l'infiammazione. La flessione torna presto mentre il paziente si muove o è mosso durante le attività della vita quotidiana facendo attenzione a evitare che i muscoli si accorcino nuovamente.

Ingessatura seriale del ginocchio

Correggere una contrattura in flessione del ginocchio per mezzo di ripetute ingessature presenta meno problemi che nelle altre articolazioni, anche se il ginocchio è flesso più di 90° ed è rimasto contratto per un tempo considerevole. Si ottiene molto dalla correzione della deformità, perché permette nuovamente di stare in stazione eretta e si può tentare di camminare, cosa che conduce a un miglioramento generale delle condizioni del paziente.

Applicazione dell'ingessatura iniziale

Con il paziente in posizione supina, gli si applica alla gamba uno strato d'imbottitura con uno strato aggiuntivo alle due estremità, dove la pressione è maggiore. Bisogna soprattutto far attenzione che l'imbottitura alla coscia sia così estesa da sporgere dall'orlo superiore dell'ingessatura (Fig. 6.19). Con gli assistenti che già tengono l'arto del paziente in posizione corretta, uno che impedisce la flessione del-

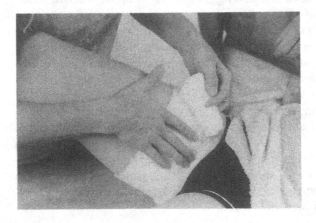

Fig. 6.19. Imbottitura avvolta intorno alla parte superiore della coscia

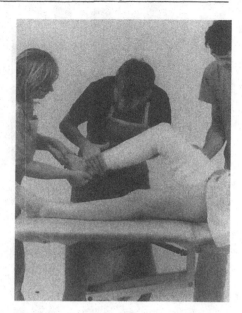

Fig. 6.20. Gamba del paziente tenuta in posizione corretta da due assistenti mentre viene applicata l'imbottitura

l'anca e l'altro che esercita continua trazione dalla caviglia, la terapista avvolge
l'imbottitura intorno alla gamba procedendo da prossimale a distale. L'imbottitura si
estende fino ai malleoli mentre ogni strato copre parzialmente quello precedente per
evitare ogni interruzione (Fig. 6.20).

Successivi strati di gesso vengono posti in un contenitore d'acqua calda e, quando le bolle d'aria cessano di venire in superficie, la terapista inizia ad avvolgerli intorno alla gamba del paziente, partendo dalla parte superiore della coscia e procedendo verso il basso in direzione del ginocchio. L'assistente che tiene la caviglia del
paziente estende il ginocchio esercitandovi una trazione e tenendo la tibia sollevata
in alto durante tutta l'ingessatura. L'altra assistente esercita una contropressione per

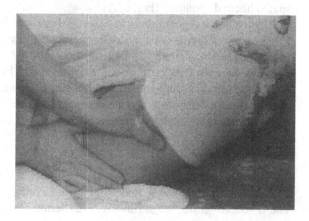

Fig. 6.21. Un'assistente tiene in
basso il femore, mentre il gesso
viene applicato intorno alla coscia

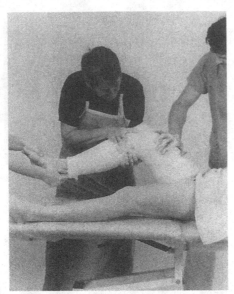

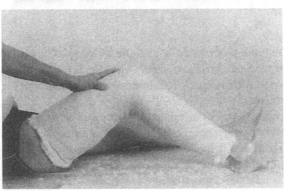

Fig. 6.22a,b. Completare l'ingessatura. **a** Le assistenti raggiungono la massima correzione della contrattura al ginocchio prima che il gesso s'indurisca. **b** L'imbottitura si estende oltre l'ingessatura

a

b

impedire che tutta la gamba venga alzata, spingendo in basso la coscia nel piccolo spazio libero disponibile (Fig. 6.21).

Una volta che il gesso sopra la coscia del paziente inizia a prendere consistenza, l'assistente può porre il palmo della mano su di essa e, esercitando una leggera pressione, può mantenere la massima estensione del ginocchio mentre la terapista continua a ingessare la parte inferiore della gamba (Fig. 6.22a). Bisogna aver cura che non si formi nessuna infossatura nel gesso. Quando l'ultimo rotolo di gesso è stato applicato, l'imbottitura viene ripiegata sugli orli dell'ingessatura e il paziente viene mantenuto in posizione supina finché il gesso non si è indurito.

Cambiare il gesso

Lo stesso procedimento viene eseguito ogni settimana per cambiare l'ingessatura, con l'assistente che tiene la gamba del paziente nella posizione corretta ancor prima che il vecchio gesso venga rimosso. Una ferma pressione ed un'ulteriore trazione applicata immediatamente dopo che ogni successiva ingessatura è stata tolta, ottiene di solito una marcata estensione del ginocchio che poi occorre mantenere finché non è stata completata la successiva ingessatura.

Impedire che l'ingessatura scivoli verso il basso

Quando il ginocchio del paziente è più esteso, l'ingessatura tenderà a scivolare in basso lungo la gamba, particolarmente durante le attività in stazione eretta, ma anche quando egli si muove dentro e fuori dal letto. Un meccanismo di sospensione viene allora inserito nelle ingessature successive per impedire lo slittamento in basso dell'ingessatura ed il conseguente danneggiamento della pelle del ginocchio, del tendine di Achille o dei malleoli.

La gamba del paziente viene rasata in due tratti, uno sul lato mediale ed un'altro su quello laterale sotto il ginocchio. Su ognuna di queste aree di pelle rasata viene applicato una striscia di Elastoplast o di cerotto adesivo elastico largo 4 cm. e tagliato in modo da estendersi 30 cm oltre il piede (Fig. 6.23). Il gesso viene applicato come già descritto, con il materiale per l'imbottitura avvolto sopra le strisce di cerotto elastico. Prima di usare l'ultimo rotolo di gesso, quando questo si è già un po' indurito, la terapista tira le strisce di cerotto elastico in alto e su ambedue i lati, mentre l'assistente tiene fermi i due capi (Fig. 6.24a). Con l'ultimo rotolo di gesso la terapista fissa le due strisce di cerotto elastico al gesso e, non appena questo è indurito, esse funzioneranno come sistema di sospensione per l'intera ingessatura (Fig. 6.24b,c).

Evitare di esercitare pressione sul tallone del paziente

Quando il ginocchio del paziente è più esteso, il peso dell'ingessatura insieme a quello della gamba eserciterà una pressione considerevole sul tallone, come si può vedere nella Fig. 6.24c. La pelle del tallone sarà divenuta molto delicata perché per molto tempo non sarà stata in contatto con alcuna superficie a causa del ginocchio flesso. Una piaga da decubito potrebbe facilmente svilupparsi se il tallone fosse lasciato permanentemente in contatto con la superficie di appoggio.

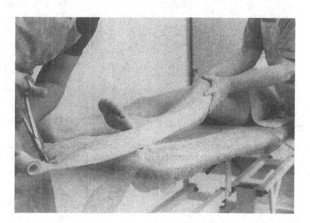

Fig. 6.23. Strisce di cerotto adesivo applicate a ciascun lato della gamba e tagliate ben oltre il piede

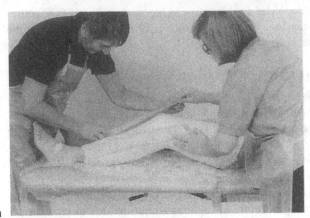

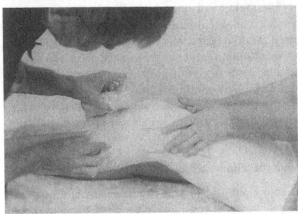

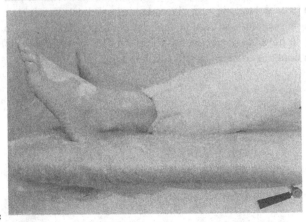

Fig. 6.24a-c. Sospensione dell'ingessatura. **a** Le strisce di cerotto adesivo vengono tirate fermamente su ciascun lato dell'ingessatura. **b** Fissare le strisce in posizione corretta con l'ultimo rotolo di gesso. **c** L'ingessatura non può più scivolare in basso

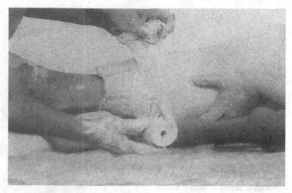

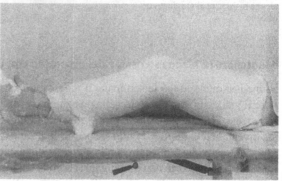

Fig. 6.25a,b. Togliere la pressione sul calcagno. **a** Un rotolo asciutto di gesso viene fissato nella posizione corretta. **b** Tallone del paziente non più in contatto con la superficie d'appoggio

Per evitare che il peso dell'ingessatura si scarichi sul tallone del paziente, la terapista pone un rotolo di gesso asciutto sotto l'estremità distale dell'ultima ingessatura e lo fissa con il gesso a quest'ultima, mentre l'assistente solleva la gamba del paziente (Fig. 6.25a). Questo rotolo di gesso posto sotto l'ingessatura assicura che il tallone del paziente non venga mai a contatto con una superficie dura, sia che egli riposi a letto, sia che egli sieda su una sedia a rotelle con la gamba appoggiata e distesa di fronte a sé (6.25b).

Durata dell'ingessatura seriale

Si continua ad applicare l'ingessatura seriale finché non viene recuperata la piena estensione del piede, poiché, anche se non è rimasto alcun residuo di accorciamento, la contrattura al ginocchio molto probabilmente si svilupperà di nuovo. Prima di sospendere l'ingessatura il paziente non dovrebbe sentire, perciò, alcun dolore quando estende completamente il ginocchio, e anche se la terapista vi applica una sovrappressione ella non dovrebbe sentire alcuna tensione o resistenza quando estende passivamente la gamba del paziente (Fig. 6.26).

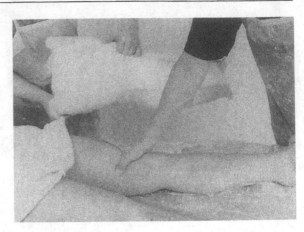

Fig. 6.26. Piena estensione del ginocchio senza dolore e senza alcuna resistenza al movimento passivo

Mantenere la piena estensione del ginocchio con un'ingessatura a cerniera

Immediatamente dopo le settimane d'ingessatura seriale è di solito necessario sostenere il ginocchio del paziente nella posizione corretta finché egli può controllarlo attivamente o finché stare in stazione eretta, con l'aiuto di stecche o di altri sostegni, non sia diventata una routine. Perciò si costruisce un'ingessatura amovibile con un congegno a cerniera che può venire applicato con delle bende per alcuni periodi del giorno, allo scopo d'impedire una prolungata flessione del ginocchio quando il paziente siede su una sedia a rotelle. Durante le sedute di terapia l'ingessatura viene rimossa per stimolare la normale attività e facilitare il movimento. È importante che l'ingessatura venga lasciata intorno alla gamba durante la notte, perché il paziente rotolerà facilmente su se stesso nel sonno e potrebbe dormire con le ginocchia flesse, con il risultato che l'estensione recuperata potrebbe venire nuovamente perduta.

Preparare un'ingessatura a cerniera.
Quando si è ottenuta la piena estensione indolore, la terapista applica una leggera ingessatura finale mantenendo la gamba del paziente in posizione corretta (Fig. 6.27a). Usando l'estremità appuntita di un paio di forbici, la terapista esegue una serie di piccoli fori all'esterno dell'ingessatura sull'intera lunghezza (Fig. 6.27b). Con la sega per il gesso pratica un taglio netto sul lato mediale dell'ingessatura, segnando prima il gesso con un lapis fino ad ottenere una linea diritta (Fig. 6.27c). Usando il divaricatore, gli orli dell'ingessatura vengono separati con cura (Fig. 6.28a) e l'imbottitura sottostante viene divisa con le forbici a punta arrotondata (Fig. 6.28b).

La terapista e la sua assistente aprono l'ingessatura con cura premendo i pollici contro la serie di fori e si assicurano che essa possa diventare il fulcro del movimento o la cerniera quando la parte superiore del gesso viene ruotata verso l'alto e all'infuori (Fig. 6.28c). Quando l'apertura è sufficientemente ampia, la gamba del paziente viene alzata e il gesso rimosso (Fig. 6.28d). Gli orli dell'ingessatura o dell'imbottitura vengono pareggiati per mezzo di uno strato di gesso o di nastro adesivo.

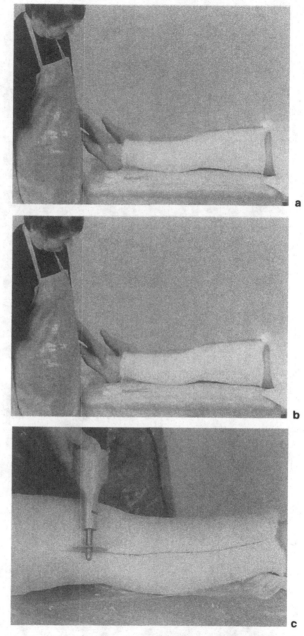

Fig. 6.27a-c. Fare un'ingessatura a cerniera. **a** Ingessatura leggera con il ginocchio completamente esteso. **b** Fare una serie di fori con un paio di forbici appuntite. **c** Tagliare il lato mediano dell'ingessatura

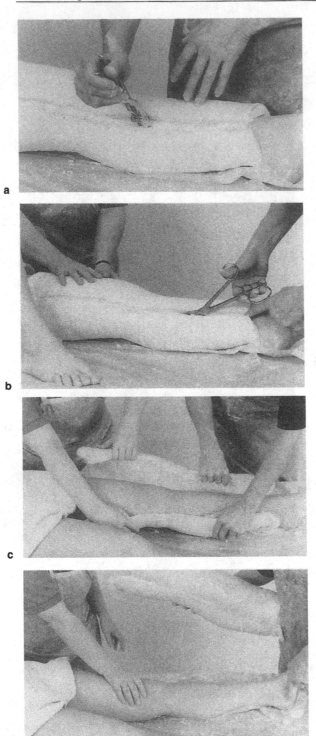

Fig. 6.28a-d. Rimozione dell'ingessatura. **a** Separazione dei lati tagliati. **b** Taglio dell'imbottitura. **c** Apertura dell'ingessatura. **d** Togliere l'ingessatura

Applicazione dell'ingessatura a cerniera

La gamba del paziente è posta nel guscio inferiore dell'ingessatura e l'apertura sul lato mediano viene chiusa per evitare che la pelle rimanga presa fra i due orli (Fig. 6.29a). Se è particolarmente difficile chiudere l'ingessatura senza imprigionare anche la pelle del paziente a causa di un edema o perché il ginocchio si flette, l'assistente adopera l'orlo di una spatola di legno per allontanare la pelle dall'apertura, mentre la terapista la chiude con una fascia elastica (Fig. 6.29b). La terapista avvolge strettamente una fascia elastica intorno all'ingessatura per fissarla alla gamba, procedendo dall'alto verso l'estremità distale in modo che il gesso si adatti bene alla gamba (Fig. 6.29c).

Un paziente che è ancora estremamente inquieto e non riesce a capire perché l'ingessatura è necessaria, può rimuoverla durante la notte, svolgendo la fascia elastica. In tali casi si può inumidire una stretta benda di gesso ed usarla per fissare l'ingessatura. Il sottile strato di gesso può venire facilmente tagliato con le forbici il giorno dopo quando l'ingessatura deve venire rimossa.

L'ingessatura a cerniera viene tolta per periodi sempre più lunghi durante il giorno ed anche durante la notte, e deve venire riapplicata soltanto appena ricompare o sembra imminente una perdita d'estensione del ginocchio. Nel caso che si osservi una perdita d'estensione del ginocchio dopo un fine settimana senza terapie, l'ingessatura a cerniera può venire applicata sulla gamba del paziente e fissata con un solo rotolo di gesso per alcuni giorni senza rimuoverla. In breve tempo i muscoli si rilasseranno nuovamente ed il paziente riacquisterà la piena estensione della gamba.

Ingessatura seriale per un piede flesso plantarmente

Il paziente che ha perduto la dorsiflessione della caviglia avrà difficoltà a stare in stazione eretta con il tallone sul pavimento. Poiché il peso del corpo viene caricato sull'avampiede che preme contro il pavimento, verrà stimolata l'attività dei flessori plantari e il tendine di Achille tenderà ad accorciarsi. Il peso del paziente sarà sempre dietro il baricentro del corpo e il risultato sarà che le anche verranno flesse. Questo problema può venire risolto per mezzo di un'ingessatura seriale indipendentemente dal fatto che ci sia un reale accorciamento dei muscoli del polpaccio o che una marcata spasticità sia la causa della flessione plantare.

Applicazione dell'ingessatura

Il paziente è in posizione supina e l'assistente gli sta accanto per tenergli la gamba in posizione corretta. Ella gli flette e gli abduce l'anca, gli flette il ginocchio contro il proprio corpo e con ambedue le mani gli tiene il piede nella massima flessione dorsale possibile (Fig. 6.30a). Con la gamba del paziente in totale schema di flessione, è possibile ottenere e mantenere maggiore dorsiflessione del piede. La terapista avvolge l'imbottitura modellandola con cura per coprire le parti ossee intorno alla caviglia e continua fino a coprire le teste metatarsali (Fig. 6.30b).

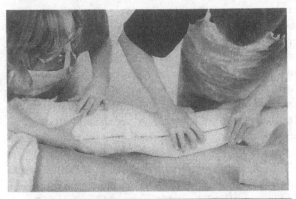

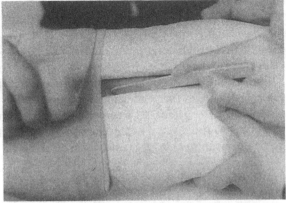

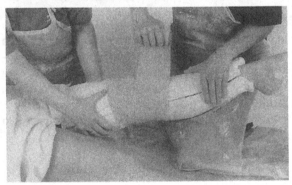

Fig. 6.29a-c. Porre la gamba del paziente nell'ingessatura a cerniera. a Chiudere con cura lo spazio fra gli orli del taglio longitudinale. b Allontanare la pelle della gamba del paziente dagli orli del taglio con l'aiuto di una spatola di legno. c Avvolgere strettamente una fascia elastica sopra l'ingessatura

Rettangolini di gommapiuma vengono interposti fra le dita del piede del paziente in modo da lasciare loro sufficiente spazio quando l'ingessatura è completa (Fig. 6.31a). La risultante abduzione delle dita del piede aiuterà anche a ridurre l'ipertono dei flessori plantari e a facilitare la dorsiflessione del piede. Prima d'iniziare l'ingessatura, la terapista misura e taglia strati di gesso e d'imbottitura un po' più lunghi dell'avampiede del paziente che in uno stadio successivo verranno applicati sotto le dita del piede (Fig. 6.31b).

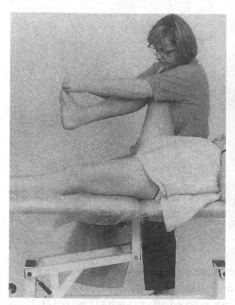
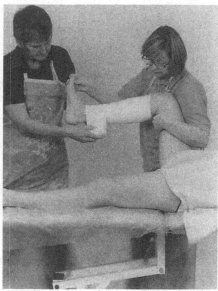

a   b

Fig. 6.30a,b. Preparazione del gesso di un piede flesso plantarmente. **a** L'assistente tiene il piede del paziente in totale flessione. **b** Applicazione dell'imbottitura

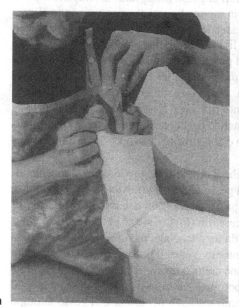
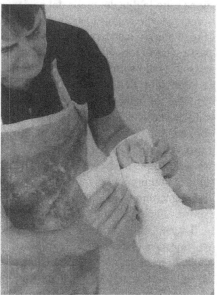

a   b

Fig. 6.31a. Mettere rettangolini di gommapiuma fra le dita del paziente. **b** Preparare strati di gesso da mettere sotto le dita del piede

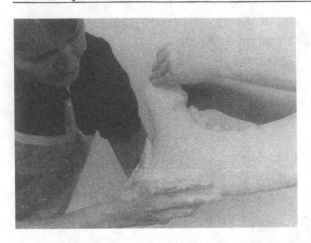

Fig. 6.32. Modellare il gesso in modo che si adatti bene alla caviglia

La terapista inizia ad ingessare la parte inferiore della gamba del paziente e continua con la caviglia fino all'avampiede, modellando accuratamente il gesso bagnato in modo che si adatti perfettamente al calcagno ed alla caviglia (Fig. 6.32). L'assistente continua a tenere le dita del piede del paziente e mantiene la posizione del piede finché il gesso, che è stato applicato fino alle teste del metatarso, non si è asciugato.

Una volta che il gesso si è asciugato, l'assistente può togliere le mani dalle dita del piede in modo che la terapista possa mettere l'imbottitura in posizione corretta (Fig. 6.33a). Dopo avere inumidito gli strati di gesso pretagliati, la terapista li posiziona sotto le dita del piede del paziente in modo che essi si sovrappongano al gesso già indurito sotto l'avampiede, ma li estende ancora intorno alla punta del piede (Fig. 6.33b). Gli strati di gesso vengono fissati con un ulteriore rotolo di gesso che passa sotto di loro ed intorno al dorso del piede. La terapista preme con i pollici sul gesso bagnato sotto le dita del piede del paziente per tenergliele estese, mentre con le altre dita della mano esercita una contropressione sulla punta del piede (Fig. 6.33c). Allo stesso tempo l'assistente tira via il gesso dalle estremità prossimali delle dita del piede del paziente, ponendo particolare cura che il tendine estensore dell'alluce sia completamente libero e non strofini contro l'orlo dell'ingessatura sovrastante (Fig. 6.33a).

L'assistente deve sempre controllare che il mignolo del piede sia chiaramente visibile e non prema lateralmente contro il gesso (Fig. 6.34a). Alla fine i rettangolini di gommapiuma fra le dita del piede del paziente vengono rimossi e la posizione di riposo viene controllata e corretta, se necessario (Fig. 6.34b).

La gamba del paziente viene sorretta da un guanciale, mentre il gesso si asciuga per impedire che esso venga spinto all'interno contro il polpaccio mentre è ancora molle. Il paziente non deve stare in stazione eretta o trasferirsi a letto, perché lo sforzo sulla parte anteriore dell'ingessatura potrebbe rompere il gesso. Spesso è meglio che il paziente rimanga a letto fino al giorno seguente per lasciare al gesso il tempo necessario di asciugare ed indurirsi completamente. Anche quando siede sulla sedia a rotelle il paziente può spingere in basso contro il predellino e la conseguente fles-

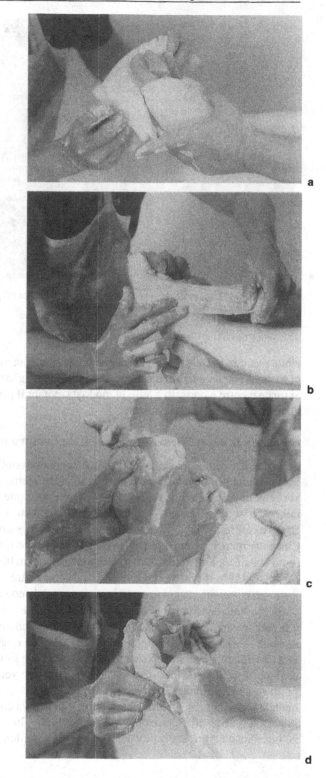

Fig. 6.33a-d. Correggere la posizione delle dita del piede. **a** Il gesso inumidito viene posto sotto le dita del piede. **b** Fissare con il gesso un pezzo aggiuntivo. **c** Tenere dal basso le dita del piede in estensione. **d** Liberare dal gesso il tendine estensore dell'alluce

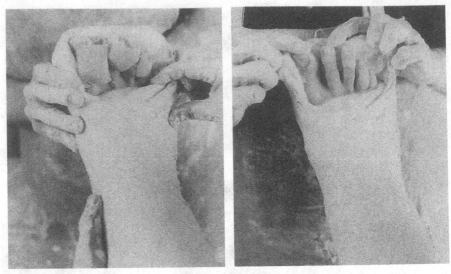

Fig. 6.34a,b. Togliere il gesso dal dito mignolo del piede. **b** Le dita del piede hanno adeguato spazio dopo la rimozione dei rettangolini di gommapiuma

sione plantare potrebbe rompere il gesso che non è ancora del tutto asciugato. Nel caso di un paziente molto disabile o pesante, è consigliabile applicare l'ingessatura al piede mentre è coricato a letto in modo da evitare il problema di trasferirlo senza che appoggi i piedi sul pavimento.

Preparare la superficie d'appoggio dell'ingessatura per la stazione eretta

Se la dorsiflessione del piede a 90° non è ancora possibile, la base dell'ingessatura non sarà piana e, quando il paziente è in stazione eretta, tutto il peso del corpo graverà sull'avampiede (Fig. 6.35a). Per mettere il paziente in grado di caricare il peso del corpo su tutto il piede, la superficie dell'ingessatura che appoggia sul pavimento deve essere livellata. Un rotolo di gesso bagnato viene messo sotto la base dell'ingessatura per riempire lo spazio fra l'avampiede e il tallone. Il rotolo viene premuto nella forma corretta e fissato fermamente con un ulteriore rotolo di gesso (Fig. 6.35b). Quando il gesso si è asciugato, il paziente sarà in grado di stare in piedi ed il suo peso graverà maggiormente in vicinanza del suo tallone (Fig. 6.35c).

Per proteggere il gesso e impedire che il paziente scivoli sul pavimento quando è in stazione eretta o sul predellino della sedia a rotelle e quando è seduto, è necessaria una suola. Il bottone di gomma che si adopera quando s'ingessano le fratture non è sufficiente, perché il paziente non si sentirebbe sicuro su una base d'appoggio così piccola e il piede ingessato tenderebbe a ruotare verso l'esterno. Qualunque tipo di suola di gomma inserita nel gesso ha lo svantaggio di non essere amovibile quando il paziente va a letto. Una scarpa da tennis, la cui parte superiore è stata tagliata via, può venire allacciata all'ingessatura. In alternativa si può usare un mezzo ingegnoso fabbricato nell'officina per disabili "Milchsuppe" ("Minestra di latte",

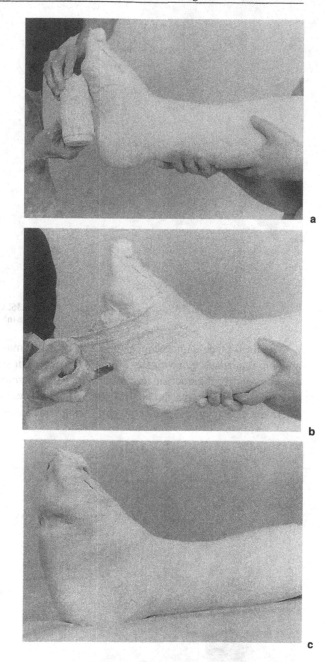

Fig. 6.35a-c. Livellare la superficie d'appoggio dell'ingessatura. **a** In stazione eretta, il peso del paziente graverebbe sull'avampiede. **b** Riempire lo spazio fra avampiede e tallone con un rotolo aggiuntivo di gesso. **c** Area di appoggio del piede del paziente allargata

N.d.T.) di Basilea e ricavata da una sezione di pneumatico da motocicletta. Essa viene fissata per mezzo di una larga striscia elastica che passa intorno al collo del piede e dietro la sua caviglia, e di un laccio di gomma che tiene i lati della suola uniti all'ingessatura.

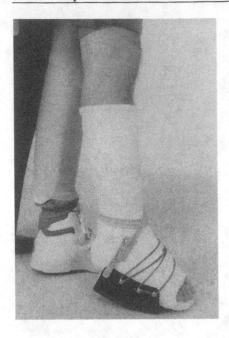

Fig. 6.36. Una spessa suola di gomma è allacciata intorno all'ingessatura del piede

Mentre il piede è ingessato, se non è in grado di mantenere l'estensione del ginocchio il paziente viene aiutato a stare ogni giorno in stazione eretta con una stecca per estendere il ginocchio larga abbastanza per adattarsi all'ingessatura del piede. Non appena egli recupera il controllo attivo del piede, la terapista lo incoraggia ad estendere attivamente il ginocchio con l'anca bene estesa in avanti.

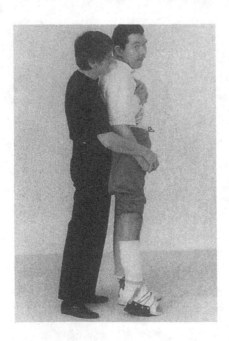

Fig. 6.37. Stare in stazione eretta con l'ingessatura

Cambiare l'ingessatura

L'ingessatura viene rinnovata dopo una settimana e con ogni nuova ingessatura di solito è possibile ottenere un significativo aumento di dorsiflessione del piede. Un parente del paziente o un membro del team di riabilitazione parla con lui per tenerlo calmo a letto in posizione supina, mentre la terapista taglia lateralmente il gesso con una sega elettrica (Fig. 6.38a). Per facilitare la rimozione del gesso è importante tagliare il gesso anche sul lato mediano, in modo che la sezione superiore possa venire tolta senza che il piede del paziente prema fortemente verso il basso (Fig. 6.38b). L'imbottitura viene tagliata e la sezione superiore può venire asportata liberamente (Fig. 6.39).

Prima che il piede del paziente venga sollevato dal guscio inferiore dell'ingessatura, l'assistente gli afferra le dita ed è già pronta a tenergliele in dorsiflessione (Fig. 6.40a). Non appena l'ingessatura è stata asportata, l'assistente gli aumenta la flessione dorsale del piede più che può e lo mantiene nella posizione raggiunta in mo-

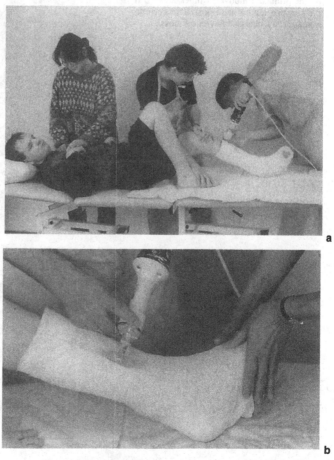

Fig. 6.38a,b. Cambiare l'ingessatura. **a** Tagliare l'ingessatura sul lato esterno mentre un parente parla con il paziente. **b** Segare l'ingessatura anche sul lato mediano ne facilita la rimozione

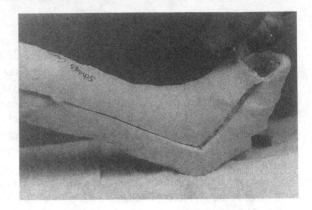

Fig. 6.39. Tagliare l'imbottitura prima di sollevare la sezione superiore

Fig. 6.40a. Le mani dell'assistente sono già pronte prima di rimuovere l'ingessatura. **b** Il piede viene tenuto nella posizione corretta non appena l'ingessatura viene rimossa

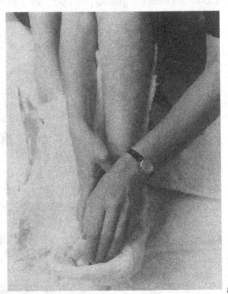

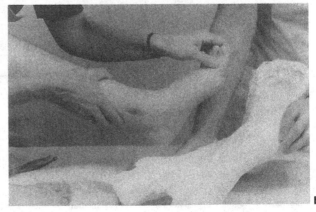

do che la terapista possa incominciare ad applicare la nuova ingessatura senza ritardo (Fig. 6.40b). Si può raggiungere la massima correzione solo se la nuova correzione viene applicata immediatamente prima che il piede del paziente possa avere la possibilità di spingere nuovamente in flessione plantare. Come per la prima ingessatura, il paziente dovrebbe venire sollevato e portato a letto dove dovrebbe rimanere fino al giorno successivo, per evitare che il gesso possa rompersi a causa di un'involontaria pressione sul predellino della sedia a rotelle o durante il suo trasferimento a letto.

Non appena la contrattura è stata corretta e la dorsiflessione del piede è stata recuperata, il guscio inferiore dell'ultima ingessatura può venire fissato alla gamba durante le prime notti per mantenere la dorsiflessione raggiunta. Lo stare ogni giorno in stazione eretta con una stecca per l'estensione del ginocchio assicurerà che la flessione dorsale raggiunta venga mantenuta.

Ingessatura seriale per la flessione del gomito

Un'ingessatura del gomito è facile da applicare, ma le prominenze ossee coperte soltanto dalla pelle possono sviluppare con grande facilità piaghe da decubito, specialmente se l'ingessatura scivola verso il polso. Per questa ragione, non appena la contrattura è stata corretta in modo che ci siano meno di 45° di limitazione d'estensione, il gesso dovrebbe venire sospeso per impedire che scivoli in basso nel modo già descritto per sospendere l'ingessatura al ginocchio (v. Fig. 6.23 e 6.24).

Applicazione dell'ingessatura

La prima e le successive ingessature vengono applicate settimanalmente nello stesso modo. Il paziente è in posizione supina e l'assistente gli tiene il braccio in aria con la spalla flessa a circa 90°. Non appena il materiale d'imbottitura è stato applicato, viene steso un panno sul lato più vicino al capo ed al volto del paziente per proteggerli dalle gocce di gesso (Fig. 6.41). L'imbottitura dovrebbe venire applicata, sia prossimalmente che distalmente, ben oltre l'ingessatura.

Quando l'ingessatura è stata applicata, ma non si è ancora indurita, la terapista forma un leggero cuscino di gesso dietro il gomito per impedire ogni pressione sul processo osseo dell'olecrano (Fig. 6.42).

Il braccio del paziente è mantenuto in elevazione finché il gesso non s'è asciugato e poi viene posto su un cuscino per impedirne ogni infossamento prima che si sia indurito.

Mantenere l'estensione del gomito

Quando è stata recuperata la piena estensione del gomito, il gesso può venire rimosso in modo da poter rieducare l'attività funzionale. Se il paziente non adopera il braccio, è tuttavia importante che si impedisca al gomito di tirare costantemente in flessione, altrimenti la contrattura potrebbe riprodursi. Durante la terapia il paziente viene incoraggiato a caricare il braccio esteso, a eseguire movimenti che richiedono l'estensione del gomito mentre la terapista gli guida le mani, e a imparare mo-

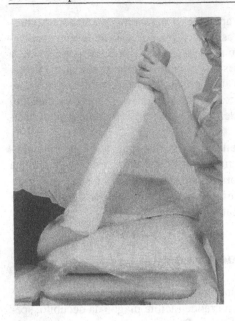

Fig. 6.41. Braccio tenuto in elevazione al quale è stata applicata un'imbottitura, mentre un telo protegge il volto

vimenti che gli consentono di mantenere un raggio di mobilità passiva finché egli non può usare nuovamente il braccio in modo funzionale. Finché non è passato il pericolo che la contrattura si formi di nuovo, il braccio del paziente, ogni volta che non viene controllato direttamente, viene tenuto in un'ingessatura a cerniera, specialmente durante la notte.

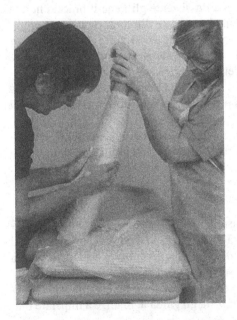

Fig. 6.42. La terapista pone una piccola imbottitura nel gesso bagnato per evitare che venga esercitata una pressione sul processo osseo dell'olecrano

L'ingessatura a cerniera

Quando il gomito è completamente esteso, viene fatta una leggera ingessatura finale e, prima che il gesso sia completamente asciutto, la terapista adopera un paio di forbici o qualche altro strumento appuntito per fare una fila di piccoli fori sul lato esterno dell'ingessatura in modo che servano da cerniera. Una linea a lapis viene tracciata lungo il lato interno sulla parte opposta (Fig. 6.43a). Con la sega per gesso la terapista pratica un taglio netto lungo la linea tracciata con il lapis (Fig. 6.43b).

Il divaricatore viene usato per separare gli orli con cura e l'assistente taglia l'imbottitura con le forbici a punte arrotondate (Fig. 6.44a). La terapista e la sua assistente aprono il gesso premendo con i pollici lungo i fori per assicurarsi che il meccanismo della cerniera rimanga al posto giusto finché il braccio del paziente non può venire tolto facilmente dal gesso (Fig. 6.44b). Il materiale d'imbottitura viene rifilato sugli orli e fissato con uno strato di gesso.

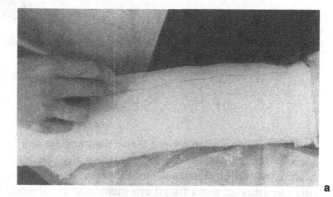

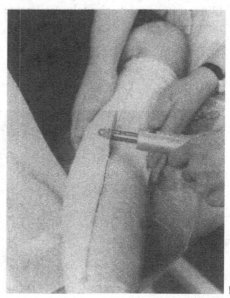

Fig. 6.43a,b. Fare una cerniera per il gomito. **a** Tracciare una linea con il lapis lungo il lato interno. **b** Segare lungo la linea per aprire l'ingessatura

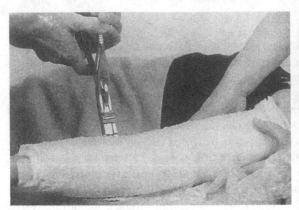

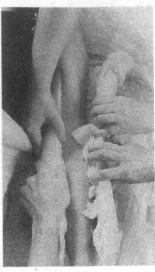

Fig. 6.44a,b. Rimuovere l'ingessatura. **a** Aprire con il divaricatore gli orli tagliati. **b** Aprire l'ingessatura dopo avere tagliato l'imbottitura

Il braccio del paziente viene messo nuovamente nell'ingessatura a cerniera, che viene poi tenuta a posto con una fascia elastica. Se questo è difficile, la pelle del braccio può venire premuta dentro l'ingessatura con una spatola di legno per impedire che rimanga presa fra gli orli quando si avvolgono le bende (v. Fig. 6.29b). L'ingessatura può venire tolta facilmente e poi rimessa a posto per la terapia, durante un uso funzionale e per lavarsi (Fig. 6.45).

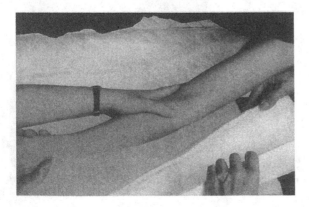

Fig. 6.45. L'ingessatura del gomito può venire tolta facilmente dopo la terapia

Mentre il paziente è nel reparto cure intensive e non ha ancora recuperato conoscenza, gli può venire applicata al gomito un'ingessatura circolare, se la terapista sente che c'è resistenza alla sua completa estensione. Dopo pochi giorni il braccio si sarà rilassato e il gesso può venire incernierato, messo ancora qualche altra volta ed infine abbandonato. Così facendo, si eviterà la formazione di una contrattura, come pure ogni danno ai tessuti molli che potrebbe portare alla formazione di ossificazione eterotopica.

Ingessatura seriale per la flessione del polso

Insieme a una contrattura del polso il paziente avrà spesso i flessori delle dita accorciati. L'ingessatura seriale del polso risolverà di solito contemporaneamente anche il problema dell'accorciamento dei flessori, se viene praticata diligentemente una terapia intensiva che comprenda anche la mobilizzazione e la guida del paziente durante il periodo dell'ingessatura ed immediatamente dopo. Poi le dita dovranno venire incluse in un'ulteriore serie d'ingessature successive.

Applicazione dell'ingessatura iniziale

Il paziente siede con il gomito appoggiato su un tavolo posto di fronte a lui. L'assistente gli sta di lato e gli mantiene il gomito sul tavolo premendogli le spalle in avanti con il corpo. Ella gli tiene le mani in aria, adattando la propria presa per permettere alla terapista d'applicare il materiale d'imbottitura (Fig. 6.46a). Particolare cura viene impiegata affinché vi sia sufficiente imbottitura intorno alla base del pollice.

La terapista applica prima le bende di 6 cm coprendo le articolazioni metacarpofalangee distalmente e continuando prossimalmente con i rotoli di 8 cm, circa fino a 3 dita sotto la piega anteriore del gomito, in modo da non impedire la flessione dell'articolazione. Ella modella il gesso con cura intorno al polso e mantiene la posizione corretta finché il gesso non si è asciugato, facendo attenzione a non causare infossamenti su di esso con il pollice o con le altre dita (Fig. 6.46b).

Prima che il gesso si sia completamente asciugato, la terapista asporta le orlature di gesso dalla base del pollice e controlla che l'imbottitura si estenda oltre l'orlo del gesso (Fig. 6.46c). La prima ingessatura può sembrare non avere ottenuto una correzione ottimale del polso, ma a questo punto si deve accettare la massima correzione possibile che non causi dolore al paziente (Fig. 6.47). Un significativo miglioramento d'escursione si ottiene di solito quando il gesso viene cambiato al termine della prima e della seconda settimana.

Cambio dell'ingessatura

Per facilitare la rimozione dell'ingessatura senza che il polso del paziente si fletta è consigliabile praticare due incisioni, una lateralmente ed una medialmente, come nel caso del piede. La terapista usa la sega per tagliare il gesso fra il pollice e l'indice prima di continuare lungo l'avambraccio (Fig. 6.48a). Ella taglia poi lungo il lato esterno dell'ingessatura (Fig. 6.48b).

Fig. 6.46a-c. Applicare l'ingessatura al polso. **a** Applicare il materiale d'imbottitura con il polso tenuto nella massima estensione indolore possibile. **b** Modellare accuratamente il gesso intorno al polso. **c** Liberare la base del pollice

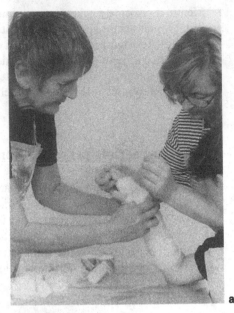

a

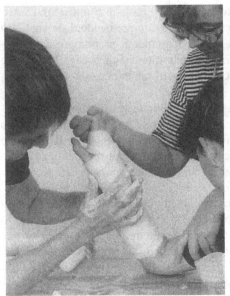

b

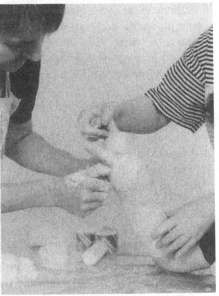

c

L'ingessatura viene aperta con il divaricatore e l'imbottitura viene tagliata per permetterne la rimozione. L'assistente tiene la mano del paziente in modo che il polso rimanga dorsiflesso, mentre la terapista apre il gesso ulteriormente e lo rimuove (Fig. 6.49a). Immediatamente dopo che il gesso è stato rimosso, la terapista aumenta l'estensione dorsale del polso premendo con le dita sull'area carpale, mentre nello stesso tempo con il pollice all'interno della mano del pazien-

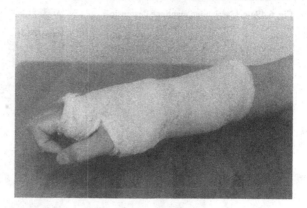

Fig. 6.47. Ingessatura iniziale. Il pollice e il gomito sono liberi di muoversi

te la solleva in alto. L'assistente mantiene la nuova posizione del polso e, dopo una veloce ispezione alla pelle, la terapista inizia subito ad applicare l'imbottitura per l'ingessatura successiva (Fig. 6.49c). È controproducente impiegare del tempo per lavare la mano al paziente o compiere movimenti passivi perché in pochi minuti il polso incomincerà di nuovo a flettersi e l'ulteriore correzione ottenuta potrebbe andare perduta.

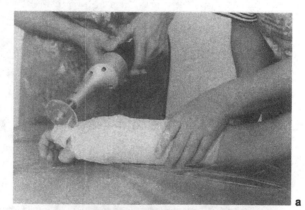

a

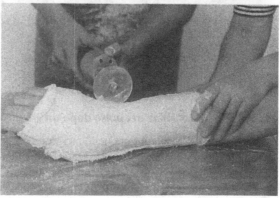

Fig. 6.48a,b. Cambiare l'ingessatura. **a** Tagliare il gesso fra il pollice e l'indice. **b** Aprire il lato opposto dell'ingessatura per permettere una rapida rimozione

b

Fig. 6.49a-c. L'assistente mantiene l'estensione del polso non appena l'ingessatura è stata rimossa. **b** La terapista aumenta il raggio d'estensione del polso. **c** L'imbottitura per la nuova ingessatura viene immediatamente applicata

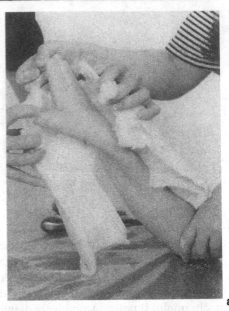

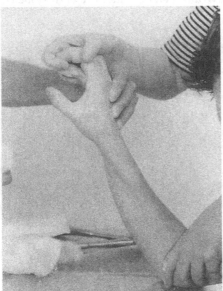

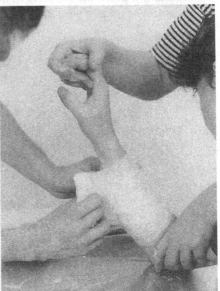

Mantenere l'estensione del polso dopo un'ingessatura seriale

Un'ingessatura a cerniera fatta nello stesso modo descritto per il ginocchio e il gomito, può venire usata dopo che è stata recuperata la piena estensione del polso. L'ingessatura finale viene aperta con cura dalla parte del pollice con una serie di fori che arriva fino al lato ulnare. Tuttavia per il polso una piccola stecca volare è me-

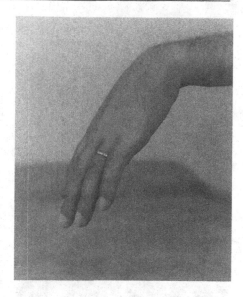

Fig. 6.50. Inizialmente il polso necessita di appoggio dopo settimane d'ingessatura seriale

no ingombrante, più leggera e di gran lunga più facile da applicare. Certamente sarà inizialmente necessario qualche tipo di sostegno finché il paziente non ha imparato ad estendere attivamente il polso o ha maggiore tono estensorio. Dopo settimane d'immobilizzazione, la mano del paziente tenderà altrimenti a cadere con il polso costantemente flesso ogni volta che il braccio viene sollevato dalla superficie di appoggio (Fig. 6.50).

Fabbricare la stecca volare

Una benda di gesso larga 10 cm. viene piegata in circa sette strati in modo da formare una striscia che si stende dall'articolazione metacarpofalangea del paziente fino a circa 5 cm sotto il suo gomito. Il paziente appoggia il gomito su un tavolo di fronte a lui, mentre l'assistente gli mantiene le spalle in avanti e gli tiene la mano con il polso in estensione. Dopo avere immerso nell'acqua le bende di gesso ripiegate, la terapista s'inginocchia sul lato opposto del tavolo e gli pone la striscia bagnata sotto la mano e il polso (Fig. 6.51a). L'assistente lascia libera la mano del paziente in modo da potere spianare il gesso sui flessori dell'avambraccio. Ella gli preme il gesso nel palmo della mano con ambedue i pollici, mentre preme con le altre dita contro il dorso della mano per mantenergli il polso in estensione finché il gesso non si asciuga (Fig. 6.51b). Con i pollici del palmo della mano del paziente e le altre dita sul dorso della medesima mano la terapista gli modella la stecca volare secondo i contorni della mano. Non appena il gesso si è indurito, la stecca viene rimossa e smussata. La superficie interna viene lisciata con il manico di un paio di forbici e rifinita all'interno con un ultimo strato di gesso umido. Quando è completamente asciutta, la stecca viene posizionata correttamente nel palmo della mano del paziente con la sua estremità prossimale che arriva fino alle articolazioni metacarpofalangee (Fig. 6.52a). La stecca viene fissata con una stretta fascia leggermente

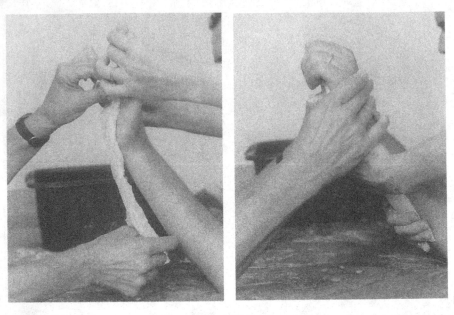

a   b

Fig. 6.51a,b. Preparare una stecca volare. **a** Mettere gli strati di gesso bagnato nella posizione corretta. **b** Modellare la stecca secondo i contorni normali della mano del paziente

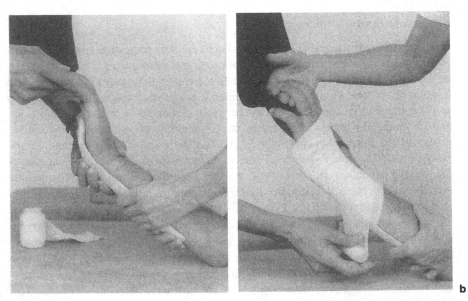

a   b

Fig. 6.52a,b. Fissaggio della stecca. **a** Posizionamento esatto del polso sulla stecca. **b** Arrotolare l'ingessatura da distale a prossimale

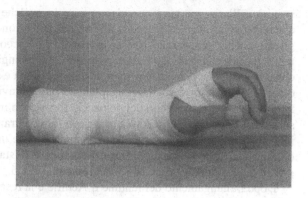

Fig. 6.53. La stecca volare sostiene il polso comodamente nella posizione corretta con le dita libere di muoversi

elastica e, per evitare una spiacevole compressione, non viene tirata strettamente, ma semplicemente arrotolata intorno al braccio ed alla mano (Fig. 6.52b). Con la stecca volare nella posizione corretta, indipendentemente dalla posizione del paziente, la mano viene sempre sorretta con il polso esteso (Fig. 6.53). La fascia elastica aiuterà ad impedire ogni edema della mano che può formarsi dopo la rimozione dell'ingessatura circolare, particolarmente quando il braccio pende verso il basso, come quando il paziente è in stazione eretta o cammina. La piccola stecca volare può venire facilmente rimossa per la terapia e si può stimolare il controllo attivo della mano aiutando il paziente ad afferrare e rilasciare gli oggetti.

Intervento chirurgico

L'intervento chirurgico per correggere la contrattura dovrebbe essere il più possibile evitato, perché, per potere compiere i movimenti normali, ogni muscolo è necessario. Un tendine che è stato allungato, tagliato trasversalmente o trapiantato non può più funzionare perfettamente come prima e anche l'efficienza dell'azione degli altri muscoli che agiscono in armonia fra loro verrà pregiudicata da ogni cambiamento di lunghezza, di forza o di interazione reciproca.

Per il team di riabilitazione che combatte invano per impedire o correggere le contratture, l'intervento chirurgico può sembrare un'allettante alternativa a causa dell'immediato successo che segue un'operazione. Tuttavia, più tardi la decisione che a suo tempo era sembrata giusta potrebbe venire deplorata ed i risultati sfavorevoli sono difficili se non impossibili da correggere. Perciò per il paziente che più tardi recupera attività funzionali, non sarà più possibile eseguire una parte integrale dei movimenti. Evans (1981) mette in evidenza la necessità di procedere con cautela. "I problemi a lungo termine causati da un intervento chirurgico devono venire presi in considerazione; per esempio dopo avere allungato i muscoli ischiocrurali alcuni pazienti avranno difficoltà a stare in piedi o a sedersi. Queste implicazioni possono presentare difficoltà maggiori che la contrattura originaria".

Una contrattura spastica può venire certamente eliminata allungando chirurgicamente i muscoli e inibendo il dolore fisico che essa causa, tuttavia la spasticità non svanirà nell'aria, ma tenderà a ricomparire in qualche altra parte del corpo ed a creare nuovi problemi, se la causa alla base dell'ipertono e le posizioni estreme degli arti rimangono invariate. Spesso la spasticità o l'accorciamento dei flessori plantari della caviglia vengono trattati praticando un allungamento chirurgico in modo che il paziente possa iniziare a stare in stazione eretta e a camminare. Ma la perdita o anche la riduzione della flessione plantare può, tuttavia, creare considerevoli difficoltà al paziente. I muscoli del polpaccio forniscono importanti informazioni sensoriali per l'equilibrio in stazione eretta e le loro contrazioni impediscono di cadere in avanti. In molti casi un'esagerata flessione dorsale in ogni posizione del piede e durante ogni attività impedisce le funzioni, mentre in stazione eretta la flessione "en griffe" delle dita costituisce un serio problema (Fig. 6.54).

Dopo l'allungamento del tendine d'Achille e la resezione dei flessori delle dita del piede, alcuni pazienti non solo hanno poco equilibrio a causa della perdita della flessione attiva delle dita del piede e della flessione plantare, ma il piede si può accorciare perché l'attività della muscolatura intrinseca non trova alcuna opposizione nei muscoli antagonisti e, con il tempo, potrebbe svilupparsi una deformità fissa in estensione (Fig. 6.55). Non c'è alcuna garanzia che allungare il tendine di Achille, dividere e trasporre il tendine dal tibiale anteriore e recidere i flessori delle dita del piede "possa portare a un avampiede bilanciato" (Garland e Keenan 1983), sebbene tale operazione possa ottenere in alcuni pazienti un certo grado di successo. È, perciò, essenziale un'attenta considerazione dei punti seguenti, prima di decidere un procedimento chirurgico irreversibile.

È difficile predire con qualche certezza fino a che punto un paziente recupererà l'uso funzionale dei suoi arti, particolarmente nei primi anni dopo la lesione. Basandosi sull'esperienza e su probabilità statistiche, si può fare una supposizione calcolata, ma si conoscono sorprendenti progressi verificatisi in casi del tutto inaspettati. Persino i sostenitori di un intervento chirurgico per una deformità residua di un

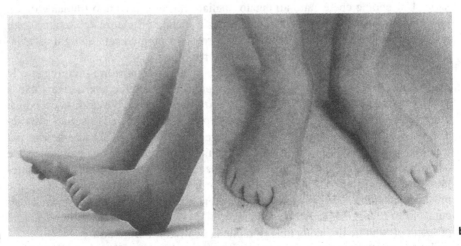

a
b

Fig. 6.54a. Un paziente con eccessiva, costante flessione dorsale dei piedi dopo l'allungamento dei tendini d'Achille. **b** In stazione eretta le dita dei piedi si flettono con forza

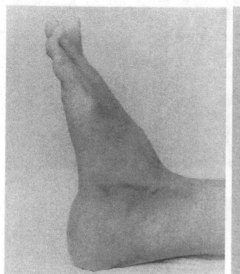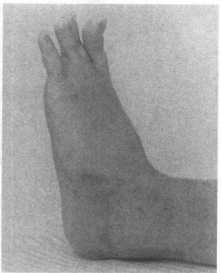

a

b

Fig. 6.55a,b. Problemi al piede dopo l'allungamento del tendine d'Achille, resezione dei flettori delle dita del piede e divisione con deviazione del tibiale anteriore. **a** Tutto il piede si è accorciato. **b** Deformità fissa in estensione delle dita del piede

arto, sottolineano la necessità di evitare un intervento precoce. "Un intervento chirurgico definitivo non dovrebbe venire condotto prima di un anno e mezzo dopo la lesione iniziale" (Garland e Keenan 1983). Infatti non si perde niente ad aspettare anche più a lungo e un intervento chirurgico, che alla fine può essere necessario, avrà probabilmente maggiore successo se il paziente ha fatto ulteriori progressi nella sua riabilitazione complessiva.

Spesso si pensa erroneamente che una contrattura sia il motivo per il quale un paziente non riesce a compiere un'attività funzionale, cosa che poi provoca delusione e frustrazione se la situazione dopo l'intervento chirurgico rimane immutata. Per esempio, è raro che un paziente non riesca a camminare per una contrattura in flessione al ginocchio. Né il polso, né il gomito flesso sono la ragione per cui egli non può usare funzionalmente la mano, come dimostrano chiaramente le abilità funzionali della mano di pazienti con artrite reumatica, nonostante un'equivalente perdita dell'ampiezza di movimento. Bisogna, perciò, fare un esame accurato di tutti i problemi del paziente prima di affrontare un'operazione chirurgica costosa, dolorosa e forse anche deleteria.

Soltanto dopo che è stato compiuto ogni tentativo per correggere la o le contratture, posizionando, guidando il paziente e mobilizzando la controtensione nel sistema nervoso e compiendo con lui movimenti attivi e naturalmente dopo un'ingessatura seriale, si dovrebbe prendere in considerazione un intervento chirurgico definitivo, cioè quando le contratture sono già troppo estreme per correggerle con mezzi conservativi e l'intervento chirurgico è l'unica alternativa (Fig. 6.56).

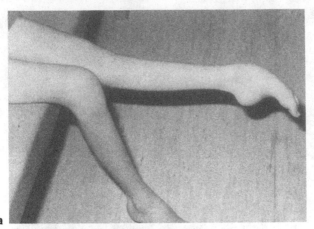

a

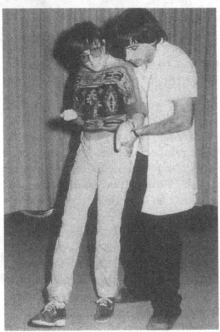

b

Fig. 6.56a. Deformità del piede troppo grave per potere venire corretta con mezzi conservativi. b Paziente che impara a camminare dopo una correzione chirurgica

Medicinali antispastici e blocchi di nervi

Per i pazienti con grave ipertono e/o contratture, i medicinali che hanno lo scopo di diminuire la spasticità non servono a molto, a causa del loro effetto non specifico. Tutti tendono ad avere un effetto rilassante generale e un effetto troppo sedativo sui pazienti e, come fa notare Landau, "non ci sono studi controllati che dimostrino che i sedativi del SNC migliorino il comportamento motorio, anche quando vengono attenuati il riflesso di stiramento tonico e quello fasico. Dal momento che il

Dantrolene indebolisce subito tutti i muscoli striati, la muscolatura viene colpita allo stesso modo per le attività finalizzate che per le risposte riflesse iperattive. Non ci sono studi controllati che sostengano l'idea che un paziente trattato con Dantrolene tragga tali benefici dalle indebolite contrazioni riflesse da migliorare il suo comportamento motorio indipendente". Lo stesso si può dire degli altri agenti antispasmolitici. Schlegel (1993) riferisce che nessun paziente, in seguito all'ammissione ad un centro di riabilitazione, mostrò alcun cambiamento nel grado dell'ipertono dopo la totale sospensione della somministrazione di pesanti dosi di tutti i medicamenti antispastici, ma in molti ci fu un miglioramento nel livello di coscienza.

Blocchi di nervi e blocchi motori locali

Landau appare egualmente scettico riguardo all'efficacia dei blocchi mirati che sopprimono le contrazioni dei tendini innalzando la soglia dei recettori di stiramento. "Un simile blocco in pazienti che avevano sia disabilità motoria che iperreflessia soppresse anche le contrazioni dei tendini, ma le prestazioni motorie indebolite non migliorarono, anche se l'iperreflessia come indicatore positivo era scomparsa."

L'uso del fenolo per bloccare un nervo o un movimento in un determinato punto, è divenuto sempre più frequente, ma esso dovrebbe essere impiegato soltanto per risolvere problemi specifici che non si risolvono attraverso il trattamento e non come una procedura di routine per tutti i sintomi spastici. Petrillo e Knoploch (1988), per esempio, in uno studio che interessa 59 pazienti con handicap di origine neurologica, descrivono i risultati positivi contro la spasticità dopo aver effettuato blocchi selettivi di fenolo nel nervo tibiale. "Lo studio dimostra che il blocco di fenolo poté controllare efficacemente la spasticità dei flessori plantari della caviglia e degli inversori, eliminando il clono del piede in tutti i 59 pazienti, con sensibili progressi funzionali sia tra i pazienti in grado di camminare sia nel gruppo di quelli costretti in sedia a rotelle. L'effetto del blocco di fenolo fu duraturo e solo 22 pazienti (37,2%) ebbero bisogno di un ulteriore blocco durante il periodo dello studio." Gli autori, tuttavia, non specificano esattamente quali siano stati i "significativi progressi funzionali" ma riferiscono che si poté evitare il preventivato intervento chirurgico su 19 pazienti e che progressi nell'ampiezza di movimento si verificarono in quei pazienti che presentavano limitazioni di movimento prima dello studio. Il fenolo ha sì il vantaggio di non causare modifiche permanenti nella condotta dello stimolo, ma rilevazioni cliniche hanno rivelato in certi casi deplorevoli complicazioni, cosicché il suo impiego non è esente da rischi.

Poiché possono venire ottenuti risultati egualmente positivi svolgendo le attività più significative descritte nei capp. 3 e 4, sarebbe logico evitare provvedimenti che interferiscono con la conduzione degli impulsi nervosi in pazienti che hanno già deficit a livello di SNC. Non bisognerebbe praticare resezioni irreversibili di nervi per il trattamento della spasticità o di contratture, poiché il provvedimento non è necessario e non porta a alcun risultato funzionale. I rischi inerenti agli interventi chirurgici che coinvolgono il ganglio stellato per correggere le contratture spastiche negli arti superiori, come pure la loro natura distruttiva rendono tali interventi inaccettabili.

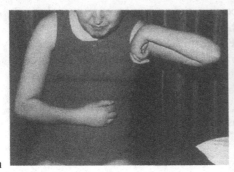

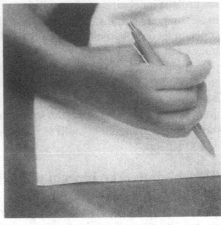

a

b

Fig. 6.57a. Contrattura nell'abduzione della spalla e nella flessione del gomito dopo un intervento chirurgico al ganglio stellato a causa della spasticità conseguente a un trauma cerebrale. **b** Nonostante un buon recupero motorio in tre aree, gli arti superiori rivelano una lesione del midollo spinale all'altezza della vertebra C/6

Trattamento delle fratture e delle lesioni dei tessuti molli

Pazienti che hanno subito una lesione cerebrale di origine traumatica possono avere riportato danni anche all'apparato motorio e di sostegno al momento dell'incidente. In combinazione con una lesione cerebrale, queste ulteriori condizioni molto dolorose possono facilmente condurre allo sviluppo di contratture, particolarmente se esse impediscono al paziente di venire girato e posizionato, come pure di venire mosso, messo a sedere fuori del letto oppure portato in stazione eretta con un sostegno. È della massima importanza che essi vengano trattati con uno sguardo rivolto al futuro, quando si spera che il paziente sia in grado di camminare e usare le mani in modo funzionale.

Fratture

È ovvio che prima le fratture agli arti vengono stabilizzate, più facile sarà posizionare e muovere il paziente e per questa ragione la fissazione interna è il metodo scelto ogni volta possibile. Tuttavia, la possibilità per il paziente di ottenere un buon successo non dovrebbe venire compromessa perché si sa che egli ha una lesione cerebrale o perché l'assistenza di routine e la terapia fisica potrebbero venire svolte con leggerezza. La frattura deve venire trattata come per ogni altro giovane paziente senza lesione cerebrale e non solo semplicemente per fare esercizi che mantengano la mobilità. La mobilizzazione della tensione meccanica contraria nel sistema nervoso, muovendo le altre parti del corpo, aiuterà a ridurre l'accorciamento delle strutture durante il periodo d'immobilizzazione e ogni perdita d'escursione di movimento può venire recuperata per mezzo di un trattamento intensivo una volta che la frattura si è saldata. Ogni corretta fissazione di una frattura faciliterà naturalmente tutte le attività infermieristiche e terapeutiche.

La frattura non dovrebbe mai venire lasciata senza trattamento, nella speranza che "guarisca da sola", basata sull'assunto che, siccome il paziente è in coma, egli non si muove in alcun modo, o che il suo braccio o la gamba sono paralizzati. Il fatto che la frattura non si saldi può essere un grave handicap per la riabilitazione iniziale e per quella successiva.

Un caso esemplare

N.N., cinquantenne alto e con un bel fisico, rimase gravemente ferito al capo in un incidente stradale dove, inoltre, riportò la frattura dell'omero sinistro poco sopra l'articolazione del gomito. La sua gamba destra dovette venire amputata circa 12 cm sotto l'anca. Mentre riprendeva lentamente conoscenza, N.N. cadde dal letto e si fratturò il collo del femore sinistro. I suoi sintomi neurologici erano quelli di una grave emiplegia sinistra. Tuttavia non venne presa alcuna misura per stabilizzare la frattura dell'omero, forse a causa della vicinanza al gomito o forse perché le condizioni di N.N. erano così gravi che c'era ben poca speranza di un recupero funzionale.

Due anni dopo N.N. fu ammesso a un centro di riabilitazione intensiva. Le fratture non erano ancora state stabilizzate ed egli non aveva ancora una protesi per la gamba. La terapista dovette stabilizzargli manualmente la frattura dell'omero per impedire il doloroso e temibile scivolamento dell'estremità inferiore dell'omero sotto la pelle, che significava l'impossibilità di ogni tentativo di muovere il paziente gravemente invalido. Sia lui che la terapista erano comprensibilmente nervosi e, quando la frattura veniva mossa causandogli un intenso dolore, N.N. aveva violenti accessi d'ira. I flessori del polso e delle dita si erano già accorciati e l'allungamento passivo contro la resistenza spastica muoveva soltanto l'estremità delle fratture così che non fu possibile ottenere un aumento dell'ampiezza di movimento. Di fatto, di fronte a così tanti problemi irrisolti, non fu fatto alcun progresso ed N.N. si sentiva frustrato ed abbandonato come pure il team di riabilitazione.

Dopo che si riuscì a fissare internamente l'omero, N.N. poté partecipare con entusiasmo al programma di riabilitazione e la terapista poté usare le mani per facilitare il movimento, anziché per tenere a posto la frattura per tutto il tempo. Sfortunatamente, a causa del lungo ritardo, il polso e la mano di N.N. continuano a causare problemi. Le contratture in flessione non sono state ancora completamente corrette ed è necessaria una terapia intensiva per mantenere un'ampia escursione di movimento. Poiché il braccio sinistro per due anni poté venire ben poco stimolato, l'integrazione del braccio e della mano nella vita di ogni giorno insieme al recupero dei movimenti volontari si sono dimostrati difficili, ma continuano a migliorare lentamente.

Con la stabilizzazione iniziale della frattura dell'omero, come sarebbe stato fatto automaticamente con un paziente senza una concomitante lesione cerebrale, N.N. sarebbe stato in grado di fare progressi più rapidamente ed avrebbe certamente sofferto molto meno. Come questo indomito paziente alla fine imparò a camminare è descritto nel cap. 7.

Ferite alla colonna vertebrale cervicale

Molti pazienti subiscono al momento dell'incidente anche una ferita al capo perché, come mette in evidenza Jull (1986), "ci sono pochissime ferite traumatiche al capo che non coinvolgono anche la colonna cervicale." Tali ferite spesso passano inosservate e possono causare una grande varietà di sintomi, i più comuni dei quali sono cefalea e dolore facciale che si distribuiscono variamente. Ciò che può venire erroneamente interpretato come prolungata "cefalea dopo commozione cerebrale", è più probabilmente una cefalea cervicale erroneamente diagnosticata (Schultz e Semmes 1950, Knight 1963). Le ferite che coinvolgono la regione cervicale non solo causano dolore, ma possono anche causare altri sintomi, come problemi visivi comprendenti nistagmo, capogiri, nausea con vomito, disturbi della voce, intorpidimento della voce e delle labbra, mancanza di concentrazione e persino atassia (Jull 1986). Cioè si è dimostrato che iniettando procaina nei muscoli del collo di persone sane si produce un nistagmo posizionale e un disorientamento del corpo (Bower 1986).

La causa più frequente dei sintomi sembra essere una ferita sulla parte superiore della colonna cervicale, più frequentemente con il coinvolgimento delle vertebre C 2/3, ma anche delle articolazioni atlanto-occipitali ed atlanto-assiali (Trott 1986). I muscoli suboccipitali si accorciano per adattarsi alla nuova situazione ed esperimenti clinici hanno dimostrato che la muscolatura cervicale superiore può produrre dolore al capo tanto che una soluzione salina iniettata in questi muscoli causò dolore nell'occipite e nella fronte (Trott 1986).

Nel caso che un paziente si lamentasse di persistente cefalea o di nevralgia facciale o di altri sintomi inspiegabili, come dolori nella regione scapolare o giù fino al braccio, occorrerebbe fare una radiografia alla sua colonna vertebrale che dovrebbe poi venire accuratamente esaminata dalla terapista. Lo stesso vale per altri sintomi che potrebbero venire causati da un coinvolgimento della colonna cervicale. Per curare questi sintomi con successo è della massima importanza che venga diagnosticata la loro causa reale. Questi sintomi non devono essere diagnosticati sotto il nome collettivo di "dolore talamico" o "sindrome talamica", poiché questa diagnosi è ingannevole ed erronea e conduce al nichilismo terapeutico. L'esame che include palpazione, valutazione e trattamento, come descritto da Maitland (1986), ha dato prova di avere particolarmente successo nella diagnosi differenziale e nell'eliminazione del dolore e di altri sintomi.

Diversamente da un coinvolgimento cervicale risultante dal trauma iniziale, il dolore può venire causato da posture del capo mantenute molto a lungo, particolarmente dalla flessione cervicale inferiore con estensione nella zona cervicale superiore (Lewitt 1977) "Un'estensione nella regione cervicale superiore o nel quadrante cervicale superiore conduce spesso a cefalea se la posizione viene mantenuta in permanenza" (Margarey 1986). Pazienti con lesioni cerebrali che stanno in posizione supina o seduta per lunghi periodi con il capo in estensione, specie se ruotato lateralmente, possono soffrire di gravi cefalee. Il paziente al quale è stata introdotta una sonda o che ha subito un'operazione al cranio è chiaramente a rischio perché è sicuramente stato in tale posizione per diverse ore. Più tardi, quando diviene più attivo, egli può affaticare il collo per compensare la mancanza di movimenti selettivi quando è in stazione eretta, cammina o muove le braccia e gli schemi errati di movimento possono condurre a problemi cervicali (Janda 1980).

Trattamento

La correzione della posizione del paziente a letto e delle sue posture abituali quando è in posizione seduta o in stazione eretta, così come la rieducazione di schemi di movimento più normali, aiuteranno ad eliminare questi sintomi. Le tecniche di mobilizzazione passiva della colonna cervicale secondo Maitland (1986) sono molto utili. Egli stesso descrive la mobilizzazione come "gentile sblocco di un movimento attraverso oscillazioni ritmiche passive entro o al limite dell'escursione di movimento".

La mobilizzazione della controtensione nel sistema nervoso, secondo Butler (1991b) è della massima importanza e Rolf (1993) suggerisce di mobilizzare i nervi interessati nella loro collocazione periferica in vicinanza delle aree doloranti. Due comuni esempi sono il nervo occipitale maggiore e i rami del nervo facciale. I nervi vengono localizzati dalla terapista palpandoli con le dita e poi letteralmente mossi trasversalmente nel tessuto sottostante con un movimento simile ad una frizione in profondità. Trott (1986) raccomanda una combinazione di "massaggio in profondità del tessuto molle interlaminare ispessito e dei tessuti periarticolari (intorno alle articolazioni zigoapofisali interessate) con tecniche di movimento passivo".

Quando c'è tensione o accorciamento della muscolatura suboccipitale, bisogna esercitare passivamente la flessione della parte superiore della colonna vertebrale cervicale per mobilizzare le strutture tese, combinata con l'estensione della parte inferiore della colonna vertebrale cervicale. Il recupero della flessione laterale del collo è stato descritto nel cap. 3 insieme alla mobilizzazione del sistema nervoso.

Il recupero della piena escursione di movimento della colonna vertebrale cervicale è essenziale, non solo per alleviare i sintomi come dolore o nausea, ma anche perché il collo gioca un ruolo vitale nel mantenere l'equilibrio. La colonna vertebrale cervicale è un'importante sorgente d'informazioni propriocettive quando il corpo si muove in direzione contraria alla gravità. Il tono muscolare di tutto il corpo verrà aumentato dall'attività tonica riflessa quando il capo ed il collo sono irrigiditi in una posizione anormale.

Altre lesioni al tessuto molle

Ogni altra lesione del tessuto molle o lussazione articolare che si verifica in concomitanza con il trauma iniziale deve venire esaminata nel modo più moderno possibile e trattata con la stessa cura, come se il paziente non avesse alcun deficit neurologico. Lo stesso vale per le ferite che il paziente si può procurare in tempi successivi cadendo dal letto o in qualche altro modo.

Ossificazione eterotopica

Lo sviluppo di ossificazione eterotopica nei muscoli e in altri tessuti che circondano le maggiori articolazioni è una delle complicazioni più dolorose ed angoscianti che possono verificarsi dopo una lesione cerebrale. L'ossificazione appare più frequentemente in muscoli che hanno origine in vaste aree ossee. Tale formazione ossea patologica è stata descritta in circa il 10-20% dei pazienti ed è generalmente conosciuta sotto il nome di ossificazione eterotopica (HO) (Garland 1991). Una percentuale molto più alta fu riferita da Szabon et al. (1981). In uno studio su formazioni ossee periarticolari molto estese in pazienti con lesioni cerebrali in coma prolungato, di cui molti con coma di origine non traumatica, in 36 su 45 di loro fu riscontrata "myositis ossificans" ad almeno una delle maggiori articolazioni. Il termine "myositis ossificans" che è stato usato liberamente per riferirsi a formazione ossea eteropica in situazioni diverse, si riferisce propriamente alla formazione ossea eterotopica che si verifica nei muscoli (Puzas et al. 1989).

Comparsa e sviluppo dell'HO

I primi segni che indicano lo sviluppo dell'HO compaiono quando il paziente è in coma da circa 4-8 settimane, ma l'ossificazione può apparire per la prima volta molto più tardi, se il coma è a lungo termine. "Indipendentemente dall'eziologia, la comparsa dell'HO varia dalle 4 alle 6 settimane con un massimo a 2 mesi. Occasionalmente l'HO può venire trovata prima di 3 settimane o dopo 3 mesi (Garland 1991). Sazbon et al. trovarono che l'inizio dell'ossificazione era entro 7 mesi di coma nel 90% dei casi, con la prima comparsa dopo 1 mese nell'8,6% dei casi. L'HO si può sviluppare sia in pazienti, il cui coma sia di origine traumatica sia in quelli con coma di origina non traumatica (Rothmeier al. 1990, An et al. 1987, Satzbon et al. 1981). Dal punto di vista clinico lo sviluppo dell'HO è caratterizzato dai seguenti sintomi:

- Un'insolita, piuttosto improvvisa perdita di mobilità passiva che di solito viene notata dalla terapista prima di ogni altra manifestazione
- Indicazioni di dolore, se il paziente non può parlare, smorfie, agitazione od altri segni d'angoscia, come aumentato ritmo cardiaco o respiratorio.
- Caratteristici sono anche gonfiori localizzati, a volte con altri segni d'infiammazione locale intensa, come eritema e calore. L'edema dell'estremità inferiore può sembrare una trombosi in una vena o una tromboflebite e richiede una cauta diagnosi differenziata (Ragone et al. 1986, Venier e Ditunno 1971).
- La spasticità è quasi sempre presente nell'arto coinvolto. Infatti Garland et al. (1980) affermano che tutti i pazienti con ossificazione eterotopica mostrano spasticità all'arrivo in clinica. Si può notare aumentata spasticità o reazioni di protezione muscolare.
- I livelli di fosfatasi alcalina sono di solito, ma non sempre elevati. "La maggioranza dei pazienti che sviluppano HO clinicamente significativa hanno un'elevata SAP (serum alkaline phosphatase) (Garland, 1991), ma è stato indicato dallo stesso autore che, sebbene il livello di SAP sia di solito elevato, esso può es-

serlo anche in pazienti con fratture che stanno guarendo (Garland et al. 1980). Significativamente, anche in presenza di livelli normali di SAP si verificano nuove formazioni ossee (Gruninger 1986).

- In casi dove l'ossificazione continua a svilupparsi, l'escursione di movimento diviene sempre più limitata e può seguire l'anchilosi dell'articolazione colpita con il risultato di una totale o quasi completa perdita di movimento (Mital et al. 1987).

- Durante la manifestazione dei primi sintomi le radiografie sono normali, ma 2-3 settimane più tardi rivelano l'inizio di ossificazione in prossimità delle ossa (Garland 1991, Garland e Keenan 1983). Ulteriori esami radiografici mostrano lo sviluppo di formazione ossea massiva in un periodo di alcuni mesi.

- La formazione ossea è spesso palpabile dall'esterno in certe dislocazioni e può, per esempio, venire sentita davanti sull'anca, intorno al gomito e nell'ascella.

La perdita di raggio di movimento causata dall'HO può essere non solo un ostacolo per la riabilitazione, ma può impedire anche il pieno uso funzionale degli arti nel caso di recupero di movimenti attivi. Poiché non si può predire il grado di recupero di funzioni ed esso non può venire messo in correlazione con lo sviluppo dell'HO, la prevenzione è della massima importanza, anche perché le misure di trattamento intese a ridurre le formazioni ossee già esistenti che impediscono il movimento non si sono dimostrate molto efficaci. "Non si conosce alcun trattamento che possa ridurre questa massa ossea" (Puzas et al. 1989).

Una volta che lo stato del paziente si è stabilizzato, la rimozione chirurgica può essere un aiuto efficace per un numero limitato di pazienti selezionati, ma in molti casi c'è una marcata tendenza dell'HO a formarsi. Per esempio, "se la spasticità in un'articolazione rimane, la probabilità di una nuova formazione di HO è alta ed è raro avere un significativo guadagno di movimento" (Garland e Keenna 1983). Tuttavia, la resezione di formazioni ossee dietro il gomito che avevano causato anchilosi hanno fatto recuperare con successo l'ampiezza del movimento (Garland et al. 1985, Mital et al. 1987). Mital e coautori descrivono il successo dell'asportazione di HO senza nuova formazione ossea quando il paziente prende per bocca del salicilato a scopo profilattico a partire dal giorno successivo all'intervento. Alla luce di questi risultati gli autori suggeriscono che "la terapia con il salicilato può veramente impedire l'ulteriore formazione di HO se viene ingerito non appena possibile dopo l'inizio del processo perché può evitare la necessità dell'intervento chirurgico più tardi".

A causa dei rischi insiti in ogni operazione e della frequenza delle ricadute, tale intervento non dovrebbe venire preso in considerazione troppo presto, ma soltanto quando si è certi che si risolverà in un guadagno funzionale. È stato, tuttavia, messo in evidenza che esso dovrebbe venire dilazionato di più di 5 anni, se il recupero motorio continua (Garland 1991). La decisione di operare dovrebbe venire presa dopo che sono stati seriamente considerati tutti i fattori coinvolti ed è stata fatta una valutazione se i guadagni sperati superano i rischi.

Impedire del tutto la formazione dell'HO o ridurla al minimo diventa chiaramente uno scopo importante per tutti coloro che sono coinvolti nel trattamento del paziente. In ogni caso le misure di trattamento per risolvere i problemi connessi con la perdita di ampiezza di movimento, dovute all'HO già esistente, senza operazione chirurgica sono di gran lunga preferibili. La prevenzione dipende dalle possibili cause e dai fattori coinvolti che accelerano il processo di ossificazione.

Fattori che potrebbero causare od accelerare lo sviluppo dell'HO

Sfortunatamente è stato affermato che "l'eziologia dell'HO rimane oscura" (Ragone et al. 1986) e che "nonostante numerosi studi clinici e sperimentali, la patogenesi non è pienamente compresa" (Michelsson e Rausching 1983) o non è stata spiegata soddisfacentemente (Rothmeier et al. 1990). Quando si considerano più da vicino le varie ipotesi che sono state spiegate fino ad ora, si nota che la maggior parte sono contraddette dai risultati clinici.

Per esempio, si è detto che ci sia una predisposizione genetica. Poiché la propensione a formare l'HO varia molto da individuo a individuo, si è pensato che qualche fattore intrinseco, genetico od altro, debba essere presente per spiegare questo grado di variabilità. Un argomento che si oppone a questa possibilità è, tuttavia, l'alta percentuale di ossificazione monofocale. In un esame di 496 pazienti adulti con gravi lesioni al capo, fu identificata HO clinicamente significativa che coinvolgeva 100 articolazioni in 57 pazienti. In 27 pazienti (circa il 50%) solo un'articolazione era stata colpita (Garland et al. 1980). Mital et al. riferiscono una proporzione molto più alta: 17 su 22 pazienti avevano ossificazione monofocale e solo 5 multifocale.

Non sembrerebbe possibile che un fattore predisponente possa colpire solo un'articolazione del corpo. Inoltre si è messo in evidenza che "c'è una sproporzionata incidenza nelle estremità prossimali rispetto quelle distali" (Puzas et al. 1989). L'HO risultante da lesione cerebrale traumatica si verifica quasi esclusivamente nell'anca, nella spalla, nel ginocchio e nel gomito e solo molto raramente in altre dislocazioni.

L'alta incidenza di casi monoarticolari in pazienti con deficit bilaterali confuta l'ipotesi che l'immobilità induca cambiamenti vasomotori, metabolici o trofici secondari che diano come risultato formazioni ossee metaplastiche (Mielants et al. 1975). Per la stessa ragione sembrerebbe probabile che gli alti livelli di fosfatasi alcalina presenti nella maggioranza dei casi debbano essere una risposta alla formazione ossea patologica di per sé od a fattori che hanno condotto all'ossificazione e non la causa.

Secondo un'altra teoria il trauma iniziale sarebbe responsabile dell'accelerazione dello sviluppo dell'HO con un rischio maggiore in caso di fratture degli arti. Questa teoria non può venire più accettata, poiché si è osservato HO in troppi casi dove il coma non è stato il risultato d'incidenti violenti, ma di anossia, trombosi, emorragia o infezioni.

La sola spasticità non può causare HO perché essa si verifica anche in casi di paralisi flaccida e di paraplegia.

Un'ipotesi più plausibile merita un'attenzione particolare perché, anche se è accettata solo come spiegazione parziale, permette di fare molti passi in avanti per impedire e limitare lo sviluppo dell'HO.

La ripetuta traumatizzazione di tessuti molli già immobilizzati in particolare di muscoli, può causare HO.

La possibilità che traumi minori, che si verificano durante esercizi di movimenti passivi o misure infermieristiche, possano condurre alla formazione di HO è stata molto dibattuta fra coloro che sono coinvolti nel trattamento di pazienti con lesioni cerebrali di origine traumatica o lesioni al midollo spinale. I punti seguenti sembrerebbero confermare l'ipotesi e meritare considerazione in relazione alla prevenzione dell'HO.

Mancanza di reazioni protettive dal dolore

La comparsa di HO neurologica si verifica soltanto in quei pazienti che, oltre ad essere paralizzati, sono incapaci di percepire dolore o, se lo percepiscono, non sono in grado di protestare o di fare movimenti per evitarlo. Questo gruppo di pazienti comprende, perciò, coloro che hanno una lesione completa del midollo spinale, coloro che sono in coma e altri che, quando riprendono conoscenza, non sono in grado di muoversi attivamente per segnalare che stanno provando dolore o usare contrazioni muscolari per opporsi a un movimento che causa loro dolore.

Per scopi clinici Fields (1987) definisce il dolore come segue: "una spiacevole sensazione percepita come proveniente da una regione specifica del corpo e di solito prodotta da processi che danneggiano o sono in grado di danneggiare i tessuti del corpo". Egli continua spiegando che "una delle principali funzioni del sistema sensoriale del dolore è quello di impedire eventi traumatici" poiché "stimoli dannosi suscitano una varietà di comportamenti che servono a proteggere i tessuti sani". In aggiunta Fields suggerisce che "a causa della stretta connessione con comportamenti che evitano traumi, è utile considerare il dolore, per ciò che riguarda la percezione, come un elemento costitutivo delle risposte protettive suscitate da stimoli nocivi". Senza la protezione del dolore, un paziente con resezione del midollo spinale non è capace di percepire il danno del tessuto, mentre il paziente in coma o non percepisce il dolore, o, se lo percepisce, non è capace di reagire o di evitare gli stimoli nocivi usando qualcuno dei comportamenti che evitano traumi. È evidente che la presenza del dolore è una protezione contro la formazione di HO.

I pazienti con altri gravi deficit neurologici, ma in grado di percepire il dolore non sviluppano HO, che quindi non è un problema associato a sclerosi multipla o a paralisi cerebrale. Persino nell'emiplegia dovuta ad una lesione accidentale cerebro-vascolare non si sviluppa HO. Il paziente colpito da ictus, nonostante la perdita di altre modalità sensoriali, protesterà con forza se gli si causa dolore quando viene mosso a letto o durante la terapia. Si ha notizia che si sia formata HO solo in casi in cui un periodo insolitamente lungo di perdita di conoscenza ha seguito l'ictus iniziale.

Sebbene i pazienti con lesioni al midollo spinale siano particolarmente soggetti a sviluppare HO, essa si presenta sempre sotto il livello della lesione (Rush 1989). Perciò l'ossificazione non si trova nelle estremità superiori in dislocazioni dove è presente la sensazione del dolore. Il paziente tetraplegico con una lesione sotto il livello C5, per esempio, non presenta ossificazione al gomito o alla spalla, perché egli si lamenta, quando movimenti passivi o stiramenti gli procurano dolore. D'altro canto si può produrre nelle dita della mano dove la sensibilità non è intatta. Significativamente, una volta che il paziente con lesione cerebrale ha recuperato conoscenza fino al punto di poter protestare a sufficienza, non c'è più il rischio che l'HO inizi a svilupparsi. In nessun caso si è notato inizio di HO dopo che il coma era terminato (Mital et al. 1987).

Ripetute lesioni traumatiche minori

In pazienti senza lesioni di origine neurologica "formazioni ossee eterotopiche in dislocazioni soggette a ripetuti traumi minori sono rare. Tuttavia sono comuni formazioni ossee eterotopiche in dislocazioni soggette a ripetuti traumi minori dovuti ad attività di ergoterapia e di ricreazione" (Puzas et al. 1989). Sono state frequentemente riportate formazioni ossee dopo essere andati a cavallo, avere sparato, avere tirato di scherma ed essere andati a ballare (Conner 1983) e un individuo giovane e sano sviluppò un'estesa ossificazione dopo una maratona (V. Kesserling, comunicazione personale). L'evento che ha dato inizio all'HO in tali casi è stato attribuito ad ossificazione dei piccoli, ripetuti ematomi che inevitabilmente si verificano.

Ripetuto stiramento forzato di tessuti molli già immobilizzati

Un contributo significativo per comprendere la ragione della comparsa di HO in pazienti con lesioni cerebrali è stata fatta in uno studio che comprendeva 216 conigli con gli arti immobilizzati in flessione per mezzo di stecche di plastica (Michelsson e Rausching 1983). Le stecche venivano rimosse ogni giorno per permettere movimenti passivi, che venivano compiuti se necessario con la forza, nella massima escursione di movimento. Gli autori affermano che "entro 2-5 settimane si produssero cartilagine eterotopica e formazione ossea nei tessuti molli intorno alle articolazioni e nell'area dei muscoli danneggiati". L'ossificazione si verificò specialmente nelle inserzioni muscolari alle ossa e i cambiamenti muscolari che si verificarono in 2-3 mesi rassomigliavano morfologicamente e dal punto di vista radiologico alla myositis ossificans umana.

È interessante notare che animali a cui furono immobilizzati gli arti in estensione svilupparono HO nei muscoli estensori e quelli immobilizzati in flessione svilupparono HO nei muscoli flessori, fatto in correlazione con la formazione di HO in adulti con lesioni cerebrali, per esempio alla spalla, al gomito e all'anca (Garland 1991, Garland e Keenan 1983, Garland et al. 1980). La combinazione di immobilizzazione e movimento passivo deve essere il fattore decisivo, perché nessuna formazione ossea si verificò nei conigli che avevano solo stecche, né in quelli sottoposti ad esercizi passivi senza stecche. Si potrebbe obiettare che il paziente con lesioni cerebrali non è generalmente immobilizzato con stecche, ma, a causa della paralisi o del coma, avendo gli arti nella stessa posizione per periodi prolungati, è di fatto virtualmente immobilizzato.

Per la maggior parte dei pazienti, movimenti passivi giornalieri sono routine e, particolarmente in presenza di spasticità, possono essere relativamente forzati. Si è notato che la spasticità è un fattore comune in quasi tutti i pazienti che sviluppano HO e servirebbe ad immobilizzare gli arti in flessione o in estensione. Sebbene in confronto rara, l'ossificazione è stata osservata nella paralisi flaccida degli arti in seguito a una lesione del midollo spinale (Hernandez et al. 1978; Hardy e Dixon 1963) ed in tali casi la totale inattività degli arti costituirebbe l'immobilizzazione.

Lesioni muscolari e dolori muscolari sono associati a contrazioni eccentriche

Strettamente associate alla correlazione fra spasticità, comparsa di HO e sua dislocazione sono i risultati delle ricerche relative alle alte tensioni muscolari. "Numerosi ricercatori hanno dimostrato che, quando si compie un esercizio eccentrico, ne risulta un danno muscolare e dolore fisico" (Lieber 1992). Inoltre si è rilevato che "in un muscolo isolato dello scheletro, un muscolo che è attivato in maniera eccentrica genera più tensione di un muscolo attivato isometricamente" e che il muscolo generava tensioni relativamente alte anche se stirato solo passivamente, certamente molto più alte di quelle di una contrazione isometrica (Lieber 1992). Le attività dei muscoli dello scheletro che sono associate a contrazioni (eccentriche) di allungamento sono anche associate a grandi forze muscolari.

Evans et al. (1985) dimostrarono che il danno muscolare dovuto a contrazioni eccentriche è dilazionato e prolungato. La scoperta che i livelli enzimatici della creatininchinasi, in seguito ad intensi esercizi eccentrici in soggetti normali, erano elevati pochi giorni dopo l'esercizio, raggiungevano un massimo dopo 5 gg. e rimanevano in seguito elevati, suggerisce che "nei muscoli che subiscono qualche tipo di lesione inizia una catena di eventi che raggiungono il culmine con la rottura delle fibre" (Lieber 1992). Lieber postula sulla base di studi ulteriori che "mentre la lesione meccanica può causare la lesione iniziale, una lesione ulteriore può risultare dalla conseguente infiammazione dei tessuti". Mital et al. (1987) enfatizzano la relazione fra infiammazione e formazione di HO: "la comune caratteristica trovata presso tutte le ossificazioni eterotopiche già traumatizzate o no è stata la presenza dell'intensa infiammazione locale prima dell'inizio e durante la fase attiva di formazione di HO".

La prevalenza di lesioni che si verificano durante l'attività eccentrica può venire paragonata a traumi minori causati durante movimenti passivi ad arti spastici che accelerano lo sviluppo di HO. Così come gli arti del coniglio si sarebbero opposti agli esercizi passivi in estensione e in flessione quando le stecche erano rimosse, la spasticità degli arti dei pazienti in estensione o in flessione avrebbe fatto lo stesso. In ambedue i casi i movimenti passivi avrebbero dovuto vincere una contrazione eccentrica.

Descrivendo la dislocazione dell'HO in pazienti con lesioni cerebrali, è stata messa costantemente in evidenza la relazione fra la direzione dominante di tensione data dai muscoli spastici e l'ubicazione dell'ossificazione. Secondo lo schema spastico di flessione all'estremità superiore, con una spalla addotta e ruotata internamente, "in tutti i pazienti l'ubicazione della formazione ossea era inferomediale rispetto all'articolazione gleno omerale", e al gomito "sei pazienti avevano HO anteriore all'articolazione, associata con spasticità flessoria" (Garland e Keenan 1983). Al contrario HO posteriore al gomito di solito si verifica quando c'è una rigidità estensoria (Garland 1991).

Quando è presente uno schema flessorio all'anca, che è la più comune ubicazione per l'HO, l'ossificazione si sviluppa nella regione degli adduttori in unione con la spasticità adduttoria e nei flessori dell'anca. La spasticità estensoria al ginocchio è un problema comune particolarmente nella fase acuta e l'ossificazione può comparire nel quadricipite, limitando considerevolmente la flessione del ginocchio.

L'HO si verifica quasi esclusivamente in vicinanza delle articolazioni prossimali

Indipendentemente dall'eziologia "sembra che ci sia un'incidenza sproporzionata di formazioni ossee nelle estremità prossimali in confronto a quelle distali" (Puzas et al. 1989), fatto che non è stato ancora spiegato. Garland (1991) si chiede "Perché sono coinvolte solo le articolazioni prossimali?" Se si accetta che traumi minori ripetuti abbiano un ruolo maggiore nello sviluppo dell'HO, due fattori potrebbero essere responsabili della predominanza delle dislocazioni prossimali di ossificazione nei pazienti neurologici. In primo luogo i muscoli che agiscono nelle articolazioni prossimali hanno origine da grandi aree ossee e l'estensione delle loro origini e inserzioni ossee potrebbe essere un fattore accelerante. In secondo luogo, e forse è questa la ragione più plausibile, la lunghezza del braccio di leva degli arti maschera il fatto che durante il movimento passivo è applicata una grande quantità di forze all'articolazione e al tessuto circostante. Il vantaggio meccanico creato dalla leva lunga potrebbe condurre ad una sottovalutazione della forza della leva o della potenza del fulcro.

Perciò l'ossificazione non si verifica nel gastrocnemio o nel soleo perché il braccio corto di leva fornito dal piede rende lo stiramento del polpaccio spastico quasi impossibile. L'anca, d'altra parte, con la sua alta incidenza di HO permette alla terapista o all'infermiera di esercitare inavvertitamente una grande forza al fulcro quando muove la leva lunga costituita dalla gamba del paziente. La terapista, per esempio, per inserire il catetere urinario può abdurre le gambe del paziente in coma senza accorgersi della grande quantità di vantaggio meccanico che ottiene premendo con le mani sulle cosce del paziente. La terapista che esegue movimenti passivi usa automaticamente il peso del corpo per mantenere il raggio di abduzione, ponendo le mani sulla parte mediana del ginocchio e della caviglia del paziente quando compie l'esercizio SLR per allungargli i muscoli ischiocrurali. La spalla può venire mossa con eccessivo zelo nel tentativo d'impedire ogni doloroso irrigidimento, senza adeguato sostegno per l'articolazione gleno-omerale o la concomitante rotazione della scapola (Davies 1985). Il tessuto potrebbe venire in questo modo danneggiato durante la fisioterapia o durante l'assistenza infermieristica e il rischio è maggiore se c'è ipertono negli adduttori o nei rotatori interni della spalla. Al gomito, l'ossificazione nella parte anteriore potrebbe venire accelerata quando l'avambraccio viene adoperato come leva. L'effetto di leva è maggiore se il braccio viene appoggiato sul letto quando la terapista o l'infermiera spinge la mano del paziente in basso per raddrizzare il gomito contro la forte trazione dei flessori, per mantenere l'escursione di movimento, misurare la pressione del sangue o inserire una fleboclisi, o anche quando ella cerca di mettere il braccio in una stecca per quando il paziente si riposa.

È facile immaginare i traumi minori che potrebbero verificarsi in questi casi ed è stato suggerito da Ragone et al. (1986) che "un'altra possibile spiegazione per la formazione di HO ed ematomi potrebbe essere la ripetuta traumatizzazione degli stessi gruppi muscolari da parte dell'aggressiva terapia fisica in forma di manipolazione passiva delle articolazioni e di esercizi di stiramento contro gli spasmi degli estensori. Secondo questa teoria il trauma causa sanguinamento nell'area, provocando mutamenti traumatici postinfiammatori nei muscoli e nei tessuti connettivi circostanti che portano alla sostituzione di essi con ossificazioni". Le lunghe leve formate dalle braccia e dalle gambe possono condurre facilmente a traumi minori causati prossimalmente, non soltanto durante la terapia, ma anche quando il paziente privo di conoscenza viene girato, posizionato, lavato o mosso su e giù sul letto senza la protezione di una reazione di dolore o di un attivo controllo motorio.

Altri fattori di rischio associati all'HO

Altri fattori aggiuntivi vengono associati ad un maggiore rischio di sviluppo di HO come piaghe da decubito o la riduzione aperta e la fissazione di fratture, particolarmente quelle dell'avambraccio e del femore. È stato anche suggerito che lesioni locali, subite al tempo del trauma iniziale, potrebbero essere coinvolte e che la manipolazione energica del gomito contratto potrebbe dare inizio al processo.

Considerazioni per la prevenzione dell'HO

Molti dubitano ancora che i traumi minori in seguito a una immobilizzazione possano essere la causa di HO e questa possibilità continua ad essere oggetto di discussione "Se il movimento passivo degli arti abbia un'efficacia profilattica o favorisca la predisposizione allo sviluppo di HO è ancora controverso" (Lynch et al. 1981). In uno studio relativo alla diffusa ossificazione periarticolare in pazienti in coma a lungo termine Sazboj et al. (1981) negano energicamente che la fisioterapia possa esserne la causa, ma senza argomenti convincenti in appoggio alla loro affermazione. Essi affermano soltanto che "la fisioterapia che comprendeva movimenti passivi e l'uso di una tavola inclinabile fu identica per tutti i pazienti. Perciò non ci fu alcun rapporto fra il tipo di terapia e lo sviluppo di myositis ossificans."

Ma una simile argomentazione non può venire accettata perché, anche se sono state usate le stesse modalità di trattamento, la fisioterapia stessa potrebbe non essere stata identica per ogni paziente. Per esempio, sembra inverosimile che la stessa terapista abbia trattato da sola un tale numero di pazienti per un lungo periodo e, anche se lo avesse fatto, la sua terapia non sarebbe stata esattamente la stessa per ciascuno di loro in giorni diversi. Nel caso che più di una terapista avesse eseguito il trattamento, c'è una considerevole differenza nel modo in cui le diverse terapiste trattano articolazioni ed arti o eseguono ogni forma di trattamento manuale. I "movimenti passivi" condotti da differenti terapiste avrebbero costituito per conto loro già una variabile, per non menzionare qualunque attività compresa nel termine "uso di una tavola inclinabile". Piuttosto che negare ogni possibilità che certa terapia possa accelerare o essere persino la causa di HO, bisognerebbe almeno considerare che l'esecuzione del movimento potrebbe essere un fattore che contribuisce allo sviluppo, se non necessariamente una causa diretta come suggerito da Stower et al. (1975).

Fra tutte le ipotesi che sono state avanzate come causa di HO, solo una offre un motivo per prendere misure preventive, cioè che i traumi minori avviino lo sviluppo dell'ossificazione, mentre il paziente non ha reazioni protettive di dolore o comportamenti tali da evitare le lesioni. Sebbene lo studio che appoggia questa ipotesi non sia ancora concluso, esso sembra convincente e si può almeno eliminare questo significativo fattore di rischio, modificando di conseguenza i procedimenti terapeutici ed infermieristici. In considerazione delle gravi conseguenze dell'HO in aggiunta al deficit neurologico, diventa importante anche soltanto ridurre al minimo la sua comparsa o diminuire la sua incidenza.

Misure preventive

Posizionamento
Girando regolarmente il paziente e posizionandolo correttamente, si riduce gran parte della spasticità e si impedisce lo sviluppo delle piaghe da decubito. Così vengono eliminati due noti, significativi fattori di rischio. Se s'include il posizionamento del paziente in posizione prona non appena la respirazione artificiale non è più necessaria, si eviteranno contratture in flessione alle anche, riducendo la possibilità di sviluppo di HO sulla loro parte anteriore. Inoltre la posizione prona alleggerisce la pressione nelle parti del corpo dove si formano più comunemente le piaghe da decubito. Evitare la posizione supina aiuterà a inibire la spasticità flessoria. Non si dovrebbe usare la forza con il paziente per metterlo nella posizione desiderata. Se s'incontra un'eccessiva resistenza, è consigliabile lasciare gli arti in posizione flessa, anziché rischiare di danneggiare i tessuti cercando di correggere con la forza la postura degli arti. Ulteriori aggiustamenti di postura sono normalmente possibili più tardi, quando il paziente si è rilassato nella nuova posizione.

Facendo sedere regolarmente il paziente fuori dal letto su una sedia a rotelle, si riduce la spasticità e le lunghe posture stereotipate degli arti. È estremamente raro trovare HO in pazienti che sono stati posti a sedere fuori dal letto mentre erano ancora privi di conoscenza e messi in piedi inizialmente con l'aiuto di una tavola inclinabile.

Girare il paziente
Il paziente viene girato ogni due ore per la riduzione ottimale della spasticità e la prevenzione del decubito. Sono necessarie almeno due infermiere per girare l'adulto in coma ed eliminare il pericolo di traumatizzare i suoi arti. Se una sola infermiera cerca di cambiare da sola la posizione del paziente, un braccio o una gamba possono facilmente cadere o venire tirati in posizioni così estreme da causargli traumi minori. È sconsigliabile girare il paziente da sole, magari per risparmiare tempo o per non disturbare un collega. Infatti, anche se ciò può apparire impossibile, si potrebbe sempre verificare un movimento inaspettato che causa al paziente una lesione.

Quando il paziente viene girato, i suoi arti dovrebbero venire flessi per accorciare le leve formate dalle braccia e poi portati lentamente nella posizione corretta quando è coricato sul fianco.

Trasferimento del paziente

Per trasferire il paziente fuori dal letto, si usa uno dei metodi descritti nel cap. 2 per evitargli ogni lesione alle spalle o ai gomiti. Se l'infermiera o terapista ha il minimo dubbio di non farcela da sola, un'assistente dovrebbe aiutarla nel trasferimento o almeno rimanere pronta ad aiutarla, se necessario. In nessun caso si dovrebbe sollevare il paziente prendendolo sotto le ascelle o tirarlo per le mani quando lo si mette sulla sedia a rotelle e gli si corregge la posizione, o quando lo si aiuta alla toilette o lo si porta di nuovo a letto. Anche la schiena delle infermiere deve venire protetta usando i metodi di trasferimento del paziente già raccomandati.

Altre procedure infermieristiche

Certe procedure infermieristiche diventano particolarmente difficili da eseguire quando c'è un'ulteriore complicazione della spasticità. L'inserzione di un catetere per l'orina o la pulizia del paziente incontinente richiedono ambedue l'abduzione delle gambe e il loro mantenimento in questa posizione. Per evitare di traumatizzare gli adduttori che sono una delle dislocazioni comuni dell'HO, può essere necessario che la terapista inibisca la spasticità prima che le gambe possano venire divaricate con sicurezza. È essenziale allora una stretta collaborazione fra infermiera e fisioterapista per facilitare il coordinamento e l'attuazione della procedura. Nel caso che le gambe del paziente siano ipotoniche, esse possono divaricarsi in abduzione estrema e bisogna collocare dei guanciali sul lato esterno per evitare che vengano traumatizzate in tale posizione.

Il vulnerabile gomito flesso dovrebbe venire trattato con la massima cura quando viene esteso per misurare la pressione o per inserirvi una fleboclisi. Ogni volta possibile bisognerebbe invece scegliere un'altra parte del corpo perché, per esempio, del fluido sfuggito da una fleboclisi al gomito e che causa un'infiammazione, potrebbe essere un'ulteriore fattore che accelera lo sviluppo di HO.

Movimenti passivi degli arti

Finché il paziente è in coma o incapace di segnalare disagio o dolore fisico, i movimenti passivi dovrebbero venire eseguiti con estrema cautela in un raggio di movimento ridotto. La terapista non deve muovere gli arti del paziente fino a limiti estremi, ma invece, sorreggergli completamente il braccio o la gamba e rimanere in limiti sicuri di ampiezza di movimento. Ella ripete lo stesso movimento parecchie volte per favorire la circolazione del sangue, mantenere la mobilità dei tessuti e la lunghezza di adattamento del sistema nervoso. L'anca, il ginocchio e la spalla non vengono flesse completamente, ma ogni volta a circa 90°. La terapista può, tuttavia, cercare di raggiungere ogni giorno la piena dorsiflessione del piede, perché in quell'area non c'è lo stesso pericolo di traumi.

Il gomito è, invece, estremamente vulnerabile e non dovrebbe venire forzato ad estendersi contro la resistenza causata da spasticità flessoria o da reazioni protettive da parte del paziente. A causa della particolare vulnerabilità del gomito alla myositis ossificans, se la terapista ha troppe difficoltà per raggiungere la piena estensione, il braccio dovrebbe venire posto in un'ingessatura circolare per due giorni a scopo profilattico. HO in vicinanza del gomito può essere particolarmente disabilitante a causa della perdita di flessione che segue la sua formazione.

L'estensione dorsale del polso della mano e delle dita può venire mantenuta con lo stiramento passivo, ma in nessun caso si dovrebbero flettere simultaneamente il polso e le dita perché, non appena gli estensori delle dita incrociano il dorso della mano, possono venire facilmente traumatizzati. Un'inconsapevole stiramento eccessivo potrebbe essere responsabile dell'ossificazione delle loro inserzioni falangee.

L'importanza di compiere movimenti passivi vigorosi e in piena escursione di movimento è stata ampiamente evidenziata nel trattamento di pazienti neurologici sia nelle pubblicazioni scientifiche sia nelle scuole per la formazione dei terapisti. I terapisti si sentono, perciò, spesso obbligati a perseguire a ogni costo questo obiettivo, nel loro sforzo di aiutare il paziente. Tuttavia, la premessa deve essere riformulata alla luce delle attuali conoscenze e dei possibili rischi.

Un fattore che predispone allo sviluppo di HO potrebbe essere anche la variazione genetica precedente la malattia nella mobilità dell'articolazione e dei tessuti, unitamente al fatto che la terapista non è in grado di conoscere le possibilità meccaniche di ogni singolo paziente. In assenza di reazioni al dolore, la terapista non può conoscere quali movimenti sono ancora piacevoli e sicuri, specialmente in presenza di spasticità. Una spiegazione della comparsa monofocale di HO potrebbe essere la relativa limitazione di escursione meccanica in una dislocazione in confronto ad altre. Le dislocazioni multifocali potrebbero essere il risultato di una generale mancanza di mobilità nelle articolazioni e/o in altri tessuti.

Dove i movimenti passivi, in conformità con questa supposizione, sono stati praticati con un'escursione di movimento marcatamente ridotta, per esempio con flessione dell'anca solo fino a 90°, è stata notata una significativa riduzione di HO. È interessante notare che questa ridotta escursione di movimenti passivi non ha portato, come ci si sarebbe aspettato, a un maggior pericolo di contratture. In ogni caso si dovrebbe ricordare che una leggera perdita di mobilità, nel caso si verifichi, può essere più tardi recuperata, ma l'ossificazione può causare una limitazione permanente di mobilità articolare e perfino anchilosi.

Usare il braccio di leva prossimale per movimenti passivi. Se si usa il braccio di leva prossimale per eseguire movimenti passivi, anziché sollevare gli arti all'estremità distale, la forza latente che potrebbe venire esercitata nelle articolazioni viene ridotta e la tensione del sistema nervoso serve da protezione. Il movimento alla spalla o all'anca può essere ottenuto muovendo il tronco del paziente, invece di alzargli il braccio o la gamba. Le articolazioni vengono così mobilizzate, ma il pericolo di traumi viene ridotto al minimo, per esempio, muovendo il tronco del paziente in avanti, nella posizione seduta con gambe distese, anziché alzando ripetutamente la gamba tesa, oppure muovendo il tronco del paziente sempre più indietro, con il paziente coricato su un fianco con il braccio esteso a 90°, anziché alzandogli la mano e muovendo il braccio di lato in abduzione.

Se si porta il paziente in stazione eretta con le ginocchia mantenute in estensione da stecche posteriori, si riduce la spasticità e si mantiene l'escursione di movimento degli arti inferiori. Questa postura è anche una buona posizione di partenza per muovergli il tronco prossimalmente al fine di mobilizzargli le strutture distali. L'attenta osservazione da parte della terapista di tutte le indicazioni di dolore e di stiramento eccessivo servirà a guidarla quando muove il paziente in coma, assicurando così un'ulteriore protezione. Ella dovrebbe prestare continua attenzione a indicazioni come il cambiamento della pressione del sangue, l'alterazione del ritmo cardiaco o respiratorio, come pure un aumento della sudorazione o improvvisi spasmi riflessi.

Movimenti passivi dopo un'ingessatura seriale. Per quanto riguarda i movimenti passivi, occorre prestare particolare cura quando si mobilizza un paziente al quale è stata applicata un'ingessatura seriale per correggere delle contratture. Movimenti passivi di flessione devono venire assolutamente evitati finché tutti i segni d'infiammazione o di edema non sono scomparsi.

Trattamento delle fratture e delle lesioni dei tessuti molli
Correzioni chirurgiche e fissazioni interne delle fratture sono fattori di rischio per la formazione di HO. Gli arti sui quali sono stati eseguiti interventi chirurgici devono, perciò venire trattati con estrema cura, evitando movimenti passivi alle articolazioni più vicine finché non sono scomparsi i gonfiori e le infiammazioni postoperatorie. Similmente, le infiammazioni causate da lesioni ai tessuti molli al momento dell'incidente dovranno venire considerate come controindicazioni per i movimenti passivi al limite dell'escursione di movimento. È preferibile tenere la parte in una posizione ottimale e iniziare i movimenti passivi in quelle articolazioni nelle immediate vicinanze della lesione soltanto quando sono scomparsi i segni d'infiammazione acuta.

In ambedue gli esempi, muovendo il paziente prossimalmente, l'escursione del movimento può venire conservata e il pericolo di causare ulteriori infiammazioni può venire evitato. I movimenti prossimali ed il corretto posizionamento, combinati con la mobilizzazione della controtensione neurale prossimalmente e distalmente rispetto al sito della lesione, saranno sufficienti per impedire lo sviluppo di contratture serie.

Risolvere i problemi dell'HO esistente

Se sfortunatamente si fosse sviluppata HO così estesa da limitare fortemente l'esecuzione del movimento, il paziente si troverà di fronte a ulteriori problemi che la terapista deve aiutare a risolvere per mezzo di un trattamento appropriato. Tuttavia la presenza di HO è raramente la ragione per la quale un paziente non è in grado di eseguire un compito o una sequenza di movimenti, come spesso automaticamente si crede. In realtà tali problemi sono più verosimilmente il risultato di disturbi percettivi. Il team di riabilitazione dovrebbe tenere a mente che, anche con una totale perdita di escursione di movimento, un individuo altrimenti sano può muoversi molto bene come illustra chiaramente l'esempio che segue. In Svizzera, durante un corso di chinesiologia umana, una delle partecipanti, un'ergoterapista, aveva un'artrosi ad un'anca in seguito a una malattia infantile. Né l'istruttore, né le sue collaboratrici notarono la disabilità dell'ergoterapista nonostante il corso fosse di natura pratica ed implicasse esami ed osservazioni dettagliate del movimento normale. Fu soltanto nella seconda settimana, quando agli studenti fu richiesto di analizzare i movimenti necessari per sedere su una palla da ginnastica, che l'anca irrigidita fu scoperta a causa delle misure compensatrici adottate dall'ergoterapista. L'ergoterapista stessa partecipò in seguito a un altro corso dove nessuno sapeva del suo problema all'anca. Ancora una volta non fu notato niente, finché, durante l'analisi della sua andatura, furono notate e discusse delle leggere variazioni. La flessione del ginocchio all'inizio della fase di oscillazione appariva esagerata e causava alcune perplessità finché ella stessa non ne spiegò le ragioni.

Come si può vedere dall'esempio di cui sopra, un essere umano che era in grado di usare movimenti alternativi per compensare la perdita di movimenti in un'articolazione maggiore, poteva muoversi liberamente e con facilità senza venire notato, era totalmente indipendente nelle attività della vita quotidiana e poteva svolgere il suo lavoro come ergoterapista. Per gli altri che seguivano il corso, questa si dimostrò un'esperienza illuminante che essi probabilmente non dimenticheranno.

Tenendo a mente quest'analogia, il trattamento del paziente con HO che limita i movimenti di alcune articolazioni dovrebbe mirare a migliorare le funzioni cognitive mobilizzando tutte le altre parti del suo corpo in modo che egli possa compensare il limitato raggio di movimento come fece l'ergoterapista.

Misure di trattamento

Durante la fase attiva di HO, la terapista non cerca di mobilizzare direttamente l'articolazione o le articolazioni colpite perché ciò potrebbe causare ulteriori infiammazioni o traumi e aumentare così il numero delle formazioni ossee. Si sforza invece di ottenere la massima mobilità in altre parti del corpo del paziente, specialmente in quelle che egli potrebbe usare più tardi per compensare ogni limitazione di movimento risultante dall'ossificazione. La mobilizzazione della colonna lombare permetterà di compensare un'anca rigida e una colonna vertebrale toracica completamente mobile, unita a una scapola che si muove liberamente, mette in grado il paziente di portare il braccio e la mano in posizioni funzionali nonostante la limitata escursione di movimento della spalla.

Quando il paziente ha recuperato sufficiente conoscenza da prendere più attivamente parte al trattamento, i suoi movimenti del tronco in posizione supina, seduta ed in stazione eretta inibiranno la spasticità, mobilizzeranno i tessuti molli e permetteranno così un'ulteriore escursione di movimento nella parte colpita da HO. Garland et al. (1983) trovarono che "23 su 28 articolazioni ebbero un maggior raggio di movimento sotto anestesia" fatto che mise in evidenza come l'HO non sia l'unica ragione per la perdita di escursione di movimento. La marcata controtensione nel sistema nervoso è uno dei fattori che causa le maggiori limitazioni. La mobilizzazione del sistema nervoso aumenterà la mobilità generale del paziente. Stare in stazione eretta, camminare e praticare movimento attivo aiuterà il paziente a guadagnare escursione funzionale di movimento e talvolta condurrà alla diminuzione o alla scomparsa dell'HO. La scomparsa dell'ossificazione è stata riferita nel 36% dei casi in uno studio che comprendeva un lungo periodo di tempo (Thorndike 1940). Disturbi percettivi, in particolare quelli che riguardano il sistema tattile/cinestesico sono la ragione principale per cui pazienti con lesioni cerebrali non sono in grado di compiere attività della vita quotidiana o movimenti funzionali e non certo la presenza di HO con decrescente raggio di movimento. Tipicamente, anche senza HO all'anca, pazienti che hanno gravi lesioni cerebrali

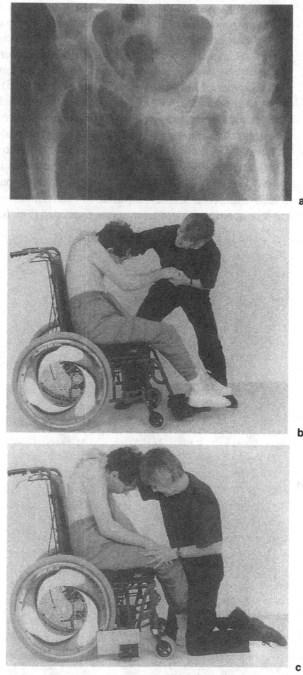

a

b

c

Fig. 6.58a-e. Problemi percettivi, non HO, impediscono al tronco di muoversi in avanti in posizione seduta. **a** I raggi X mostrano estesa HO. **b** Paziente che oppone resistenza alla flessione in avanti. La resistenza decresce costantemente quando (**c**) la terapista si inginocchia di fronte a lui. **d** Un tavolo posto sotto le sue braccia. **e** Un compito guidato

con tetraplegia spastica oppongono resistenza a venire portati in avanti in posizione seduta e spingono indietro con forza in schema estensorio e quindi la difficoltà non dovrebbe venire attribuita all'ossificazione. È stato riferito che lo stesso gruppo di pazienti
presenta un'alta incidenza di HO: "Un paziente con quadriplegia spastica in seguito ad
una lesione al tronco cerebrale è particolarmente soggetto allo sviluppo di HO con
coinvolgimento di più articolazioni" (Garland et al. 1985). Considerando i disturbi percettivi ed applicando i principi di trattamento descritti nel cap. 1, la terapista potrà più
facilmente risolvere questi problemi, come dimostra il seguente esempio tipico:

Un paziente che aveva subito una lesione cerebrale 7 mesi prima, presentava
un'estesa HO all'anca che limitava moltissimo il suo raggio di movimento (Fig.
6.58a). La terapista aveva difficoltà a portare in avanti il tronco del paziente per aggiustare la sua posizione sulla sedia a rotelle o nel prepararlo alla stazione eretta. Ella sentiva una forte resistenza quando lo voleva muovere nello spazio libero di fronte a lui e non riusciva a vincere questa resistenza (Fig. 6.58b). A causa dell'estesa os-

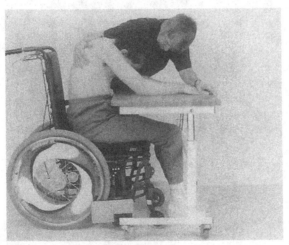

d

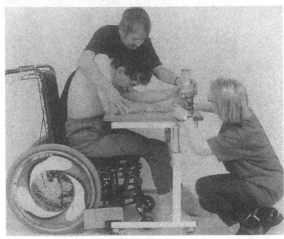

e

Fig. 6.58d-e.

sificazione rivelata dai raggi X, si sarebbe potuto pensare che la risultante perdita di flessione all'anca fosse la causa del problema che bloccava il movimento in avanti del tronco. Quando la terapista s'inginocchiò di fronte al paziente, la resistenza divenne meno marcata ed ella riuscì a portargli il tronco in avanti (Fig. 6.58c). Non appena gli fu messo di fronte un solido tavolo e le sue braccia vi si poterono appoggiare, la terapista poté muovere il paziente in avanti senza dover usare alcuna forza (Fig. 6.58d). Guidando le mani del paziente ad eseguire un compito reale che richiedeva di raggiungere un oggetto davanti a lui, la terapista sentì ancor meno resistenza, la forte spinta in estensione verso la spalliera della sedia a rotelle scomparve e divenne possibile un'ulteriore flessione dell'anca e del tronco (Fig. 6.58c).

Un movimento in avanti senza resistenza può venire facilitato anche portandogli le mani al volto e alla bocca mentre egli appoggia i gomiti sul tavolo (Fig. 6.59).

Se il paziente rimane a letto in posizione supina per lunghi periodi e siede su una sedia a rotelle senza avere un tavolo di fronte a sé, avrà la tendenza a spingere costantemente contro la superficie dietro a lui accentuando così il problema. La situazione del paziente può cambiare se a letto giace regolarmente in posizione prona; si dovrebbe anche insegnare ai parenti come fargli portare il tronco in avanti e fargli mantenere la posizione quando siede su una sedia a rotelle (Fig. 6.60a). Questa posizione può venire raggiunta e mantenuta in un tempo sorprendentemente breve (Fig. 6.60b). Mentre siede di fronte al tavolo, il paziente può venire guidato a compiere altre attività che forniscono una stimolazione appropriata durante le sedute di terapia e, se i suoi parenti fanno lo stesso al di fuori delle ore di trattamento, i progressi saranno maggiori. La complessità dei compiti che il paziente svolge mentre è guidato viene gradualmente aumentata e, mentre migliorano le sue capacità cognitive, migliora anche la sua capacità di compensare la perdita di mobilità articolare. Attività nelle quali si esercita il carico in stazione eretta dovrebbero sempre venire incluse nel programma di trattamento poiché esse sem-

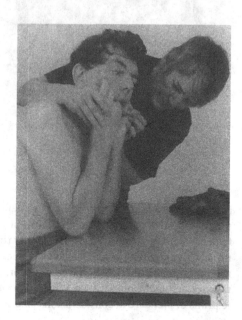

Fig. 6.59. Mentre il paziente appoggia i gomiti su un tavolo, la terapista gli porta le mani al volto

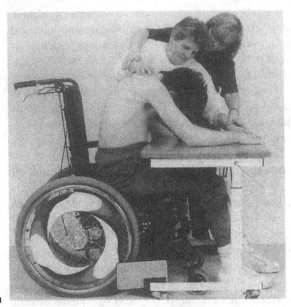

a

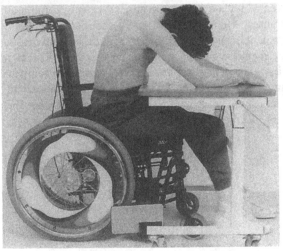

b

Fig. 6.60a. La madre di un paziente impara ad aiutarlo a portare il tronco in avanti. **b** Egli può mantenere da solo la posizione corretta

brano facilitare la scomparsa dell'HO e quando egli è in questa posizione possono venire sottoposti al paziente compiti adatti alla soluzione di problemi. Poiché nessun trattamento medico si è dimostrato efficace per rimuovere l'HO o per diminuire l'estensione dell'ossificazione, e tanto la manipolazione sotto anestetico quanto la rimozione chirurgica presentano il rischio che essa si riformi, con un possibile aumento di formazioni ossee, il trattamento secondo le linee descritte dovrebbe venire eseguito assiduamente prima di prendere in considerazione soluzioni alternative.

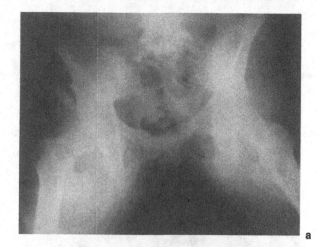

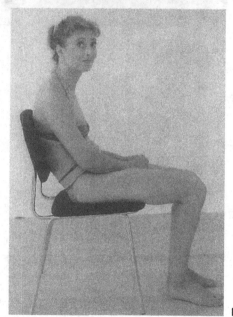

Fig. 6.61a. HO monofocale sull'anca destra.
b La paziente in posizione seduta con le anche troppo estese dopo la resezione chirurgica dell'HO

b

Un caso esemplare

F.D., bella e giovane madre di due bambini, subì una grave lesione cerebrale in un incidente stradale e rimase in coma per un lungo periodo. Nella sua anca destra si sviluppò una marcata HO monofocale (Fig. 6.61a). La resezione chirurgica della formazione ossea non migliorò la funzione, ma lasciò una brutta cicatrice sulla parte anteriore della coscia. Ella continuò a stare in posizione seduta con le anche troppo estese e con una forte cifosi (Fig. 6.61b). Sulla sua colonna vertebrale si potevano osservare aree di pressione, causate dalla pressione del suo corpo contro la spalliera della sedia

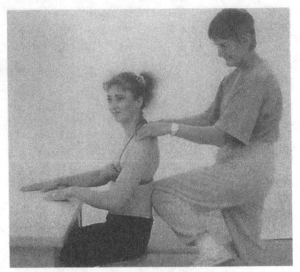

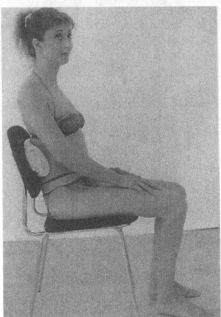

Fig. 6.62a. Postura migliorata con un tavolo di fronte al paziente. **b** Postura del corpo in posizione seduta dopo essere stata corretta

a rotelle. Dopo due anni di tale continua flessione del tronco, ella non era più in grado di estendere attivamente la colonna vertebrale e l'estensione compensatoria del collo aggravò le sue difficoltà a mangiare ed a parlare. Quando era in posizione seduta F.D. premeva con tale forza contro la spalliera che la sua sedia era spesso in pericolo di rovesciarsi e doveva venire sempre tenuta ferma da chi si trovava con lei in quel momento. Il camminare fu un insuccesso perché, quando cercava di stare in stazione eretta, F.D. perdeva completamente l'equilibrio, per la forte estensione delle anche e delle ginocchia che le rendeva impossibile mantenere il peso del corpo sopra i piedi. Verso la fine del terzo anno F.D., grazie all'intensiva terapia secondo i principi descritti, imparò ad estendere attivamente il tronco e a portare il peso del corpo in avanti quando si metteva in posizione seduta e quando si alzava in piedi. La spina dorsale fu dapprima mobilizzata passivamente in estensione, mentre ella era in posizione seduta con un tavolo davanti a sé, ed in seguito vennero eseguiti diligentemente esercizi di estensione selettiva attiva (Fig. 6.62a). Mano a mano che la sua posizione seduta poteva venire corretta, migliorava anche la sua capacità di produrre suoni e di mangiare (Fig. 6.62b). F.D. imparò nuovamente a stare in stazione eretta ed in posizione seduta con sicurezza con il peso del corpo ben in avanti ed a camminare spingendo davanti a sé un carrello. In seguito ella fece progressi camminando con l'aiuto di due grucce con appoggio brachiale e l'accompagnamento di qualcuno e poté avere il piacere di andare a mangiare al ristorante insieme alla sua famiglia.

Perdita della flessione del gomito a causa dell'HO

L'HO al gomito, anteriore e posteriore, tende a bloccare il meccanismo di flessione ed a causare problemi particolari. Mentre è possibile compensare la limitazione di movimento alla spalla ed all'anca, non c'è movimento alternativo che possa compensare la perdita delle flessione del gomito. Perciò l'uso funzionale della mano per molte attività delle vita quotidiana, come lavarsi, mangiare, radersi o usare cosmetici, diventa impossibile, tranne che con l'aiuto di attrezzi ingombranti provvisti di un lungo manico. Se è colpito soltanto uno dei due gomiti, la disabilità non è così grave in termini di recupero dell'indipendenza della vita quotidiana perché il paziente può usare l'altra mano per le attività che richiedono la flessione del gomito oltre l'angolo retto. (Un gomito che non si può estendere completamente non causa difficoltà nell'esecuzione di attività funzionali ed ha di fatto scarse conseguenze negative per il paziente, eccetto forse per ciò che riguarda l'aspetto esteriore).

Una volta che si è accertato che un paziente, dopo avere recuperato movimenti volontari del braccio e della mano, non è in grado di eseguire un compito specifico a causa della perdita di flessione del gomito, la resezione chirurgica dell'ossificazione sembra essere l'unica soluzione possibile. L'uso di attrezzi provvisti di lunghi manici per compiti per i quali la flessione del gomito è essenziale, aiuterà a stabilire se le difficoltà del paziente sono dovute a limitazione del raggio di movimento o a deficit percettivi. Se solo un gomito del paziente è colpito da HO, l'intervento chirurgico non è di solito essenziale, ma se egli non è in grado di flettere ambedue i gomiti e potrebbe altrimenti usare le sue mani funzionalmente, una resezione chirurgica è l'unica alternativa.

Conclusioni

Per quanto gravi possono sembrare le condizioni del paziente, bisogna fare ogni sforzo per impedire lo sviluppo di contratture e di deformità che possono causare tante ulteriori sofferenze ed ostacolano il cammino verso il recupero funzionale e l'indipendenza. Anche se le misure preventive possono apparire lunghe, esigenti e

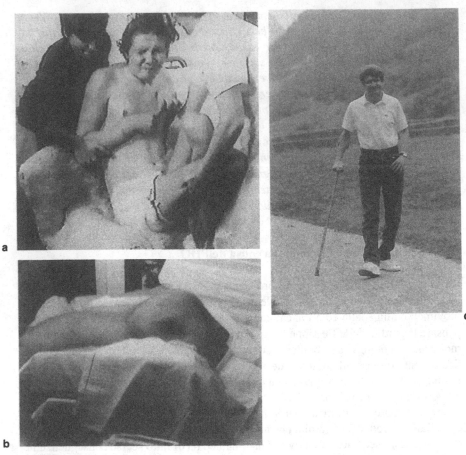

Fig. 6.63a. T.B. con i quattro arti terribilmente contratti. **b** In posizione prona e con le ginocchia ingessate (Foto di archivio ricavate da video-film). **c** In grado di camminare di nuovo

costose, esse non sono altro che provvedimenti per risolvere i problemi sorti. Ad ogni paziente deve venire offerta la possibilità di muoversi di nuovo liberamente e senza il fardello del dolore. Nel caso che si siano sviluppate delle contratture, esse devono venire corrette e si deve ricominciare. Oltre i punti di vista pratici della riabilitazione sarebbe moralmente ingiustificabile lasciare persone giovani prigioniere delle loro deformità e del dolore, senza speranza o via d'uscita e non fare niente per loro perché, come Maier (1988) ha affermato, "l'opposto dell'amore non è l'odio, ma l'indifferenza". Anche se le contratture sono di lunga data e le condizioni del paziente sembrano non offrire alcuna speranza di guarigione, il paziente deve venire trattato con atteggiamento positivo. Nessuno sforzo deve essere risparmiato, perché i risultati possono essere sorprendenti e può essere possibile restituirgli la pienezza della vita. T.B., la cui storia è descritta nel cap. 2 come "Un caso esemplare" costituisce un esempio eloquente.

Sembrava che ci fossero ben poche speranze che T.B. sarebbe stato in grado di camminare, usare le mani e godere di nuovo la vita quando arrivò per la prima volta in un centro di riabilitazione, 9 mesi dopo il suo incidente, ancora incapace di muoversi e con i quattro arti spaventosamente contratti (Fig. 6.63a). Dopo un'ingessatura seriale e un trattamento intensivo, come è stato descritto in questo capitolo (Fig. 6.63b) e in quelli precedenti, T.B. non soltanto recuperò la sua indipendenza, ma dopo un lungo e difficile periodo di riabilitazione, fu finalmente in grado di dare appuntamenti, ballare, guidare di nuovo l'auto e fare lunghe passeggiate in campagna (Fig. 6.63c).

7. Imparare a camminare in modo indipendente Preparazione e facilitazione

Essere in grado di camminare di nuovo è il sogno di ogni paziente ed è l'abilità che i suoi parenti sperano vivamente che egli possa recuperare. La deambulazione è stata descritta come "la perfezione gloriosa della locomozione umana" (Morris 1987), descrizione che lascia facilmente comprendere quanto sia importante che il paziente impari a camminare di nuovo. Si può osservare come già nella tenera infanzia il bambino si sforzi con determinazione di raggiungere questo obiettivo quando egli si alza continuamente in piedi e chiede ai suoi genitori di camminare con lui. Camminare è, tuttavia, un processo molto complesso e, come Morris scrive, "così complicato, di fatto, che gli esperti di muscoli non sono ancora d'accordo sui dettagli di come si svolge e come noi riusciamo a camminare così bene". Alcuni studi sull'argomento hanno dimostrato che un bambino riesce soltanto a 7 anni a raggiungere lo schema della deambulazione di un adulto (Okamoto, 1973) dopo avere fatto circa 3 milioni di passi. Non deve perciò stupire il fatto che il paziente con una lesione cerebrale abbia bisogno di molto tempo e di lunghi periodi di trattamento intensivo per recuperare questa funzione.

Poiché quest'attività meccanica è così complessa, il paziente non può imparare a camminare di nuovo semplicemente praticando il cammino o andando in giro insieme a due persone che lo sorreggono. Nello stesso modo non si può migliorare la padronanza di uno strumento musicale suonando ogni giorno gli stessi brani, ma occorre fare pratica di scale musicali e di varie tecniche, se si desidera compiere reali progressi.

Considerazioni per il trattamento

Affinché il paziente cammini con sicurezza occorre che i seguenti obiettivi fondamentali vengano raggiunti attraverso un adeguato trattamento:

- Adeguate reazioni di equilibrio
- Movimenti selettivi degli arti inferiori
- Attività selettiva del tronco
- Capacità di camminare in unione allo svolgimento di un compito

Il trattamento per raggiungere questi obiettivi terapeutici varierà secondo il singolo paziente ed i suoi problemi particolari. Alcuni cammineranno meglio con una facilitazione in uno stadio iniziale, altri necessiteranno di una progressione di attività specifiche passo dopo passo, un altro gruppo avrà bisogno di camminare nel quadro dello svolgimento di compiti che possono venire guidati dalla terapista. L'osservazione analitica del paziente nei suoi tentativi di camminare guiderà la terapista a decidere quale trattamento sia più adatto per il paziente ad ogni stadio di recupero. Ciò l'aiuterà anche a decidere se egli è pronto ad iniziare a camminare e di quale tipo di assistenza o di ausilio meccanico egli necessita.

Quando iniziare il cammino

La decisione d'incominciare a camminare con il paziente può essere difficile per tutti coloro che sono coinvolti nel trattamento perché è una questione individuale e dipende da molti fattori. Certi criteri di massima possono, tuttavia, aiutare la terapista a prendere questa decisione evitando inutili tentativi:

- Far camminare il paziente deve essere possibile senza eccessivo sostegno manuale da parte di coloro che lo assistono. Non ha senso che la terapista rischi lesioni alla schiena mentre lotta per tenere il paziente in posizione eretta o che quest'ultimo corra il pericolo di cadere perché ella non è fisicamente in grado d'impedirlo (Fig. 7.1). Anche se un accompagnatore si sente così forte da impedire un incidente, venire portato in giro come una marionetta non metterà in grado il paziente d'imparare a compiere i movimenti da solo.
- Il paziente può venire aiutato a camminare con un sostegno adeguato purché non compaiano né posture o movimenti anormali, né marcato aumento della spasticità. Il camminare servirà allora a stimolare una normale attività motoria e sarà anche di grande beneficio psicologico per il paziente che coopererà pienamente

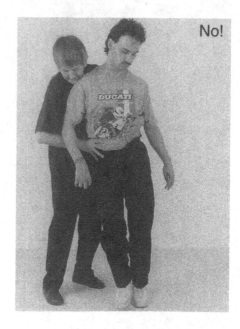

Fig. 7.1. Terapista non in grado d'impedire che un paziente atassico possa cadere

perché comprenderà lo scopo da raggiungere e cosa ci si aspetta da lui. Anche i suoi parenti si sentiranno incoraggiati allo stesso modo e, se possibile, si dovrebbe mostrar loro come facilitargli il cammino in altri periodi del giorno.

• Se il ginocchio del paziente è costantemente iperesteso durante la fase appoggio, la deambulazione dovrebbe venire sospesa fino a quando il problema non è stato risolto, usando una facilitazione diversa o facendo esercizi di movimenti selettivi (Fig. 7.2). Camminando con un ginocchio o con ambedue le ginocchia sempre iperestese, si acquisisce attraverso la ripetizione uno schema di cammino anormale che più tardi sarà difficile cambiare e non verrà attivata la muscolatura corretta (Kottke 1982a,b). Come Bach-y-Rita e Balliet (1987) ammoniscono: "Se non viene corretto, l'errato controllo motorio diventa un programma che rinforza gli schemi di movimento anormali". In aggiunta l'iperestensione provoca un rinforzo della flessione plantare: dato che il piede sul quale viene esercitato il carico non viene mai dorsiflesso, il paziente potrebbe aver bisogno in seguito di una stecca per dorsiflettere il piede o di provvedimenti per allungare il tendine di Achille che potrebbe essersi accorciato. Poiché il ginocchio viene spinto indietro all'inizio della fase appoggio, il paziente non può caricare il piede, che rimane in flessione plantare (Bobath 1990; Davies 1990). L'articolazione dell'anca si muove indietro invece che in avanti nella direzione del movimento, come si verificherebbe nella normale deambulazione (Klein-Vogelbach 1987). La flessione del ginocchio per iniziare la successiva fase dell'oscillazione viene gravemente ostacolata ed il paziente tenderà a ricondurre la gamba estesa rigidamente con il bacino alzato su quel lato per fare un passo lento e faticoso. In tal modo vengo-

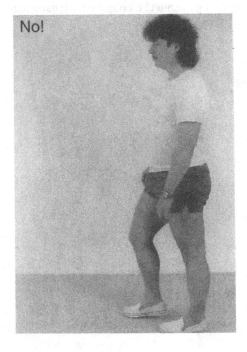

Fig. 7.2. Camminare con il ginocchio costantemente iperesteso

no impediti i veloci passi automatici per recuperare l'equilibrio ed il paziente non potrà salire le scale in modo normale ed economico tenendo soltanto un piede su ogni scalino.

- Se il paziente cade in preda al panico ogni volta che tenta di camminare, nonostante l'aiuto e l'incoraggiamento della terapista, allora egli non dovrebbe venire costretto ad andare avanti o punito per la sua mancanza di coraggio, anche se sembra che le sue capacità motorie siano adeguate. Disturbi percettivi, che sono invariabilmente la causa di questo problema, possono rendere la deambulazione un'esperienza terribile per il paziente (Fig. 7.3). Quest'esperienza potrebbe venire paragonata con quella di uno che cerca di camminare sulla superficie di un lago coperta da un sottile strato di ghiaccio che si muove continuamente e minaccia di rompersi, oppure con quella di stare in equilibrio sopra una stretta tavola posta al decimo piano rispetto al livello stradale per raggiungere l'edificio vicino. Perciò ogni tentativo di camminare da solo servirà soltanto a accrescere il panico del paziente e spesso a condurlo a violenti scoppi d'ira.

Durante i tentativi di camminare sintomi come capogiri e nausea possono verificarsi come risposta alle discordanti indicazioni motorie (Benson 1984) ricevute dal paziente con disturbi di percezione. I problemi di panico o di capogiro non scompaiono semplicemente con il passare del tempo, ma tendono ad intensificarsi quanto più a lungo il paziente rimane sulla sedia a rotelle. L'unico modo per aiutare questi pazienti a camminare senza timore è d'includervi attività tese ad uno scopo e di continuare a migliorare la loro percezione per mezzo del trattamento descritto nel Capitolo 1.

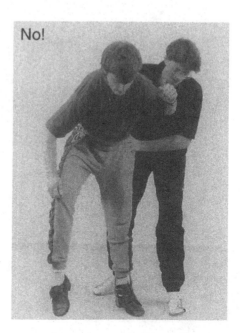

Fig. 7.3. Per il paziente con disturbi percettivi, camminare può diventare un'esperienza terrificante

Un caso esemplare

M.C. era stato riabilitato secondo i metodi tradizionali per un periodo di 9 mesi, dopo aver subito una lesione cerebrale di origine traumatica durante un incidente stradale. Sebbene le sue condizioni fossero migliorate, il suo comportamento asociale continuava a rappresentare un grave problema, la sua capacità di svolgere le attività della vita quotidiana rimaneva limitata e sembrava che per lui fosse impossibile riuscire a camminare in maniera indipendente. Ogni tentativo di insegnargli a camminare gli procurava un panico totale che finiva in oscenità verbali o in atti di violenza fisica mentre egli non faceva assolutamente alcun progresso (v. Fig. 7.3). Era stato deciso che l'unica possibilità per M.C. era l'internamento permanente in un istituto psichiatrico. Fu una grande fortuna per il giovane paziente che si riuscisse a farlo ammettere all'ultimo minuto in un centro specializzato nella riabilitazione di pazienti con gravi lesioni cerebrali per offrirgli un'ultima possibilità. In un periodo relativamente breve le condizioni di M.C. migliorarono notevolmente, dopo avere iniziato il trattamento descritto nel capitolo 1 per superare le sue difficoltà percettive. L'addestramento a camminare fu combinato con lo svolgimento di compiti mirati alla soluzione di problemi specifici, per risolvere i quali il paziente doveva camminare; in questo modo fu evitata ogni reazione di panico (v. Fig.1.21a,b).

M.C. fece rapidi progressi nel cammino indipendente con l'aiuto di due grucce per il gomito (Fig. 7.4). Egli imparò anche a salire le scale senza difficoltà con un piede dietro l'altro (Fig. 7.5) e, forse cosa più importante di tutte, il suo comportamento cambiò completamente. Egli divenne pronto a collaborare, ragionevole e disposto a prestare aiuto in ogni modo possibile, come pure a comportarsi in maniera educata e persino simpatica nella maggior parte delle situazioni. Tutto il team di

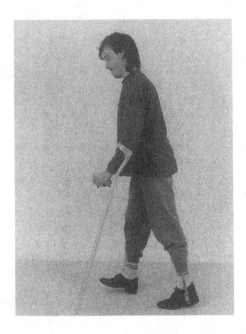

Fig. 7.4. Dopo un trattamento adatto M.C. riesce a camminare con sicurezza con l'aiuto di due grucce

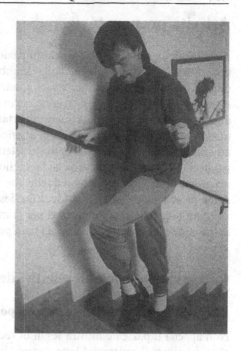

Fig. 7.5. M.C. sale le scale con un normale
schema di movimento

*riabilitazione lavorò insieme a lui con piacere fino alla sua dimissione dal centro.
M.C. ritornò a casa dove aveva fondate speranze di successo attraverso un corso di
riqualificazione professionale. Sarebbe stato veramente un gran peccato se questo
giovane simpatico e capace fosse stato internato in un istituto psichiatrico e avesse
perduto la possibilità di godere nuovamente la vita nella sua pienezza (Fig. 7.6).*

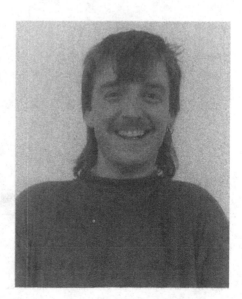

Fig. 7.6. M.C. ha avuto la possibilità di go-
dersi nuovamente la vita

Attività preparatorie

Attività appropriate possono aiutare il paziente a recuperare la capacità di camminare o di migliorare lo schema della deambulazione se egli è già in grado di camminare. La terapista valuta la capacità individuale del paziente a muoversi attivamente e i movimenti che per lui sono ancora difficili o persino impossibili e decide di conseguenza quali attività sono importanti per il trattamento attuale e, mano a mano che egli fa progressi, per ogni ulteriore stadio della sua riabilitazione. Molte attività adatte al recupero del controllo selettivo degli arti inferiori e del tronco, preparatorie alla deambulazione o che la migliorano possono essere utili per pazienti in diversi stadi di recupero, come quelle che sono state chiaramente descritte e illustrate precedentemente dall'autrice (Davies 1985, 1990). Le seguenti attività sono state scelte perché sono importanti per la maggioranza dei pazienti e perché saranno loro utili per costruire una solida base per camminare.

Recuperare movimenti selettivi dell'arto inferiore

Estensione selettiva dell'anca ("fare il ponte")

Non appena il paziente mostra segni di recuperare conoscenza, egli può incominciare ad alzare il sedere dal letto durante la fisioterapia ed anche quando vengono svolte attività infermieristiche di routine. Quando gli vengono cambiare le lenzuola, egli viene spostato lateralmente sul letto prima di venire girato su un fianco o quando gli vengono messi i pantaloni gli può venire chiesto di alzare attivamente le natiche. Gli estensori delle anche vengono attivati selettivamente e non in sinergia estensoria di massa poiché le ginocchia del paziente sono flesse e i suoi piedi sono dorsiflessi.

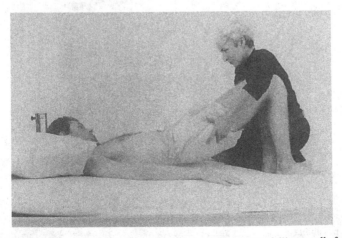

Fig. 7.7. "Fare il ponte" per esercitare l'estensione selettiva dell'anca nella fase acuta

Il paziente è in posizione supina con ambedue le ginocchia flesse e i piedi paralleli fra loro; i suoi talloni sono posti sotto le sue ginocchia. La terapista o infermiera gli pone una mano su ambedue i lati del bacino per sostenerlo mentre egli cerca di alzare il sedere dal letto. Per spostare il paziente da un lato all'altro del letto, l'infermiera lo aiuta ad alzare e poi a muovere il sedere nella direzione desiderata. Infine gli vengono alzate le spalle e spostate sullo stesso lato.

Similmente, il movimento di "fare il ponte" può venire adoperato quando il paziente deve essere spostato su e giù lungo il letto. "Fare il ponte" è, dal punto di vista dello sviluppo, un movimento relativamente semplice ed il paziente può comprendere facilmente cosa si richiede da lui. Si può osservare il bambino normale di 6 mesi sollevare più volte il sedere dal pavimento come movimento preparatorio per alzarsi in piedi. Man mano che l'abilità del paziente migliora, egli può praticare gli

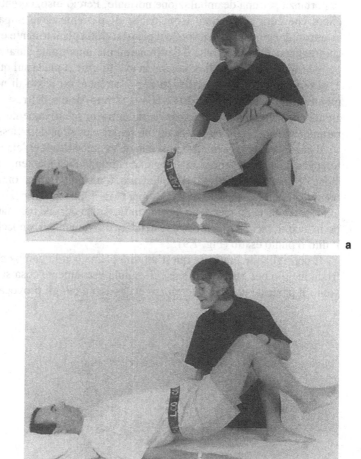

Fig. 7.8a,b. "Fare il ponte" con un piede sollevato dal letto. **a** Porre il ginocchio del paziente perpendicolare al piede. **b** Mantenere il bacino del paziente sollevato mentre egli alza il piede

stessi movimenti più selettivamente. Egli prima tiene il sedere per aria e poi alza un piede dal letto senza abbassare il bacino su un lato o lasciare scivolare in avanti il piede sul quale grava il carico, come tenderebbe a fare. La terapista facilita il corretto movimento mettendo una mano sopra il ginocchio del paziente tirandolo oltre il piede mentre nello stesso tempo preme in basso in modo che il carico gli gravi sul tallone prima che egli sollevi la gamba controlaterale (Fig. 7.8a). Con le dita dell'altra mano estese, la terapista gli stimola l'attività dei muscoli dei glutei, picchiettando fermamente sull'area interessata, oppure usando la mano per aiutarlo a stabilizzare il bacino mentre egli solleva in aria l'altro piede (Fig. 7.8b).

Estensione selettiva del ginocchio

La capacità di contrarre selettivamente gli estensori del ginocchio è della massima importanza per una deambulazione normale. Perciò bisognerebbe attivare ed esercitare con cura contrazioni isometriche. Il paziente deve imparare a tendere gli estensori del ginocchio senza che il piede si fletta plantarmente e le dita del piede si contraggano. Questa attività è particolarmente importante durante la fase appoggio per permettere al corpo di muoversi in avanti oltre il piede sul quale grava il carico e, al termine della fase oscillazione, per ottenere un passo di normale lunghezza, mentre il tallone prende contatto con il terreno prima del resto del piede. Un paziente che ha recuperato la capacità di contrarre selettivamente il quadricipite avrà raramente bisogno in seguito di un tutore per aiutare la dorsiflessione del piede.

Il paziente è in posizione supina con una gamba flessa all'anca e al ginocchio. La terapista gli estende lentamente la gamba aiutandolo a mantenere la piena dorsiflessione del piede durante tutto il movimento, tenendolo fermo contro la propria coscia o contro la parte inferiore dell'addome. Con il tallone del paziente appoggiato sul letto, la terapista gli mantiene il piede in flessione dorsale inclinando il peso del corpo in avanti, mentre gli chiede di estendere attivamente il ginocchio e gli indica con il dito il punto esatto (Fig. 7.9).

È consigliabile praticare quest'attività prima con la gamba che il paziente controlla meglio per assicurarsi che egli sappia esattamente cosa si desidera da lui. Di solito il paziente compie uno sforzo eccessivo e ciò gli provoca la contemporanea

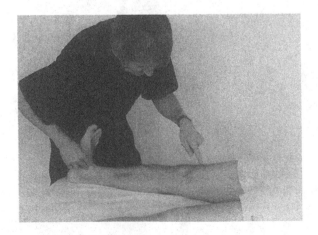

Fig. 7.9. Contrazione isometrica degli estensori del ginocchio con il piede tenuto in dorsiflessione

flessione plantare del piede e l'attivazione degli estensori delle anche nella sinergia estensoria di massa. Scegliendo accuratamente le parole e modulando opportunamente il tono della voce la terapista può aiutare il paziente a stimolare la corretta attività selettiva isometrica degli estensori del ginocchio.

Estensione selettiva dell'anca e del ginocchio in stazione eretta

Il paziente siede con i piedi paralleli fra loro appoggiati piatti sul pavimento. La terapista è seduta su uno sgabello di fronte a lui e tiene una delle sue ginocchia fra le proprie, in modo che i condili mediali dei suoi femori siano dietro a quelli del paziente. Ella gli sorregge il braccio più gravemente paralizzato ponendolo sotto il proprio braccio e premendolo contro il proprio corpo, mentre gli sorregge il gomito con la mano per tenerlo in posizione corretta. L'altra mano della terapista è posta sotto la parte inferiore della colonna vertebrale toracica del paziente per tirargli il tronco in avanti in modo da portargli il peso del corpo sopra i piedi, mentre egli alza il sedere dalla sedia o dal lettino sul quale è seduto (Fig. 7.10a).

Poiché le ginocchia del paziente tenderanno a muoversi indietro quando egli incomincia a caricare le gambe a causa delle contemporanea flessione plantare del piede, la terapista usa le proprie ginocchia per tirargli il ginocchio in avanti sopra il piede e gli tiene il tallone in contatto con il pavimento. Non appena il paziente è in stazione eretta, la terapista gli lascia libero il braccio e adopera la propria mano per tirargli l'anca in avanti in estensione in modo che egli abbia una buona posizione in stazione eretta. Il paziente può allora esercitarsi a alzare e a abbassare il tallone dell'altro piede (Fig. 7.10b). Per impedire che il paziente si inclini indietro per compensare la perdita di estensione attiva dell'anca, la terapista gli pone l'altra mano anteriormente sulle costole inferiori e le tira in basso verso l'ombelico per facilitargli l'attività dei muscoli addominali. Se la flessione plantare continua ad essere un problema, essa può venire inibita ponendo un rotolo di garza sotto le dita del piede del paziente che impedirà loro anche di flettersi o di spingere contro il pavimento (Fig. 7.10c).

Una volta che il paziente può stare in stazione eretta con sicurezza con il carico su una gamba senza eccessivo sforzo, egli può provare ad alzare l'altro piede dal pavimento inizialmente per breve tempo e più tardi a tenerlo per aria più a lungo (Fig. 7.10d). Sarà inizialmente necessario per la terapista impedire che il ginocchio del paziente s'iperestenda adducendo le sue ginocchia con forza, ma quando ella sente che il ginocchio del paziente non spinge più indietro, riduce gradualmente l'assistenza che gli sta fornendo allontanando i propri ginocchi dai suoi. Così il paziente impara a caricare la sua gamba senza che il ginocchio si curvi in uno schema di totale estensione. Quando egli può fare questo con sicurezza, la deambulazione può venire facilitata a velocità crescente e con improvvisi cambiamenti di direzione, mentre la gamba rimane mobile e non bloccata in una determinata posizione.

Recuperare le reazioni di equilibrio ed il controllo selettivo del tronco

Nella fase iniziale il paziente avrà molta difficoltà a mantenere l'equilibrio. Infatti spesso sembra che egli non si accorga di cadere, perché non fa niente per proteg-

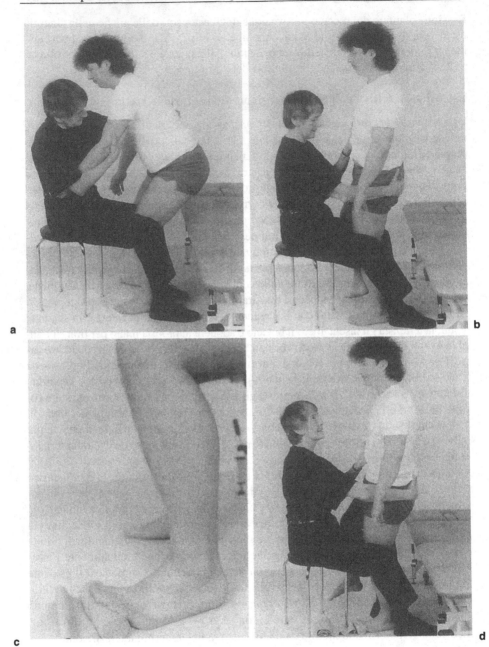

Fig. 7.10a-d. Recuperare l'estensione selettiva della gamba in stazione eretta. **a** Caricare i piedi del paziente. **b** Tenere il suo ginocchio in avanti. **c** Una benda arrotolata sotto le dita del piede inibisce la flessione plantare. **d** Mantenere l'estensione dell'anca mentre il paziente alza l'altro piede dal pavimento

gersi. Facilitando le reazioni di equilibrio non appena il paziente viene messo in posizione seduta, si attiveranno le reazioni di raddrizzamento del capo e del tronco e si stimolerà l'attività muscolare. Il controllo muscolare selettivo del tronco e degli arti inferiori necessario per camminare può venire incoraggiato dalle attività di equilibrio, che vengono rese progressivamente più difficili man mano che l'abilità del paziente migliora.

Ritornare in posizione eretta dopo essersi inclinato su un lato o su un altro

Anche quando il paziente non ha ancora riacquistato conoscenza, la terapista può metterlo a sedere sul bordo del letto e spostarlo dalla verticale, sia indietro che lateralmente. Mentre ella gli facilita il movimento corretto, lo incoraggia a ritornare in posizione con il tronco eretto.

Quando la terapista ha portato il paziente in posizione seduta con le gambe sull'orlo del letto, si mette di fronte a lui in modo da premergli con le cosce contro le ginocchia per impedirgli di scivolare dal letto se egli estende improvvisamente le gambe. Ella gli inclina il tronco su un lato finché egli non tocca la superficie del letto con il gomito, mentre gli pone un braccio sulla spalla del lato opposto per sorreggergli il tronco e mantenerlo in posizione corretta (Fig. 7.11a). Ella invita il paziente a portare il tronco di nuovo in posizione eretta, mentre gli facilita il movimento premendogli fermamente con il braccio il cingolo scapolare in basso. Questa pressione stimola nel paziente le reazioni di raddrizzamento del capo, mentre egli cerca di ritornare in posizione verticale (Fig. 7.11b).

Dopo che il paziente è ritornato in posizione eretta, la terapista cambia la posizione delle proprie mani e ripete l'attività sull'altro lato. Spesso, dopo che questo movimento è stato svolto alcune volte, il paziente inizia a partecipare attivamente, raddrizzando per esempio il capo verso la verticale (Fig. 7.11c).

Se il paziente è in grado di usare il braccio, egli tenderà a venire in posizione eretta spingendolo sul letto o aggrappandosi alla mano della terapista. Affinché l'attività abbia luogo invece nel tronco, la terapista terrà la mano del paziente leggermente dall'alto e si muoverà con lui in modo da non offrire alcuna presa.

Una volta che il paziente riesce a ritornare in posizione verticale da ambedue i lati, la terapista fornisce minore sostegno ed adopera la mano che tiene sulla spalla del paziente soltanto per stimolargli le reazioni di raddrizzamento del capo e del tronco (Fig. 7.12). Ella aumenta il grado di difficoltà muovendo il tronco più velocemente e cambiando improvvisamente la direzione del movimento, senza ritornare sempre prima da un lato e poi dall'altro.

Mantenere l'equilibrio in posizione seduta mentre il carico viene trasferito lateralmente

Essere capace di mantenere l'equilibrio in posizione seduta è essenziale per la maggior parte delle attività funzionali, ma esercitare nuovamente le reazioni normali migliorerà la sicurezza e lo schema della deambulazione del paziente. La terapista facilita i movimenti corretti mentre il paziente siede sul letto o su un lettino per fisioterapia. Finché le reazioni d'equilibrio non sono spontanee e secondo schemi normali di movimento, i piedi del paziente non dovrebbero toccare il pavimento né uno

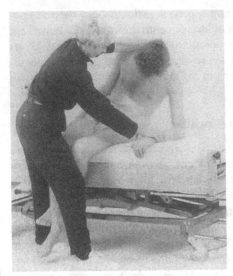

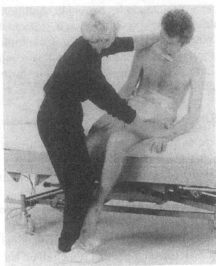

a

b

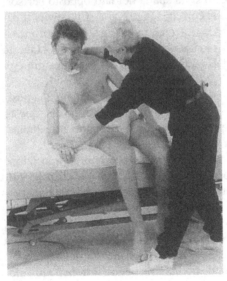

c

Fig. 7.11a-c. In posizione seduta, ritornare con il tronco eretto. **a** Sostenere il paziente mentre inclina il tronco lateralmente. **b** Facilitare il ritorno alla posizione con il tronco eretto. **c** Stimolare le reazioni di raddrizzamento del capo

sgabello, altrimenti il paziente bloccherà le reazioni completamente o le renderà anormali urtando con i piedi sul pavimento. In seguito sarà necessario esercitare l'equilibrio anche in posizione seduta su una sedia perché durante le attività della vita quotidiana i piedi sono di solito appoggiati sul pavimento e non tenuti per aria.

Seduta accanto al paziente, la terapista gli mette un braccio intorno alla vita sul lato più lontano da lei in modo da raggiungere con la mano le coste inferiori. Ella tira il paziente verso di sé adoperando l'altra mano che gli ha messo sotto l'ascella del lato a lei più vicino per sorreggergli il cingolo scapolare ed impedirgli di flettere il tronco lateralmente. Con la mano che gli ha posto sulla gabbia toracica la terapista gli facilita l'attività di tenuta dei muscoli addominali tirandogli in basso le coste in-

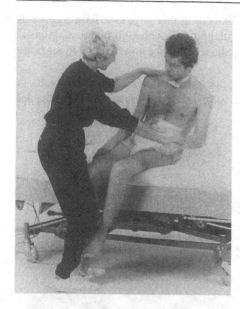

Fig. 7.12. Il capo ed il tronco del paziente si raddrizzano attivamente, mentre egli ritorna in posizione verticale con minore sostegno

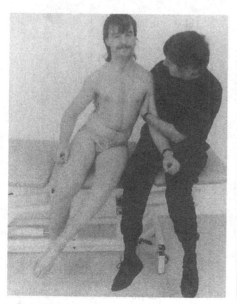

a

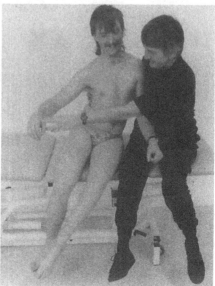

b

Fig. 7.13a,b. Mantenere l'equilibrio in posizione seduta. **a** Muovere il paziente di lato con flessione laterale del tronco. **b** Incoraggiare la reazione del braccio

feriori (Fig. 7.13a). Se il paziente tiene il braccio in una posizione fissa o cerca di reggersi al lettino, la terapista gli toglie la mano dall'ascella, gli mantiene la posizione corretta della spalla con le proprie spalle e gli indica con la mano la reazione libera e corretta del braccio (Fig. 7.13b).

Non appena il carico del paziente è stato spostato sufficientemente su un lato, la gamba dell'altro lato dovrebbe per reazione sollevarsi in abduzione. Se la gamba del

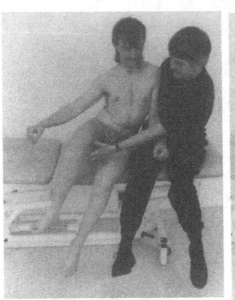

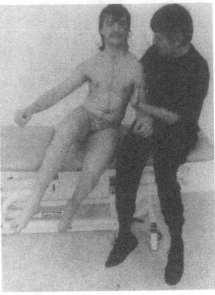

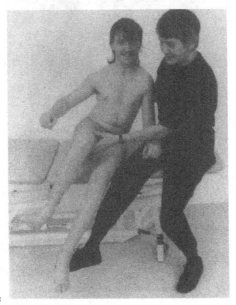

Fig. 7.14a-c. Facilitare reazioni normali. **a** Aiutare la gamba del paziente a reagire. **b** La gamba sulla quale grava il carico si flette al ginocchio. **c** La terapista corregge la posizione del ginocchio del paziente ponendogli il piede sotto il tallone

paziente non si solleva automaticamente o se il paziente la flette attivamente per te-
nersi al lettino, la terapista libera ancora una volta la mano per guidargli la gamba in
alto, mentre continua a sostenerlo con il proprio corpo (Fig. 7.14a). L'attività prosegue finché il paziente non ha imparato ad alzare la gamba dal letto ogni volta che
il peso gli viene spostato sufficientemente su un lato. Quando la gamba del paziente si alza per aria, quella del lato che porta il carico si fletterà spesso al ginocchio a
causa della forte contrazione dei flessori, che è di origine riflessa (Fig. 7.14b). Nel
caso che la contrazione si verifichi, la terapista mette un piede sotto il tallone del paziente per correggergli la posizione della gamba estendendogli il ginocchio e esercitando una leggera pressione con il piede sotto il tallone (Fig. 7.14c). In alcuni casi la gamba non solo verrà flessa, ma anche ruotata verso l'interno, movimento che
la terapista può correggere spostando con il piede il tallone del paziente in direzione mediale mentre gli estende il ginocchio. Muovere il paziente lateralmente diverse volte con la gamba mantenuta in posizione corretta inibisce la flessione del ginocchio e la rotazione interna della gamba e rende possibile reazioni più normali
con sempre minore assistenza da parte della terapista.

Quando la terapista non deve più correggere la posizione della gamba del paziente, si mette di fronte a lui e, tenendogli leggermente il braccio, gli sposta il carico su un lato (Fig. 7.15). Ella non deve tirarlo per il braccio perché l'attività viene
facilitata in questo modo solo quando egli ha imparato a seguire il movimento che
ella gli indica ed è in grado di reagire adeguatamente. Finché egli non è in grado di
farlo, la terapista continua a muovere il paziente agendo sul tronco.

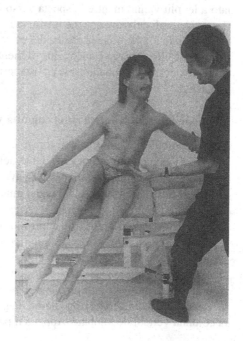

Fig. 7.15. Il paziente reagisce spontaneamente
quando viene spostato verso un lato

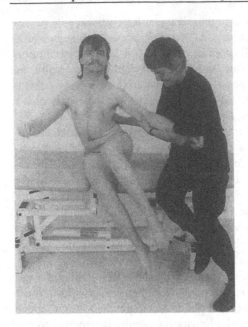

Fig. 7.16. Facilitare la flessione laterale del tronco muovendo il paziente verso il lato meno colpito

Per trasferire il carico del paziente sull'altro lato, la terapista può cambiare la propria posizione mettendosi seduta accanto a lui dall'altra parte e ripetere la facilitazione di prima oppure rimanere seduta dalla stessa parte e spingerlo lontano da sé. Ella pone la mano sulla gabbia toracica del paziente e gli preme in basso le coste sul lato a lei più vicino mentre lo sposta verso il lato opposto (Fig. 7.16). L'azione dei flessori laterali del tronco viene facilitata insieme alla flessione laterale della colonna vertebrale lombare. Se la gamba del paziente non si solleva automaticamente o se il suo controllo motorio è ancora insufficiente, la terapista può guidare la gamba del paziente per mezzo della propria e sostenerne una parte del peso qualora sia per lui eccessivo.

Flessione laterale selettiva della colonna vertebrale lombare

Nella deambulazione normale, il torace è stabilizzato per rendere possibili i movimenti del bacino e un'attività efficiente dei muscoli addominali. Quando un piede lascia il pavimento per fare un passo in avanti, il bacino deve venire tenuto sollevato su quel lato dall'attività selettiva dei muscoli addominali, altrimenti la gamba sarebbe troppo lunga e toccherebbe il terreno durante la fase di sospensione (Davies 1990). Esercitando il necessario controllo del bacino in posizione seduta, il paziente sarà in grado di camminare facendo ripetuti passi ritmici e non dovrà, invece, sollevare il bacino per portare lentamente e faticosamente la gamba estesa in avanti. Quest'attività è più facile se viene eseguita con i piedi del paziente che non toccano il suolo per evitare che egli prema con un piede contro il pavimento. Ogni eccessiva estensione della gamba ostacolerà i leggeri e ritmici movimenti del bacino e della colonna vertebrale lombare. Appena il paziente riesce a muovere il tronco in ma-

Fig. 7.17a-c. Flessione selettiva laterale della colonna vertebrale lombare. **a** La terapista tiene le gambe del paziente incrociate in posizione corretta con le sue cosce. **b** Aiutare a sollevare il bacino sul lato della gamba in posizione più elevata. **c** Stabilizzare la colonna vertebrale toracica con flessione laterale localizzata nella regione lombare

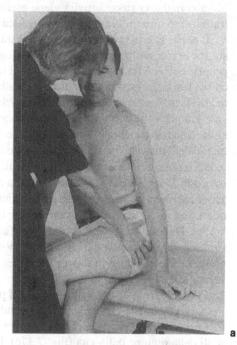

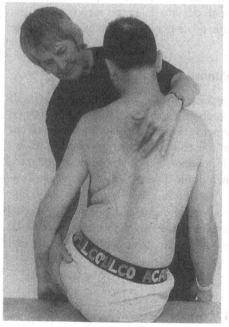

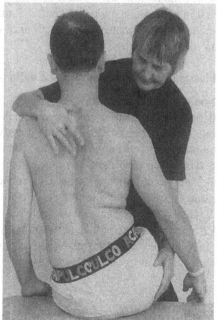

niera corretta, la stessa attività viene esercitata mentre egli siede su un lettino per trattamento o su un sedia tenendo un piede appoggiato sul pavimento.

Il paziente è in posizione seduta con una gamba incrociata sull'altra e la terapista sta in piedi di fronte a lui mantenendogli la gamba in posizione corretta con le proprie cosce. Ella gli pone una mano sul trocantere per aiutarlo a sollevare la natica sul lato della gamba che si trova in posizione più elevata (Fig. 7.17a). Il paziente alza la natica dal lettino e poi l'abbassa di nuovo. Egli ripete questo movimento di su e giù più volte con leggerezza e ritmicamente. Il movimento dovrebbe prodursi nella colonna vertebrale lombare e viene reso possibile dalla rotazione di adattamento dell'anca sulla quale grava il carico quando questo viene trasferito su quel lato e poi riportato indietro sulla linea mediana del corpo. La terapista pone la mano intorno alla spalla del paziente in modo da poter adoperare le dita per facilitargli l'estensione della colonna vertebrale toracica ed impedire ogni flessione laterale in quell'area in concomitanza con quella della colonna vertebrale lombare (Fig. 7.17b). Durante lo svolgimento di quest'attività, le spalle del paziente dovrebbero rimanere di pari altezza e il capo in posizione verticale senza flessione iperattiva del collo. Le braccia devono cadere liberamente lungo il corpo poiché non dovrebbero venire sollecitate reazioni di equilibrio.

Per svolgere l'attività sull'altro lato, il paziente cambia la posizione delle gambe in modo che quella che è più in alto sia sul lato della natica che viene sollevata. La terapista chiede al paziente di fare soltanto un piccolo movimento usando solo i muscoli della regione della vita (Fig. 7.17c). Di solito sarà più facile per lui localizzare il movimento quando egli contrae i muscoli del lato del corpo meno colpito, ma anche l'attività selettiva intorno all'anca sulla quale grava il carico ha naturalmente un ruolo importante.

Flessione ed estensione selettiva della colonna vertebrale lombare

Non soltanto il controllo selettivo della flessione laterale, ma anche la capacità di flettere ed estendere la colonna vertebrale lombare senza concomitante flessione ed estensione del tratto toracico sono decisive per la deambulazione. Il tronco dovrebbe rimanere eretto nonostante l'attività dei muscoli addominali inferiori, e un'eccessiva estensione della colonna vertebrale toracica non dovrebbe accompagnare un'estensione lombare locale. Una sequenza di movimenti per recuperare la flessione e l'estensione selettiva del tronco è descritta in dettaglio nel cap. 3 (v. Fig. 3.34a,b). Quando il singolo paziente riesce a compiere con facilità il movimento selettivo in posizione seduta, la terapista gli facilita quest'attività in stazione eretta. Le ginocchia del paziente rimangono leggermente flesse mentre egli muove ritmicamente il bacino avanti e indietro.

Mobilizzazione ed attivazione del tronco

Il tronco del paziente deve muoversi liberamente e ogni tensione od iperattività dei muscoli che controllano i suoi movimenti deve venire inibita prima di potere compiere con successo le attività per esercitare i movimenti selettivi e di equilibrio e fa-

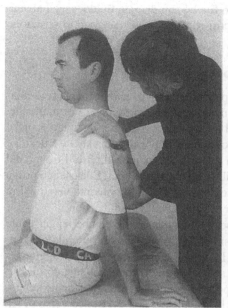
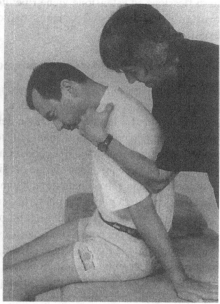

a

b

Fig. 7.18a,b. Mobilizzazione del tronco in posizione seduta. **a** La terapista mantiene il gomito del paziente esteso mentre egli estende il tronco. **b** Flessione del tronco con protrazione della scapola

cilitare la deambulazione. Se, invece, il tronco del paziente viene tenuto rigidamente in estensione o in flessione per compensare l'insufficiente controllo, il tono muscolare degli arti aumenterà e la caratteristica andatura fluida non sarà possibile. Perciò la terapista include nel trattamento del paziente attività per mobilizzare e esercitare il tronco in diverse posizioni iniziali.

Flessione ed estensione

Il paziente siede con le gambe su un lato del letto o di un lettino per fisioterapia con le braccia tese e ruotate esternamente. Egli appoggia le mani piatte sulla superficie di appoggio dietro a lui. La terapista sta dietro al paziente e gli muove le spalle avanti e indietro mentre egli estende attivamente la colonna vertebrale. La terapista può mantenergli l'estensione del gomito con il proprio avambraccio, qualora egli tendesse a flettere il braccio (Fig. 7.18a). Inizialmente il paziente può spingere il capo indietro per facilitare l'estensione del tronco, ma, una volta che il movimento è divenuto per lui più facile, egli dovrebbe cercare di lasciare il collo in posizione neutra o di muoverlo in diverse direzioni. La terapista può anche spostargli il carico da un lato all'altro mentre egli mantiene il tronco in estensione.

L'estensione attiva del tronco con adduzione delle scapole viene alternata con la flessione della colonna vertebrale, combinata con la protrazione delle scapole. La terapista muove le spalle del paziente più in avanti che può, chiedendogli di non opposi al movimento e di lasciare il capo rilassato in avanti (Fig. 7.18b). Il movimento di flessione ed estensione viene ripetuto finché non diventa fluido, senza alcuna resistenza e le braccia del paziente sono così rilassate che rimangono in posizione estesa per conto proprio.

Flessione/rotazione del tronco in posizione seduta

Se il tronco del paziente viene tenuto troppo rigidamente in estensione, la fine rotazione della colonna vertebrale toracica, necessaria per camminare normalmente, viene impedita. La flessione/rotazione del torace è necessaria per il paziente anche per essere in grado di usare le mani non soltanto di fronte a sé, ma anche a destra e sinistra della linea mediana del corpo. La terapista dovrà mobilizzare il tronco del paziente passivamente prima che sia possibile la rotazione attiva. Ella esegue prima la mobilizzazione verso il lato dove c'è meno resistenza. Il movimento verso l'altra direzione diventerà più facile più tardi per effetto del rilascio di tensione.

Il paziente siede sull'orlo del lettino per fisioterapia con le gambe leggermente abdotte ed il peso del corpo ben ripartito sulle natiche. Egli si gira su un lato ed appoggia sul lettino le mani a palme aperte. La terapista aiuta il paziente a raggiungere la posizione corretta tenendogli ferme, se necessario, le mani con una coscia.

Ella gli sostiene il braccio più colpito ponendogli una mano direttamente sul gomito per tenerlo in estensione e per tirare la scapola e il lato del tronco verso di lei. Nello stesso tempo ella preme contro lo sterno del paziente con il dorso dell'avambraccio e del polso flesso per flettergli la colonna vertebrale toracica e metterlo così in grado di mantenere il peso del corpo su ambedue le natiche (Fig. 7.19a). Adoperando la propria mano libera, la terapista muove il capo del paziente da un lato all'altro e in avanti per inibire ogni ipertono ed assicurarsi che egli non lo tenga in tensione in una posizione fissa. Ella può anche abdurre con la mano la gamba del paziente più lontana da lei, nel caso che essa continui a tirare o vada in adduzione. La terapista chiede al paziente di espirare leggermente e di rilassarsi, e di lasciare le mani appoggiate a palme aperte sul lettino, anziché premere attivamente su di esso.

Quando la terapista ruota il tronco del paziente nell'altra direzione, ella può stare dietro di lui e mantenergli il gomito diritto con una mano. Ella non solo gli estende il gomito, ma esercita contemporaneamente una pressione verso il basso attraverso il braccio per mantenergli la mano in posizione corretta sulla superficie d'appoggio. La terapista mette l'altra mano sulla spalla del paziente e la tira indietro insieme al lato corrispondente del tronco per facilitarne la rotazione, mentre adopera il proprio avambraccio per muovergli la scapola verso il basso e in direzione mediale (Fig. 7.19b). Poiché di solito il paziente ha troppo scarsa flessione e rotazione, la natica del lato più lontano dalle sue mani tenderà a perdere il contatto con il lettino. La terapista si mette a sedere sul lettino dietro al paziente, gli mette un braccio intorno alla vita sopra le coste inferiori e le preme verso il basso per tirargli la gabbia toracica verso di sé (Fig. 7.19c), mentre con l'altra mano continua a mantenergli il gomito in estensione.

Rotazione della colonna vertebrale lombare attivando i muscoli addominali

Questa è un'attività raccomandata per ottenere una rotazione rilassata della parte inferiore del tronco con sempre maggiore controllo dei muscoli addominali, può venire praticata già in uno stadio iniziale e più tardi dal paziente per conto proprio o

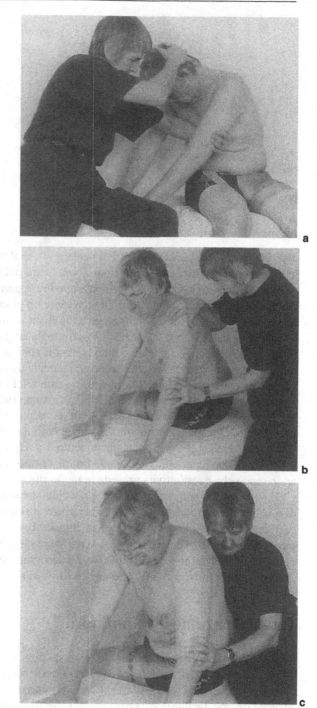

Fig. 7.19a-c. Mobilizzare la rotazione del tronco in posizione seduta con ambedue le mani appoggiate di lato. **a** Rilassare il collo del paziente tenendogli il braccio e la mano del lato colpito in posizione corretta. **b** Tirargli indietro la spalla con rotazione verso il lato più colpito. **c** Aumentare la flessione del tronco

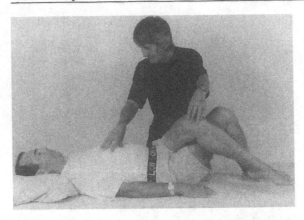

Fig. 7.20. Aiutare il paziente a muovere le ginocchia ritmicamente da un lato all'altro del corpo

con l'aiuto dei suoi parenti, ed offre il vantaggio che il torace viene stabilizzato dal letto, permettendo così che la rotazione abbia luogo nella regione lombare.

Il paziente è in posizione supina con ambedue le gambe flesse ed i piedi appoggiati sul letto. La terapista lo aiuta ad incrociare un ginocchio sopra l'altro, mentre il piede della gamba sottostante rimane nella linea mediana del corpo ed il tallone sotto il ginocchio. Il capo del paziente è sorretto da un grosso guanciale e le sue mani sono rilassate lungo i fianchi. La terapista gli pone una mano sul ginocchio e gli muove le gambe addotte lentamente e ritmicamente da un lato all'altro, gli chiede di cercare di compiere questo movimento insieme a lei (Fig. 7.20). Ella aiuta il paziente a stabilizzare il torace ponendogli l'altra mano sulla parte inferiore dello sterno. Egli cerca di mantenere le spalle retratte, mentre partecipa più attivamente al movimento. Guidata dall'armonia del movimento, la terapista riduce gradualmente l'aiuto al paziente. Se, però, nota un aumento di tono muscolare, reazioni associate o altri segni che il paziente sta facendo troppi sforzi, ella interviene immediatamente, in modo che quest'attività proceda in modo ritmico e scorrevole.

Il paziente inizialmente muove le ginocchia lentamente e con ampie escursioni di movimento verso ambedue i lati. Non appena il suo controllo migliora, egli riduce l'ampiezza del movimento e ne aumenta la frequenza per aumentare l'attività muscolare. L'obiettivo del paziente è di muovere progressivamente le gambe da un lato all'altro del corpo senza inutili sforzi, approssimativamente alla stessa velocità della deambulazione normale, cioè circa 120 passi al minuto.

La facilitazione a camminare

Aiutando il paziente a camminare, la terapista deve cercare di fare in modo che la sua andatura sia la più normale possibile. A questo scopo egli deve imparare fin dall'inizio i movimenti corretti ed esercitarsi a compierli. Ella può avere la necessità di provare diverse facilitazioni, prima di decidere quale sia la migliore per il paziente ed insieme quella che ha maggiori possibilità di successo quando le infermiere o i parenti camminano insieme a lui. Il tipo di facilitazione varia da paziente a paziente e deve venire adattato o cambiato secondo i progressi che egli compie. I seguenti tipi di facilitazione si sono dimostrati i più adatti per la maggior parte dei pazienti che ricomincino ad imparare a camminare.

Stabilizzare il torace e far compiere al paziente passi automatici

Molti pazienti hanno difficoltà a stabilizzare la colonna vertebrale toracica, nonostante abbiano recuperato negli arti inferiori una funzione motoria sufficiente da permettere la deambulazione. Ma, a causa del loro insufficiente controllo dell'equilibrio e della loro insicurezza, tali pazienti, compresi quelli atassici, sono incapaci di camminare per conto proprio e sono spesso costretti a rimanere seduti sulla sedia a rotelle, se non vengono aiutati a risolvere i loro problemi. Alcuni riescono a camminare faticosamente, tenendo il corpo spostato indietro, il tronco fissato in flessione per mantenere l'equilibrio e le spalle curve con le braccia rigide per compensare la perdita di controllo del tronco. Ma, continuando a camminare in questo modo, s'impedisce il ritorno a una deambulazione corretta (Fig. 7.21a).

Un modo molto efficace per mettere il paziente in grado d'imparare a camminare con un'andatura più normale è per la terapista il cercare di stabilizzargli il torace con le proprie mani e spingerlo in avanti. Questa facilitazione, sviluppata e descritta da Klein-Vogelbach (1987), necessitava originariamente di due assistenti, una su ciascun lato del paziente, ma può venire adoperata con successo anche da una sola terapista. Quest'ultima sta a lato del paziente e gli pone una mano anteriormente sulla gabbia toracica, circa all'altezza dell'angolo sternale, e l'altra sulla colonna vertebrale toracica sotto gli angoli inferiori delle scapole (Fig. 7.21b). Con la mano davanti, ella gli tira le coste di ambedue i lati del corpo verso il basso e verso la linea mediana, mentre con tutte e due le mani gli solleva il torace per prendere su di sé una parte del peso del paziente quando egli cammina. Con la mano contro la colonna vertebrale toracica del paziente, ella vi esercita una contropressione e contemporaneamente la mantiene in estensione.

Senza diminuire la pressione della mano, la terapista spinge in avanti il paziente. Ella gli tiene il torace sollevato per iniziare a farlo camminare, provocando per reazione un passo automatico (Fig. 7.21c). Ella non dovrebbe invitare verbalmente il paziente a fare un passo, perché egli cercherebbe di alzare la gamba attivamente, spostando indietro il carico. Trasferendogli, invece, il carico leggermente su un lato ed in avanti, la terapista può determinare quale piede si muoverà per primo. Camminando normalmente e con il suo passo consueto, la terapista continua a spingere il paziente in avanti in modo da provocare numerosi passi automatici. Con le sue gambe che si muovono per reazione senza sforzo, l'andatura del paziente migliora completamente (Fig. 7.21d). Camminando lentamente e con grande precauzione, si svolge un'attività muscolare molto diversa e si ha la necessità di un equilibrio molto maggiore. Una velocità adeguata è, perciò, un'importante caratteristica di questa facilitazione.

I pazienti, particolarmente quelli atassici, che devono usare le grucce per camminare, hanno la tendenza a appoggiarle troppo in avanti di fronte a loro o troppo lateralmente per maggior sicurezza, con il risultato che il loro tronco sarà inclinato in avanti e le loro anche rimarranno flesse (Fig. 7.22a). Un tale paziente sperimenta

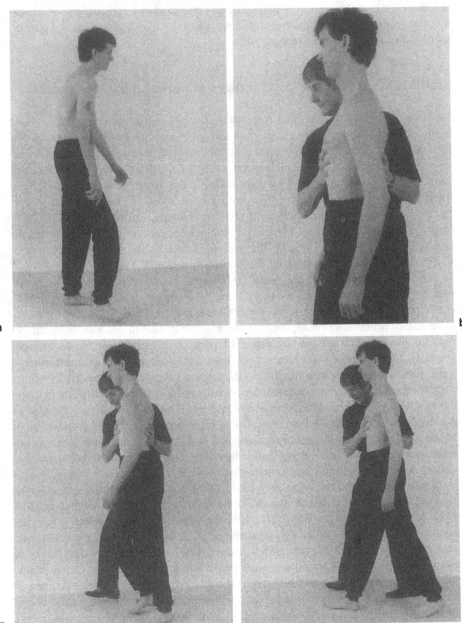

Fig. 7.21a. Paziente atassico che cammina con il tronco e con le spalle rigidi per mantenere l'equilibrio.
b La terapista gli stabilizza il torace. **c** Muovere il tronco in avanti provoca per reazione un passo automatico. **d** Camminare normalmente con facilitazione

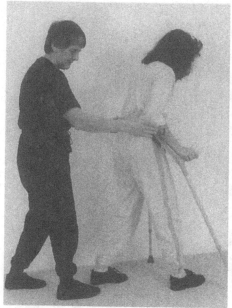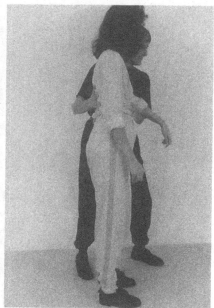

a

b

Fig. 7.22a. Camminando con le grucce, una paziente atassica flette il tronco e le anche. **b** Fare l'esperienza di una postura eretta con il torace stabilizzato

quindi solo un'andatura anormale che presto diviene abituale. La facilitazione della deambulazione con la stabilizzazione del torace è, perciò, molto vantaggiosa per il paziente, perché lo mette in grado di sperimentare un'andatura più normale in postura eretta senza grucce (Fig. 7.22b). Questa esperienza è essenziale affinché il paziente impari la corretta sequenza dei movimenti.

Aiutare ad estendere l'anca e ad evitare di iperestendere il ginocchio

Molti pazienti hanno difficoltà a controllare l'iperestensione del ginocchio quando iniziano nuovamente a camminare, movimento anormale che può avere serie ripercussioni se non lo s'impedisce e non s'insegna al paziente uno schema più normale di andatura. Il ginocchio si iperestende nel momento in cui il piede tocca il suolo al termine della fase oscillazione, perché si verifica la flessione plantare quando la gamba si estende in sinergia totale e spinge indietro la tibia, e quindi anche il ginocchio, in una posizione di totale estensione (Fig. 7.23a). La resistenza causata dall'azione prematura dei flessori plantari impedisce che il carico del paziente venga portato in avanti sul piede per iniziare la nuova fase di appoggio. La stimolazione dell'avampiede contro il pavimento aumenterà l'intensità della flessione plantare ad ogni passo.

Durante la fase appoggio, l'iperestensione del ginocchio spinge indietro l'anca, anziché portarla continuamente in avanti come si verificherebbe nella deambulazione normale. L'iperestensione del ginocchio alla fine della fase appoggio rende difficile,

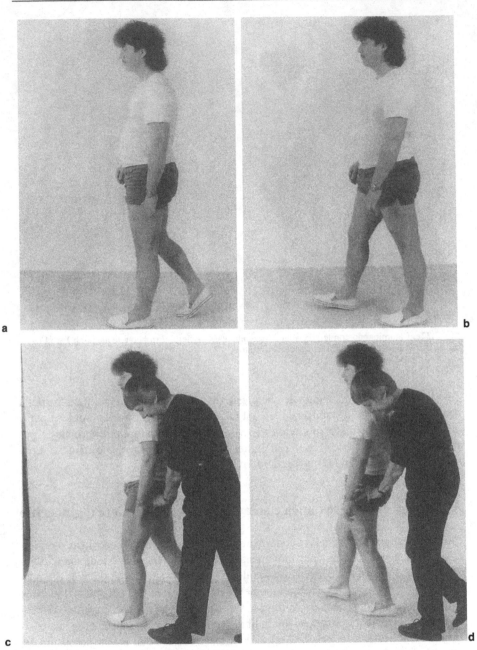

Fig. 7.23a-d. Facilitazione per evitare l'iperestensione del ginocchio. **a** Iperestensione del ginocchio al termine della fase oscillazione. **b** L'anca ed il ginocchio si muovono indietro durante la fase appoggio. **c** Muovere l'anca in avanti sul piede del paziente. **d** Aiutare il paziente ad estendere l'anca durante la fase appoggio

se non impossibile, il rilassamento degli estensori, cosicché la flessione di 30° del ginocchio per iniziare la fase oscillazione avviene troppo lentamente (Fig. 7.23b). Il paziente dovrà spesso circondurre la sua gamba estesa per portarla lentamente e faticosamente in avanti oppure usare qualche altro movimento compensatorio.

Se il paziente impara di nuovo ad estendere il ginocchio e l'anca in modo selettivo, gli sarà possibile caricare la gamba senza che il ginocchio si blocchi e questo l'aiuterà a risolvere il problema, se già cammina in modo anormale. Un'adatta facilitazione alla deambulazione con la terapista che guida l'estensione dell'anca, impedisce l'iperestensione del ginocchio e mette in grado il paziente d'imparare i movimenti corretti fin dall'inizio o di cambiare uno schema anormale già acquisito.

La terapista cammina vicino al paziente tenendogli una mano sulla parte posteriore della cintura pelvica sul lato a lei più vicino e l'altro braccio intorno a lui in modo da appoggiargli la mano sulle coste inferiori sull'altro lato. Quando la gamba del paziente oscilla in avanti, la terapista gli muove in avanti anche l'anca. Non appena il piede del paziente tocca il pavimento, ella gli porta il bacino e il tronco diagonalmente in avanti sul piede per impedire che, a causa della prematura flessione plantare della caviglia, il ginocchio venga iperesteso (Fig. 7.23c).

La terapista continua a guidare in avanti l'anca del paziente per tutta la fase d'appoggio in modo che la gamba controlaterale oscilli automaticamente in avanti per reazione. Il ginocchio del paziente non può iperestendersi neppure al termine della fase appoggio e può quindi flettersi facilmente per iniziare la successiva fase oscillante, una volta che il carico è stato trasferito sul piede avanti (Fig. 7.23d). Affinché questa facilitazione abbia successo, la posizione delle mani della terapista è molto importante, mentre sono addirittura essenziali l'accuratezza dei movimenti e il rispetto dei tempi e della direzione nei quali essi vengono svolti.

Con la mano della terapista sulla parte posteriore della cintura pelvica

- *Posizione*. La terapista pone la mano più lontana dal paziente in modo che il suo pollice sia direttamente dietro l'articolazione dell'anca di quest'ultimo, premendo contro la testa del femore. Estendendo dorsalmente il polso, la terapista può appoggiare anche le altre dita sul lato del bacino del paziente (Fig. 7.24a).
- *Azione*. Per iniziare la fase di oscillazione la terapista facilita la flessione del ginocchio del paziente per mezzo del rilassamento degli estensori al termine della fase di appoggio premendo su quel lato del bacino in basso ed in avanti. Non appena la gamba del paziente oscilla in avanti, ella si assicura che anche l'anca si muova in avanti. Durante tutta la fase di appoggio, dal momento in cui il carico grava su quella gamba, la terapista adopera il proprio pollice per aiutare il paziente ad estendere l'anca, spingendo la testa del femore in avanti oltre il ginocchio, assicurando in tal modo che l'anca si muova continuamente in avanti. Una contemporanea leggera pressione in basso aiuterà il paziente ad evitare l'iperestensione del ginocchio. La continua pressione dietro la testa del femore faciliterà l'esecuzione automatica della fase oscillante della gamba controlaterale, una volta che il peso del paziente è stato portato abbastanza avanti oltre il centro di gravità.

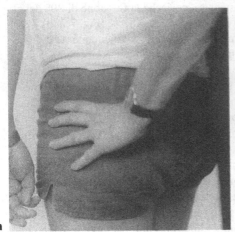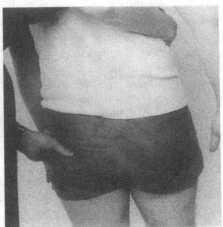

a   b

Fig. 7.24a,b. Posizione e azione delle mani. **a** Il pollice della terapista dietro l'anca del paziente preme la testa del femore in avanti. **b** Con la mano intorno alla vita del paziente, la terapista gli trasferisce il peso del corpo sulla gamba che lo sorregge

Con la mano della terapista sul lato lontano del tronco

- *Posizione*. L'altra mano della terapista è posta sulle costole inferiori del paziente, sul lato lontano del tronco circa all'altezza della vita, mentre ella tiene il braccio intorno a lui, a stretto contatto con il tronco (Fig. 7.24b).
- *Azione*. Durante la fase di appoggio, la terapista trasferisce con la propria mano il carico del paziente verso di sé per liberare la gamba sul lato opposto. Nello stesso tempo ella adopera il braccio per stabilizzargli il tronco, alleggerirgli il carico, se necessario, e impedire che egli s'inclini indietro. Durante la fase di oscillazione, il braccio della terapista intorno al corpo del paziente aiuta quest'ultimo a spostare il proprio carico diagonalmente verso l'altro lato, sufficientemente in avanti da provocare un passo automatico da parte del piede sul quale non grava più alcun peso. Questo tipo di facilitazione è molto utile per quei pazienti i cui deficit sono prevalentemente su un solo lato e che hanno un certo grado di controllo sul tronco. Il paziente con un tronco molto instabile tenderà a tenere il corpo inclinato troppo indietro e a flettere le braccia in uno schema spastico (Fig. 7.25a). La terapista può fare ben poco per controllare la posizione delle braccia e della parte superiore del tronco del paziente perché non ha nessuna mano libera. Finché il controllo del tronco non è migliorato, si può usare una struttura per camminare con braccioli regolabili per correggere la posizione degli arti superiori del paziente ed aiutarlo a mantenere il carico in avanti (Fig. 7.25b). Bisogna, tuttavia, aver cura che l'ipertono estensorio degli arti inferiori non sia stimolato dall'uso del supporto meccanico.

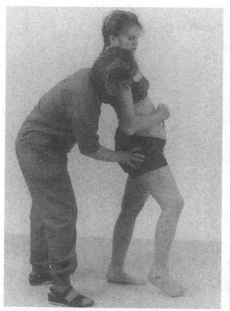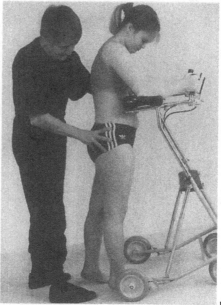

a

b

Fig. 7.25a. Una paziente con accentuata spasticità inclina il tronco troppo indietro, mentre le sue braccia tirano in flessione. **b** L'uso di una struttura ausiliaria per il cammino corregge la posizione del tronco e delle braccia, ma accresce l'ipertono estensorio della gamba

Una struttura provvista di ruote come ausilio per il cammino

Molti terapisti temono che, usando una struttura ausiliaria per camminare, le possibilità del paziente di camminare di nuovo vengano messe in pericolo, perché egli potrebbe divenire "dipendente" dalla struttura e riluttante a camminare senza questo ausilio. Non è insolito che i parenti del paziente condividano quest'opinione o anche che lo stesso paziente rifiuti di adoperare questo ausilio per la stessa ragione. Il timore è, tuttavia, totalmente infondato e potrebbe condurre il paziente a rimanere su una sedia a rotelle più a lungo di quanto sarebbe stato necessario. Di fatto, camminare più spesso, anche se con il sostegno di una struttura ausiliaria, aumenterà le probabilità del paziente di recuperare movimenti attivi e renderà più rapidi i suoi progressi.

Ogni bambino normale impara a camminare tenendosi prima a qualcosa o a qualcuno, come al suo lettino, ai mobili, alla mano della mamma o a un giocattolo con le ruote che egli spinge. Non appena il suo controllo motorio si è sufficientemente sviluppato, egli inizia a fare passi da solo senza appoggiarsi e presto riesce a camminare in modo indipendente. Nello stesso modo il paziente abbandonerà l'ausilio per camminare non appena avrà recuperato sufficiente abilità motoria per farne a meno. È il continuo rimanere seduto su una sedia a rotelle che impedisce i progressi del paziente verso una deambulazione indipendente e non l'uso della struttura ausiliaria.

Se per un paziente è molto difficile stare in stazione eretta e camminare con il corpo mantenuto sulla verticale o alzare un piede dal pavimento per fare un passo, egli avrà scarse occasioni per camminare (Fig. 7.26a,b). Coloro che sarebbero ben

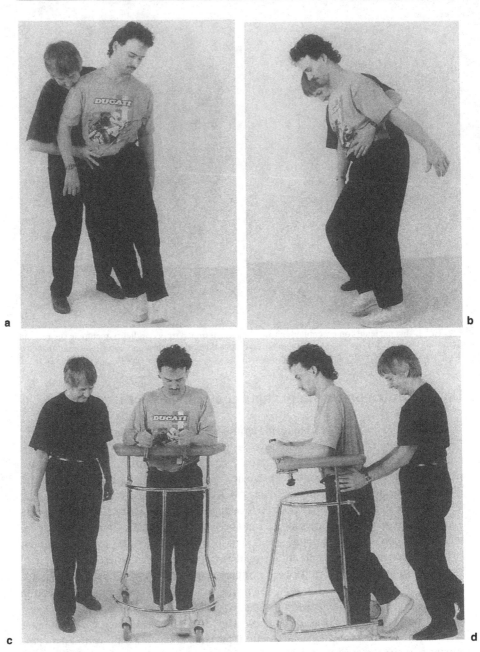

Fig. 7.26a-d. Usare una struttura provvista di ruote per superare le difficoltà a camminare. **a** Estrema difficoltà a camminare in stazione eretta. **b** Nonostante la facilitazione, il paziente non riesce a fare nemmeno un passo. **c** Camminare in stazione eretta sorretto dalla struttura. **d** Il paziente è in grado di fare dei passi con facilità

disposti ad aiutarlo a camminare, sono restii a farlo per timore di farlo cadere o di farsi male loro stessi. Si osserva spesso un'immediata differenza quando il paziente usa una struttura ausiliaria per camminare come appoggio (Fig. 7.26c). Egli si sente meno insicuro perché la struttura gli permette di orientarsi, il peso del corpo gli viene portato in avanti e il suo tronco rimane diritto sulla linea mediana del corpo. È preferibile una struttura con le ruote perché non interrompe il continuo movimento in avanti dell'andatura normale. Se, adoperando questa struttura, il paziente necessita di molto meno assistenza o soltanto di qualcuno pronto ad aiutarlo, perché egli può anche fare alcuni passi da solo, allora le infermiere o i suoi parenti saranno pronti a camminare molto più spesso insieme a lui. Poiché la terapista non ha più necessità di sorreggere completamente il paziente, ella sarà in grado di usare le mani per facilitargli uno schema di cammino più normale, correggendogli, per esempio, l'adduzione delle anche o lo spostamento laterale del bacino (Fig. 7.26d).

Un altro vantaggio della struttura per camminare è che essa può aiutare il paziente a alzarsi da una sedia ed a sedersi di nuovo in modo da imparare la corretta sequenza dei movimenti. Egli viene incoraggiato a spingere la struttura bene in avanti prima di sollevare il sedere dalla sedia a rotelle, mentre si alza in modo tale da tenere il capo al di sopra delle ginocchia e dei piedi e la schiena diritta (Fig. 27a). Dopo essersi alzato correttamente, anche i suoi primi passi saranno più normali (Fig. 7.27b). Per sedersi in modo normale, il paziente dovrebbe girarsi in modo che la sedia sia direttamente dietro di lui, mettere i piedi paralleli ed abbassare il sedere ben indietro, senza tirare verso di sé la struttura (Fig. 7.28). La terapista gli tiene una mano sulla schiena per aiutarlo a mantenere l'estensione del tronco e regolare la velocità del movimento.

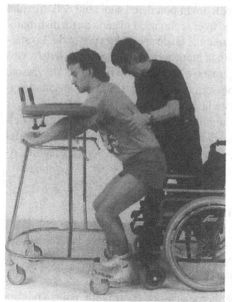 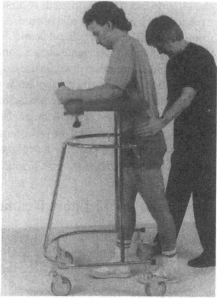

a   b

Fig. 7.27a. Spingere la struttura in avanti, alzandosi dalla sedia a rotelle. **b** I passi sono più normali, se il paziente sta correttamente in stazione eretta

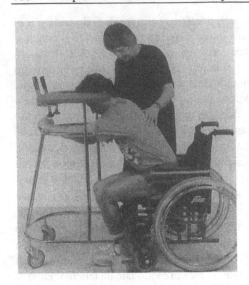

Fig. 7.28. Quando il paziente si mette in posizione seduta, la struttura facilita un normale schema di movimento perché mantiene in avanti il peso del corpo del paziente

Adattare una struttura per facilitare la deambulazione allo svolgimento di attività funzionali

Affinché il paziente possa usare la struttura per svolgere compiti funzionali, occorre fissare sull'apparecchio un vassoio o un contenitore, se non è già disponibile nell'equipaggiamento standard della struttura. Questo adattamento permette al paziente di portare oggetti da un posto all'altro, come dovrà fare durante lo svolgimento dei compiti che gli verranno affidati. Prima di vestirsi egli dovrà prendere i suoi abiti dall'armadio e metterli sul letto o sulla sedia oppure, dopo aver scelto una bevanda da un distributore automatico, dovrà portarla sul tavolo di fronte al quale si è seduto per berla. Lo stesso vale per quando il paziente aiuta a portare la biancheria pulita per il suo letto o va a fare una doccia provvisto di sapone, asciugamano e biancheria di ricambio. Un vassoio ed un cestino o una bacinella di plastica possono venire fissati facilmente sulla maggioranza dei modelli di strutture per facilitare la deambulazione (Fig. 7.29a).

Questi adattamenti consentono anche la guida terapeutica durante le attività della vita quotidiana. La terapista o l'infermiera avranno molte opportunità per guidare spontaneamente il paziente a svolgere compiti reali che, per venire eseguiti, richiedono che il paziente stia in stazione eretta e cammini.

Altri ausili per facilitare il cammino

Ci sono molti e svariati tipi di ausili per facilitare la deambulazione e la terapista dovrebbe essere bene informata per poter scegliere i più adatti per ogni paziente nel caso che si renda necessaria qualche forma di sostegno.

- *Scarpe*. Non bisogna dimenticare che le scarpe possono contribuire molto a migliorare la deambulazione. Alcuni pazienti riescono a camminare meglio con scarpe sportive munite di una spessa suola di gomma, mentre in altri si è notato un consi-

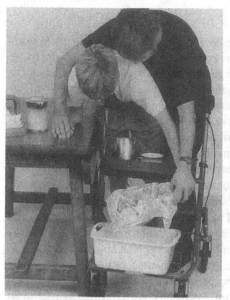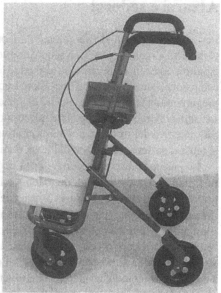

Fig. 7.29a. Un vassoio ed un contenitore possono venire fissati a una struttura standard per facilitare la deambulazione. **b** L'equipaggiamento mette in grado la terapista di guidare spontaneamente il paziente in situazioni della vita quotidiana

derevole miglioramento se essi portano scarpe con una solida suola di cuoio ed un tacco basso. Prima di decidersi per un particolare ausilio per camminare, la terapista dovrebbe cercare di capire quali scarpe sono le più adatte per il paziente, poiché un ulteriore ausilio per camminare può rivelarsi superfluo.

- *Grucce.* Se il paziente ha principalmente problemi di equilibrio, l'uso di grucce per il gomito può metterlo in grado di camminare per conto proprio con sicurezza. Esse possono essere particolarmente utili quando egli abbandona i confini della sua stanza. Lo svantaggio delle grucce è che, usandole, non si può portare nulla in mano. Non è di solito consigliabile per il paziente l'uso di una sola gruccia, perché essa conduce inevitabilmente una postura e uno schema di deambulazione asimmetrici. Lo stesso vale nel caso che il paziente adoperi un bastone.
- *Tutori.* Un tutore per tenere il piede in posizione corretta sarà raramente necessario se le attività descritte nel cap. 4 vengono eseguite diligentemente fin dall'inizio. Se, tuttavia, il piede del paziente supina con forza, la sua caviglia dovrà venire protetta da eventuali lesioni e, in presenza di una marcata flessione plantare, è di solito necessario un tutore che agevoli la flessione dorsale. Qualunque tipo di tutore venga scelto, è necessario che esso sia il più leggero ed il più flessibile possibile senza perdere in capacità di sostegno. Dato che l'abilità del paziente spesso migliora rapidamente una volta che ha iniziato a camminare, la decisione di ordinare un tutore permanente può venire ritardata, tenendogli il piede in posizione corretta con una fascia elastica avvolta strettamente intorno alla sua scarpa in modo simile a quello usato per una slogatura alla caviglia (Davies, 1985).

Alzarsi e sedersi

Per camminare in modo veramente funzionale, il paziente deve essere in grado di alzarsi da una sedia e mettersi a sedere di nuovo con sicurezza e senza troppo sforzo. Se egli non distribuisce il carico su ambedue le gambe, oppure spinge il tronco indietro in estensione, corre il pericolo di perdere l'equilibrio e di cadere. La terapista dovrà impiegare molto tempo per insegnare al paziente ad alzarsi e a sedersi in modo normale, ma sarà tempo ben speso perché questi movimenti servono anche ad esercitare l'attività selettiva del tronco e degli arti inferiori. Si utilizza la stessa facilitazione quando si aiuta il paziente ad alzarsi dal letto, da una sedia o dalla toilette.

La persona che fornisce assistenza al paziente sta in piedi accanto a lui, gli pone una mano su entrambi i lati del bacino e lo incoraggia a chinarsi bene in avanti prima di alzare il sedere. Ella usa le proprie spalle per impedirgli di spingere indietro il tronco mentre si alza in piedi. Mentre il paziente si porta in posizione eretta, ella gli mantiene le mani sul bacino per agevolargli l'estensione delle anche e si assicura che abbia il carico ben distribuito su ambedue i piedi. Non appena egli è in stazione eretta, ella si porta più vicino a lui e lo aiuta a mantenere l'equilibrio.

Lo stesso metodo in successione inversa permette al paziente di mettersi nuovamente a sedere in maniera controllata, mentre la persona che gli fornisce assistenza gli sposta il tronco in avanti per mezzo delle proprie spalle, immediatamente prima che egli abbassi lentamente il sedere sulla sedia dietro di lui e mentre egli compie questo movimento. Nello stesso tempo ella gli facilita con le mani la flessione delle anche e gli impedisce ogni deviazione laterale del bacino che potrebbe far sedere il paziente troppo spostato di lato sulla sedia. La terapista o chiunque altro aiuti il paziente ad alzarsi, non dovrebbe stare di fronte a lui quando gli porge assistenza perché in tal modo s'incoraggia uno schema anormale che presto può divenire un'abitudine. Il paziente tenderà a tirarsi su tenendosi a chi gli presta assistenza o a spingere in estensione contro lo stabile appoggio che ella gli fornisce con le proprie mani, indipendentemente da dove ella le pone. In ambedue i casi egli estenderà le gambe in una sinergia totale con le ginocchia ed il tronco che si muovono indietro anziché in avanti.

SOLUZIONE DI PROBLEMI

Può essere estremamente difficile sorreggere un paziente che ha difficoltà a trovare la linea mediana del proprio corpo, specialmente quando egli s'inclina fortemente su un lato mentre si porta dalla posizione seduta in stazione eretta. La difficoltà diventa ancora maggiore se il paziente è molto alto. Mettergli uno sgabello davanti può aiutarlo ad acquisire maggiori informazioni sulla posizione del suo corpo.

Mentre il paziente è ancora seduto, la terapista mette uno sgabello stabile o una sedia direttamente di fronte a lui a una distanza tale che egli avrà il capo perpendicolare ai piedi quando appoggerà sullo sgabello le palme delle mani con le braccia estese. La terapista sta in piedi accanto a lui come prima e, tenendo una mano sul lato più lontano del bacino del paziente gli pone l'altra sul ginocchio a lei più vicino. Ella gli chiede di alzare il sedere senza spostare le mani dalla superficie dello sgabello, gli tira il ginocchio in avanti e gli mantiene il tronco bene in avanti premendogli la schiena con la spalla (Fig. 7.30a). Tenendo l'anca premuta contro la parte

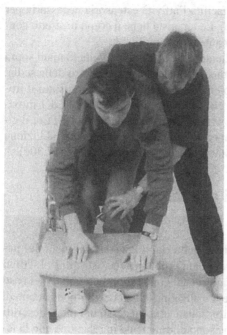
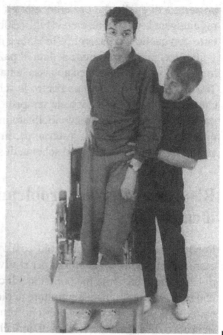

a

b

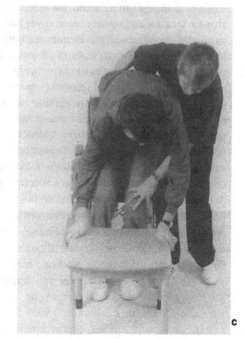

Fig. 7.30a-c. Facilitare i movimenti del paziente per portarsi in stazione eretta, partendo dalla posizione seduta. **a** Uno sgabello posto di fronte al paziente rappresenta un punto di riferimento. **b** La terapista facilita con la propria anca l'estensione di quella del paziente. **c** Mettersi in posizione seduta mantenendo il carico bene avanti

c

posteriore di quella del paziente, ella gli facilita l'attività estensoria necessaria per raggiungere la posizione eretta (Fig. 7.30b). La terapista tiene il corpo in stretto contatto con quello del paziente e lo aiuta a mantenere l'equilibrio.

Per mettersi in posizione seduta, il paziente pone ancora una volta le mani sopra lo sgabello di fronte a sé ed abbassa lentamente il sedere verso il centro della sedia. Tenendo una spalla premuta contro la schiena del paziente e una mano sotto il trocantere sul lato più lontano, la terapista gli può controllare la velocità del movimento e mantenergli il tronco inclinato in avanti. Con l'altra mano ella gli tira il ginocchio in avanti e verso l'esterno per impedirgli di portare la gamba in adduzione ed in estensione secondo uno schema di sinergia estensoria massiva (Fig. 7.30c).

Risolvere ulteriori problemi che impediscono il cammino

Poiché il camminare ha un ruolo così vitale nella riabilitazione completa del paziente, occorre fare ogni sforzo per risolvere ogni problema che ostacoli l'obiettivo di rimettere il paziente in condizione di camminare con le proprie gambe. Nel caso che si fossero sviluppate contratture ai piedi o alle ginocchia che gli impediscono di stare in stazione eretta, esse possono venire trattate con successo nei modi descritti nel cap. 6. In aggiunta a tali condizioni che sono direttamente in relazione con la lesione cerebrale, anche lesioni traumatiche subite al momento dell'incidente iniziale o più tardi in seguito a cadute possono impedire al paziente d'iniziare a stare in stazione eretta o a camminare, se non vengono trattate in maniera adeguata. Le condizioni che impediscono più frequentemente al paziente di camminare dopo una tale lesione sono quelle della frattura scomposta dell'arto inferiore. Nello stadio acuto, il paziente con una grave lesione cerebrale può non ricevere lo stesso trattamento per una frattura alla tibia o al femore come un paziente senza lesione. In realtà in alcuni casi la frattura può passare persino inosservata e non venire curata. Una fissazione o qualunque altro tipo di trattamento che si considera ottimale dovrebbe venire preso in considerazione, indipendentemente dalla lesione cerebrale del paziente, anche se in quel momento si pensa che il paziente non si riprenderà mai in modo sufficiente per camminare di nuovo. Lo stesso principio vale anche per il paziente che cade dal letto o dalla sedia a rotelle e si frattura il collo del femore. Anch'egli deve ricevere il miglior trattamento possibile, compresa una protesi interna dell'anca, se necessario, e non dovrebbe venire lasciato in posizione supina a letto nella speranza che la frattura guarisca da sé, semplicemente perché egli non si può muovere attivamente. Ogni paziente al quale è stata sfortunatamente amputata una gamba, in aggiunta alla lesione cerebrale traumatica, deve avere certamente il miglior tipo possibile di protesi per poter nuovamente imparare a camminare.

Bisognerebbe ricordarsi sempre che, anche se per qualche ragione non si può ottenere che il paziente cammini in modo completamente indipendente ed egli non può camminare speditamente o coprire lunghe distanze nonostante un'adeguata assistenza e un intensivo trattamento, l'abilità di alzarsi e di camminare, anche se limitata, può rappresentare una grande differenza per la sua vita e per quella di coloro che hanno cura di lui. Stare in piedi e camminare condurrà anche ad un evidente miglioramento in altre aree.

Un caso esemplare

Due anni dopo aver subito una grave lesione cerebrale in un incidente stradale, N.N. fu alla fine ammesso in un centro di riabilitazione specializzato nel trattamento di pazienti con lesioni cerebrali. I molti altri problemi che egli ed il team di riabilitazione dovettero affrontare sono stati descritti nel cap. 6 (v. "Un caso esemplare").

Due importanti problemi rendevano ancora impossibile aiutare N.N. ad imparare a stare di nuovo in stazione eretta e a camminare: la frattura scomposta del femore sinistro e l'amputazione molto alta della gamba destra, per la quale non era stato possibile trovare una protesi adatta. Un'operazione chirurgica non ebbe i risultati sperati, perché la protesi interna dell'anca (necessaria per sostituire il femore fratturato della gamba sinistra da non confondersi con la protesi/gamba artificiale per l'amputazione della gamba destra, N.d.T.) si lussò, a causa della marcata spasticità degli adduttori. Una seconda operazione con gli adduttori inibiti da blocchi di fenolo risolse il problema in modo soddisfacente e gli esercizi di carico sulla gamba sinistra poterono incominciare, usando una stecca posteriore per mantenere il ginocchio in estensione. Il primo arto artificiale fu una grande delusione e fu causa d'infinita frustrazione. In effetti, o l'arto doleva intensamente, oppure il piccolo moncherino saltava fuori dallo zoccolo ogni volta che N.N. si muoveva attivamente o veniva aiutato a stare in stazione eretta. Alla fine, grazie all'interessamento di molte persone, si trovò un tecnico ortopedico che con pazienza e determinazione riuscì a costruire un'idonea e moderna protesi che cambiò la situazione. Dopo essere rimasto seduto per 3 anni, N.N. poté finalmente stare nuovamente in piedi e ricevere le congratulazioni per questo avvenimento (Fig. 7.31a). Il tecnico ortopedico non soltanto aveva fornito un arto artificiale che stava perfettamente a posto e poteva flettersi al ginocchio durante la fase di oscillazione, ma si era anche fatto carico di rendere la protesi il più simile possibile all'altra gamba (Fig. 7.31b). Poiché essa aderisce perfettamente, N.N. può tranquillamente caricare tutto il suo peso sulla gamba artificiale e fare con essa anche un passo controllato in avanti, nonostante il moncherino sia piuttosto corto (Fig. 7.31c). Attualmente, egli sta anche imparando a stare in equilibrio senza l'aiuto di una gruccia (Fig. 7.32a). Sebbene egli abbia ancora necessità di appoggiarsi a una gruccia per il gomito e di essere aiutato da un'altra persona, riesce ad alzarsi da solo ed a percorrere a piedi brevi distanze (Fig. 7.32b).

N.N. continua a migliorare lentamente, ma con sicurezza. Ciò implica anche minori sforzi fisici per sua moglie. Essere in grado di camminare e di salire le scale, anche se necessita ancora di molto aiuto e non può percorrere lunghe distanze, ha significato per N.N. una grande differenza nella qualità della vita. La casa dei suoi sogni, nella quale egli ha vissuto così felicemente per anni, è costruita su tre livelli e, se egli non fosse stato in grado di salire le scale, avrebbe dovuto traslocare altrove. Durante una recente vacanza con sua moglie egli poté affittare un appartamento di sua scelta, nonostante un passaggio troppo stretto per la sedia a rotelle e un ingresso scomodo a causa di uno scalino alto (Fig. 7.33). Con sua grande gioia, N.N. può andare a nuotare ogni settimana con l'aiuto di una protesi leggera e resistente all'acqua che gli permette di camminare sull'orlo della piscina.

Tali risultati e molti altri simili sono stati possibili per N.N. perché egli si è impegnato con determinazione a risolvere i problemi apparentemente insuperabili che gli ostacolavano il cammino.

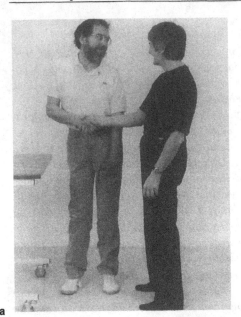

a

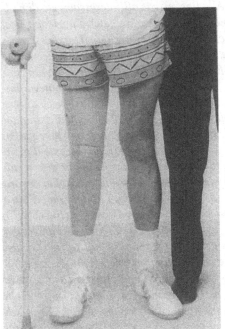

b

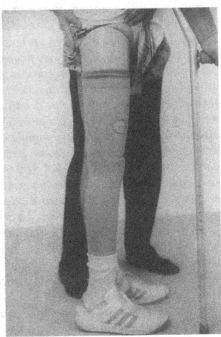

c

Fig. 7.31a. N.N. in stazione eretta dopo essere rimasto seduto per 3 anni. **b** La gamba artificiale costruita con cura per sembrare uguale all'altra. **c** La gamba si adatta perfettamente nonostante che l'amputazione sia piuttosto alta

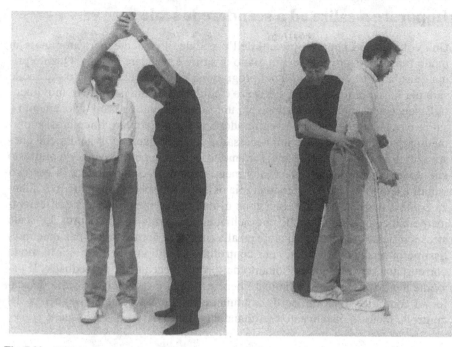

a   b

Fig. 7.32a. N.N. impara a stare in equilibrio senza la sua gruccia. **b** In grado di camminare per brevi distanze con una gruccia e con l'aiuto di un'altra persona

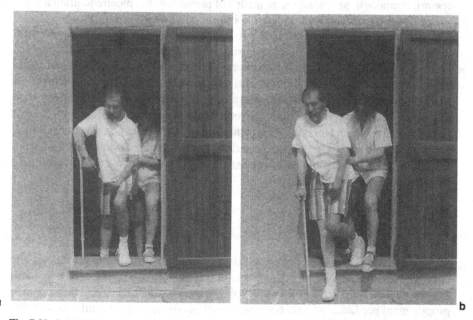

a   b

Fig. 7.33a,b. N.N. supera un ingresso disagevole con un alto scalino

Imparare a salire ed a scendere le scale

Una volta lasciati i confini protetti dell'ospedale, il paziente, per camminare in modo funzionale, dovrà essere in grado di salire e scendere le scale. Quanto prima quest'attività verrà inclusa nel programma di riabilitazione, tanto più facile sarà per lui salire le scale con sicurezza e con uno schema normale di movimenti. Essendo anche una preparazione per un uso funzionale futuro, l'allenamento a salire e scendere le scale può venire adoperato per esercitare i numerosi movimenti selettivi degli arti inferiori necessari a svolgere questa attività. Poiché questa azione è familiare al paziente, sarà molto più facile per lui svolgerla piuttosto che dover cercare d'imparare i movimenti separati facendo pratica di esercizi isolati a letto o sul lettino di fisioterapia. Ritchie Russel (1975) mette in evidenza come il meccanismo di formazione di una nuova memoria sia significativamente più complesso di quello che richiama alla mente vecchi ricordi. Le scale stesse, insieme all'adiacente parete ed alla ringhiera, forniscono al paziente moltissime informazioni, e quindi per controllare se egli svolge l'attività in modo corretto non deve dipendere soltanto dai propri meccanismi di feedback. Il paziente non ha bisogno di camminare bene prima di incominciare a salire le scale. Al contrario, il suo modo di camminare migliorerà come conseguenza del controllo motorio riacquistato esercitandosi a salire e a scendere le scale.

Salire le scale

La terapista sta accanto al paziente all'inizio della scala e gli facilita i movimenti necessari, alzandogli, per esempio, un piede sul primo scalino, mentre lo aiuta a mantenere l'equilibrio tenendogli un braccio intorno al tronco.

Ella può dovergli sostenere il ginocchio, mentre egli sale con l'altro piede sullo scalino successivo. Quando il paziente sale o scende le scale, la terapista non dovrebbe indicargli verbalmente i movimenti da compiere, ma chiedergli semplicemente di salire e facilitargli i movimenti con le mani e con il corpo. All'inizio, il paziente dovrebbe reggersi alla ringhiera e, se il suo piede tende a supinare, esso può venire mantenuto in posizione corretta da una fasciatura elastica avvolta sull'esterno della scarpa. Durante i primi tentativi, se la terapista non si sente sicura di come il paziente si comporterà, può chiedere a un'assistente di stare dietro a lui per aiutarlo nel caso si verifichi un imprevisto ed ella non fosse in grado di sostenere da sola il paziente.

Scendere le scale

Scendere le scale è per la maggior parte dei pazienti più difficile che salire, così che al primo tentativo occorre prendere le stesse precauzioni. Come nel caso precedente, il paziente deve porre un piede alla volta su ogni scalino. La terapista adopera le proprie mani per facilitare ogni componente di movimento che per lui è ancora difficile, se non impossibile da compiere senza aiuto. Riuscire a raggiungere il piano inferiore, ha per il paziente un grande valore psicologico, indipendentemente dall'assistenza che egli ha ricevuto. È un successo che egli comprende pienamente, anche se spesso non si rende conto di quanto la terapista lo ha aiutato.

Attività del tempo libero che favoriscono il movimento attivo

Il paziente non ancora in grado di camminare in modo indipendente ha scarse possibilità di muoversi per conto proprio e di conseguenza passa molte ore seduto immobile sulla sua sedia a rotelle. È importante trovare per lui attività da svolgere con l'aiuto dei suoi parenti nel tempo libero dalle terapie, che siano non solo piacevoli, ma che anche l'aiutino a stimolare il recupero di funzioni attive, con schemi di movimento più normali possibili. A seconda delle abilità del paziente e della disponibilità delle attrezzature necessarie, c'è una vasta possibilità di scelta, dal tennis da tavolo al tiro con l'arco ed alla possibilità di cavalcare un pony per disabili. Alcune richiedono maggiore disponibilità di tempo e di denaro di altre e necessitano della supervisione di esperti, ma il nuoto e la bicicletta sono due attività che si sono dimostrate utili e piacevoli per il paziente, senza richiedere alti costi aggiuntivi. Ambedue queste attività permettono al paziente di muoversi più liberamente e di condividere piacevoli esperienze con parenti ed amici non disabili.

Nuoto

Per insegnare al paziente a nuotare, si raccomanda il metodo Halliwick, perché tiene in considerazione la necessità di evitare ipertono e reazioni associate, facilita i normali schemi di movimento e persegue l'obiettivo di mettere in grado il paziente di nuotare per conto proprio senza la necessità di aiuto. Vengono offerti molti corsi per imparare questo metodo. La terapista può, tuttavia, cercare l'aiuto di qualcuno che conosce questo metodo e che ha già fatto esperienza con pazienti con deficit neurologici. Un eccellente libro su come insegnare ai pazienti a nuotare è stato recentemente pubblicato in Germania. Esso descrive i principi del metodo Halliwick e fornisce molte altre preziose informazioni. Attualmente disponibile solo in Germania, il libro contiene numerose illustrazioni e fotografie di pazienti e fornisce una concisa descrizione delle possibilità terapeutiche in acqua (Weber, 1993). L'abilità di nuotare fornisce al paziente la possibilità di muoversi liberamente senza il timore di cadere e senza la necessità di dover combattere contro la forza di gravità. Si tratta di una piacevole esperienza per la maggior parte dei pazienti.

Andare in bicicletta

Un paziente che riesce a camminare soltanto lentamente e con grande sforzo o quando è fuori adopera una sedia a rotelle, può essere invece in grado di usare una bicicletta o un triciclo adattati alle sue particolari necessità. Egli potrà in questo modo accompagnare più facilmente gli amici, apparire meno disabile e muoversi attivamente.

- *Tricicli per adulti.* Sul mercato troviamo un gran numero di moderni tricicli sportivi per adulti, in una grande varietà di colori attraenti, con vasta possibilità di scelta di sellini e sedili, secondo le esigenze dei singoli pazienti, come pure con adattamenti specifici per i pedali. Le tre ruote eliminano la necessità di mantenere l'equilibrio, indipendentemente dal fatto che le due ruote siano situate dietro o davanti, come talvolta viene consigliato, come, per esempio, con il "Trike" della ditta Freewiel Technik (DE Eersel, Olanda).
- *La "bicicletta doppia".* Un ingegnoso sistema di accoppiare due biciclette standard semplicemente e senza grandi spese, permette ad "una persona disabile e ad una sana" di "andare in bicicletta l'una accanto all'altra" (Nava 1986). Le biciclette sono unite da rigide sbarre trasversali fissate anteriormente e posteriormente. Questo lavoro può venire eseguito facilmente da un amico o da un membro della famiglia del paziente. Se necessario, vi si può fissare un sellino o una sella particolare. L'equilibrio non è più un problema e l'accompagnatore ha la possibilità di guidare il manubrio quanto è necessario, in modo che anche un paziente con una grave tetraplegia spastica possa andare insieme a lui.
- *Il tandem.* Andare su un tandem può essere la soluzione adatta per un paziente che ha sufficiente equilibrio e controllo volontario. Un membro della famiglia o un amico del paziente può tenere il manubrio sedendo sul sellino anteriore. Si possono anche unire fra loro due biciclette standard o si può comperare un tandem speciale.
- *La bicicletta con propulsione a mano.* Una bicicletta con un solo sedile, con propulsione a mano chiamata "Handbike" (= "bicicletta a mano") è stata realizzata per pazienti con gravi deficit alle estremità inferiori (Schwandt et al. 1984). Se il paziente non è in grado di farcela da solo, il meccanismo di propulsione a mano può venire adattato alla parte anteriore di una bicicletta standard in modo da formare un tandem.

L'abilità di andare su qualcuno dei tipi di bicicletta illustrati mette in grado il paziente di muoversi più liberamente nel mondo esterno prima che egli sia in grado di camminare con sicurezza da solo. Questo particolare tipo di attività può anche aiutarlo a raggiungere il maggiore obiettivo, cioè camminare in modo autonomo ed indipendente.

Conclusioni

Nella maggior parte degli ospedali e dei centri di riabilitazione si attribuisce molta importanza all'abilità del paziente di camminare o ai progressi che egli compie verso la deambulazione indipendente. Così il medico, per esempio, chiederà continuamente alla terapista come va il paziente per ciò che riguarda la deambulazione. La domanda è comprensibile perché quest'attività si può veramente misurare e gli può fornire informazioni più obiettive di quelle che gli fornisce la terapista, come, per esempio, "l'equilibrio e il tono muscolare questa settimana sono un po' migliorati". I parenti del paziente aspettano ansiosamente ogni tentativo di camminare perché essi tendono a collegare la capacità di camminare con l'indipendenza personale, sebbene esse non siano necessariamente interdipendenti. Come minimo essi possono vedere che il paziente sta facendo qualche progresso perché possono contare il numero dei passi e confrontare la distanza che egli può ora percorrere con quella della settimana precedente. Il paziente stesso può continuare a chiedere alla terapista di lasciarlo camminare invece di fargli compiere altri esercizi, perché è un'attività che egli realmente comprende e un obiettivo che egli desidera ardentemente raggiungere.

Tale costante importanza attribuita al camminare può anche irritare la terapista, se ella considera che, dal punto di vista motorio, è troppo presto che il paziente inizi un'attività così complessa. Tuttavia, di solito le viene consigliato di adattarsi alla situazione senza mostrare segni d'impazienza e di lasciare tempo sufficiente alla fine di ogni seduta di fisioterapia per camminare con il paziente, perché i molti vantaggi che si ricavano superano di gran lunga gli svantaggi. Dal punto di vista psicologico, camminare può essere di grande giovamento per il paziente perché gli dà la sensazione di fare veramente dei progressi e per lo stesso motivo i suoi familiari si sentiranno certamente incoraggiati. Il paziente fornisce di solito piena cooperazione perché comprende lo scopo dell'attività che sta svolgendo e di conseguenza sarà pronto ad impegnarsi maggiormente anche in altri esercizi. Durante la deambulazione, ogni muscolo del corpo viene attivato e ciò può servire a controbilanciare gli effetti dannosi di una lunga immobilità. Se il paziente può camminare con l'aiuto di qualcuno in modo che non si verifichi niente di particolarmente negativo per quanto riguarda l'aumento del tono muscolare e il rinforzo degli schemi motori anormali, egli trarrà beneficio da quest'attività. Se si aspetta troppo a lungo prima d'iniziare con la deambulazione, egli può divenire sempre più timoroso di muoversi liberamente in stazione eretta ed il suo controllo delle gambe verrà ulteriormente differito perché egli non le usa. Come nel caso di chi impara a parlare una lingua straniera, aspettare fino a quando non si ha la padronanza perfetta, potrebbe significare non incominciare mai. È quindi molto meglio che il paziente cammini con qualcuno, anche se la sua andatura rivela ancora delle anormalità, piuttosto che rimanga seduto tutto il giorno con il tronco flesso sulla sedia a rotelle senza mai esercitare il carico sulle gambe. Il paziente dovrebbe venire aiutato, quando possibile, a camminare per compiere quelle attività della vita giornaliera che egli svolgeva prima in stazione eretta. Egli può andare in bagno, stare in piedi mentre si lava i denti o si pettina, andare a prendere ogni mattina gli abiti dall'armadio e camminare in cucina per mettersi seduto a tavola, lasciando fuori la sedia a rotelle. La cucina dell'ergoterapista con le sue numerose superfici d'appoggio offre occasioni ideali per stare in stazione eretta e per camminare mentre si preparano i pasti o si rigoverna. Affinché il paziente possa svolgere questi compiti orientati verso uno scopo, non solo la terapista, ma anche i parenti del paziente dovranno sapere come aiutarlo ad alzarsi in piedi e come sorreggerlo correttamente mentre cammina. Se il camminare viene inserito nello svolgimento di attività funzionali, si offrono al paziente maggiori possibilità di camminare durante il giorno, che non soltanto durante le sedute di fisioterapia. Il camminare diventerà parte della vita quotidiana e non sarà soltanto un esercizio che egli compie nel reparto di fisioterapia. La deambulazione funzionale sarà per ogni paziente sinonimo di "ricominciare" il lungo cammino verso il recupero dell'indipendenza perduta e la possibilità di condurre una vita più piena e più normale.

Bibliografia

Ackerman S (1992) Discovering the brain. National Academic Press, Washington

Affolter F (1981) Perceptual processes as prerequisites for complex human behaviour. Int Rehabil Med 3(1):3–9

Affolter F (1991) Perception, interaction and language. Springer, Berlin Heidelberg New York

Affolter F, Bischofberger W (1993) Wenn die Organisation des zentralen Nervensytems zerfällt und es an gespürter Information mangelt. Neckar-Verlag, Villingen-Schwenningen

Affolter F, Stricker E (eds) (1980) Perceptual processes as prerequisites for complex human behaviour. A theoretical model and its application to therapy. Huber, Bern

Agnew D S Shetter AG, Segall HD, Flom RA (1983) Thalamic pain. In: Bonica JJ, Lindblom U, Iggo A (eds) Advances in pain research and therapy, vol 5. Raven, New York, pp 941–946

American Academy of Paediatrics (1983) The Doman-Delecato treatment of neurologically handicapped children. The Exceptional Parent (October)

American Academy of Physical Medicine and Rehabilitation (1968) Doman-Delecato treatment of neurologically handicapped children, 1967. Arch Phys Med Rehabil 49:4

An HS, Ebraheim N, Kim K, Jackson WT, Kane JT (1987) Heterotopic ossification and pseudoarthrosis in the shoulder following encephalitis: a case report and review of the literature. Clin Orthop 219:291

Arbib MA (1981) Perceptual structures and distributed motor control. In: Brooks VB (ed) Motor control, part 2. Williams and Wilkins, Baltimore, pp 1449–1480 (Handbook of physiology, sect 1; the nervous system, vol 2)

Armstrong KK, Saghal V, Block R, Armstrong KJ, Heinemann A (1990) Rehabilitation outcome in patients with posttraumatic epilepsy. Arch Phys Med Rehabil 71:156–160

Atkinson HW (1986) Principles of assessment (chapter 6). Principles of treatment (chapter 7). In: Downie PA (ed) Cash's textbook of neurology for physiotherapists. 4th edn. Faber and Faber, London

Bach-y-Rita P (1981) Central nervous system lesions: sprouting and unmasking in rehabilitation. Arch Phys Med Rehabil 62:413–417

Bach-y-Rita P, Balliet R (1987) Recovery from stroke. In: Duncan P, Badke M (eds) Stroke rehabilitation: the recovery of motor control. Year Book Medical, Chicago, pp 81–82

Baker LL, Parker K, Sanderson D (1983) Neuromuscular electrical stimulation for the head-injured patient. Phys Ther 63(12):1967–1974

Bannister D (1974) Personal construct theory and psychotherapy. In: Bannister D (ed) Issues and approaches in psychotherapy. Wiley, New York

Basmajian J (1979) Muscles alive. Their functions revealed by electromyography, 4th edn. Williams and Wilkins, Baltimore

Basmajian J (1980) Biofeedback in clinical practice. Unpublished lecture given during a course on EMG-Biofeedback, University Hospital Geneva

Basmajian J (1981) Biofeed-back in rehabilitation: a review of principles and practices. Arch Phys Med Rehabil 62:469–475

Bass NH (1988) Neurogenic dysphagia: Diagnostic assessment and rehabilitation of feeding disorders in the neurologically impaired. In: Eisenberg MG (ed) Advances in clinical rehabilitation, vol 2. Springer, New York, Berlin, Heidelberg, pp 186–228

Bass NH (1990) Clinical signs, symptoms and treatment of dysphagia in the neurologically disabled. J Neuro Rehab 4:227–235

Bass NH Morrell MM (1984) The neurology of swallowing. In: Groher ME (ed) Dysphagia — diagnosis and management, 2nd edn. Butterworth, Boston, pp 1–29

Benson AJ (1984) Motion sickness. In: Dix MR (ed) Vertigo. Wiley, Chichester, pp 391–426

Bentham J (1789) Introduction to principles of morals and legislation. London

Beukelmann DR, Traynor C, Poblete M, Warren G (1984) Microcomputer-based communication augmentation systems for two non-speaking, physically handicapped persons with severe visual impairment. Arch Phys Med Rehabil 65: 89–91

Biquer B, Donaldson IML, Hein A, Jeannerod M (1986) La vibration des muscles de la nuque modifie la position apparente d'une cible visuelle. Acad Sci Paris, series 111, p 303

Biquer B, Donaldson IML, Hein A, Jeannerod M (1988) Neck muscle vibration modifies the representation of visual motion and detection in man. Brain 111:1405–1424

Bobath B (1968) Abnorme Haltungsreflexe bei Hirnschäden. Thieme, Stuttgart

Bobath B (1971) Abnormal postural reflex activity caused by brain lesions. Heinemann, London

Bobath B (1978) Adult hemiplegia: evaluation and treatment. 2nd edn. Heinemann, London

Bobath B (1990) Adult hemiplegia. Evaluation and treatment, 3rd edn. Heinemann, London

Bobath K (1966) Motor deficit in patients with cerebral palsy. Clinics in Developmental Medicine, No. 23. William Heinemann Medical Books, London

Bobath K (1988) Neurophysiology 11. Unpublished lecture given during a course on the treatment of adult hemiplegia. Post-graduate Study Centre Hermitage, Bad Ragaz

Boivie J, Leijon G (1991) Clinical findings in patients with central poststroke pain. In: KL Casey (ed) Pain and central nervous system disease: the central pain syndromes. Raven, New York

Booth BJ, Doyle M, Montgomery J (1983) Serial casting for the management of spasticity in the head-injured adult. Phys Ther 63(12):1960–1965

Bourgeois BFD, Prensky AL, Palkes HS, Talent BK (1983) Intelligence in epilepsy: a prospective study in children. Ann Neurol 14:438–444

Bower KD (1986)The patho-physiology and symptomology of the whiplash syndrome. In: GP Grieve (ed) Modern manual therapy of the vertebral column. Churchill Livingstone, Edinburgh

Bowsher D (1991) Neurogenic pain syndromes and their management. In: Wells JCD, Woolf CJ (eds) Pain mechanisms and management. Churchill Livingstone, Edinburgh (British Medical Bulletin Series, vol 47, no. 3)

Bowsher D, Lahuerta J, Brock L (1984) Twelve cases of central pain, only three with thalamic lesion. Pain Suppl 2: 83

Breig A (1978) Adverse mechanical tension in the central nervous system. Almqvist and Wiksell, Stockholm

Brodal A (1973) Self-observations and neuro-anatomical considerations after a stroke. Brain 96:675–694

Bromley I (1976) Tetraplegia and paraplegia. Churchill Livingstone, Edinburgh

Buchholz DW (1987) Neurologic evaluation of dysphagia. Dysphagia 1:187–192

Burghart W, Schepach W, Hofmann K, Weingartner P, Kleine B, Ptok M, Kasper H (1989) Perkutane endoskopische Gastrostomie: Erfahrungen mit 124 Patienten. Akt Ernähr 14:179–184

Butler D (1991a) The component concept. Lecture given during a course on abnormal neural tension. Postgraduate Study Centre Hermitage, Bad Ragaz

Butler DS (1991b) Mobilisation of the nervous system. Churchill Livingstone, Melbourne

Butler D, Gifford L (1989) The concept of adverse mechanical tension in the nervous system. Physiotherapy 75(11):622–636

Charlton JE (1991) Management of sympathetic pain. In: Wells JCD, Woolf CJ (eds) Pain mechanisms and management. Churchill Livingstone, Edinburgh (British Medical Bulletin Series, vol 47, no. 3)

Conner JM (1983) Soft tissue ossification. Springer, Berlin Heidelberg New York

Coombes K (1995) Rehabilitation of the face and oral tract. Springer, Berlin Heidelberg New York, (to be published)

Cope DN, Hall K (1982) Head injury rehabilitation: benefit of early intervention. Arch.Phys Med Rehabil 63:433–437

Creech R (1980) Do you like your larynx? Communication Outlook 2(4):1, 10 ff

Damasio A (1992) Mapping the brain. Newsweek CXIX (16):April 20
Damasio A, Damasio H (1992) Brain and language. Sci Amer 267(3) September
Davies PM (1985) Steps to follow. A guide to the treatment of adult hemiplegia. Springer, Berlin
    Heidelberg New York
Davies PM (1990) Right in the middle. Selective trunk activity in the treatment of adult hemi-
    plegia. Springer, Berlin Heidelberg New York
Dennet D C (1991) Consciousness explained. Penguin, Allen Lane
Dikmen S, Reitan RM (1978) Neuro-psychological performance in posttraumatic epilepsy. Epi-
    lepsia 19:177–183
Donner MW (1986) The evaluation of dysphagia by radiography and other methods of imaging.
    Dysphagia 1:49–50
Donner MW, Bosma J, Robertson D (1985) Anatomy and physiology of the pharynx. Gastrointest
    Radiol 10:196–212
Downing AR (1985) Eye controlled and other fast communicators for speech and physically
    handicapped persons. Australas Phys Eng Sci Med 8(1):17–21
Espinola D (1986) Radionuclide evaluation of pulmonary aspiration: Four birds with one stone —
    esophageal transit, gastroesophageal reflux, gastric emptying and bronchoopulmonary aspira-
    tion. Dysphagia 1:101–104
Evans CD (1981) Rehabilitation after severe head injury. Churchill Livingstone, Edinburgh
Evans WJ, Meredith CN, Cannon JG, Dinareilo CA, Frontera WR, Hughes VA, Jones BH, Knutt-
    gen HG (1985) Metabolic changes following eccentric exercise in trained and untrained men. J
    Appl Physiol 61:1864–1868
Fields H L (1987) Pain. McGraw-Hill, New York
Foutch PG, Haynes WC, Bellapravalu S, Sanowski RA (1986) Percutaneous endoscopic gastro-
    stomy (PEG). A new procedure comes of age. J Clin Gastroenterol 8(1):10–15
Franz SI (1902) On the functions of the cerebrum: the frontal lobes in relation to the production and
    retention of simple sensory-motor habits. Am J Physiol 8:1–22
Friday N (1981) My mother my self. Dell, New York
Garcin R (1968) Thalamic syndrome and pain of central origin. In: Soulairac A, Cahn J,
    Charpentier J (eds) Pain. Academic, London, pp 521–541
Garland DE (1991) A clinical perspective on common forms of acquired heterotopic ossification.
    Clin Orthop Related Res 263:13–29
Garland DE, Blum CE, Waters RL (1980) Periarticular heterotopic ossification in head-injured
    adults: incidence and location. J Bone Joint Surg [Am] 62(7):1143–1146
Garland DE, Keenan MAE (1983) Orthopedic strategies in the management of the adult head-
    injured patient. Phys Ther 63(12):2004–2009
Garland DE, Hanscom DA, Keenan MA, Smith C, Moore T (1985) Resection of heterotopic os-
    sification in the adult with head trauma. J Bone Joint Surg [Am] 67:1261–1269
Gibson JJ (1966) The senses considered as perceptual systems. Houghton, Boston
Giles GM, Clark-Wilson J (1993) Brain injury rehabilitation. A neurofunctional approach.
    Chapman and Hall, London
Gold L (1990) Improving communication in the medical team. Lecture during a course organised
    by the Post-graduate Study Centre Hermitage, Bad Ragaz
Goldman A, Lloyd-Thomas AR (1991) Pain management in children. In: Wells JCD, Woolf CJ
    (eds) Pain mechanisms and management. Churchill Livingstone, Edinburgh (British Medical
    Bulletin Series, vol 47, no. 3) pp 676–689
Goldsmith E, Golding RM, Garstang RA, Macrae AW (1992) A technique to measure windswept
    deformity. Physiotherapy 78(4):235–242
Grosswasser Z, Stern MJ(1989) Dynamic cognitive and behavioral changes during the rehabilita-
    tion process of traumatic brain injury. International Rehabilitation Medicine Association
    Monograph Series April
Grüninger W (1986) Die Rehabilitation bei Querschnittlähmung. In: Schirmer M (ed) Querschnitt-
    lähmungen. Springer, Berlin Heidelberg New York, pp 538–547
Guttmann L (1948) Bedsores. Br Surg Practice 2:65
Guttmann Sir L (1973) Spinal cord injuries: comprehensive management and research. Blackwell,
    London

Hagen C, Malkmus D, Durham P (1972) Levels of cognitive functioning. Rancho Los Amigos Hospital, Los Angeles

Hardy AG, Dixon JW (1963) Pathological ossification in traumatic paraplegia. J Bone Joint Surg [Br] 45:76–87

Heimlich HJ (1978) The Heimlich maneuver. Emergency Med 10:89–101

Heimlich HJ (1983) Rehabilitation of swallowing after stroke. Ann Otol Rhinol Laryngol 92:357–359

Hernandez AM, Forner JV, De La Fuente T, et al (1978) The para-articular ossifications in our paraplegics and tetraplegics: a study of 704 patients. Paraplegia 16:272–275

Hobson EPG (1956) Physiotherapy in paraplegia. Churchill, London

Horner J (1984) Communication for the speechless patient. N C Med J 45(8):505–509

Ideström C, Schalling D, Carlquist U, Sjöqvist F (1972) Acute effects of diphenylhydantoin in relation to plasma levels. Psychol Med 2:111–120

Ignazzi V, Ramsden VS (1984) Eye operated keyboard. Australas Phys Eng Sci Med 7(2):58–62

Jacobs HE (1988) Yes, behaviour analysis can help but do you know how to harness it? Brain Inj 2(4):339–346

Janda V (1980) Muscles as a pathogenic factor in back pain. Proceedings of the International Fedration of Orthopaedic Manipulative Therapists, 4th Conference. Christchurch, New Zealand, pp 1–23

Jeannerod (1990) The neural and behavioural organisation of goal-directed movements. Clarendon, Oxford, (Oxford Psychology Series No. 15)

Jennet B (1979) Post-traumatic epilepsy. Adv Neurol 22:137–147

Jennet B (1987) Epilepsy after head injury and intracranial surgery. In: Hopkins A (ed) Epilepsy. Chapman and Hall, London, pp 401–441

Jennet B, Teasdale G, Galbraith S, Braakman R, Avezaat C, Minderhoud J, Heiden J, Kurze T, Murray G, Parker L (1979) Prognosis in patients with severe head injury. Acta Neurochir Suppl 28:149–152

Jennet B, Snoek J, Bond MR, Brooks N (1981) Disability after severe head injury: observations on the use of the Glasgow Outcome Scale. J Neurol Neurosurg Psychiatr 44:285–293

Johnson JR, Higgins L (1987) Integration of family dynamics into the rehabilitation of the brain-injured adult. Rehab Nurs 12(6)

Jull GA (1986) Headaches associated with the cervical spine — a clinical review. In: Grieve GP (ed) Modern manual therapy of the vertebral column. Churchill Livingstone, Edinburgh

Karbowski K (1985) Epileptische Anfälle. Phänomenologie, Differentialdiagnose und Therapie. Springer, Berlin Heidelberg New York

Kesselring J (1992a) Wandel der Physiotherapie in der Neurorehabilitation — ein ABC der Neurorehabilitation. Unpublished lecture given at the farewell ceremony for Dr Busch, Gailingen, March 21

Kesselring J (1992b) Eine neurologie des Verhaltens als Grundlage der Neurorehabilitation. Schweiz Med Wochenschr 122(33):1197–205

Kesselring J (1993) Taktil-Kinästhetische Wahrnehmung und die Organisation des Zentralen Nervensystems. In: Affolter F, Bischofberger W (ed) Wenn die Organisation des zentralen Nervensystems zerfällt und es an gespürter Information mangelt. Neckar-Verlag, Villingen-Schwenningen

Kirby DF, Craig RM, Tsang T-K, and Plotnick BH (1986) Percutaneous endoscopic gastrostomies: a prospective evaluation and review of the literature. J Parenter Enter Nutr 10(2):155–159

Klein-Vogelbach S (1987) Functional kinetics. Lecture for the 3rd meeting of IBITAH in the Postgraduate Study Centre, Hermitage, Bad Ragaz

Klein-Vogelbach (1990) Functional kinetics. Observing analysing and teaching human movement. Springer, Berlin Heidelberg New York

Knight G (1963) Post-traumatic occipital headache. Lancet 1:6–8

Knott M (1970) Treatment of the face and mouth. Lecture during the PNF course held from July-December. Vallejo, California

Knott M, Voss DE (1968) Proprioceptive neuromuscular facilitation. Harper, New York

Kottke FJ (ed) (1982a) The neurophysiology of motor function. Saunders, Philadelphia, pp 218–252 (Krusen's handbook of physical medicine and rehabilitation)

Kottke FJ (ed) (1982b) Therapeutic exercise to develop neuromuscular coordination. Saunders, Philadelphia, pp 403–426 (Krusen's handbook of physical medicine and rehabilitation)

Kottke FJ, Halpern D, Easton JKM, Ozel AT, Burril CAV (1978) The training of coordination. Arch Phys Med Rehabil 59:567–572

Landau WM (1988) Clinical neuromythology 11. Parables of palsy pills and PT pedagogy: a spastic dialect. Neurology 38:1496–1499

Larson DE, Burton DD, Schroeder KW, DiMagno EP (1987) Percutaneous endoscopic gastrostomy. Indications, success, complications and mortality in 314 consecutive patients. Gastroenterology 93(1):48–52

Lazzarra G deL, Lazarus C, Logemann JA (1986) Impact of thermal stimulation on the triggering of the swallowing reflex. Dysphagia 1:73–77

Lewin W, Roberts AH (1979) Long.term prognosis after severe head injury. Acta Neurochir Suppl 28:128–133

Lewit K (1977) Pain arising in the posterior arch of the atlas. Eur Neurol 16:263–269

Lezac MD (1988) Brain damage is a family affair. J Clin Exp Neuropsychol 10(1):111–123

Lieber R (1992) Skeletal muscle structure and function. Implications for rehabilitation and sports medicine. Williams and Wilkins, Baltimore

Logemann JA (1988) The role of the speech language pathologist in the management of dysphagia. Otolaryngol Clin N Am 21(4):783–788

Logemann JA (1983) Evaluation and treatment of swallowing disorders. College Hill Press, San Diego

Logemann JA (1985) The relationship between speech and swallowing in head and neck surgical patients. Semin Speech Lang 6(4):351–359

Loiseau P Strube E Signoret J-L (1988) Memory and epilepsy. In: Trimble MR, Reynolds EH (eds) Epilepsy, behaviour and cognitive function. Wiley, Chichester

Long CG, Moore JR (1979) Parental expectations for their epileptic children. J Child Psychol Psychiatr 20:299–312

Louis R (1981) Vertebroradicular and vertebromedullar dynamics. Anat Clin 3:1–11

Luria AR (1978) The working brain. Penguin, Allen Lane

Lynch M, Grisogno V (1991) Strokes and head injuries. Murray, London

Lynch C, Pont A, Weingarden SI (1981) Hetroectopic ossification in hand of patient with spinal cord injury. Arch Phys Med Rehabil 62:291–293

McMahon SB (1991) Mechanisms of sympathetic pain. In: Wells JCD, Woolf CJ (eds) Pain mechanisms and management. Churchill Livingstone, Edinburgh (British Medical Bulletin Series, vol 47, no. 3), pp 584–600

MacPhee GJA, Goldie C, Roulston D et al (1986) Effects of carbamazepine on psychomotor performance in naive subjects. Eur J Clin Pharmacol 30:37–42

Magarey M (1986) Examinaton of the cervical spine. In: Grieve GP (ed) Modern manual therapy of the vertebral column. Churchill Livingstone, Edinburgh

Magnus R (1926) Some results of studies in the physiology of posture. Lancet, September 11, 1926: 531–536

Maier F (1988) A second chance at life. Newsweek CXII: September 12

Maisel AQ (1964) Hope for brain-injured children. Reader's Digest, (October), pp 134–140

Maitland GD (1986) Vertebral manipulation, 5th edn. Butterworths, London

Meinck HM, Benecke R, Meyer W, Hohne J, Conrad B (1984) Human ballistic finger flexion; uncoupling of the three-burst pattern. Exp Brain Res 55:127–133

Melzack R (1991) Central pain syndromes and theories of pain. In: Casey KL (ed) Pain and central nervous system disease: the central pain syndromes. Raven, New York

Michelsson J-E, Rausching W (1983) Pathogenesis of experimental heterotopic bone formation following temporary forcible exercising of immobilized limbs. Clin Orthop Rel Res 176:265–272

Mielants H, Vanhove E, De Neels J, Veys E (1975) Clinical survey of and pathogenic approach to para-articular ossifications in long-term coma. Acta Orthop Scand 46:190–198

Miller AJ (1986) Neurophysiological basis of swallowing. Dysphagia 1:91–100

Millesi H (1986) The nerve gap. Hand Clin 2:651–663

Mital MA, Garber JE, Stinson JT (1987) Ectopic bone formation in children and adolescents with head injuries: its management. J Pediatr Orthop 7:83–90

Molcho S (1983) Körper-Sprache. Mosaik, Munich

Moore J (1980) Neuroanatomical considerations relating to recovery of function following brain injury. In: Bach-y-Rita P (ed) Recovery of function: theoretical considerations for brain injury recovery. Huber, Bern

Moran BJ, Frost RA (1992) Percutaneous endoscopic gastrostomy in 41 patients: indications and outcome. J R Soc Med 85(June):320–321

Moran B, Taylor M, Johnson C (1990) Percutaneous endoscopic gastrostomy: a review. Br J Surg 77:858–862

Morris D (1987) Manwatching. A field guide to human behaviour. Grafton, London

Mouritzen Dam A (1980) Epilepsy and neuron loss in the hippocampus. Epilepsia 21:617–629

Nava LC (1986) Coupled bicycles for disabled and able-bodied to ride together. Prosthetics Orthotics Int 10:103–104

Nehen H-G (1988) Gute Erfahrung mit der PEG. Altenpflege 10:644–646

Okamato T (1973) Electromyographic study of the learning process of walking in 1-and 2 year-old infants. Med Sport 8:328–333

Ossetin J (1988) Methods and problems in the assessment of cognitive function in epileptic patients. In: Trimble MR, Reynolds EH (eds) Epilepsy, behaviour and cognitive function. Wiley, Chichester

Peschl L, Zeilinger M, Munda W, Prem H, Schragel D (1988) Perkutane endoskopische Gastrostomie — eine Möglichkeit der enteralen Ernährung von Patienten mit schweren zerebralen Funktionsstörungen. Wien Klin Wochenschr 10(Mai 13):314–318

Petrillo CL, Knoploch S (1988) Phenol block of the tibial nerve for spasticity: a long term follow-up study. Int Disability Studies 10(3):97–100

Pfaltz CR (1987) Pathophysiological aspects of vestibular disorders. Adv Otorhinolaryngol 39/4

Plaget J (1969) Das erwachen der Intelligenz beim Kinde. Klett, Stuttgart, pp 39–51

Ponsky JL, Gauderer MWL (1989) Percutaneous endoscopic gastrostomy: indications, limitations, techniques and results. World J Surg 13:165–170

Puzas JE, Miller MD, Rosier RN (1989) Pathologic bone formation. Clin Orthop Related Res 245:269-281

Ragone DJ, Kellerman WC, Bonner FJ(1986) Heterotopic ossification masquerading as deep vein thrombosis in head-injured adult: complications of anticoagulation. Arch Phys Med Rehabil 67:339–341

Reason JT (1978) Motion sickness adaptation. A neural mismatch model. J R Soc Med 71:819–829

Riddoch G (1938) The clinical features of central pain. Lancet 234: 1093–1098, 1150–1156, 1205–1209

Ritchie Russell W (1975) Explaining the brain. Oxford University Press, London

Rodin EA, Schmaltz S, Tuitly G (1986) Intellectual functions of patients with childhood-onset epilepsy. Dev Med Child Neurol 28:25–33

Rolf G (1993) Neurale Gegenspannung in der Befundaufnahme und in der Behandlung von Patienten mit einer Läsion des zentralen Nervensystems. Lecture given at the congress of the Schweizerischer Verband für Manipulative Physiotherapie. Zurich, November 1993

Rosenzweig M (1980) Animal models for effects of brain lesions and for rehabilitation. In: Bach-y-Rita P (ed) Recovery of function: theoretical considerations for brain injury rehabilitation. University Park Press, Baltimore, pp 127–172

Rosenzweig M, Bennet EL, Diamond MC et al (1969) Influences of environmental complexity and visual stimulation on development of occipital cortex in rats. Brain Res 14:427–445

Rothmeier J, Schreiber H, Fröscher W (1990) Myositis ossificans circumscripta nach ungewöhnlichem Hirntrauma. Fortschr Med 108(21):415/31–32/416

Ruch, Patton (1970) Physiology and biophysics, vol 2. Saunders, Philadelphia

Rush PJ (1989) The rheumatic manifestations of traumatic spinal cord injury. Semin Arthritis Rheuma 19(2) (October):77–89

Sazbon L, Najenson T, Tartovsky M, Becker E, Grosswaser Z (1981) Widespread periarticular new-bone formation in long-term comatose patients. J Bone Joint Surg [Br] 63(1):120–125

Scherzer BP (1988) Rehabilitation following severe head trauma: results of a three-year program. Arch Phys Med Rehabil 67:366–374

Schlaegel W (1993) Was geschiet mit den Patienten im Koma?. In: Affolter F, Bischofberger W (ed) Wenn die Organisation des zentralen Nervensystems zerfällt - und es an gespürter Information mangelt. Neckar-Verlag, Villingen-Schwenningen

Schlee P, Keymling M, Wörner W (1987) Die perkutane, endoskopisch kontrollierte Gastrostomie (PEG) bei neurologischen Krankheiten und in der Geriatrie. Medwelt 38:45–47

Schmidbauer W (1978) Die hilflosen Helfer. Über die seelische Problematik der helfenden Berufe. Rowohlt, Reinbek

Schultz EC, Semmes RE (1950) Head and neck pain of cervical disc origin. Laryngoscope 60: 338–343

Schwandt D, Leifer L, Axelson P, Gaines R, Wong F (1984) Arm-powered tandem for disabled and able-bodied to ride together. Rehabilitation Research and Development Centre, Veteran's Administration Medical Centre, Palo Alto, CA. pp 1–2

Schwartz S (1964) Effect on neonatal corical lesions and early environmental factors on adult rat behaviour. J Comp Physiol Psychol 57:72–77

Searle J (1984) Minds, brains and science. BBC Publications, London

Sherrington C (1947) The integrative action of the nervous system 2nd edn. Yale University Press, New Haven

Siebens AA, Linden P (1985) Dynamic imaging for swallowing reeducation. Gastrointest Radiol 10:251–253

Shorvon SD (1988) Late onset seizures and dementia: a review of epidemiology and aetiology. In: Trimble MR, Reynolds EH (eds) Epilepsy, behaviour and cognitive function. Wiley, Chichester

Shorvon S, Reynolds EH (1979) Reduction in polypharmacy for epilepsy. Br Med J 2:1023–1025

Smith CG (1956) Changes in length and posture of the segments of the spinal cord with changes in posture in the monkey. Radiology 66:259–265

Sonderegger H (1993) The treatment of perceptual disturbances. Lecture during a course on the treatment of traumatic brain injury in St José, California

Stover SL, Hataway CJ, Zieger HE (1975) Hetrotopic ossification in spinal cord-injured patients. Arch Phys Med Rehabil 56:159-204

Teasdale G, Jennet B (1974) Assessment of coma and impaired consciousness: a practical scale. Lancet 2:81–84

Teasdale G, Parker L, Muray G, Knill-Jines R, Jennet B (1979) Predicting the outcome of individual patients in the first week after severe head injury. Acta Neurochir Suppl 28:161–164

ten Kate JH, Verbeek DGF, Hogervorst R, Duyvis JD (1985) Discrete eye-position for alternative communication. Med Progr Technol 10:201–211

Thornedike A (1940) Myositis ossificans traumatica. J Bone Joint Surg 22:315

Travis AM, Woolsey CN (1956) Motor perfomance of monkeys after bilateral partial and total cerebral decortication. Am Phys Med 35:273–310

Trimble M R (1988) Anticonvulsant drugs: mood and cognitive function. In: Trimble MR, Reynolds EH (eds) Epilepsy, behaviour and cognitive function. Wiley, Chichester

Trott PH (1986) Tension headache. In: Grieve GP (ed) Modern manual therapy of the vertebral column. Churchill Livingstone, Edinburgh

Tuchmann-Duplessis H, Auroux M, Haegel P (1975) Nervous system and endocrine glands. Springer, Berlin Heidelberg New York (Illustrated human embryology, vol 3)

Venier LH, Ditunno JF (1971) Heterotopic ossification in the paraplegic patient. Arch Phys Med Rehabil 52:475

Vojta V, Peters A (1992) Das Vojta-Prinzip. Springer, Berlin Heidelberg New York

Von Randow G (1991) Die Erfindung der Hand. Geo 11/21.10 1991

Wall PD (1987) Foreword. In: Fields HL (ed) Pain. McGraw-Hill, New York

Wall PD (1991) Neurogenic pain and injured nerve: central mechanisms. In: Wells JCD, Woolf CJ (eds) Pain mechanisms and management. Churchill Livingstone, Edinburgh (British Medical Bulletin Series, vol 47, no. 3)

Weber H (1993) Erlebnis Wasser. Springer, Berlin Heidelberg New York

Winstein CJ (1983) Neurogenic dysphagia. Frequency, progression and outcome in adults following head injury. Phys Ther 63(12):1992–1996

Woodworth CN (1899) The accuracy of voluntary movements. Psychol Rev Monogr Suppl 3

Woolf CJ (1991) Generation of acute pain: central mechanisms. In: Wells JCD, Woolf CJ (eds)
Pain mechanisms and management. Churchill Livingstone, Edinburgh (British Medical Bulletin Series, vol 47, no. 3) pp 523–533

Zablotny C, Andric MF, Gowland C (1987) Serial casting: clinical applications for the adult head-
injured patient. J Head Trauma Rehabil 2(2):46–52

Zekir S (1992) The visual image in mind and brain. Sci Amer (September) 267(3)

Indice analitico